名醫珍藏 百家秘笈

外治秘方

問君能有幾多愁
良方一劑解千憂

良石 主編

500多個外治秘方
可治療常見疾病130多種

迄今為止，唯一一本花費低廉，便於操作，
且沒有不良反應的外治良方集。

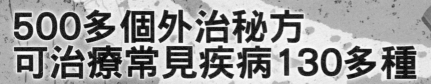

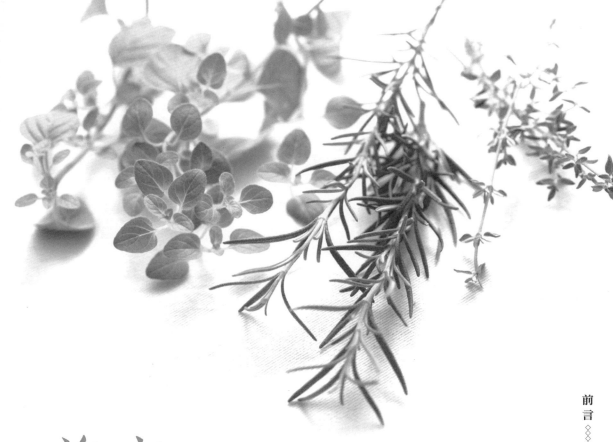

前 言

　　擁有健康的體魄，是每個人的心願。雖然目前絕大多數人已知道擁有一個健康體魄的重要性，但是人食五穀雜糧，誰還能沒有個小災小病的？如果有點小病就去醫院，勢必費時費力。因此，許多人都在思考這樣一個問題：能否找到便於操作且能治好日常疾病的方法。為了滿足廣大讀者的這種迫切需要，我們精心編寫了這本《名醫珍藏外治秘方》。

　　所謂外治方法，就是將藥物加工配製成一定的劑型，透過皮外施藥而達到治病目的的一種常用治療方法。這種方法和其他療法相比較具有兩個明顯優勢。首先有許多患者不易服藥，如兒童和重病患者等，外治法對這類患者的作用是不言而喻的；其次當有些患病部位無法施以手術時，外治法的優越性更為顯著。且外治方法具有藥簡而效宏、取材方便且易操作、藥價低廉而無毒副作用等諸多優點，因此它顯示出了極強的生命力，千百年來在民間廣為流傳。

　　本書精心篩選了散失在民間的500多個外治秘方，這些外治秘方可治

療常見疾病130多種。本書的特點是一病多方，為方便讀者，我們按照藥物的外治方法分為八個部分，您喜歡用哪種方法就到相應內容中去尋找。同時為了節省您的時間，我們在結尾附以疾病索引，以便以最快速度尋找到您所需要的外治方法。此外還需要向讀者說明的是，書中所選用的外治秘方經臨床驗證均為效果理想的方法，但是因每個人的身體素質存在著差異，所以治療效果也不盡相同，讀者在使用本書所介紹的外治方法時，最好是徵得醫生同意或在醫生指導下使用。

本書在編輯過程中難免會出現疏漏之處，誠摯歡迎廣大讀者予以指正。我們在編輯過程中，虛心請教了全國享有聲望的老中醫和民間老中醫，且參考了大量醫學典籍，在此我們對這些醫學前輩致以謝意，並對在本書編輯出版過程中給予支持和幫助的所有朋友，表示深深感謝。

俗語有云：「有什麼別有病，沒什麼別沒錢」「但願人間皆無病，何煩架上藥生蟲。」我們真誠希望廣大讀者朋友一卷在手，即可防病治病。祝您不與醫院打交道，擁有一個好身體，去開拓自己的事業！

名醫珍藏 外治秘方

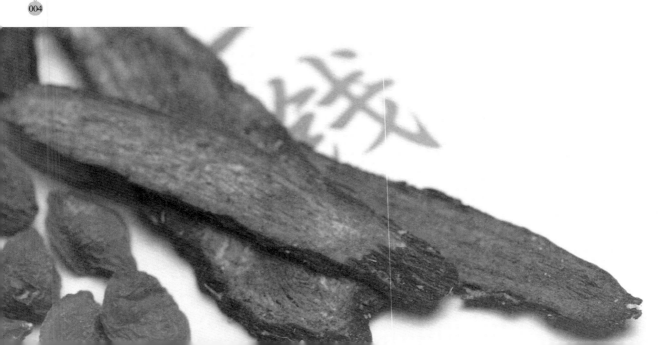

目 錄

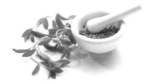

PART 1
患處貼膏方

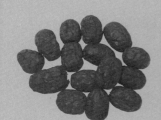

名醫
珍藏 **外治秘方**

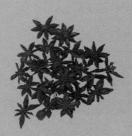

目　錄

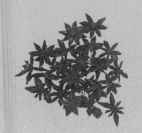
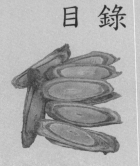
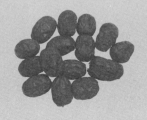

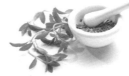

PART 2
患處暴露塗藥方

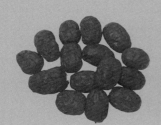

名醫珍藏 外治秘方

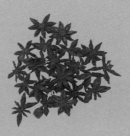

目　錄

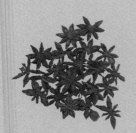

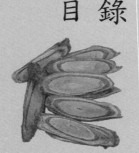

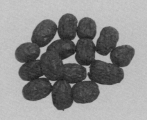

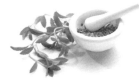

PART 3
患處熏洗方

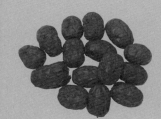

名醫珍藏 外治秘方

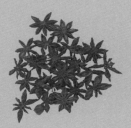

PART 4
穴位敷貼方

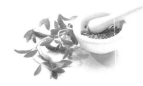

目　錄

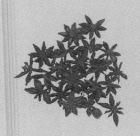
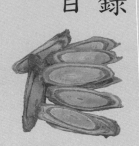
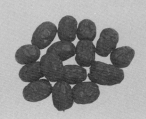

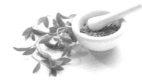

PART 5
臍部敷貼方

名醫珍藏 外治秘方

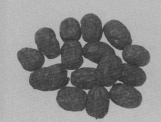
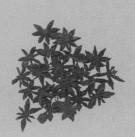

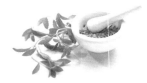

PART 6
竅位給藥方

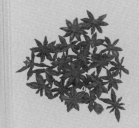
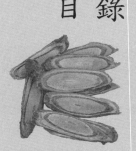
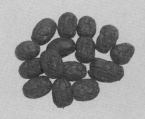

目　錄

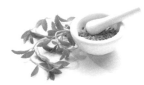

PART 7
自製藥袋方

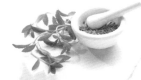

PART 8
其他外治實用方

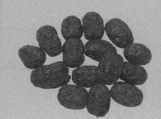

名醫珍藏 外治秘方

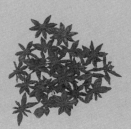

附錄一

附錄二　疾病索引

目　錄

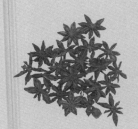
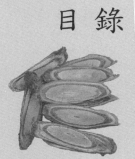
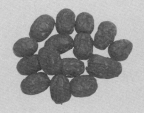

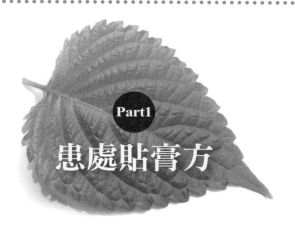

Part1 患處貼膏方

強腰膏治療腰痛

【病症及藥理介紹】

腰痛是指以腰部疼痛為主要症狀的一類病症，可表現在腰部的一側或兩側。腰為腎之外候，凡勞累過度、腎氣虧損，或感受外邪、外傷致腰部經絡循行受阻，均可引起腰痛。其中由外邪、外傷所致的急性腰痛以實證居多，治宜舒筋、活血、通絡、袪邪則，通常病程較久。反覆發作的慢性腰痛，以腎虛虧損為多，治宜強筋骨、補腰腎為主。

這裏介紹的強腰膏選藥標本兼顧，有補腎強腰、溫經散寒、化瘀止痛之功效。方中杜仲主治腰脊痛，益精氣、堅筋骨，乃補腎強筋之要藥。補骨脂補腎陽、固精氣。二藥合用，補腎強腰之力更強；川烏散寒定痛、袪風濕；官桂益命火、止疼痛、散沉寒；乾薑大辛大熱，逐寒袪濕，與肉桂、川烏合用於寒濕腰痛，相得益彰；沒藥、乳香能通經絡、消瘀血，伍以木鱉子止腰痛、消結腫，對外傷或病久所致瘀血腰痛療效更著，再輔以陳醋調敷，溫散止痛之力益強。諸藥合用，對瘀血、寒濕、腎虛等各型腰痛均有顯著療效。

【方　　劑】 川烏、官桂、乾薑、肉桂、杜仲、補骨脂、乳香、沒藥、木鱉子各等份，陳醋適量。

【製用法】 上藥共研為細末，用醋調為糊狀，敷貼腰上，加塑膠薄膜覆蓋，用膠布或繃帶固定。每隔3天換藥1次。

【療　　效】 症狀、體徵消失，功能恢復正常者為痊癒；

症狀、體徵明顯減輕，功能好轉者為有效；

症狀、體徵、功能均無明顯改善者為無效。

治療61例患者中，痊癒29例，有效25例，無效7例，效率為86.7%。

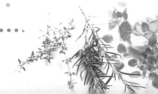

【典型病例】楊女士，39歲。近期常覺腰痛、酸軟，腿膝無力，遇勞更甚，臥則減輕，面色㿠白，舌淡，脈沉細。診為腰痛腎虛。予以強腰膏外用，10天痊癒，追蹤半年未復發。

皮癬毒膏外敷治療牛皮癬

【病症及藥理介紹】

牛皮癬又稱銀屑病，是一種常見皮膚病。該病病況複雜，纏綿難癒，一般的內服藥物療效不顯。其病因病機是風毒外襲，鬱阻肌膚，從而導致營衛不和、肌膚失養所致。又由於本病多發於青壯年人，所以治療時應重在驅邪，以期邪去正安，達到治癒的目的。

採用皮癬膏敷貼治療牛皮癬，直達病灶，顯效迅速。方中諸藥多為有毒之物，長於驅風解毒，外用能使藥物直達病所，發揮「以毒攻毒」的直接效果，且不傷正氣。另外，本病發作與精神調攝、飲食調養有關，因此，在治療期間患者應精神和悅，避免刺激，少食腥辣，戒煙酒。

【方　　劑】斑蝥20個，蜈蚣10條，硫磺15g，狼毒50g，輕粉9g，冰片5g，蜂蠟40g，麻油200g。

【製用法】將蜈蚣、斑蝥、硫磺、輕粉、冰片分別粉碎成細粉，過100目篩，混勻。取麻油放於鐵鍋內加熱至150℃，加入狼毒炸至枯黃色，撈去藥渣，過濾後加入蜂蠟，使之融化，然後離火，待油溫降至60℃，邊攪拌邊加入藥粉，至冷凝成膏，貯於容器內備用。

使用前將患處用溫水洗淨、擦乾，把皮癬膏塗於紗布之上，敷於患處即可，每日換1次，20天為1個療程。

【注意事項】皮癬膏內含有毒成分，適用於牛皮癬（尋常型）無潰破者，對於化膿型則不宜。

【療　　效】痊癒：皮損完全消除，膚色正常；

有效：皮損明顯減輕，但未完全消除；

無效：皮損消除不明顯。

治療61例患者中，痊癒28例，有效22例，無效11例，總有效率為82%。

【典型病例】汪先生，30歲，於1998年9月10日初診。患者平素嗜好煙酒，6個月前發現兩小腿內側皮膚瘙癢，搔之有大量白屑脫落，皮損處成苔蘚狀，醫院

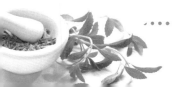

診為尋常型銀屑病，先後服用過銀屑靈沖劑、青黛丸及中藥湯劑，未見明顯效果。用皮癬膏治療，20天後復診，見皮損已癒大半，瘙癢明顯減輕，繼續使用，三療程時見皮損已完全消除，且患處膚色亦轉正常。囑其生活調適，少食腥辣食物，戒除煙酒，以觀後效，追蹤半年，未見復發。

地龍青膏粉外治痄腮

【病症及藥理介紹】

流行性腮腺炎是學齡前和學齡兒童中常見急性傳染病，多發於冬、春季節。此病具有傳染快、起病急的特點。若治療不當可引起腦膜炎、胰腺炎等，青少年可併發睪丸炎。此症屬中醫「痄腮」範疇，民間稱「蛤蟆瘟」。係風溫疫毒侵襲，經口鼻傳入，內犯少陽，循膽經外發。由於疫毒壅塞少陽，鬱而不散，發為痄腮。因肝膽互為表裏，肝經繞外陰而過，所以可併發睪丸炎。

鑒於好發於兒童，張口不全，服藥困難，這裏介紹一種地龍青膏粉外治療法。方中青黛清熱解毒、涼血消腫；冰片、石膏清熱瀉火，芳香止痛；蚯蚓解痙活絡通經。諸藥配伍，共奏清熱瀉火、消腫止痛、涼血通經之功效，並能直達病所，經臨床驗證，療程短、起效快、無副作用、病兒和家長樂意接受，療效滿意。

【方　　劑】生石膏粉15g，青黛15g，冰片6g，大蚯蚓10條（為一次用量）。

【製用法】將活蚯蚓放入碗內，待吐出泥沙後，用清水沖洗淨。加適量白糖，待蚯蚓溶化後，加入以上藥粉和少量米醋，攪成糊狀即成。

使用時先清潔消毒兩側腮腺區後，均勻塗上藥糊，用略大於藥面積的軟塑膠膜覆蓋加縮帶包緊。每日換藥一次，重者可1天換藥2次。

【療　　效】運用此法治療患者47例，均在用藥24小時後，體溫基本降至正常，腮腺腫脹明顯縮小。除1例合併睪丸炎加服普濟消毒飲二劑外，其餘全部未用過其他中西藥物。47例腫脹症狀在2天內消失者16例，3天內消失者27例，4天內消失者4例。患者最終全部治癒，無後遺症。

【典型病例】張小弟，7歲，自述過節去親戚家回家後，即感頭痛、發熱、輕咳、咽乾。次晨起床發現兩側腮腺疼痛、腫大。張口或講話時，感下頜關節痛，全身睏倦乏力。診見體溫38℃，表情痛苦，兩側腮腺高度腫脹，質堅硬觸痛，不發紅，張口不全。雙側頜下淋巴結增大。咽部充血、舌質紅、苔白厚膩、脈滑數。血象WBC $11.5 \times 10^9/L$，胸透正常。綜上脈證，屬風溫疫毒，壅塞少陽。處方：青黛30g，生石膏粉30g，冰片12g，大蚯蚓20條（自備）。照上

法分兩次外敷，隔12小時換藥1次。第二日複診，體溫37℃。腮脹腫大減，張口及飲食已不感下頜疼痛。繼用該法，每日1次，第四天腫脹消失，即告痊癒。

雙黃粉治療面部痤瘡

【病症及藥理介紹】

痤瘡是毛囊皮脂腺的慢性炎症，好發於青壯年人。多發於顏面部，是臨床常見的一種損美性皮膚病。傳統醫學認為痤瘡病機除肺經風熱、脾胃濕熱、大腸燥熱外，還與青年人青春生發之機旺盛、肝腎陰陽易於失調，相火易亢，循經上炎或熱入營血，外犯肌膚有密切關係。現代醫學認為本病主係體內雄性激素分泌增多，皮脂腺分泌旺盛，毛囊堵塞，加之厭氧棒狀桿菌感染等因素所致。從上述發病機制看，此症為多伴隨青春發育過程中產生的皮膚疾患，具有明顯的年齡階段性，且皮損部主要分佈在面部，因此我們選擇外治法治療痤瘡。在現代美容皮膚護理的過程中應用雙黃粉進行按摩、面膜、倒膜治療等，對提高鞏固療效很有幫助。

中藥雙黃粉在臨床應用中，療效好、無副作用，體現了中醫藥外治之特長。方中銀花、蒲公英、黃芩清熱解毒；大黃、丹參活血化瘀，生新；皂刺、連翹消腫排膿；白芷、防風、生薏仁祛風止癢，利濕去贅。諸藥合用共奏清熱解毒、活血祛瘀、消腫散結的功效。現代醫藥研究證明，中藥丹參、黃芩、銀花、蒲公英等對痤瘡丙酸桿菌有抑菌作用。

在治療痤瘡的過程中，我們體會到現代美容中治療性的皮膚護理，對提高療效起到很重要的作用，尤其是離子噴霧及石膏倒膜的熱敷效應，擴張毛孔，引流皮脂，改善面部皮膚血循環，促進藥物的滲透和吸收，從而縮短治療期。

痤瘡病因複雜，許多因素都能誘發或加重病情，對病人除給予正常的治療外，還要進行相關知識的宣傳。使病人懂得保持健康的心理狀態，合理的營養膳食，有序的生活規律以及科學的肌膚護養。

【方　　劑】黃芩60g，連翹60g，丹參100g，銀花100g，生薏仁60g，蒲公英60g，皂刺60g，大黃40g，白芷40g，防風40g。

【製用法】按上述處方量或倍量稱取藥材，淘洗乾淨，乾燥，80℃滅菌2小時，粉碎，過100目篩，細粉裝入潔淨瓶內密閉備用。

首先採用適宜油性皮膚的洗面乳潔膚，同時加用紫外線離子噴霧10分鐘。對非嚴重痤瘡患者可用雙黃粉與按摩膏混合進行經絡按摩，同時應用離子噴霧15分鐘，而後將適量的雙黃粉用蒸餾水調成糊狀，均勻塗於患處，再行石膏倒膜25

分鐘，去膜淨面即可。按此法治療一週一次。

【療　　效】基本痊癒及顯效：面部痤瘡大部分消除或基本消失；

好轉：面部痤瘡部分消除，症狀明顯減輕；

無效：面部痤瘡無大改變。

用該法治療痤瘡36例，治癒20例，占56.55%，顯效11例，占30.56%，無效5例，總有效率為86.11%。

消腫膏治療膝關節創傷性滑膜炎

【病症及藥理介紹】

膝關節創傷性滑膜炎（TS）是指由於膝關節的各種外傷、骨折、過度勞損、關節內游離體或關節手術等刺激或傷及滑膜而產生滑膜炎症反應，致使滲出增加而逐漸出現膝關節腫脹與不適，膝關節檢查浮髕試驗呈陽性反應。膝關節創傷性滑膜炎是較難治的骨傷科常見疾患，是由膝關節的筋脈受損而致該部瘀濕滯留而形成腫脹；又因筋脈受損和腫脹使該部氣血流通受阻，膝部筋腱的正常功能受影響而使關節活動受限，所以病根在膝關節筋脈受損，禍在瘀濕滯留。

採用消腫膏外敷治療膝關節創傷性滑膜炎，療效顯著。方中透骨香、虎杖、梔子、魚腥草、續斷可涼血活血，祛瘀利濕；木瓜、海桐皮、蒼朮可舒筋；黑老虎、四生散行氣祛濕，散寒止痛。全方共奏活血祛瘀、消腫舒筋、通絡止痛之功效。此方寒溫並用，非常有利於瘀阻濕滯諸症的消除。

【方　　劑】木瓜、海桐皮、續斷、黑老虎、虎杖、蒼朮、梔子、透骨香、魚腥草（上藥均為粉末）、四生散（生川烏1份，生南星6份，生白附子4份，生半夏14份）各120g，醫用凡士林4kg。

【製用法】將以上中藥粉混和，過篩多次致均勻後與醫用凡士林煮沸，不斷攪拌約5分鐘，即可熄火，分罐。隔天膏凝後可以使用。

使用時將消腫膏攤於牛皮紙上，周圍用棉花圍一圈，外蓋油紙，縛紮在患膝上，2天換藥1次。

【療　　效】痊癒：患膝部腫脹消失，膝關節活動自如、無疼痛；

好轉：患膝腫脹減輕，膝關節活動明顯改善；

無效：敷消腫膏5貼後症狀、體徵無明顯改善。

用消腫膏治療101例，其中痊癒45例，好轉38例，無效18例，總有效率為82.17%。

【典型病例】李女士，43歲。患者在診6天前因跑步時扭傷右膝關節，晚間沖涼時覺右膝腫脹，由於疼痛不太明顯，便自行擦藥酒處理。2天後右膝腫脹漸增，並且有右膝關節活動不靈便感，才去看正骨科，醫生作患部推拿按摩及外敷中藥散處理，經2次治療患部腫脹未減輕。查見右膝腫脹顯著，膝關節活動受限，浮髕試驗陽性，此是患者首次扭傷右膝而致腫脹，符合膝關節創傷性滑膜炎的病徵。予外敷自製消腫膏處理，2天1次換藥並囑其暫減少膝關節活動；共敷消腫膏4次而腫消，恢復患膝關節活動功能。

雙黃普連膏治療銀屑病

【病症及藥理介紹】

銀屑病屬一種常見的紅斑鱗屑性皮膚病，其發病因素是多方面的，如遺傳、感染、精神等因素及免疫異常、微循環障礙等造成了皮膚的非特異性炎症，促使角元細胞過度增生。中醫稱之為「白疕」，認為其發病或情志內傷，或飲食失節而致熱從內生，或有風、寒、燥、濕、熱毒之邪侵襲肌膚，病久耗血傷陰、化燥生風，因為臨床上即使有血熱、血瘀、血燥等型，然而究其源血熱是內因，故清熱解毒之法往往是本病首選尤其是進行期治療之首選。而外用藥的選擇也是重要一環，以免因用藥不當加重病情。西藥常用藥物不良反應大，療效較好的有鈣泊三醇，但它不適宜進行期的治療，故此時以安撫為主。

中藥雙黃普連膏主要功能為清熱除濕、消腫止痛，既往多用於治療毛囊炎、癤、濕疹、皮炎等，因此人們將其應用於進行期銀屑病的治療中，透過對病例的總結後發現，雙黃普連膏效果非常好，它加強內服藥的效果，其中黃芩味苦性寒，歸肺、大小腸、脾、膽經；黃柏味苦性寒，歸腎、膀胱經，苦能燥濕，寒能清熱，配合清熱涼血解毒之內服藥，使內外熱毒去、濕熱清，能使紅斑變暗變淡，鱗屑減退。

如今人們對銀屑病作了大量研究工作，有人研究了補體活化與銀屑病中醫辨證的關係，發現銀屑病患者血清中C_3a、C_4a增多，說明補體系統被啟動，其活化過程中產生許多致炎因子，使血管擴張，微血管通透性增大，吸引白血球，產生炎症，從而形成血熱；還有人研究認為表皮細胞增生和分化的調節及控制主要是受CAMP／CGMP比值的影響，CAMP下降和CGMP上升可刺激細胞增生；又有文獻指出銀屑病患者皮損的發生與糠秕孢子菌數目增多、活性增強有關。針對此現象普連膏中的藥性相應為黃芩中含有黃芩甙和黃芩甙元；黃柏中含有小蘗鹼等成分，能夠收縮

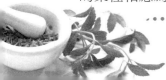

血管，降低微血管通透性，減輕炎症，且能升高CAMP水準，使CAMP／CGMP比值升高，從而抑制角元細胞的過度增生，同時對多種皮膚致病性真菌有抑制。

綜上所述，在進行期或血熱型銀屑病的治療中，外用普連膏的作用十分明顯，配合內服中藥應該能收到事半功倍的效果。

銀屑病是慢性的、反覆發作的、以表皮細胞過度增殖為特點的難治性皮膚病，其病因至今尚不明確，臨床表現以紅斑鱗屑為主。西醫目前暫時沒有效果理想、毒副作用小、療效鞏固的藥物。中醫藥治療以其療效確切穩定、毒副作用小等優點被廣泛使用。在治療方面採用內外兼治、兩者並重的治療原則，外用藥的使用顯得非常重要，這裏推薦的新型療法除了給患者口服中藥外，還配合中藥雙黃普連膏外用，療效非常滿意，現介紹如下。

【方 劑】(1)雙黃普連膏：黃芩末1份，黃柏末1份，凡士林8份，攪拌裝瓶待用。

(2)口服中藥湯劑：生地、大青葉、板藍根、紫草根、白茅根、茜草、赤芍、丹皮、生玳瑁、公英、連翹、黃芩、車前草，並根據病人的情況加減。

【製 用 法】將方劑(1)中諸藥攪拌均勻裝入瓶中即為雙黃普連膏；將口服中藥湯劑方按常法煎製，並根據病人的情況加減。

銀屑病較輕者可自行用外敷雙黃普連膏敷帖；而較重者應找醫生除外用敷貼以外遵醫囑服用中藥，內外兼治，效果應該十分理想。

【療 效】使用外敷雙黃普連膏治療銀屑病61例，3天後顯效者11例，1週後顯效者47例。

【典型病例】孫先生，29歲。患者頭髮中間及左下肢腓腸肌部鱗屑堆積，自覺瘙癢異常，時輕時重3年，曾經某醫院診斷為銀屑病，服中西藥治療無效，因近期症狀加重而診。查：頭頂部髮間，表面上覆多層銀白色鱗屑，融合成3cm×2cm大小兩塊，左下肢局部覆蓋銀白色鱗屑4cm×2.5cm大小一塊，邊緣清晰，刮去鱗屑，脫皮色紅，瘙癢麻木。脈數弦，苔乾舌紅。診為銀屑病，症屬血虛風燥，瘀熱蘊肌。予以外敷雙黃普連膏加內服中藥法，3天後瘙癢消失，1週後鱗屑脫落，病情基本獲癒。

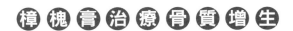

樟槐膏治療骨質增生

【病症及藥理介紹】

骨質增生症是一種中老年常見病，多發於頸椎、腰椎和膝關節，骨質增生屬

「骨痹」範圍，主要病因是由於正氣虛損，風寒濕邪停滯於經絡，或外傷跌打損傷，使氣血不暢、經脈閉阻，久則致使氣血瘀阻、運行不暢而發生增生。採用樟槐膏施治骨質增生，療效滿意。方中蓖麻子具有拔毒排膿、祛風通絡作用，蓖麻子含蓖麻毒蛋白、蓖麻鹼、酯酶等，有拔毒消腫、改善局部血流、促進微循環之功能；槐枝清熱涼血、解毒消腫，與蓖麻油合用，經過透皮吸收，直達病灶，達到鎮痛消腫和軟化骨刺的作用。

樟槐膏功效有祛風通絡、消腫止痛、活血涼血、消腫，尤長於止痛等，在臨床使用中，大約有20％的病人，施藥一次即可完全止痛。除了蓖麻油的潤滑、通利關節作用外，槐枝主要起止痛作用。現代藥理對槐枝研究頗少，藥典也未收錄，而槐枝的作用機制潛力很大，有待進一步研究。

【方　　劑】蓖麻子980g，槐枝十幾枝，香油6kg，樟丹1.5kg左右。

【製用法】將香油燒至200℃，加入蓖麻子，油炸至殼變焦黃，濾去殘渣，加入槐枝，繼續加熱，至槐枝變焦黃，去槐枝，繼續加熱至藥油中煙變青時，離火。慢慢加入樟丹，不斷快速攪拌，油和樟丹發生劇烈化學反應，至油膏由紅變黑時，停止攪拌，倒入冷水中，去火毒，即成樟槐膏。

　　在紗布上平攤薄薄一層樟槐膏，敷於增生處，3天換藥一次，3次為一療程，經1～2個療程後可明顯減輕。

【療　　效】顯效：臨床主要症狀和功能障礙消失，無壓痛，行走活動正常，3年內未復發；

有效：臨床主要症狀和功能障礙減輕，壓痛不明顯，行走活動基本正常，偶有復發；

無效：治療後臨床症狀無改變。

經用本法治療54例患者中，顯效26例，有效19例，無效9例，總有效率為83.3％。

【典型病例】孫先生，55歲，膝關節骨質增生5年，最近加重，雙膝關節腫脹，疼痛難忍，行走困難。X光診斷為「雙膝關節骨質增生」，用樟槐膏1次，3天後換藥時，疼痛已消失，腫脹明顯減輕，共換藥三次，疼痛、腫脹消失。行走自如，追蹤至今未復發。

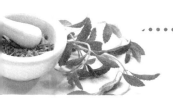

仙人掌泥外敷治療帶狀皰疹

【病症及藥理介紹】

　　帶狀皰疹是由水痘—帶狀皰疹病毒感染所致。專家認為本病第一是可能因情志內傷，以致肝膽火盛，第二因濕熱內蘊，外受毒邪而誘發。毒邪化火，與肝火、濕熱搏結，阻於經絡，氣血不通，不通則痛。總之，肝火脾濕鬱於內，毒邪乘之誘於外，氣血瘀阻為其果。

　　仙人掌為仙人掌科植物仙人掌的根及莖，莖含三萜、琥珀酸、蘋果酸，灰分中含24％碳酸鉀。仙人掌性味苦涼，有小毒，攻效行氣活血、清熱解毒。它廣泛用於治療心胃氣痛、痞塊、痔血、咳嗽、喉痛、肺癰、疔瘡、燒燙傷、蛇傷、痄腮等症，而用於治療帶狀皰疹的比較鮮見，故有推廣之必要。該療法簡便易行、經濟實用、效果顯著。仙人掌在北方多有盆栽，在南方則田野叢生，取用方便，適用於城鄉廣大患者。

【方　　劑】新鮮仙人掌50克。

【製用法】將仙人掌每次取50g，去刺、去皮，搗泥外敷，紗布包紮，膠布固定，每日2次。

【療　　效】治癒：表現為水皰乾涸、結痂，疼痛消失；

好轉：表現為皮疹基本消退，疼痛緩解；

無效：因年老遺留後遺神經痛，後配合活血化瘀、清熱疏肝、通絡止痛中藥治療而癒。

所有有效病例均為用藥3天後症狀明顯緩解。平均用藥1週痊癒。

【典型病例】王女士，53歲。患者就診前2天無明顯誘因出現左前額部疼痛、灼熱。第2天左前額部出現簇集皰疹，一直延伸到左面部耳前方，伴耳鳴、耳痛、食欲減退。查左耳道內無皰疹。患者雖年高，但精神飽滿，思維清晰，體質尚健。以上法敷藥1天後疼痛減輕。2天後皰疹乾燥，5天後水皰結痂、脫落，但仍感前額及面部疼痛，並伴耳鳴、耳聾，經給予活血化瘀、清熱疏肝、通絡止痛中藥10劑口服後疼痛消失，耳鳴、耳聾明顯改善，再服中藥10劑後諸症消失，病情痊癒。

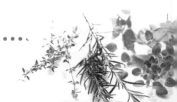

黃虎酊劑治療褥瘡

【病症及藥理介紹】

　　褥瘡的發病機制多由局部組織長期受壓，發生持續性缺血、缺氧、營養不良而致組織潰爛壞死，是難以避免的臨床護理併發症。褥瘡一直是護理界十分關注的問題。該病的治療方法雖然很多，但面積較大的潰瘍期褥瘡仍為臨床護理的難題。最近有關專家的研究彌補了褥瘡治療方面的不足。為探討治療褥瘡更為有效的方法，應用黃虎酊劑對不同原因引起的褥瘡患者進行治療，效果良好，且有推廣的價值。

　　中藥方分析如下：方中大黃性味苦寒，功能瀉熱毒、破積滯、行瘀血，可治療癰瘍腫毒，現代藥理研究，大黃不僅對多數細菌有抗菌作用，還對若干常見的致病性真菌有抑制作用；虎杖性味苦寒，具有活血、止痛、清熱利濕、解毒的功能，治療水火燙傷、跌打損傷、瘡癤腫毒等症，現代藥理研究虎杖有效成分為黃酮類及綜合型鞣質，具有活血化瘀、止痛、收斂的功效；芒硝味鹹寒，可軟堅散結；冰片性味辛苦微寒，具有開竅作用，利於藥物的滲透，且具有清熱涼血、消腫止痛、防腐生肌之功；蘆薈屬百合科植物，性寒，有清涼解毒作用。現代醫學證明蘆薈中含有大量大黃素甙，具有抗炎、抗菌、殺菌的功效，能促進組織細胞更新和血液循環，含小分子的阿勞埃丁，具有很強的滲透力。蘆薈中的烏魯新對細胞受損組織有很強的再生修復作用。總之，上述諸藥合用，起到了抑菌、殺菌、活血止痛、清熱解毒、燥濕消腫、斂瘡生肌的作用，經多例臨床驗證，效果良好。

　　研究還發現，用藥後局部膿液中各種與瘡口癒合有關的氨基酸含量增長量大。局部組織中糖及糖結合物豐富，這樣就為組織的再生與修復提供了有利的條件，從而使肉芽生長，上皮斂生，促進了創面的癒合。

【方　　劑】

大黃、虎杖各150g，芒硝、冰片各10g，鮮蘆薈（種植3年以上老蘆薈更好）200g。

【製用法】

將大黃、虎杖用水煮法提取藥液200毫升；將芒硝、冰片入溫水中溶化；將蘆薈洗淨、搗碎，用紗布將蘆薈殘塊濾出，濾汁與上述藥液混合，裝入規格為500毫升的玻璃廣口瓶內，再將相應規格的滅菌紗布浸入加蓋備用，放置於陰涼處，一次配製不宜過多。

　　使用時先對局部壞死組織給予清創，然後對炎症浸潤期褥瘡及淺度潰瘍期用酊劑浸濕的紗布敷蓋。為避免藥液過快蒸發，需在酊劑紗布的上面貼一大小適中的塑膠薄膜，而後酌情包紮。深度潰瘍褥瘡清創後將酊劑紗條填入潰瘍竇道內，用消毒紗布包紮，依局部情況酌情換藥。

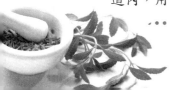

【療　　效】痊癒：瘡面消失，表皮癒合；

好轉：瘡面縮小大於80％，肉芽新鮮，生長好，水腫消退，滲液少；

無效：瘡面縮小小於50％，肉芽生長不良或有膿性滲液。

30例患者中，15例痊癒，12例好轉，3例無效，總有效率90％。

【典型病例】齊女士，65歲。因患蛛網膜下腔出血臥床不起1年，左側臀部出現5cm×3.5cm褥瘡一塊，經用黃虎酊劑治療後，3天瘡面即乾燥結痂，2週後瘡面完全癒合，長出嫩肉。患者欣然告癒。

大黃蜜外敷治療肝癌疼痛

【病症及藥理介紹】

肝癌患者在明確診斷後有80％～90％以上已喪失手術切除機會，因此內科治療尤其顯得十分重要。在中晚期肝癌患者中，絕大多數都出現不同程度的腹痛症狀，進而導致失眠、食欲減退、情緒低落等一系列症狀，嚴重影響患者的生活品質。故如何減輕肝癌患者的腹痛症狀應該是中晚期肝癌治療中最重要的環節。

大黃蜜由大黃、側柏葉、黃柏、薄荷、澤蘭等藥物組成，該藥外敷原用於骨傷後局部瘀腫疼痛發作的症狀，具有活血散瘀、行氣止痛之效，加熱後外敷藉助熱力，便可增強藥物療效。因為添加蜂蜜的意義在於令藥粉黏度增大，易於形成糊餅狀並緊貼皮膚，同時亦可減少藥物對局部皮膚的刺激作用，所以，藥中還要添加上等蜂蜜（以柿花和棗花蜜為好）。

據臨床上肝癌疼痛多屬氣滯血瘀之症的這一規律，利用大黃二柏蜜所特有的功效，將大黃二柏蜜應用於肝癌疼痛的治療應屬異病同治範疇。

有資料表明，應用大黃二柏蜜外敷能夠有效地緩解肝癌患者的腹痛，而又無明顯不適反應。止痛西藥雖亦可使疼痛得以減輕或緩解，但不少患者出現腹脹、食欲減退、噁心、嘔吐等副作用，生活品質仍受到影響。因此雙柏散外敷在肝癌疼痛的治療方面與止痛西藥相比其優越性是十分明顯的。

對於那些應用大黃二柏蜜外敷療效不佳的肝癌疼痛患者，應該及時增加口服或注射止痛西藥，也宜採用多種方法和藥物來治療，盡可能地減輕患者的痛苦為目的。

如果有極個別患者在外敷大黃二柏蜜後出現輕度的皮膚過敏現象，經事先或者事後局部塗抹萬花油後，仍可繼續應用雙柏散外敷。在實際應用大黃二柏蜜外敷的患者中未見肝包膜破裂出血併發症，但對於個別重度疼痛（尤其是持續劇烈疼痛）

且肝臟腫瘤巨大者，因其本身即有併發肝包膜破裂出血的潛在可能，此種情況應視為禁忌症，以避免誘發該併發症之嫌。

此外大黃二柏蜜還廣泛應用於治療輸卵管阻塞不孕症、輸液後滲出、內科急症痛症、頸椎病、創傷性肋骨骨折、急性扭傷、腱鞘炎等病症，療效亦明顯。

【方　　劑】側柏葉2份，大黃2份，澤蘭1份，黃柏1份，薄荷1份。

【製用法】將上述諸藥配藥後共研細末，備用。臨用時加等份量的開水和適量（約1／10份量）蜂蜜調成糊狀，或經煲煮，或用微波爐加熱，待涼至60℃左右時外敷疼痛局部，外蓋玻璃紙及棉絮，並以多頭帶綁紮固定。每例每次用150～300g，外敷持續6小時左右，每天一次。

另外，按照世界衛生組織推薦的三階梯止痛原則，首先選用非鴉片類止痛西藥口服，如吲哚美辛（消炎痛）腸溶片、匹米諾定（去痛片）、曲馬多片、布洛芬（芬必得）膠囊、羅通定（顱通定）（每例限選1種～2種）；如無效則改用或加用鴉片類止痛西藥口服，如路蓋克片、硫酸嗎啡控釋片等（每例限選1種）。當上述治療無法控制疼痛時，可臨時加用曲馬多針、哌替啶（度冷丁）針等強力止痛劑肌注，但一週內注射3次以上者其療效評價屬無效。

【療　　效】用藥7天後根據患者自訴進行疼痛緩解程度評價。

無效：疼痛未緩解；

輕度緩解：疼痛減輕約1／4；

中度緩解：疼痛減輕約1／2；

明顯緩解：疼痛減輕3／4以上；

完全緩解：疼痛消失。

31例患者全部明顯緩解。

【典型病例】常先生，71歲，患肝癌晚期，醫生告知無法手術治療，患者自感肝區疼痛難忍，飲食減少，情緒煩躁，難以入眠。予以大黃蜜外敷疼痛區域，覆蓋玻璃紙及棉紗布，綁紮固定，持續敷貼6小時，每天一次。敷貼3天後，疼痛減輕一半，1週後疼痛基本消失。

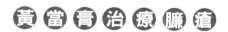

黃當膏治療臁瘡

【病症及藥理介紹】

臁瘡俗稱老爛腿。是下肢深靜脈回流障礙的常見併發症之一，其特點為：病程長久且難以收口或者雖經收口，也極易再復發，嚴重者可爛至臁骨（脛骨骨髓

炎）。本病常因原發病未經控制而難以收口，許多病例多年不癒。

治療本病時應注意抓住主要環節，首先是治療原發病，促進靜脈回流；其次是局部用藥，促進生肌收口。本病宜採用內外並治，根據病情輕重有所選擇。其中外治是不可缺少的一個極為重要環節，過去人們曾試用過妥布黴素、丁胺卡那等多種抗生素，效果均不理想。應用黃當膏對原發病的常規治療中因深靜脈回流障礙而引起的臁瘡57例，療效比較滿意。

黃當膏配方嚴密，其中蘆薈膠能促使瘡口癒合，並易在瘡面形成保護膜，是治療創傷的重要藥物；當歸活血養血；黃芪補氣托毒，為生肌托毒排膿之聖藥。此外，三藥均有抗炎抑菌之功效。磺胺嘧啶銀能有效殺滅綠膿桿菌，還能促進肉芽新生。上述諸藥同用就可以收到益氣活血、抗菌消炎、生肌長肉、托毒收口的作用，它還能直切臁瘡病機，故臨床效果不錯。本法配方較簡單且藥源廣泛。其作用於患處吸收良好、刺激性不大，且不污染衣物。此法既經濟方便又療效確切，故推薦之。

【方　　劑】乳白色基質為未加香料的雪花膏基質，配成內含磺胺嘧啶銀3％，市售蘆薈膠3％，黃芪與當歸的2：1粉末6％（過120目篩），乳白色膏劑，消毒備用。

【製用法】患部用常規消毒法，清除膿性分泌物及壞死組織，敷以臁瘡膏後用紗布包紮，一週內每日換藥一次。第二週開始隔日換藥一次。對磺胺過敏之患者則禁用。

對於下肢深靜脈血栓形成者宜選用溶栓抗凝劑，並配合清熱利濕、通脈活血的中藥內服；下肢深靜脈瓣膜病者，以中藥健脾益氣、祛濕活血為主，並穿用彈力靜脈套。若局部感染較重或有全身症狀者，應選用有效的抗生素治療。

【療　　效】痊癒：瘡面癒合，結痂並脫落；

有效：瘡面縮小，無分泌物，有新鮮肉芽組織生長；

無效：瘡面無變化或惡化。

57例中痊癒55例，有效1例，另外1例因藥物過敏改用其他方法，總有效率為97％。

【典型病例】張先生，43歲，患者右下肢腫痛、紫紅，診斷為「下肢深靜脈血栓形成」，經治好轉。但右下肢長期腫脹，大隱靜脈曲張。一天在勞動中右側內踝上5cm處血管破裂，經止血後，長期不癒，面積逐漸增大，約6cm×12cm大小，分泌物色綠，惡臭，疼痛劇烈。膿液培養提示綠膿桿菌生長。查舌淡，苔黃膩，脈弦滑。診斷為臁瘡。治療以清熱利濕、活血通脈為原則，方用茜草20g，澤蘭20g，赤芍30g，黃柏15g，蒼朮15g，伸筋草30g，蛇舌草30g，地龍

10g，山楂10g，甘草6g，每日1劑；尿激酶10萬U加入生理鹽水中靜點，每日2次；外用黃當膏每日換藥1次，1週後改為隔日1次。治療半月後瘡面乾淨，肉芽組織新生，潰瘍面縮小，施以點狀植皮，又經十餘天治癒。

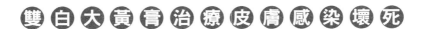

雙白大黃膏治療皮膚感染壞死

【病症及藥理介紹】

外科創傷後皮膚感染壞死多發於四肢部位，傷後軟組織腫脹明顯，挫傷區域皮膚顏色表現為晦暗，幾天後出現皮膚壞死現象。這種情況在臨床上多給予清創，待肉芽新鮮後行植皮術，這種治法不但病人痛苦大，而且經濟負擔也相對較重，故病人難以接受。

有專家採用雙白大黃膏治療外科皮膚感染壞死一百餘例，取得顯著療效。大黃膏外用治療，不但使患者痛苦減小，經濟負擔減輕，更重要的是該方法治療可靠、治癒率高、療效快捷。該方中大黃清熱解毒、祛腐生新的功能顯著；配血竭、當歸、白芷以活血生肌；紫草、輕粉以解毒斂瘡。上述諸藥合用，製為膏劑，敷於患處，使藥物直達病所，共奏活血祛腐、解毒斂瘡、潤膚生肌之功效。該方具有療效顯著、見效快、治癒率高的特點。

【方　　劑】大黃30g，白蠟、當歸各60g，白芷、血竭、輕粉各12g，甘草36g，紫草6g，麻油500g。

【製用法】先將大黃、當歸、白芷、甘草、紫草5味，入麻油內浸3天，然後用文火熬枯去渣，加入白蠟化開，待油溫後，再入研細的血竭、輕粉攪勻，冷後凝成膏劑備用。也可將紗布塊塗勻藥膏，經高壓滅菌後，製成油紗布，以備換藥用。

使用前先對創面進行清創，徹底清除壞死組織，用雙氧水及生理鹽水沖洗創面，特別對於有感染者，更應嚴格清創。待創面乾淨後，視創面大小，用軟膏塗抹在紗布上，覆蓋於創面或直接用油紗布覆蓋換藥。1天換藥1次，待皮損好轉後可2～3天換藥1次。若有嚴重感染時，應適當應用抗生素配合治療。

【療　　效】一般患者均可治癒，治療時間最短7天，最長28天。個別患者留有輕度瘢痕。

【典型病例】趙先生，35歲，患者因車禍傷至左小腿，當時皮膚挫傷嚴重，面積約15cm×30cm。後經治療，出現一面積約8cm×10cm皮膚壞死區，隨即給予清除乾性壞死皮膚，見痂下存在輕度感染，並有皮下組織部分壞死及少許分

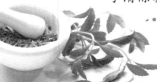

泌物，便立即清除壞死組織，沖洗乾淨後，用大黃油紗布貼敷患處，1天換藥1次。7天後，長出新鮮肉芽組織。經檢查分泌物減少，皮損面積縮小，後改為每隔2～3天換藥1次，21天後皮損癒合，未留瘢痕。

黃川糊外敷治療帶狀皰疹

【病症及藥理介紹】

帶狀皰疹是一種常見的皮膚病，它是由水痘－帶狀皰疹病毒所引起，從而累及神經和皮膚的急性皰疹性病毒性皮膚病。表現為簇集性水皰沿身體一側周圍神經呈帶狀分佈，並伴顯著的神經痛為基本特徵。此病可發生於任何年齡層，多見於青壯年，易發於春秋季。帶狀皰疹屬中醫學的「蛇串瘡」、「纏腰火丹」、「火帶瘡」等範疇。

傳統中醫學認為本病是由於毒邪、濕、熱、風、火，鬱於心、肝、肺、脾，導致經絡阻隔，氣血凝滯而成。故此治療上總的原則應以解毒、清熱、袪風、利濕、通瘀為主。西醫對該病因及發病機制雖然已有認識，但在控制病毒複製方面，仍未找到理想的藥物，治療上一般以止痛、抗炎、防止繼發感染、縮短病程為原則，但其療效一直不十分理想。

採用黃川糊外敷治療本病法，療效滿意。在該方所用外敷藥物中，黃連、半邊蓮清熱燥濕，瀉火解毒；白芷、細辛、川烏袪風止痛；明礬、雄黃解毒燥濕，止癢；冰片清熱防腐，止痛止癢。上述諸藥合用，共奏清熱燥濕、瀉火解毒、止痛止癢之功效。據現代藥理學研究，黃連、半邊蓮具抗菌及抗病毒的作用；白芷、細辛、川烏有消炎鎮痛的作用；明礬有抗菌及收斂的作用；雄黃、冰片有抗菌及鎮痛的作用。臨床實驗證明，採用此方治療帶狀皰疹，可明顯縮短病程，減少痛苦，療效較好。而且中藥外敷比內服湯藥也簡便易行，患者又可減少痛苦，因此更易於接受。

【方　　劑】黃連10g，半邊蓮12g，明礬10g，白芷6g，細辛6g，川烏6g，雄黃6g，冰片3g。

【製用法】將上藥分別研細粉，過篩混勻，裝瓶備用。使用時取藥粉適量，用凡士林調成糊狀，塗在紗布上敷貼患處即可。每日1次。

【療　　效】治癒：皮疹消退，臨床症狀消失，且無疼痛後遺症；

好轉：皮疹消退約30％，疼痛明顯減輕；

未癒：皮疹消退不足30％，仍有疼痛。

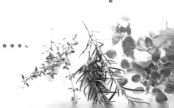

實驗治療58例患者，用藥時間最長12天，最短3天。治癒54例，好轉4例。

【典型病例】王先生，60歲。患者自訴：右腰部出現紅斑、水皰，灼熱刺痛3天。患者於3天前突然自覺右腰部疼痛，並發現該處皮膚有紅斑。檢查：右腰部可見呈粟粒狀、成片集簇的皰疹，周圍繞以紅暈。舌質紅，苔薄黃，脈弦數。診斷：帶狀皰疹（纏腰火丹）。辨證：濕熱中阻。治則以清熱燥濕、解毒止痛為主。用上述中藥外敷患處，每日1次。治療3天後症狀減輕。皰疹乾燥結痂；6天後痂皮脫落，疼痛不適消失。

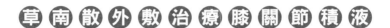

草南散外敷治療膝關節積液

【病症及藥理介紹】

膝關節積液是膝關節滑膜炎的一個突出表現。是骨傷科的常見病症之一，常頑固難癒。關節積液屬中醫的「濕痹」範疇。其主要病因為損傷或勞損而致局部氣血瘀滯，津液不化，積而成飲；或為感受風寒濕邪，痹阻經脈，流注關節所致。治則以活血化瘀、除濕通絡、祛風散寒為主。

西醫在治療上一般採用穿刺抽液後加壓包紮或者關節腔注入曲安奈得（去炎舒鬆），療效不夠理想，且有導致關節腔感染之虞，現用草烏南星糊外敷法治療本症，效果比較滿意。方中三七、川牛膝、萊菔子能活血化瘀；黃柏、蒼朮、南星、防己可除濕通絡；草烏、北細辛、白芷、徐長卿能祛風散寒。上述諸藥合用，具有祛風散寒、除濕通絡、活血化瘀之功。

現代藥理研究表明，方中藥物具有消炎、鎮痛作用，可改善局部微循環，使炎症水腫消失，病變組織恢復，從而達到治療作用。另外用中藥直接包紮局部，還能夠起到局部制動作用，故具有較好的療效。採用外敷中藥法，操作簡單，安全可靠，因藥物是通過皮膚經脈直接進入病變部位發揮作用，這樣既可避免藥物的刺激，減輕肝臟的負擔，又避免了消化酶對藥物的分解作用，顯著提高了藥物的利用度，值得臨床推廣應用。

【方　　劑】草烏1份，南星1份，白芷5份，萊菔子5份，北細辛1份，徐長卿2份，黃柏5份，蒼朮1份，三七3份，川牛膝1份，防己3份。

【製用法】將上述諸藥共研細末，使用時加酒調成厚糊狀，均勻攤於紗布上，敷患膝處，蓋上油紙，外用繃帶包紮即可。

【療　　效】54例患者經用此法治療後，45人痊癒，治癒率達85.52%。

【典型病例】王先生，45歲，2個月前發現右膝部腫脹，積液明顯，自覺膝部

酸痛不適，走路都呈跛行，確診為膝關節積液，使用草南散外敷法治療，三週後症狀完全消失，獲得痊癒。

散血消腫散外敷治療急性乳腺炎

【病症及藥理介紹】

急性乳腺炎俗稱「奶癰」，多見於初產婦，病人自感畏寒，發熱，患側乳房紅、腫、熱、痛，同側腋窩淋巴結腫大、疼痛，致病菌為急性化膿性細菌。如金黃色葡萄球菌，病發後，乳頭易被吸破，病菌易由此侵入乳房。中醫認為此症主要由於初產婦乳絡不暢，乳兒含乳而睡感風，或因情志不暢乳汁過多，乳兒未吸盡，於是肝氣鬱結，宿乳積滯、互結為癰。此症的治療原則是疏肝理氣，清熱通乳。

用散血消腫散外敷治療此症85例，患者全部治癒，可謂療效神奇。該方中的馬齒莧正是這樣一個清熱解毒之品，《本草綱目》稱：「馬齒莧所主諸病，皆只取其散血消腫之功也……可治癰瘡，殺諸蟲」。本方正取其散血消腫之效；朴硝為芒硝粗製品，內含硫酸鈉及硫酸鎂等多種成分，外敷具有較強的滲透吸附作用，為治療皮膚瘡腫之良藥。本方療法簡單便捷，效果顯著，藥源豐富，因而值得推廣。

【方　　劑】朴硝100g，鮮馬齒莧200g。

【製用法】先將鮮馬齒莧洗淨、搗汁、去渣，再以其鮮汁調勻朴硝，均勻塗於紗布上，外敷患處，每隔5小時更換一次。

　　在冬季無鮮馬齒莧，可用雞蛋清6個，朴硝100g，按上法敷用，在更換敷布時，手掌順乳腺乳頭方向按摩10分鐘，效果更佳。

【療　　效】治療觀察85例全部治癒，其乳腺紅腫消失，乳房包塊及疼痛都消失，乳汁流暢，體溫正常。其中，治療3天痊癒者59例，4天痊癒者18例，5天痊癒者8例。

【典型病例】霍小姐，28歲，為初產婦。患者自述近期因情志不暢自感畏寒、發熱，乳房及腋窩脹痛。局部查體左乳腫脹，右乳次之，兩側腋窩淋巴結腫大，體溫為38.2℃，診為急性乳腺炎。採用散血消腫散外敷治療2天後，腫塊消失，不痛、不熱，乳汁通暢而告痊癒。

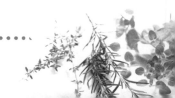

星黃散外敷治療小兒肺炎

【病症及療法介紹】

　　小兒肺炎是兒科常見病、多發病，主要致病因素是外感風邪，因肺為嬌臟，極易受風邪侵襲，導致肺的功能降低，氣行則血行，氣虛則血瘀，臨床出現「主氣功能衰減，氣不行血」，肺血瘀阻，可阻礙肺氣的宣降，肺氣不宣出現寒熱往來，肺熱咳嗽；肺氣不降，出現咳喘。

　　星黃散外敷方具有清熱解毒、宣肺化痰、平喘之效。在治療時，以清熱、止咳、化痰、宣暢肺氣為主要原則，並運用了活血和通竅的作用，血活氣動，使肺氣宣揚，氣血調和，從而達到宣通脈絡、利氣、清熱、祛痰、止咳之目的。

【方　　　劑】羚羊角粉0.5g，花粉9g，膽南星6g，沒藥12g，乳香12g，大黃6g，黃柏10g，白芷6g，皂角6g，樟腦1g。

【製用法】將上述諸藥（除樟腦）共研成粉末，過80～100目篩，用煮沸的醋調成糊狀，均勻地塗在紗布上（紗布3層），待不燙時，上面撒上一層樟腦，然後用繃帶固定在囉音區（前胸、後背均可），一天更換一次，半小時後體溫漸降。1小時後明顯減輕，2～4劑痊癒。

【療　　　效】治癒：1～3天內體溫正常。臨床症狀消失，血常規化驗正常；

顯效：3～4天內體溫下降接近正常，症狀大部分消失，血常規檢查恢復正常；

無效：1週以內發熱不退，臨床症狀無明顯改善，血常規複查無好轉。

經本方治療驗證24例中，治癒15例，顯效7例，無效2例，總有效率為88%。

【典型病例】郭小妹，3歲，反覆發熱5天，伴咳嗽憋氣，咳嗆陣陣，痰鳴而喘，身熱無汗，流涕鼻塞，二便尚調，舌紅，苔薄膩、脈浮數而滑。測體溫（腋溫）39.5℃，聽診雙肺散佈中、小濕囉音。血常規：白血球$14.5×10^9$／L。胸腔X光：雙肺紋理增粗，以右下肺為著。診斷：中醫：肺炎喘嗽；西醫：支氣管肺炎。西藥青黴素靜脈滴注抗感染。治療時，先予星黃散方外敷，1小時後體溫下降至38.4℃，憋氣減輕。3小時後體溫下降至37.8℃，咳嗽憋氣明顯減輕，繼用此方2劑，熱退身安，諸症隨之消失，血常規正常，視為痊癒。

名醫珍藏 外治秘方

活絡膏外敷治療僵直性脊椎炎

【病症及藥理介紹】

僵直性脊椎炎（AS）是一種臨床常見，多發於青壯年，主要侵犯脊椎，並可涉及周圍關節的慢性炎性疾病。其病因不明，致殘率高，危害性較大。本病是慢性多發性關節炎的一種類型，其特徵是從骶髂關節開始，逐漸上行蔓延至脊椎關節，造成脊椎僵直。病變以軀幹關節為主，也可波及各小關節。僵直性脊椎炎屬於中國醫學「風濕骨痹」範疇。《素問·長刺節論》：「痛在骨，骨重不可舉，骨髓酸痛，寒氣至，名曰骨痹。」中醫認為本病的發生主要是因先天稟賦不足，腎陽虛弱，後天失養，致使脾氣不健，寒濕之邪侵入所致。「骨痹」乃氣滯日久，血瘀內生所致，病久脾腎陽虛，寒凝入骨，瘀阻血脈，故腎虛、寒凝、血瘀為骨痹之病機特點，治則以溫腎散寒、化瘀壯骨、活血通絡為主旨。中藥外敷既可彌補內服藥物的某些不足，又具有簡、便、效、廉、無毒副作用的特點，因此可作為傳統的康復治療手段應用。

武力拔寒散是根據中國醫學「內病外治」，「標本兼治」的原理，結合現代醫學研製而成的純中藥製劑。本方有顯著的抗炎、消腫及調節免疫和扶正固本的作用，從而達到控制病情、促進脊椎功能恢復的目的。其中白花菜子活血通絡、消腫止痛；花椒寒散溫經止痛，現代藥理表明：花椒提取物可增強中性粒細胞的殺菌力，增強細胞的吞噬功能，有較強的抗炎作用；青風藤、透骨草祛風除濕，活血通經；乳香、沒藥活血散瘀，消腫止痛；丹參活血化瘀，且能養血，丹參還具有促進體液免疫功能及一定的鎮靜、鎮痛作用；紅花活血祛瘀；尋骨風祛風濕、通絡止痛；仙靈脾補腎壯陽、強筋骨、祛風濕。上述諸藥合用，具有高熱滲透、活血化瘀、通絡止痛、祛寒除濕功能。藥物貼於皮膚，藉體溫生熱，滲透機體深層組織直達病灶，在病變部位迅速達到高藥物濃度，促進血液循環，擴張血管，使血管壁通透性增強，改善局部組織的供氧狀態，改善微循環，增強組織的修復力，並能提高白血球和網狀細胞的吞噬能力，增強機體的免疫力和抗炎鎮痛能力，使受壓迫的神經周圍組織的炎症和水腫得以吸收、消除，從而解除臨床疼痛、腫脹等急性期症狀，同時又因肌肉組織的血運增強，可有效地防止組織供血不足導致的肌肉萎縮。僵直性脊椎炎經用方劑1治療3～12個月後疼痛減輕，但不能痊癒者可再選用方劑2。

【方 劑1】採用西安市自力中藥廠生產的武力拔寒散，主要成分：白花菜子、花椒、丹參、紅花等，每袋17g。

【製用法】每次取散藥半袋，用雞蛋清調成糊狀，攤在厚紙上，然後把攤好

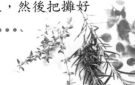

的藥紙貼在患處，用布包嚴，患者會感到局部皮膚發燙而全身微汗，貼半小時後取下，1週貼一次，貼藥大小以10cm×10cm（也可根據不同患者調整大小）為宜，每次貼藥前後在患處塗一層綠藥膏，以防皮膚燙傷。待皮膚恢復正常後，貼第二遍，3個月為一療程，觀察3個療程。

用藥期間忌魚、酒、醋；皮膚過敏、過敏體質、孕婦、糖尿病患者禁用；高血壓、心臟病者慎用。

【方　劑2】青風藤150g，仙靈脾80g，乳香30g，沒藥30g，尋骨風200g，透骨草80g，丹參20g，紅花20g。

【製用法】以上各藥一帖，加武力拔寒散一袋，一起裝入一相應大小布袋中，加水3000毫升，食鹽250g，浸泡2小時後將藥煮沸，先熏洗患處，等藥溫降到40℃左右，將藥袋敷在患處，每日一次，每次1小時，每帖藥連用1週，3個月為一個療程，觀察3個療程。

本法適用於皮膚不能適應武力拔寒散乾敷的患者。

【療　　效】本方法臨床驗證50餘病例，其中治癒6例，顯效18例，有效20例，無效6例，總有效率86.47％。

【典型病例】許先生，50歲。兩年前患僵直性脊椎炎，經推拿治療後病情緩解，但每遇陰雨寒涼天氣病情復發加重，骨髓酸痛胳膊沉困麻木無力上舉。頸椎片示骨質疏鬆，生理曲度僵直。選用方劑1療效不甚理想，後經用方劑2加武力拔寒散外敷患處，一個療程後症狀明顯減輕，只續用了2個療程，頸椎X光片顯示生理曲度已好轉，從此告癒。

三黃散外敷治療外滲

【病症及療法介紹】

長期應用抗癌藥物可導致靜脈炎，引起血管通透性增加，致使微量藥物外滲，形成局部皮膚紅腫、疼痛，甚至潰爛、壞死。該病屬於中醫之「瘡瘍」範疇，主要由邪毒引起局部經絡阻塞，氣血凝滯，阻塞不通所致。《內經》稱：「熱甚則肉腐，肉腐則為膿」。所以治療當抓緊早期，以消散為原則。西醫採用普魯卡因、地塞米松，冰敷能降低神經的興奮性，並能降低微血管和細胞膜的通透性，減少炎性滲出，減輕炎性水腫，解除局部神經末梢的壓力，從而緩解疼痛。但局封冰敷，病人疼痛增加，且冰敷不方便，痊癒時間較長。中醫治則以清熱解毒、活血化瘀、消腫止痛為目的，而三黃散之功效正為合拍，臨床上採用三黃散外敷1～2天諸症即

消，且無副作用及過敏反應。該方法具有療程短、方法簡便、價格低廉、效果顯著、藥物易得之特點，值得一用。

【方　　劑】大黃、黃柏、薑黃、白芷各5斤，南星、陳皮、厚朴、甘草各2斤，天花粉10斤。

【製用法】將以上10味藥均粉碎成細粉，過100目篩，混勻。使用前用植物油將金黃散粉劑調成糊狀，現配現用。操作時用無菌棉籤取金黃散糊均勻塗於輸液外滲部位，一般敷藥大於外滲腫塊1cm，厚0.5cm，上蓋兩層紗布，加軟薄膜外裹，以防植物油及金黃液污染衣被及水分蒸發而降低療效，2小時後觀察效果，嚴重者再敷藥一次。

【療　　效】局部皮膚紅腫、疼痛完全消失，皮膚完全恢復正常為痊癒；水腫面積縮小，皮膚由硬變軟，疼痛減輕為顯效。

運用此方治癒29例，一年後均未見復發。

【典型病例】李先生，68歲。患下肢皮膚潰瘍8年，潰面為3.8cm×2.5cm，四處求治而未根治。後經採用三黃散外敷治療45天後，竟獲痊癒，追蹤1年未復發。

雙黃油膏的製備及應用

【藥理介紹】

　　純中藥方劑複方雙黃油膏以大黃、紫草為主藥。大黃性味苦寒，能瀉熱毒、行瘀血、破積滯；紫草涼血活血、清熱解毒，二者均有抗菌消炎作用；黃連、黃柏清熱燥濕，瀉火解毒；生地甘寒，涼血養陰；當歸辛溫，活血止痛；冰片辛涼，散鬱火、消腫止痛，促進局部吸收；麻油、蜂蠟解毒潤膚生肌。此幾味藥合用，共奏清熱解毒、利濕消腫、收斂生肌之功。

　　經50例患者驗證，該藥膏具有消腫止痛、清熱解毒、收斂生肌的功效，可用於帶狀皰疹、濕疹、癰癤、無名腫毒、小面積燒燙傷、慢性皮膚潰瘍等疾患，尤以治療帶狀皰疹、燒燙傷效果顯著。該藥膏未見明顯毒副作用，且製備簡單、使用方便，治療效果良好。

【方　　劑】大黃30g，生地25g，黃柏15g，紫草50g，當歸25g，黃連10g，冰片8g，麻油600g。

【製用法】將大黃、生地、黃柏、紫草、當歸、黃連一起浸入麻油中（夏天泡2天，冬天泡4天），加熱至沸，不斷攪動，接著用文火將藥物炸枯，以表面色黑，內部色深褐為度，接著過濾去渣，再將黃蠟入藥油中熔化，等藥油略溫

（50℃以內）時，放入冰片攪勻，置於潔淨容器中待凝備用。

用前先將傷面用3％雙氧水或生理鹽水洗淨，然後取藥膏均勻塗於患處，用無菌紗布包裹，膠布固定。

夏季每天換藥一次，冬、春、秋季則隔日換藥一次，若夏季可不包紮。

【療效】用此方法治療病例50例，治癒28人，顯效15人，無效7人，總有效率為86％。

【典型病例】1.鄭小妹，10歲，左肋下灼熱、疼痛，伴小水皰。查：左肋下小水皰，沿肋間神經分佈，其間皮膚色紅，無發熱，納寐尚可。診斷：帶狀皰疹。給予雙黃油膏外用，用上述方法處理，用藥半小時後，灼熱疼痛明顯減輕，1週後痊癒。

2.趙先生，26歲。右側背部癤腫疼痛，並伴發熱，曾經用青黴素800萬U，0.2％甲硝唑25毫升靜脈滴注，並口服消炎藥（名不詳）治療一週，效果不佳。查：右側背部癤腫，色紅，約3cm×3cm，稍硬、觸痛，根盤稍大，右側腋窩可觸及淋巴結，約1cm×1.5cm，按痛，右臂活動受限，給予大黃紫草膏外用，停用抗炎藥物，治療一週即獲痊癒。

3.邱女士，60歲，3年前右足背皮膚擦傷。自用「紫藥水」局部外塗，後傷處滲水、紅腫，在家服用抗生素，局部用藥膏（藥名均不詳），治療兩週後，炎症消退。但傷處始起菜花樣物，色白，漸長，不痛，微有熱感。查：右足背有菜花樣物，色白，約3cm×5cm。雙黃油膏外用，日塗兩次，十餘天後，菜花樣物變小，用藥70餘天消失，後局部皮膚逐漸恢復正常顏色。

中藥膏外用治療類風濕性關節炎

【病症及藥理介紹】

類風濕性關節炎是人群中常見病之一，此病屬中醫「痹症」範疇的「尪痹」、「骨痹」病，其發病多因風寒濕邪侵入關節，氣血運行不暢，從而引發關節疼痛、腫脹、晨僵、活動不利等症狀。

用中藥外敷法治療類風濕性關節炎56例，效果相當理想。該方具有溫經祛風、活血化瘀的功效，能驅除侵入體內的風寒濕邪，使關節的氣血流通、筋脈通暢，從而達到病癒目的。一般用藥3次後疼痛腫脹即可減輕，5次後病人關節疼痛腫脹基本

消失。多數病人用藥20天後腫脹消失，活動基本恢復正常。本方操作簡單，無內服藥的副作用及其他影響，療效較好，值得臨床推廣應用。

【方　　劑】生莪朮3g，生草烏5g，生三稜3g，生酒適量。

【製用法】把上述三種生藥研成粉末，均勻撒在酒糟面上，然後敷到患處，用膠布或繃帶固定。隔日外敷1次，5次共10天為一療程。在臨床使用過程中，若多個關節腫脹疼痛，可先在2～3個患處關節外敷，待其臨床治癒後再對其他腫脹疼痛關節進行治療。因一次外敷太多，會影響患者工作及活動。另關節紅腫發熱者慎用，個別病人用藥後會有紅疹出現，可馬上將藥取下，一般不用處理，紅疹可自行消失；症狀較重者，服用一些抗過敏藥物即可。注意本方切不可內服。

【療　　效】治癒：經治療受累關節腫痛消失，關節功能恢復或明顯改善，血常規、類風濕因數、紅血球沉降率、抗鏈球菌溶血素「O」（ASO）、抗DNA抗體恢復正常；

顯效：受累關節腫痛消失或明顯好轉，上述實驗室指標好轉或正常；

有效：自覺症狀好轉50％以下，關節疼痛及腫脹減輕，實驗室上述指標好轉；

無效：治療兩個療程症狀無好轉，實驗室上述指標無明顯改善。

經臨床治療56例患者，其中治癒26例，顯效18例，有效9人，無效3人。總有效率為94.6％。

【典型病例】王先生，48歲。其平日身體素虛，10年來全身關節時有脹痛，服用中西藥後疼痛減輕，亦未介意。近幾個月來兩膝關節疼痛、腫脹，活動時疼痛加重，屈伸受限，經內服西藥吲哚美辛、布洛芬等及中藥（用藥不詳），疼痛時好時差，效果不滿意。診見症如上述外，呈痛苦面容，納呆，舌質淡，苔白，脈沉緊，兩膝關節腫脹，表面光滑、壓痛、活動受限。實驗室檢查：類風濕因子陽性，紅血球沉降率（ESR）增快（34 mm／h），抗「O」（ASO）750，白血球總數$1.12×10^9$／L，中性粒細胞82％。西醫診斷：類風濕性膝關節炎。中醫診斷：痹症（尪痹）。治則以溫經祛風、活血化瘀為主。遂予以使用上藥外敷5次，3次後疼痛腫脹明顯減輕，雙膝可屈伸，活動時稍有疼痛。外敷5次後兩膝腫脹疼痛已基本消失，活動恢復正常，屈伸自如。追蹤半年未見復發。

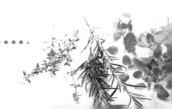

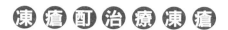

凍瘡酊治療凍瘡

【病症及藥理介紹】

凍瘡是冬季常見皮膚病，初起表現為紅斑、水腫、硬結、水皰等，發病部位以手背為多；自覺局部腫脹、麻木、灼熱、癢痛，遇熱後更甚，本病極易在天氣驟冷或寒暖驟變時發生。中國醫學認為本病的形成，主要是由於嚴寒之氣傷及皮肉，導致局部肌膚氣血運行不暢，經絡瘀阻，肌肉腫硬，久則潰爛成瘡。

針對凍瘡的發病機制，我們對凍瘡的治療主以辛熱藥物，取其溫通辛散之能，奏顯溫經絡、通血脈、消腫脹之效。

採用凍瘡酊治療凍瘡採用封包療法，這不但可使藥物與皮損保持較長的接觸時間，有利於藥物的滲透、吸收，而且能起到保護皮損及皮損處的保暖作用，方中用大辛大熱之生川烏、辣椒以溫經驅寒，祛風除濕外，配以活血行氣之川芎及逐水消腫之芫花製成酊劑，更有利於藥物的滲透與吸收。

【方　　劑】生川烏60g，乾辣椒120g，川芎60g，芫花60g，樟腦60g。

【製用法】將前四味藥物粉碎成粗末，加60％乙醇溶液1200毫升加熱回流提取1小時過濾，收集濾液，再加入樟腦攪拌，然後再加入甘油50毫升及適量60％乙醇至全量1200毫升，攪勻即可。

使用時先將患處用酒精擦拭一遍，以藥棉浸濕川椒散藥液，薄敷於凍瘡處，外蓋一層乾藥棉，繃帶包紮，每隔3天換藥1次。一般對初起凍瘡封包治療1次，2～3天紅腫即可消退。

本療法近期療效顯著，遠期療效也較好。採用凍瘡酊封包治療，大部分患者於當夜衣被溫暖後，皮損局部有不同程度的疼痛感，這是藥物（主要是辣椒、生川烏）的局部刺激作用，有利於促進局部血液運行，增強凍瘡損傷組織的自身修復功能。

【療　　效】痊癒：皮膚損害全部消退，癢癢、疼痛症狀消失；
顯效：皮膚損害消退在80％以上，自覺症狀明顯減輕：
有效：皮膚損害消退50％以上，自覺症狀好轉；
無效：皮膚損害消退不到50％或無明顯變化。
用本法治療33例患者均獲痊癒。

【典型病例】張小弟，11歲。因愛冬季打球患凍瘡2年，經用多種方法治療未效。近日手足腫處潰破流血而求治。予以凍瘡酊封包治療2天後，凍瘡口收復結痂，繼用2天紅腫減退，再用3天後獲得痊癒，追蹤2年未復發。

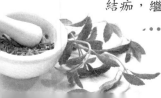

丹血膏外敷治療周圍性面神經麻痺

【病症及藥理介紹】

周圍性面神經麻痺是臨床常見病。西醫認為，面神經麻痺病理改變為面神經出現水腫、變性及萎縮，發病原因迄今不明。中醫認為此症多由風邪外襲、肝陽上亢、肝氣鬱結、風痰阻絡等致脈絡不通、氣血瘀阻、肌膚筋脈失去濡養而引起。

用中藥丹血膏敷貼治療面神經麻痺48例，收效頗佳。方中選用血竭、乳香、沒藥以活血化瘀行氣；兒茶以清熱化痰通絡；麝香味芳香，善於走竄，又能開通經絡壅閉，與上藥配伍以加強活血通絡行氣的作用；重用黃精、郁李仁以養陰潤燥；鉛丹溫通血脈，以促進局部血液循環。上述諸藥合用共奏疏通經絡、活血化瘀之功效，故可達到滿意的療效。

【方　　劑】 兒茶6g，鉛丹9g，血竭6g，沒藥9g，乳香9g，黃精120g，郁李仁100g（去殼），麝香1g（另包）。

【製用法】 將前五味藥焙乾，研成粉末，黃精放入溫水中浸泡24小時後，連同郁李仁碾成膏狀，再調入藥末備用。用厚4～5層紗布塊，其大小似患側面頰，將所製成的藥膏，攤敷於紗布上，厚度約0.4cm，最後將麝香的1/2撒於藥膏上，貼敷患側面部，膠布固定，每天換藥1次。

【療　　效】 顏面完全恢復正常為痊癒；

顏面基本恢復正常，僅笑時口角歪向健側，皺眉時患側額紋比健側淺者為好轉；

治療前後無變化者為無效。

痊癒46例，有效1例，另外一例未堅持使用，總有效率97.9%。

【典型病例】 周先生，61歲。患者因夜間開空調入睡，晨起後感覺面部不爽，家人發現其口眼歪斜，右側眼瞼無法閉合，皺眉時患側皺紋明顯加深。診為周圍性面神經麻痺。予以丹血膏敷貼治療1週後，口眼歪斜症狀改善，繼用1週，眼瞼閉合良好，其他症狀也消失了，病告痊癒。

血竭膏治療下肢潰瘍

【病症及藥理介紹】

下肢潰瘍為發生於小腿內外側的慢性潰瘍，是一種常見病、多發病，下肢潰瘍

的患者，多為常年不癒，該病給患者造成了極大的身體和精神痛苦。中醫稱為「臁瘡」，俗稱「老爛腿」，又稱「裙邊瘡」、「褲口毒」，其疾病特點是纏綿難癒，或雖經收口，每因局部再度損傷而復發。中醫認為其發病機制主要因血瘀阻絡，氣血循行障礙，濕濁氣瘀交阻於脈絡所致，且多發生於長期從事站立工作並伴有下肢靜脈曲張的患者，本病的誘發因素主要有外傷、燙傷、濕疹、蚊蟲叮咬、局部搔抓等。

採用中藥驗方血竭膏治療該症具有一定療效。方中所用血竭性味甘、鹹、平，具有行瘀、止血、止痛、斂瘡生肌的作用，乳香、沒藥均性味苦、平、溫，能活血生肌。此三藥合用能起到活血化瘀，止血而不留瘀，生肌定痛的作用；石膏性味辛、甘、大寒，具有清熱瀉火、收斂生肌之效，龍骨性味甘、澀，具有斂瘡生肌之功，兒茶性味苦、澀、平、具有收濕斂瘡的作用。此三藥合用，能夠清熱瀉火、收濕、斂瘡、生肌，用於瘡瘍久不收口者；桃丹性味辛、微寒，有毒，外用有拔毒生肌之功；冰片性味辛、苦、微寒，外用有清熱止痛、防腐止癢之效；麻油清熱解毒、生肌斂瘡。上述諸藥合用，共奏清熱解毒、活血化瘀、祛腐生肌、消腫止痛之功，特別對經久不癒的潰瘍療效顯著。

【方　　劑】血竭、桃丹各18g，煅石膏90g，煅龍骨90g，乳香、沒藥各4g，兒茶6g，冰片9g。

【製用法】將上藥均勻研極細末，混勻後過120目篩，裝瓶備用。

使用時先用酒精棉球消毒潰瘍四周皮膚，生理鹽水棉球清潔瘡面，再以乾棉球拭淨，將已研細之粉末29g用麻油適量調成糊狀，攤在桑皮紙上，外敷潰瘍面上，根據瘡面大小決定用藥多少，藥膏不宜太厚，以遮蓋為度，再用敷料包紮，隔日換藥一次。一般以15次為一療程。用藥數次後腐肉脫淨，瘡面組織漸轉鮮活，並見有新生肉芽增生，這時換藥時要輕擦瘡面，勿使新生肉芽組織受損，同時可配合益氣養血、和營通絡之品內服，以協助潰瘍面癒合。

【療　　效】經一個療程治療後，瘡面完全癒合，臨床症狀消失為痊癒；

經二個療程治療後，瘡面縮小60%以上，臨床症狀基本消失為好轉；

經三個療程治療後，潰瘍面仍無改善為無效。

經治療治癒68例，占90.67%；好轉5例，占6.67%；無效2例，占2.66%，總有效率97.33%。

【典型病例】孫先生，68歲。患者主訴其右下肢潰瘍已有3年。3年前右下肢被蚊蟲叮咬，搔破後瘡面不斷擴大，經多方治療，療效不明顯。既往有雙下肢靜脈曲張史10年。檢查：右下肢內側下1/3處見一10cm×8cm的潰瘍，瘡面組織灰白色改變，並有壞死樣組織，伴有黃色滲出液，瘡面凹陷，邊起缸口，潰

瘍周圍皮膚顯示淺糜爛伴色素沉澱樣改變，患肢有凹陷性水腫，舌質紫，舌苔黃，脈滑數。實驗室檢查：白血球$8.3×10^9$／L，中性粒細胞78％，空腹血糖5.21mmol/L。診斷：右下肢慢性潰瘍。辨證為：氣滯血凝，脈絡痹阻，運行失暢，患肢潰瘍局部失去濡養所致。使用潰瘍膏外敷治療8次後，瘡面腐肉逐漸脫落，組織漸轉鮮活，並見有新生肉芽長出，即改為2～3天換藥一次。換藥時用鹽水棉球輕擦，以免新生肉芽受損。患肢加彈力繃帶敷纏，配合內服益氣養血、和營通絡之品，內服藥用潞黨參10g，炙黃芪10g，桂枝10g，赤芍10g，當歸10g，丹參12g，桃仁10g，紅花10g，牛膝10g，紅棗3枚，甘草3g。每日一劑共服20劑。經治20天後，右下肢潰瘍瘡面明顯縮小，僅留有3cm×2cm的瘡面，改潰瘍膏單獨換藥，治療3個療程後，瘡面全部癒合而收功。追蹤1年餘未見復發。

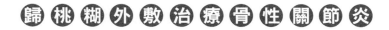

歸桃糊外敷治療骨性關節炎

【病症及介紹】

骨性關節炎為臨床常見病，多發於中老年人及重體力勞動者，以關節疼痛為主要症狀，常同時伴有關節腫脹，活動受限。

歸桃糊外敷法以中醫內病外治原理為治則，透過透皮療法使藥物直接經毛竅入裏，直達病所，作用快、療效好、副作用少、使用方便。

採用純中藥製劑歸桃糊外敷治療骨性關節炎療效頗佳。方中桃仁、紅花、當歸、乳香、沒藥、土蟲能活血化瘀，消腫止痛；羌活可祛風除濕；牛膝既可活血止痛，又可補肝腎、強筋骨，且能引藥入腎。上述諸藥配合使用，共奏活血化瘀、消腫止痛之功。用歸桃糊外敷治療骨性關節炎患者360例，療效頗佳。

【方　　劑】當歸50g，牛膝50g，桃仁50g，紅花50g，土蟲30g，羌活50g，乳香30g，沒藥30g。

【製用法】將上述諸藥研末，每次取40g，加醋或涼茶水調成糊，外敷患處，用紗布固定，每次2小時，每日1～2次，5天為一療程。

【療　　效】痊癒：疼痛、腫脹消失，關節活動自如；

好轉：疼痛減輕，腫脹消失，關節活動基本正常；

無效：疼痛、腫脹無明顯改善，活動受限。

360例患者中，治癒181例，好轉147例，無效32例，總有效率為91.11％。

【典型病例】衛女士，57歲。患骨性關節炎3年，近期加重，雙膝關節腫脹，

行走疼痛。用該法敷貼治療，2天後疼痛消失，5天後腫脹消失，行走自如，後沒有復發。

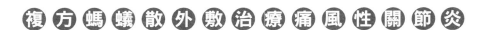

複方螞蟻散外敷治療痛風性關節炎

【病症及藥理介紹】

痛風是長期普林代謝障礙，血尿酸增高，尿酸鹽沉積於關節、關節周圍組織和皮下組織，引起關節炎的反覆發作。初期功能障礙、紅腫熱痛，逐漸引起骨與關節破壞、畸形，甚至引起泌尿系結石，屬於「熱痹」範疇。其病理因素是濕熱瘀阻，熱為陽邪，性急迫；濕為陰邪，性重濁；濕熱互結，侵入人體經絡關節，經絡瘀阻而發生紅腫熱痛，血尿酸增高，功能障礙。其紅腫熱痛及功能障礙為標，血尿酸增高為本。

複方螞蟻散方中螞蟻（屬節肢動物門昆蟲綱膜翅目蟻科昆蟲）呈酸性，其不但能托瘀外達、通絡逐風、清熱解毒，並且能夠攻堅破積，消除關節腫脹及緩解關節畸形的形成；秦皮性味苦寒，燥濕清熱、止痛消腫；萆薢性味苦平，善走下焦，祛風濕、利濕濁。上述三藥合用既能止痛消腫，又能清除血尿酸；大黃性味苦寒，清熱消腫破瘀；虎杖性味苦寒，清熱利濕、祛瘀制痛；六軸子（杜鵑花科植物黃杜鵑的果實）劇毒，止痛祛風通絡；川芎、赤芍活血化瘀；甘草清熱解毒，可緩解全方藥物的毒性；桂枝性味辛溫，溫經通脈、利濕消腫，熱痹佐用熱藥，開痹清熱，在病變的早期有促進熱邪迅速挫解、開閉達鬱的功效。全方共奏祛風通絡、清熱利濕、消腫止痛的功效。螞蟻有消腫鎮痛抗炎及解痙之功；秦皮能促進利尿及尿酸的排泄，並能鎮痛消炎；萆薢降低血尿酸值；大黃、川芎鎮靜消炎，可以降低血管通透性，改善微循環；桂枝解痙鎮痛；六軸子鎮痛作用強而持久；甘草具有腎上腺皮質激素樣鎮痛抗炎作用；薄荷油解熱止痛、滲透皮膚。在臨床上應用複方螞蟻膏外敷治療痛風性關節炎，有明顯的治療效果。痛風關節炎患者在外敷治療的過程中，再配合內服祛風通絡、止痛消腫、利濕清熱的湯劑比如萆薢滲濕湯，效果會更佳。

同時還必須特別注意飲食的調護，少食含高普林食物，如動物內臟，還須忌酒，避免受潮受寒，防止復發。

【方　　劑】螞蟻100g，秦皮100g，萆薢50g，虎杖50g，六軸子30g，川芎30g，赤芍30g，桂枝20g，甘草10g。

【製用法】將上述藥物研為細末，裝瓶備用。根據病情取藥適量，加薄荷油2～5毫升，用凡士林調成膏狀，均勻地攤在棉紙上，藥膏厚2～3 mm，敷在患

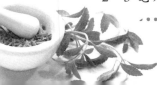

處，棉紙外加蓋塑膠薄膜，再用繃帶加壓包紮固定，2天換藥1次，3次為1個療程。

【療　　效】顯效：蹠趾或多關節紅腫熱痛消失，關節能夠活動自由，血尿酸正常；

好轉：蹠趾或多關節紅腫熱痛水失，關節活動不夠靈活，血尿酸將近正常；

無效：和治療前相比各方面都沒有改變。

運用該法治療37例，2天痊癒15例，6天痊癒19例，3例無效。

【典型病例】李先生，40歲，1999年4月就診。自述突發左膝關節腫痛，怕冷、發熱、渾身酸楚，發病前曾因飲酒受涼，半年前患足背疼痛。查：左膝關節紅腫，觸之痛劇，皮溫比右側高，膝關節屈曲30°，伸直負10°，化驗：血尿酸480μmol／L，腎功能正常。診為痛風性關節炎，用複方螞蟻膏外敷治療一療程後紅腫漸退，疼痛消失，治療兩個療程後，腫痛全無，血尿酸正常，關節活動正常，視為痊癒。

骨風糊外敷治療骨痺

【病症及藥理介紹】

骨痺是中老年人常見病，以負重關節或多動關節疼痛、活動受限為主症，大部分因為風濕或類風濕性關節炎造成的全身多關節炎症為主的自身免疫性疾病引起，西醫稱之謂「骨關節病」、「退化性關節炎」等。骨痺病情纏綿、反覆多變，能導致不同程度的關節畸形和功能障礙，中醫謂之「風寒濕氣客於外分骨肉之間，迫切而為沫，痺發。」

用骨風糊外敷治療骨痺120例，療效頗佳。方中尋骨風能袪風濕、通經絡、止疼痛，其含生物鹼、揮發油及內酯等，對風濕性、類風濕性關節炎有較好的止痛、消腫、改善關節功能的作用，同川芎合用，使袪風止痛、活血通痺功效更顯。從川芎中分離出的四甲吡嗪（川芎嗪）能改善骨關節微循環及抑制血小板聚集，二藥配合相得益彰，另配生大黃活血涼血、逐瘀止痛，其成分有抑制紅血球免疫抗體的作用，療效更佳；雞蛋清為高蛋白物質，可保濕促滲、滋養皮膚。上述三藥合用共奏袪風濕、通經絡、止疼痛、除頑痺的功效，而現代藥理研究也證實上述諸藥能抗炎止痛、改善微循環、促進組織修復、增強機體抗病能力。

【方　　劑】川芎、生大黃、尋骨風各等份，烘乾，研極細末，入瓷瓶中備用。

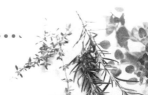

【**製用法**】先將骨關節處用清水洗淨，揩乾，用鮮雞蛋清將藥末調成糊狀，平攤於關節面上，用塑膠布包好，24小時後取下，清水清洗關節面，每天外敷1次，10天為1個療程。

【**療　　效**】痊癒：關節症狀消失，恢復正常活動功能；

有效：關節活動功能明顯好轉，症狀輕微，日常生活恢復正常；

無效：治療前後沒有明顯改變。

經10天治療後，痊癒76例，顯效18例；經2個療程療後，痊癒18例，顯效6例，2例無效。

【**典型病例**】王女士，58歲，該患者雙膝關節疼痛11年，經常使用激素類藥物，停用後復發。現症見：雙膝水腫、關節疼痛、伸屈不利。X光片提示：邊緣有唇樣增生。膝關節間隙變窄，關節面骨質緻密，確診為骨痹。用骨風糊外敷治療，1天1次，停用激素等藥，2天即明顯減輕，6天可下床行走，10天則諸症皆無，行如常人，又用藥外敷10天，加以鞏固，經追蹤，該病已1年未發，生活正常。

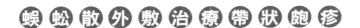

蜈蚣散外敷治療帶狀皰疹

【病症及藥理介紹】

帶狀皰疹是由水痘—帶狀皰疹病毒所引起的以皮膚、黏膜及神經損害為特點的一類皮膚病。

採用蜈蚣散外敷治療帶狀皰疹功效不凡。該方中蜈蚣、地龍、全蠍、烏梢蛇、白花蛇，善於走竄搜剔，舒筋通絡，逐瘀止痛；當歸、紅花養血、活血化瘀；冰片能夠促進透皮吸收。全方能夠養血活血化瘀、逐瘀止痛、舒筋通絡。採用蜈蚣散外敷治療頭面部及胸背部帶狀皰疹，臨床症狀明顯減輕或消失，不但療程明顯縮短，且簡便易行。

【**方　　劑**】蜈蚣4條，地龍10g，全蠍10g，烏梢蛇12g，白花蛇2條，紅花10g，冰片5g，當歸20g。

【**製用法**】將上述諸藥研末，放在一密閉的玻璃器內，用75％乙醇浸泡48小時後才可使用。使用前先用0.5％碘附消毒水痘壁，用無菌棉籤蘸取該藥液，局部均勻地塗在水皰部位，再用無菌紗布敷蓋，保持局部清潔乾燥，防止抓搔、摩擦。每日外敷5次，連用5天為1個療程。

【**療　　效**】治癒：自覺症狀消失、皮膚乾燥、皰疹結痂為痊癒；

顯效：神經疼痛減輕，皮膚明顯改善；

無效：連用兩個療程後，疼痛及皮膚皰疹均沒有明顯改變。

治療41例，2天痊癒5例，5天痊癒12例，10天痊癒16例，15天顯效5例，3例無效。

【典型病例】楊先生，55歲。胸背部成簇呈帶狀分佈皮膚水皰疹，發作2天，嚴重影響睡眠，因疼痛劇烈難以忍受而前來求治。用中藥蜈蚣散局部外敷，每日5次，連用5天後，症狀消失，皮膚乾燥、皰疹結痂痊癒。

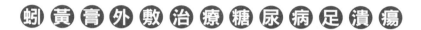 蚓黃膏外敷治療糖尿病足潰瘍

【病症及藥理介紹】

糖尿病足潰瘍是糖尿病的併發症之一，是糖尿病形成的周圍神經病變、微血管病變、感染以及高糖血症等綜合因素共同作用的結果，由此所造成的潰瘍創面很難癒合，且病情發展迅速，往往很快累及整個足部，造成不可避免的截肢。所以在全身控糖、抗感染和改善微循環的基礎上，局部治療非常重要。

經過多年來的臨床實驗，外用中藥「蚓黃膏」治療糖尿病足潰瘍獲得獨特療效。中藥「蚓黃膏」是由黃柏、地龍、血竭等傳統中藥組成。方中黃柏以清熱燥濕、益腎養陰；地龍用於活血祛瘀、通脈；血竭用以散瘀生肌。諸藥合用以收活血通脈、祛腐生肌之功。

由於糖尿病足潰瘍的局部表現是以濕熱之邪阻滯，脈絡不通為主，所以採用祛邪通絡法則可使膿腐祛而新肉自生。「蚓黃膏」能夠化瘀通絡，育陰補精，按照祛腐與生肌並重的治療原則，使化腐與生肌一步到位，從而達到腐肉速去，新肉速生的目的，使潰瘍創面盡快癒合，盡可能保存肢體，同時還避免了應用傳統外用藥物中經常使用的重金屬製劑，以防止在治療過程中出現蓄積中毒、致畸及突變等弊病。

另外，在堅持治療的同時，還要加強創面局部的處理，及時清創、充分引流，對於病情發展迅速的病人，要果斷地處理創面，將壞死組織及膿液清除，並注意肌腱部位的充分引流。對於沒有明顯壞死的肌腱不要輕易處理，以免影響足部的功能。

【方　　劑】將黃柏、地龍、血竭分別按3：2：1比例混合。

【製用法】對於破潰創面和手術清創的創面，在換藥時首先常規消毒潰瘍周圍皮膚後，再用生理鹽水棉球清除膿液、腐肉及脫落壞死組織，接著取蚓黃膏

（藥物組成：川黃柏、地龍、血竭按3：2：1比例混合；川黃柏、血竭常溫下製劑室研磨成粉狀，地龍由清華大學生物實驗室在超低溫冷凍後用奈米技術研磨成粉狀；將上述藥物按比例混合，高壓消毒後裝瓶備用。）適量，用生理鹽水調和成糊狀，敷於創面。用無菌紗布包紮，每日換藥1次，30天為1個療程。

【療　　效】痊癒：創面完全為新皮覆蓋、癒合；

顯效：創面癒合1/2以上面積；

有效：創面面積癒合1/4～1/2；

無效：創面面積癒合不足1/4或擴大。

運用該方治療75例患者，2個療程後，痊癒24例，顯效32例，有效11例，無效8例，總有效率為74.67%。

【典型病例】羅女士，65歲。患者腰痛，腿酸，舉步乏力，已經一年有餘，經X光片顯示腰椎骨質增生，用蚓黃膏治療1個療程後，腰痛腿酸症狀得以緩解，繼用2個療程後，病告痊癒。

複方二烏膏治療骨質增生症

【病症及藥理介紹】

骨質增生症大多發病於中年以後，現代醫學認為骨質增生大多是因為骨質退化性變或外傷勞損所引起的，傳統醫學歸屬「痹症」範疇。傳統理論認為「正氣存內，邪不可干」、「肝主筋，腎主骨」，肝腎虧虛或筋骨受損，風寒濕邪合而雜至，痹阻經脈，「不通則痛」是其發病機制，因而確立補益肝腎、活血通絡、除濕蠲痹的治療原則。

用複方二烏膏治療骨質增生101例，取得良好療效。該方中透骨草、羌活、麻黃、細辛、川草烏、青風藤等可溫經通絡，開竅透骨，促進非特異性炎症的吸收；紅花、牛膝、沒藥、三七、血竭、當歸、川芎等活血化瘀，通絡止痛；穿山甲、白芥子祛風豁痰，軟堅消腫；威靈仙祛風通絡止痛，走竄力強，是治療骨質增生之佳品；蜈蚣、土鱉蟲、冰片、馬錢子、全蠍等通經絡，透關節。上述諸藥合用能夠增強血管和細胞的通透性，使藥物更快地吸收和滲透，從而達到透骨、軟堅、止痛之功效。

【方　　劑】白芥子10g，三七10g，血竭10g，川烏10g，草烏10g，細辛10g，乳香10g，沒藥10g，當歸10g，川芎10g，牛膝10g，透骨草15g，青風藤15g，豨薟草15g，丹參10g，紅花10g，桃仁10g，羌活10g，麻黃10g，川斷15g，補

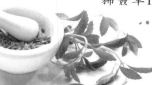

骨脂15g，土鱉蟲10g，全蠍10g，馬錢子10g，威靈仙15g，穿山甲10g，凡士林300g，五加皮10g，冰片10g。

【製用法】 將諸上藥共研細末，裝入密閉容器。每次取用藥粉與凡士林比例為1：1，加熱後均勻混合調製成軟膏，視病位大小，先將軟膏攤在紗布上，厚度為2～3 mm，貼敷在病位處，加用頻譜儀照射，每次30分鐘。每貼可照射3次，每個療程10貼。

【療　　效】顯效：症狀消失，功能基本正常，恢復原工作，照X光片複查，骨質增生得以控制；

好轉：臨床症狀減輕，局部活動無明顯限制，工作稍受影響，照X光片複查，骨質增生局限偶有症狀復發；

無效：症狀和體徵無明顯變化。

101例患者中，顯效55例，好轉28例，無效18例，總有效率為82%。

【典型病例】 羅女士，61歲，於2003年12月4日診。患者步履乏力，自感腰痛，腿酸已半年，經X光片示腰椎骨質增生，予以複方二烏膏敷貼治療1個療程，痛減大半，繼用1個月，步履有力。

化刺散外敷治療骨質增生

【病症及藥理介紹】

骨質增生是臨床常見的一種慢性退化性骨關節病變，常見於中老年患者，以局部疼痛、功能障礙為主要臨床表現。骨質增生屬傳統醫學「骨痺」範疇，其病因病機是由於肝腎不足，又因勞傷過度或風寒濕邪內侵，致氣血失和，瘀血、痰濕凝滯，日久而形成骨刺。骨刺既成則會刺激或壓迫局部組織，產生炎性滲出，造成組織充血、水腫，甚則黏連，使經絡、血脈瘀阻，血流不暢而出現肢體疼痛、麻木，活動功能障礙。牽引治療僅能暫時緩解症狀而不能治本；內服藥物治療則鞭長莫及，效果很小；膏藥局部敷貼能直接作用於局部，使藥力直達病所而獲得迅速、持久的療效。

化刺散能夠活血化瘀、溫經通絡、軟堅散結、消刺止痛。化刺散中生半夏、生南星、白芥子、威靈仙、炮山甲具有逐痰通絡，軟堅散結，消骨刺之功；馬錢子、生川烏、生草烏、蜈蚣、全蠍可溫經散寒，搜風剔邪，麻醉鎮痛；土元、乳香、沒藥、元胡、血竭活血化瘀，通絡止痛；羌活、獨活、透骨草、肉桂、生麻黃、細辛等性味辛溫芳香，能溫通經絡，除表裏內外之寒濕，祛體內沉寒痼疾；冰片、樟腦

可芳香開竅，通閉止痛，能促進藥物滲透吸收，使群藥之力直達病所發揮療效。局部敷貼能改善骨質增生周圍組織血液循環，使水腫消退，減輕或解除神經根張力，從而達到消除疼痛、軟化骨刺、抑制骨質增生的目的，臨床療效滿意。

【方　　劑】生半夏、生南星、白芥子、威靈仙、炮山甲；馬錢子、生川烏、生草烏、全蠍、蜈蚣；血竭、土元、乳香、沒藥、元胡；生麻黃、肉桂、獨活、透骨草、細辛；冰片、樟腦粉、羌活共五組。（同組中每味藥量相等）各組之間按2：3：2：1.5：0.5的比例稱量，根據藥品總量稱取等量的黃丹和倍量的麻油。

【製用法】將血竭、乳香、沒藥、冰片、樟腦粉研細過篩為2號粉，裝瓶中密封備用，再將其他諸藥烘乾加工成細粉為1號粉備用。

製備時先把麻油入鍋內旺火燒開，後改用小火熬至油成滴水成珠狀態，繼而加入黃丹，同時不斷攪拌，待油由紅色變為絳紫色，鍋內煙霧瀰漫，速將鍋撤離火爐，並繼續快速攪拌，約10分鐘後徐徐撒入1號藥粉，充分攪勻，收膏，將膏浸泡於冷水中24小時以去火毒。然後取膏放入鍋內用文火熔化，至60℃左右撒入2號藥粉，攪勻冷卻備用。

使用時取藥膏適量加溫軟化，塗布於消毒布料，敷貼於患處，5天換藥1次，30天為一療程，3個療程後觀察療效。

【注意事項】患處皮膚有破潰面忌用；貼藥後若皮膚過敏，出現濕疹、瘙癢者，應立即停用，3天後疹可自癒，但癒後不宜再用；孕婦禁用。

【療　　效】顯效：症狀消失，功能活動恢復正常，經照X光片復查，骨質增生消退或靜止，追蹤1年未見復發；

有效：症狀明顯減輕，功能活動基本恢復正常，照X光片復查，骨質增生無明顯進展；

無效：臨床症狀、體徵無明顯改變。

用該法治療27例患者，顯效14例，有效8例，無效5例（繼發性）。

【典型病例】賈先生，58歲。於2001年4月23日初診。患者自述頸部疼痛不適2年餘，近兩個月來症狀加重，活動時頸部「咗咗作響」，伴頭暈及左上肢酸沉麻木。測血壓為130／82mmHg，X光片顯示：第4、5、6頸椎椎體前緣後緣均有齒唇樣增生改變，診斷為頸椎骨質增生。給予化刺散局部敷貼，兩貼後病人疼痛減輕。肢麻症狀好轉，一個療程後，症狀明顯改善，三個療程後，症狀完全消失，頸椎活動自如。照X光片複查，頸椎4、5、6椎體唇樣增生基本消退，又鞏固治療一個療程，1年後追蹤未再復發。

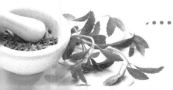

通絡散瘀膏貼敷治療骨質增生

【病症及藥理介紹】

骨質增生是中老年人的多發病、常見病，是中醫醫學的「痛症、痺症」等範疇，中醫認為其主要由年老脾腎虧虛、氣血不足所致。氣血不足則精脈失養，脈道不通，故痛；肢體失養則麻木；腎虧則精血不足。骨骼腦髓失養，骨失所養則痛，腦失所養則眩暈。脾虛則運化無力，氣血來源不足，則生濕生痰。

採用外敷通絡散瘀膏治療此症，顯效迅速，操作簡單，花費低廉。該方中冰片、麝香芳香走竄，活血消腫，通經達絡止痛；水蛭破瘀血、逐瘀、通經、擴散外周血管、改善血液流變；豬牙皂祛痰、開竅、軟堅；白花蛇活絡、祛風、鎮痛攻毒，「內走臟腑，外達皮膚」；血竭、肉桂活血祛瘀，消腫止痛。全方具有祛風勝濕散寒、活血化瘀通絡、散結消腫止痛之功，可迅速改善軟骨細胞和組織的血液供應，較快地解除肌肉痙攣，鬆解軟組織黏連，減輕或消除增生骨質對神經根和周圍血管的刺激與壓迫；另外，該膏是通過皮膚直接滲透於病變部位發揮其藥理作用。局部藥物的堆積，能使藥力集中，大大提高了藥物通過病變部位的濃度，以激發經氣，疏通經絡，結散瘀化，氣血得暢，病可癒矣。

【方　　劑】肉桂30g，水蛭150g，豬牙皂150g，白花蛇5條，血竭30g，麝香5g，冰片20g。

【製用法】以上七味藥除麝香外，研末備用，將肉桂、白花蛇、冰片、血竭研成細粉，過篩混勻，水蛭、牙皂碎斷，與食用植物油2kg同入鍋內，炸枯、去渣、濾過，煉至滴水成珠，另取黃丹750g加入油內攪拌均勻，收膏，將膏徐徐倒入冷水中，按常規法去火毒。同時取膏用文火熔化，將上述藥粉末加入攪勻，分攤於牛皮紙或布上即可。麝香粉在治療前臨時撒在膏藥表面少許即可。

凡經X光或CT攝片確診為頸椎增生、腰椎增生及其他部位增生者，不管其臨床症狀如何，都可取膏藥貼於患處。貼膏藥前先用酒精棉球消毒局部皮膚，再將膏藥加熱軟化，撒上少量麝香粉貼於患處。3天更換一貼，4貼為一療程。

【療　　效】痊癒：臨床症狀疼痛、肢體麻木、無力、眩暈等全部消失。追蹤1年不復發，X光片示骨質增生消失或縮小；

顯效：臨床症狀明顯好轉，肢體功能活動基本恢復正常，X光片示增生無明顯改變；

無效：用藥前後症狀無改變。

用此法治療50例患者，一療程痊癒15例，二療程痊癒8例，三療程顯效12例，

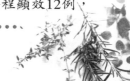

四療程顯效10例，5例無效，總有效率90％。

【典型病例】周女士，55歲，自感頭暈、雙上肢麻木、下肢無力症狀半年餘，加重3個月，血壓135／85mmHg，頸部光片示：頸椎增生，顱腦CT正常。曾住院針灸，效果不佳。遂給予自製通絡散瘀膏藥貼敷，3天後症狀減輕，15天後症狀基本消失，一個月後治癒，追蹤1年無復發。

活絡膏外敷治療慢性傷筋

【病症及藥理介紹】

慢性傷筋為臨床常見病之一，常以負重關節或多動關節疼痛、反覆發作、肌肉緊張、活動受限為主要臨床表現。慢性傷筋的產生，是由於急性傷筋未能及時有效地治療，遷延日久；或慢性積勞成傷，風寒濕邪乘虛侵襲，以致傷處氣血滯澀，血不榮筋，導致筋肉攣縮、疼痛、活動受限。此症好發於肩部、腰部、膝部、足跟部等處。此病遷延難癒，每於勞累或天氣突變時誘發。

用活絡膏曾外敷治療慢性傷筋52例，療效滿意。該方中二烏均有溫經散寒定痛之功。其中生川烏力緩而效持久，生草烏則效速而耐久；乳香、沒藥善入經絡，為流通經絡之要藥。其中乳香功擅活血伸筋，沒藥偏於散血化瘀；細辛乃「芳香最烈，善開結氣」，具有溫經散結、止痛之功；生梔子外用消腫止痛，並能制約諸藥之辛辣，緩解對皮膚的刺激；皂角刺味辛辣猛烈，走竄力強，善入血分，能舒經通絡。上述諸藥合用，能夠祛風除濕、溫經散寒、通絡止痛、活血化瘀，有利於改善局部血液循環，對緩解及消除慢性傷筋所引起的臨床症狀可起到積極作用。

【方　　劑】乳香、沒藥、生川烏、生草烏、細辛、皂角刺、生梔子各等份。

【製用法】將上藥一起研末裝瓶備用。

使用時先將痛處擦洗乾淨後，根據部位大小取藥末適量，用凡士林調成膏狀，均勻平攤於痛處，用繃帶包裹，每日1次，5次為一療程。注意使用本法時，應停用其他治療方法。

【療　　效】痊癒：疼痛消失，功能活動恢復正常；

有效：疼痛輕微，關節活動明顯改善；

無效：治療前後症狀無改善。

臨床治療52例患者中，痊癒26例，有效19例，無效7例，總有效率88.9％。

【典型病例】武女士，42歲，因左側足跟疼痛2年多主訴左側足跟疼痛，晨起後站立時疼痛嚴重，行走困難，足跟部無紅腫，服消炎止痛、抗風濕藥，症狀

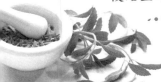

未能改善，診斷為慢性傷筋，經用活絡膏外敷治療10次，足跟疼痛消失，活動自如。追蹤至今，未見復發。

攻毒生肌膏治療肛門濕疹

【病症及藥性介紹】

肛門濕疹是常見皮膚病之一，傳統醫學稱「濕毒瘡」。主要病因是風濕熱邪搏結肌膚，經絡阻滯所致。西醫認為一般與變態反應有關，如致敏食物、感染等。

用攻毒生肌膏治肛門濕疹療效頗佳。該方中輕粉、黃丹清熱解毒，祛瘀生新，滲濕止癢，利多卡因注射液有局麻作用，可阻滯局部神經傳導，使瘙癢減輕，分泌物滲出減少，同時配以西藥膏、片劑有抗過敏，止癢，抗菌消炎，抗厭氧菌感染等作用。上述諸藥合用共奏攻毒殺蟲、抗菌止癢、斂瘡生肌之效。但由於本方有劇毒，只能外用，切忌入口，亦不可久用。

【方　　劑】黃丹5g，甲硝唑片4.0g，輕粉3g，抗菌優8.0g，醋酸潑尼松片100 mg，2%利多卡因注射液10 毫升，撲爾敏片80 mg，氟輕鬆軟膏、紅黴素軟膏各1支。

【製用法】將前六味藥共研細末，以膏劑為基質混合均勻，密封於瓶內備用。患者在中午及晚上治療前先用1：5000苯紫溴銨液清洗肛周後，取適量的藥膏均勻塗抹於肛周病灶處。塗抹面積稍大於病灶處，然後用紗布覆蓋並固定。早晚各塗抹1次，7天為1個療程，1個療程後評定療效。治療期間忌食辛辣刺激性食物。

【療　　效】治癒：經1個療程治療後臨床症狀消失。肛門周圍皮膚恢復正常，追蹤1年，未復發。

好轉：經1個療程後臨床症狀基本消失，肛門部有時有少量分泌物滲出。

無效：經1個療程治療後臨床症狀、體徵無變化。

40例中，痊癒22例，好轉16例，無效2例，總有效率95%。

【典型病例】謝小妹，5歲。患兒肛周紅腫，時有分泌物滲出，患兒直喊「癢痛」欲用手抓。遂先用新潔爾減液清洗肛周後，取5g攻毒生肌膏均勻塗於肛周，有滲出的地方多抹幾次，然後用紗布覆蓋固定並囑勿食辛辣品。1週後復查，紅腫消失，肛周皮膚恢復正常。

吳茱萸外敷治療小兒斜疝

【病症介紹】

疝氣，俗稱為「小腸氣」，也有稱為「小腸氣痛」的。其實質是指腸子的某一段因某種原因突出於腹壁，從腹股溝或從腹下進入陰囊，引起諸症狀的疾病。輕者可見腫物突起，腫脹下墜感，重則疼痛難忍；休息後不能回納，伴見噁心、嘔吐、二便不通、肢冷汗出，該病多見於小兒，小兒斜疝緣於肝腎不足，中氣下陷，常因哭鬧用力或寒凝氣滯而誘發。

採用中藥吳茱萸外敷法治療小兒斜疝，療效較為突出。

【方　　劑】吳茱萸適量。

【製用法】將吳茱萸研成粉末備用。使用時先將疝塊回納至腹股管皮下環，再將吳茱萸粉以醋調敷環口及四周，環口上壓直徑2cm左右硬幣一枚，繃帶固定。隔日換藥一次。

【療　　效】用此法治療小兒斜疝58例，痊癒53例，占91.38%；有效3例，占5.17%；無效2例，占3.45%，總有效率為96.55%。

【典型病例】宋小弟，4歲。換衣服時家長發現左下腹有一腫塊就診。外科診為「腹股溝斜疝」，並囑3年後手術治療，家長焦急且懼手術，思用外治之方。查患兒腹股溝有一梨形腫物，柔軟。膚色正常，無壓痛，可回納腹腔，站立屏氣則下降至陰囊。察其面黃髮枯，瘦弱神萎，苔薄白質淡紅，脈細弦，乃肝腎不足，脾弱氣虛之象，診為小兒斜疝。予補中益氣丸內服，吳茱萸為末外治，方法同製用法。2個月後疝塊不再出現。後追蹤1年未見復發。

複方三黃膏外敷治療急性附睪炎

【病症及藥理介紹】

急性附睪炎是常見的男性生殖系統非特異性感染性疾病，隸屬於傳統醫學「子癰」範疇。《外科證治全書》記載「腎之作癰，下墜不能升上，外觀紅色者，子癰也。或左或右，所以俗名偏墜，遲則潰爛莫治。」本病常由於濕熱下注厥陰之絡，以致氣血凝滯而成。治宜清熱利濕、理氣活血為主則。

採用複方三黃膏外敷治療此症，療效甚佳。方中以大黃祛瘀通絡、瀉火解毒；黃連、黃柏清熱燥濕，瀉火解毒；乳香、沒藥消腫止痛，活血行氣。由於陰囊皮膚

血液循環豐富，藥物可通過皮膚吸收直達病所。現代藥理研究證明，大黃蒽琨衍生物有強大的抗菌作用，其中以大黃酸、大黃素和蘆薈大黃素抗菌作用最強，對金黃色葡萄球菌、鏈球菌、大腸桿菌等有較強抗菌作用；黃連、黃柏的主要成分為小蘗鹼，有廣譜抗菌作用，對痢疾桿菌、金黃色葡萄球菌及溶血性鏈球菌作用最強。《本草綱目》則載有「乳香活血、沒藥散血，皆能消腫生肌，故二藥每每相兼而用。」諸藥合用共奏清熱利濕、理氣活血之效。

【方　　劑】黃柏、大黃、黃連各2份，沒藥、乳香各1份。

【製用法】將上述諸藥共研極細末，加米醋適量調為糊狀，塗敷於患側陰囊，厚0.3～0.5cm，以紗布覆蓋，每日換藥1次。同時結合病情輕重，適量給予靜脈輸液或口服抗生素。

【療　　效】顯效：敷藥1～2小時後疼痛即明顯減輕，24小時內腫大附睾明顯縮小，2～3天體溫恢復正常；

有效：敷藥2～6小時內疼痛好轉，2～3天內腫大附睾明顯縮小，3天內體溫恢復正常；

無效：敷藥6小時以上疼痛無緩解，敷藥3天以上附睾腫脹無明顯消退。

150例患者，顯效112例，有效32例，6例無效，總有效率96%。

【典型病例】唐先生，27歲，職員。患者自述2天前睾丸疼痛腫脹難忍，並有低燒現象。自行服止痛消炎藥不效，而求治。予以三黃膏外敷治療1天後，腫脹明顯消失。繼用3天後，複方諸症盡除。

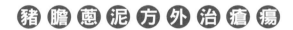

豬膽蔥泥方外治瘡瘍

【病症及藥理介紹】

瘡瘍是常見的急性化膿性炎症，多由金黃色葡萄球菌感染引起。傳統醫學認為本病多由外而起，毒邪內侵，邪熱灼血，以致氣血壅滯而成，治宜清熱解毒、消腫止痛為主。

現代藥理研究表明，蔥內含揮發油，主要成分為蒜素，對葡萄球菌、鏈球菌、痢疾桿菌及白喉桿菌等均有抑制作用。蔥及苦膽均有較強的解毒消腫作用，局部用藥藉滲透作用能夠達到解毒消腫、止痛之目的。

【方　　劑】大蔥一棵，豬苦膽一個。

【製用法】將大蔥和豬苦膽搗泥外敷病變部位，厚度1～2cm，外敷面積應超過紅腫邊緣，先以塑膠紙覆蓋，再外覆紗布，膠布固定。每日換藥1次，直

至痊癒。

【療　　效】臨床治療35例患者中，痊癒21例，顯效8例，有效4例，無效2例，總有效率為94.29%。

【典型病例】范先生，26歲，鼻尖出現一紅腫熱痛的圓型小硬結節，疼痛劇烈，經用蔥泥外敷1天，紅腫熱痛明顯減輕，3天後結節消退而痊癒。

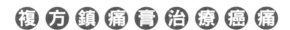

複方鎮痛膏治療癌痛

【病症及藥理介紹】

癌痛多由癌毒壅阻所致之氣血瘀滯，痰濁凝結而成，故治療宜清熱解毒，行氣活血，化痰止痛。

運用中醫驗方複方鎮痛膏治療此症，收效頗佳。方中乳香、血竭活血化瘀，消腫散結；木香、元胡疏肝理氣，活血止痛；蟾酥、芙蓉葉、南星、芒硝清熱解毒，化痰軟堅。將諸藥調成糊狀外敷痛處，可通過皮膚滲透，直達病所，迅速發揮療效，故此收效迅捷。

【方　　劑】木香10g，血竭10g，乳香10g，元胡15g，蟾酥8g，芙蓉葉15g，南星10g，芒硝適量。

【製用法】將上述諸藥研細為粉，調入適量之凡士林製成膏藥備用。

　　使用時外敷患處，範圍以超過患處2cm為宜，上蓋塑膠布，再以繃帶固定。待患者自感藥效不明顯時，再另換一貼。

【療　　效】運用此法治療癌痛患者44例，15分鐘後顯效19例，20分鐘後顯效24例，總有效率為98%。

【典型病例】張先生，60歲，肝癌患者，現肝區疼痛，每日需服吲哚美辛2～3片。近因出現胃脘不適，泛吐酸水，不能再服常藥。刻診：肝區疼痛、腹脹、胃脘隱痛、噁心、泛酸。舌紅絳，苔白膩，脈沉細數。症屬肝腎陰虛，熱毒蘊結，氣血瘀滯，痰濁凝結。用鎮痛膏外敷痛處，範圍超過疼痛部位2cm，上蓋塑膠布，繃帶固定。10分鐘左右，患者自感疼痛減輕，20分鐘後疼痛緩解，緩解時間達16小時。後患者每於藥效降低之際，更換藥物1次，以此取代吲哚美辛，疼痛控制良好。

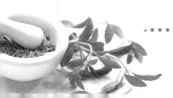

複方化腐生肌膏治癒糖尿病壞疽

【病症及藥理介紹】

糖尿病壞疽是發生於臁部肌膚間的慢性潰瘍，俗稱「老爛腳」，其瘡口凹陷，膿水淋漓，久不癒合，臭穢不堪。此症屬於頑疾，常遷延難癒。

複方化腐生肌膏是由黃連、當歸、黃柏、白芷、血竭、冰片、樟丹、蜂蠟、麻油組成，具有良好的止痛、抗感染、化腐生肌、促進潰瘍面癒合的作用。藥膏中黃連、當歸、黃柏、血竭具有活血化瘀、清熱解毒、消腫止痛、祛腐生肌、收斂的作用；白芷散瘀祛濕，樟丹拔毒生肌；冰片通竅散火；麻油、蜂蠟具有使局部濕潤，保持皮膚生長環境，參與局部營養的作用。和麻油、蜂蠟一併使用，共同起到了促進潰瘍癒合的作用。據臨床觀察，該藥膏止痛快，可控制感染，癒合潰瘍面效率高。

【方　　劑】黃柏、黃連、白芷各20g，當歸30g，血竭5g，冰片3g，樟丹5g，蜂蠟（黃）50g，麻油500g。

【製用法】先將前四味藥浸泡在麻油中3晝夜，然後用文火將藥物炸至黃褐色，過濾去渣，然後放蜂蠟。待此油偏溫後放冰片、血竭、樟丹細粉拌勻，即成膏，裝消毒大口瓶內備用。

　　使用時先用雙氧水清洗潰瘍面，用蠶食法清除壞死，再用生理鹽水沖洗乾淨，按潰瘍面大小，一次將藥膏塗於壞疽潰瘍面上，即可直接用敷料布蓋上，然後包紮固定。1日或隔日、或隔3日換藥，可按分泌物多少而定。

【療　　效】經用該法治療68例病人全部治癒。其中換藥3次以內12人，10次以內25人，15次以內20人，20次以內11人。

【典型病例】段先生，68歲，工人。於1998年3月開始左腳潰爛，到幾家醫院求治，未見好轉，且潰瘍面積越來越大。經查，見患者第五趾、第四趾、第三趾均有不同程度潰爛，至腳面4cm×3cm，深0.4cm，分泌物很多，周圍少紅腫。病人面色蒼白，疼痛不止，表情痛苦，呻吟。診為糖尿病Ⅱ級壞疽。複方化腐生肌膏治療，15次即告痊癒。

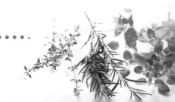

複方雙黃青白膏治療痛風性關節炎

【病症及藥理介紹】

痛風性關節炎是中老年人的一種常見病，發病男多於女，胖者多於瘦者。臨床特點為高尿酸血症及關節紅、腫、熱、痛等。究其發病原因，傳統醫學認為是下焦濕熱注於經脈，阻於絡道所致。現代醫學認為其是因體內普林代謝紊亂而致的一種疾病。

中醫驗方複方雙黃青白膏治療痛風性關節炎75例，療效頗佳。方中黃柏清熱利濕、瀉火解毒，蒼朮辛溫燥濕，大黃瀉火除濕，白芷止痛除濕，青黛涼血解毒，加入蜂蜜調敷既可解毒又能滋潤肌膚，諸藥合用共奏清熱、解毒、除濕、通絡之效。此藥外敷，可使藥效成分透入皮下組織起到擴張血管、改善局部血液循環、清除組織間隙水腫、減輕神經末梢刺激的作用，從而達到了止痛目的。

【方　劑】取黃柏、蒼朮、大黃、白芷、青黛，分別按2：2：2：2：1比例磨末過篩備用。

【製用法】將上述諸藥加入蜂蜜，攪拌呈糊狀，敷於患處，上面覆蓋油光紙，用紗布繃帶包裹。每日換藥1次，3天為1個療程。囑患者注意休息，多飲開水。

【療　效】痊癒：局部紅、腫、熱、痛及關節功能障礙消失，活動如常；
好轉：局部紅、熱、腫、痛消失，能立地跛行，局部仍覺酸痛；
無效：症狀無改善。
用該法治療75例，其中痊癒36例，好轉29例，無效10例，總有效率為86.7%。

【典型病例】宋先生，45歲，職員，2000年7月15日初診。症見左足內側拇趾關節夜間驟然疼痛發作，局部紅腫灼熱、劇痛難忍，艱於行走，拒觸拒按，口乾欲冷飲，舌質紅絳、苔薄黃，脈數滑。左足X光片提示：左足拇趾關節內側見黃豆大小圓形陰影，骨質改變。血尿酸為465 μ mol／L，診斷：左足拇趾關節痛風性關節炎。中醫診斷為熱痹，症屬脈絡閉阻型。治宜清熱、涼血、解毒、止痛，用複方雙黃青白膏敷貼患處每日換藥1次，連續用藥3天，左足拇趾關節紅腫熱痛基本消失。

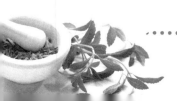

複方通絡暢血膏外貼治療頸椎病

【病症及藥理介紹】

頸椎病為中老年常見慢性疾病，但近年來青年發病者也呈增多趨勢。頸椎病是指頸椎間盤本身退變，及其繼發的一系列病理改變，刺激或壓迫鄰近的神經根、脊髓、椎動脈及頸部交感神經等組織，並引起各種各樣症狀和體徵的綜合症候群，所以又稱「頸椎綜合徵」。

傳統中醫學雖無「頸椎病」之病名，但其症狀近似中醫的「痺症」、「痿症」、「眩暈」、「頭痛」等。現在臨床上將頸椎病基本歸為痺症。在病因學上通常認為其是由慢性勞損、外傷、炎症以及風寒濕諸邪之侵襲，凝結於筋脈骨骼，阻塞經絡，使氣血運行不暢、絡脈不通所致。

運用中藥複方通絡暢血膏治療頸椎病，療效甚好。方中穿山龍、威靈仙、鳳仙草、羌獨活、秦艽等活血化瘀通經，祛風勝濕散寒，消腫止痛，為該方中的主藥；穿山龍為合成西藥可的松及性激素的重要原料，有顯著的止痛作用；秦艽有明顯的抗炎作用，可減輕關節炎的症狀，使消腫加快；威靈仙適用於尿酸性關節炎（痛風），肢體關節腫脹，並且臨床報導有軟化骨刺的作用；草烏、川烏散風邪，祛寒濕，溫經通脈，消腫止痛，並含有烏頭鹼，烏頭鹼對各種神經末梢及中樞神經先興奮後麻醉，從而可達到止痛的目的；乳香、沒藥、血竭、山楂、五味子等活血化瘀，消腫止痛。其中加重山楂用量以破氣化瘀，舒筋展筋，緩解肌肉痙攣，改善和減輕周圍血管的牽拉刺激和壓迫。另外加酸性物質五味子，可使局部產生酸性環境，有助於炎症的消散，或減少鈣鹽在肌腱、韌帶及骨膜等處的沉積，預防或抑制骨質增生的生成與發展。全方共奏活血化瘀通經，祛風勝濕散寒，散結消腫止痛的功效。實驗證明，該方藥可明顯促進局部血液循環，迅速改善軟骨細胞和組織的血液供應，能較快地鬆解軟組織黏連，解除肌肉痙攣，減輕或消除增生骨質對神經根和周圍血管的刺激和壓迫，尤其有顯著的消腫、抗炎、軟化增生骨質及鎮痛作用。另外該藥是通過皮膚直接滲透於病變局部以發揮其藥效。局部藥物的堆積，能使藥力集中，提高了藥物的有效濃度，同時還通過刺激病變部位，疏通經絡，激發經氣，從而促進氣血的運行。諸藥合用，使經絡通，邪氣除，氣血得暢，結散瘀化。

【方　　劑】穿山甲、威靈仙、穿山龍、鳳仙草、伸筋草、沒藥、秦艽、乳香各30g，羌活、獨活、川烏、草烏各20g，山楂60g，血竭25g，麝香10g，五味子40g，黃丹適量。

【製用法】將上述藥方中除麝香、血竭、沒藥、乳香外，其餘藥物全部浸

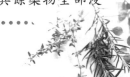

入油內（植物油）浸泡1週。泡好後把藥和油全部置於鍋內，用文火熬，熬至藥物枯焦呈黑色，濾去藥渣。再把藥油倒入鍋內，文火熬至藥油滴水成珠不散時，再下黃丹，熬至藥油呈黑色，離火。降溫至60℃左右時，再把麝香、乳香、沒藥、血竭研細末，加入油內拌勻，冷卻後捏成條，浸入水中1週左右（每天換一次涼水）以除去火毒。待浸好後取一定量攤於牛皮紙或厚布上對折起來即成。

使用時把膏藥拆開，加溫後使膏藥軟化，同時用酒精或白酒棉球擦洗患處，晾乾後，再用鮮薑片擦至皮膚略發紅色，即可貼敷。每貼貼敷時間10天左右，3貼為1個療程。

【療　　效】　痊癒：臨床症狀和陽性體徵完全消失，功能恢復正常，追蹤無復發；

顯效：主要症狀和體徵消失，功能基本恢復正常；

好轉：主要症狀好轉，功能有所改善；

無效：治療一療程後症狀和體徵無變化。

用此法治療45例患者中，痊癒11例，顯效25例，好轉6例，無效3例，總有效率為93.3%。

【典型病例】　劉女士，53歲。患頸椎疼痛並伴左上肢麻木、脹痛半年餘，查頸椎5～6棘突旁左側2cm處壓痛劇烈，神經根牽拉試驗（＋），X光片示：頸椎5～6椎體後緣骨質增生，5～6椎間孔變窄。診斷：頸椎病（神經根型），用複方通絡暢血膏1貼，諸症明顯減輕，2貼後症狀、陽性體徵全部消失，給予3貼以鞏固療效。至今未復發。

三生散外敷治療足跟痛

【病症及藥理介紹】

足跟痛是足外科一種常見病症，中老年患者多常見，引起該病發生的原因很多，以足跟部軟組織勞損最多。該病的發生不是因為骨質增生或骨刺形成所致，之所以疼痛是因為足跟局部無菌性炎症引起，而骨刺的形成原因是由於慢性炎症長期刺激，此並非引起疼痛的直接原因。足跟痛屬於中國醫學「痹症」範疇，多因肝腎虛弱，氣血不足，營衛失調，筋脈失養，寒痰凝滯血脈，阻滯經絡氣血所致。

根據中國傳統醫學「審症求因」的法則，治宜溫化寒痰、溫經通絡止痛為主則。這裏介紹的中醫驗方三生散中，生南星辛溫有毒、燥濕化痰、祛風定驚、消腫

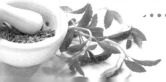

散結、鎮靜止痛；生半夏辛溫有毒，燥濕化痰、消腫散結、外消腫痛；生草烏辛熱有毒，搜風勝濕、散寒止痛、開痰消腫，外用能麻醉神經末梢而止痛。三藥性合為二辛一苦，三溫一平，而辛能散結，溫能散寒，苦能燥濕，濕去則痰消，痰消則結開，結開則氣血暢通，在此基礎上，達到疼痛自消之目的，使患者能盡早恢復行走負重之功能。

　　治療過程中，應注意以下問題：首先三味藥均應用生藥，勿用熟藥，因生性燥烈，走竄性強，故孕婦及體弱者慎用；其次在臨床應用，發現個別患者局部皮膚有過敏症狀如紅斑、水皰、丘疹、瘙癢等，應立即停藥，施以外用抗敏消炎藥可緩解。

【方　　劑】三生散由生南星、生半夏、生草烏各等份組成。

【製用法】將以上三味藥碾碎，過120目篩，充分混合拌勻而製成散劑，裝塑膠袋內密封備用，每袋重25g。

　　　治療時首先選定治療部位即壓痛敏感部位，洗淨擦乾局部皮膚，角質層厚者宜適當去除。將該散劑25g倒入碗或杯內，用涼水或溫水約20毫升調成糊狀（稀而不流為佳），均勻攤在長20cm，寬10cm的白棉布一端，將另一端折疊上去壓平，即成藥墊，將藥墊貼敷於足跟處，用繃帶纏好，3天換一次。5次為一療程，兩個療程間隔5天。

【療　　效】痊癒：連續外用兩個療程，疼痛完全消失，行走負重無影響；

效果良好：按上述方法治療，次數不限，疼痛明顯減輕，行走負重基本無影響者；

無效：經上述方法治療，症狀未改善者。

39例患者，痊癒19例，效果良好15例，4例無效。

【典型病例】盧先生，59歲，患腳跟痛8年，經多方治療效果均不佳，後經用三生散外敷患處治療一個療程後，疼痛減輕，繼用一個療程後，疼痛基本消失，追蹤2年未見復發。

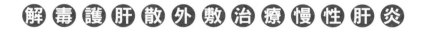

解毒護肝散外敷治療慢性肝炎

【病症及療法介紹】

　　慢性病毒性B型肝炎在我國流行多年，當前臨床上大多數是與B型肝炎相關的慢性肝病，即使是肝硬化或肝細胞癌者，仍多存在活動性炎症。慢性肝炎主要表現為乏力、脹痛、納差等，其症狀十分複雜，中醫認為其與毒、鬱、濕、瘀、痰、虛有

關，當肝臟受到病毒侵害後，肝細胞嚴重損害，肝細胞壞死，壞死的肝細胞將各種化學物質（酶類）釋放出來，進入血液。肝臟本身具有的解毒功能受到損害，不能對代謝的體內毒素進行解毒，同時病毒大量繁殖，產生的代謝毒素也堆積在肝臟，所以肝病嚴重者，內毒素指標增多，內毒素增多，再加重肝細胞的壞死，產生惡性循環，肝細胞在充滿毒素的環境中無法再生，而最終發展為肝壞死、肝硬化直至肝臟全部損壞，盡失其功能。有專家經多年潛心研究後，根據肝炎上述症狀，利用牡蠣、茵陳、枳殼等藥物研製出了解毒護肝散外敷法，取得了較明顯的療效，為肝病的治療用藥開闢了新的用藥途徑。中藥外敷具有解毒祛邪、開結行瘀、燥濕祛痰等作用。透過中藥直接作用於肝區皮膚外表進行吸收，直達肝臟，有助肝臟解毒。還能透毒，抑制病毒複製，降酶，保護肝臟功能，從而減輕炎症反應，促進肝臟細胞的再生，可防止肝細胞的繼續壞死。

【方　　劑】牡蠣30g，茵陳30g，三稜15g，莪朮15g，鱉甲15g，桃仁15g，桃葉12g，柴胡10g，黃芩10g，穿山甲15g，枳殼30g，白花蛇舌草15g等16味中藥。

【製用法】將上述諸藥研末以蜜調。

　　　使用時將調好藥膏平攤在右乳頭下約5cm處，以紗布及塑膠薄膜覆蓋，膠布固定，每週更換敷貼一次，共治療3個月，治療前後觀察症狀、體徵的變化，檢測肝炎指標及B肝病毒標誌物變化情況。

【療　　效】顯效：自覺症狀消失，肝脾腫大縮小或穩定不變，無明顯壓痛，ALT、AST、TBIL均正常，HBsAg、HBV—DNA轉陰；

有效：明顯好轉，肝脾腫大穩定不變，無明顯壓痛，ALT、AST、TBIL正常或下降至原峰值1／2以下，HBV複製指標不變或者一項轉陰；

無效：未達到上述標準。

治療27例患者全部有效。

【典型病例】肖先生，47歲，患者自述右脅肋部針扎樣疼痛，頭暈，乏力，腹脹，納差，尿黃，二目乾澀，舌黯苔白，脈弦。化驗檢查：HBsAg（＋），抗HBc（＋），GPT46u、TP54.9g/L，白蛋白32.2g／L，γ-球蛋白22.6g／L，B超（B型超音波）提示：肝硬化、脾大、肋下3cm，腹水中等量，右側胸腔中等量積液。用解毒護肝散外敷，治療3個月，複查：GPT正常，TP60g／L，白蛋白40g／L，γ-球蛋白20g／L，HBsAg（＋），抗HBe（－），抗HBc（＋），胸水消失，B超檢查未明顯腹水，肝脾未見明顯異常，精神明顯好轉，食納好，正常，自訴無明顯不適，囑繼續用藥半年，鞏固療效，2年後追蹤，未見復發。

複方歸草膏外敷治療凍瘡

【病症及藥理介紹】

季節性疾病凍瘡是機體局部遭受低溫侵襲引起的組織損傷，多發於身體的末梢和暴露部位，如手、足、耳、面頰部，每屆冬令，老瘡處易復發，本病多為寒冷侵襲，氣滯血瘀引起，故當以活血化瘀、溫經散寒為治則。據此，有專家研製了複方歸草膏加用八寶生肌散治療凍瘡法效果相當好，其理由如下：方中當歸、肉桂性溫，共奏活血止痛、溫經散寒之功。現代藥理研究證明，二者均具有擴張血管、緩解平滑肌痙攣、抗炎作用；紫草解毒療瘡，煎劑對多種細菌有抑制作用；白芷祛風散寒、消腫排膿；血竭外用止血、生肌斂瘡；輕粉拔毒生肌、除膿祛腐；冰片防腐止痛；黃蠟、麻油潤肌膚，生肌斂瘡，又可作為基質。上述諸藥合用，共奏活血祛腐、解毒鎮痛、潤膚生肌之功，故凍瘡可癒。

【方　　劑】當歸、紫草各35g，白芷、肉桂、血竭各15g，輕粉10g，冰片5g，黃蠟60g。

【製用法】將當歸、紫草、白芷、肉桂浸入500毫升麻油中浸泡3天後，置沙鍋中慢火熬油3～5小時，過濾去渣再煎，入血竭末化盡，次入黃蠟微火化開，離火後片刻稍冷，把研細的輕粉及冰片末放入，攪拌成膏，密儲備用。

清潔創面，常規消毒，先用八寶生肌散少許，撒敷瘡面，不宜過多，再用凍瘡膏外塗厚2～3mm，周圍稍超於瘡面，敷料包紮固定，隔日換藥1次。

【療　　效】42例患者痊癒38例，4例無效。

【典型病例】趙小妹，17歲。患者自訴每年均發生凍瘡，連續三年，以雙手背為重，左手背近小指掌指關節處可見約1.5cm×1.2cm瘡面，深約0.2～0.3cm，經消毒清創後，給予八寶生肌散少許，外撒瘡面，再塗凍瘡膏包紮，隔日換藥1次，兩次後瘡面明顯縮小，四次痊癒。

生肌玉紅紗條外貼治療肛裂

【病症及藥理介紹】

肛裂是肛管上皮損傷後反覆感染所致的梭形潰瘍性病變，其發病率僅次於痔，占肛腸科疾病的第三位，約15％左右。其特點是肛門便前便後存在週期性劇烈疼痛。其發病原因很多，現代醫學認為這主要是局部慢性感染，導致潰瘍→疼痛→便

秘→疼痛的惡性循環過程。治療目的主要是潤腸通便、緩解疼痛、癒合潰瘍。傳統中醫認為本病由於大腸燥熱，氣機阻塞，氣血縱橫，經絡交錯，流注肛門所致，因此潤腸通便、活血化瘀、生肌斂口是根本。據此，有專家研製出一種中藥外貼治療肛裂的驗方生肌玉紅紗條，方中白芷、當歸消腫止痛，排膿生肌；紫草可涼血解毒；輕粉、血竭具有生肌斂瘡之效；甘草有良好的解毒功效，並緩和藥性。全方具有消炎止痛生肌的作用，可促進血液循環，增加組織增生，不粘連。配以潤腸通便藥，共達痊癒之目的。

臨床實驗中一般將肛裂分為三類型：單純性、潰瘍性、陳舊性，而陳舊性肛裂因伴有三聯症多採用手術治療，術後的傷口癒合比較複雜，因此該方只適應於單純性和潰瘍性肛裂，而治療陳舊型效果則不理想。其方如下。

【方　　劑】血竭、輕粉、白芷、當歸、甘草、紫草各100g。

【製用法】先將上述藥物研粉攪拌均勻，然後將1kg的麻油加熱至沸，稍涼後加入上述藥粉0.5kg，攪拌並使藥膏溶化，趁熱把藥液倒入盛有紗條（長5cm，寬1.5cm）的搪瓷方盆中，不斷用無菌鑷子擠壓紗條，使藥液完全滲透到紗條中，至深紅色時待用。

治療時讓病人採取膝胸位，局部用1%的苯扎溴銨棉球清潔創面後，再用無菌鑷子夾起生肌玉紅紗條，將其輕輕貼敷於裂口上，外敷紗條，膠布固定，1天1次，1週為1個療程，一般1～2個療程即癒。

【療　　效】痊癒：肛裂創面癒合，症狀消失；

好轉：肛裂創面癒合欠佳，症狀消失；

無效：肛裂創面未癒合，症狀稍有緩解。

用該法治療肛裂19例，其中痊癒9例，好轉8例，無效2例，總有效率為89.5%。

【典型病例】李女士，32歲，自述肛門疼痛2個月，伴手紙帶血，量少，色紅，大便乾燥，1天1次，持續疼痛長達30分鐘，曾多次外用痔瘡膏，症狀無明顯緩解，局部檢查見肛門6點齒線下有一卵圓形裂口，基底色紅，邊緣整齊，觸痛明顯，肛內痛因未查。治療時一方面給予患者口服潤腸通便之藥，一面用生肌玉紅紗條局部換藥，每日一次，二個療程後創面癒合，疼痛消失，肛裂告癒。

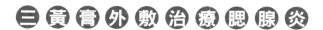

三黃膏外敷治療腮腺炎

【病症及藥理介紹】

腮腺炎屬中國醫學「痄腮」、「大頭瘟」範疇。此症多發於春秋季節，以兒童

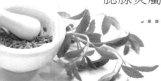

為多見，由風熱疫毒從口鼻傳入體內，鬱積少陽，疫毒與氣血互結，鬱而不通，壅滯於耳下腮部，引起腮腺發生炎症，腮部腫痛為主症，屬實邪之症，治宜清熱解毒、消腫止痛為主要原則。

三黃膏為臨床上常用的清熱解毒、消腫止痛的外敷藥驗方。方中天花粉清熱生津、解毒消腫；黃柏清熱燥濕、瀉火解毒；大黃瀉血分實熱、通便；薑黃活血行瘀、行氣止痛；白芷祛風勝濕、活血止痛；厚朴行氣止痛；陳皮理氣健脾、燥濕化痰；甘草瀉火解毒、調和諸藥；蒼朮燥濕止痛；生南星祛風痰、消腫毒。諸藥配合外敷患處，有清熱解毒、消腫止痛的作用，使腮腺炎迅速痊癒。應用三黃膏外敷治療腮腺炎，治療方法簡單、見效快、療程短、治癒率高，有臨床推廣應用之價值。

【方　　劑】天花粉10g，黃柏、大黃、薑黃各20g，白芷、厚朴、陳皮各15g，甘草10g，蒼朮15g，生南星10g。

【製用法】將上藥研為細末，用米醋調成軟膏，放入膏缸內備用。

　　使用時將藥膏攤於紗布敷於患處，2天換藥1次。

【療　　效】痊癒：患者腮部腫痛及臨床症狀完全消失；

有效：腮部腫痛基本消失，全身症狀明顯減輕。

15例患者，9例痊癒，5例有效，1例無效。

【典型病例】湯小弟，16歲。患者兩側腮部腫痛，伴有頭痛、發燒、全身乏力。查見：體溫38.5℃，兩側腮部腫脹，局部壓痛明顯，舌質紅，苔黃，脈浮數，臨床診斷為腮腺炎。三黃膏外敷兩側腮部。次日早上患者體溫36.7℃，自覺兩側腮部腫痛及臨床症狀明顯減輕。繼續外敷膏治療，外敷治療2次後，患者腮部腫痛及臨床症狀完全消失。

生肌斂瘡紗條治療體表潰瘍

【病症及藥理介紹】

體表潰瘍是外科臨床上的一種常見症。傳統中醫認為體表潰瘍主要為氣血凝滯，經絡阻隔所致。採用生肌斂瘡膏治療體表潰瘍對機體組織無刺激、製法很簡單、應用起來十分方便，故推薦之。

生肌斂瘡膏中紫草涼血解毒；兒茶清熱收濕、斂瘡止血；血竭通經絡、行瘀止痛、生肌斂瘡；冰片宣毒止痛、防腐消腫。

上述諸藥合用外敷直接滲透肌膚，共同起到活血止痛、行瘀消腫、生肌斂瘡、清熱解毒的功效，使瘡面很快癒合。

【方　　劑】紫草、血竭、兒茶、冰片、香油，其組成比例為3：1：1：1：10。

【製用法】以文火將香油加熱至沸，放入紫草，邊加熱邊攪拌，繼續加熱五分鐘左右，用紗布過濾去渣取油，待涼，將研細的血竭、兒茶、冰片加入，攪勻即得生肌斂瘡膏。然後將膏劑浸置在無菌紗條上，最後把加入生肌斂瘡膏的紗條放容器內高壓滅菌備用。

　　　每次換藥將創面清潔後，用生肌斂瘡膏紗條外敷，外加無菌紗布包紮，膠布固定。每2天換藥1次。

【療　　效】用生肌斂瘡紗條換藥的潰瘍瘡面，分泌物明顯減少，肉芽新鮮，無水腫，瘡面癒合迅速。15例患者全部治癒。

【典型病例】溫先生，30歲，自述右小腿內側燙傷後感染，在家用燙傷膏治療2週不見好轉，瘡面3.2cm×4.5cm，痂下積膿，瘡面周圍皮膚青紫。經清創，用生肌斂瘡紗條換藥7次，瘡面癒合。

薯粉合髮膏治療踝關節扭傷

【病症及藥理介紹】

踝關節扭傷是極其常見的外科疾患。扭傷後致使筋肉受損，絡脈隨之受傷，氣血互阻，血腫形成，壓痛明顯，引起生理功能障礙。此時必須儘快進行理筋，然後施以活血祛瘀、消腫止痛藥物治療。

薯粉合髮膏治療踝關節扭傷功效不凡。該方中治療的藥物主要為人的頭髮。人髮味苦，性微溫，歸心、肝、腎經。李時珍在《本草綱目》中謂其「消瘀血，補陰甚捷」。頭髮的活血消腫功效甚佳；醋，味酸、苦，性溫。《本草綱目》謂其能「消癰腫，散水氣，殺邪毒，理諸藥……散瘀血」；甘薯粉既作軟膏硬化劑，又起著「補虛乏，益氣力」、「健脾胃，強腎陰」（《本草綱目》）的作用。藥物外貼，透過滲透，皮膚直接吸收，利用人體內部微循環系統將吸收來的藥物直接送至受傷部位。加上薯粉合髮膏趁熱（以皮膚耐受，不起泡為度）貼，起著擴張血管、活血行血的作用。諸藥合用，共奏活血祛瘀、消腫止痛的功效，傷痛可較快消除。

薯粉合發膏經濟價廉、製作簡便，具有廣泛使用價值。

【方　　劑】頭髮（以男青年者為佳）5～6g，甘薯粉（有些地方稱為紅薯麵）40g左右，醋適量。

【製用法】先將頭髮剪碎，甘薯粉碾成細末，將二者放入鍋中炒，炒至甘薯

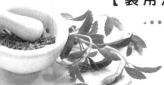

粉將變黃，頭髮熔成一團一團時，加入適量醋（一定要適量，少了製出的膏太硬，療效差，多了稀不成膏，難以貼上），迅速拌勻成膏，將膏攤放在牛皮紙（或其他類似紙均可）上，即成薯粉合髮膏。等膏的溫度下降到皮膚能耐受又不起泡時，將膏貼到扭傷處，用繃帶或布條包紮，每天早晚各換藥一次。

【療　　效】32例患者治癒24例，3例有效，5例無效。

【典型病例】未先生，65歲。主訴：原定外出旅遊，不慎扭傷了右足踝關節，酸痛，走動吃力。查：右足踝關節腫脹，色正常，皮溫略高，稍按疼痛難忍。診斷為右足踝關節扭傷，屬筋肉受損，絡脈受傷，血腫形成，治宜活血祛瘀、消腫止痛。先為其理筋治療，回家後用薯粉合髮膏治療，下午4時左右換藥，晚上睡前再用藥。次日早上起床後踝部腫脹已消失，走動自如，但略有酸痛，遂外出旅遊，回來後連續二個晚上貼自製薯粉合髮膏後酸痛完全消失。

065

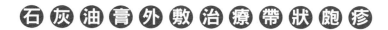

石灰油膏外敷治療帶狀皰疹

【病症介紹】

帶狀皰疹是由病毒引起的皰疹性皮膚病，好發於胸腰部，所以中醫稱之為「纏腰火丹」、「蛇丹」，發生於面部及下肢也稱「蛇串瘡」。此症主要是由肝膽熱盛，脾濕內蘊所致。氣血不通則疼痛，濕熱凝聚而發皰。據此外用大黃收斂消腫而瀉其火，用石灰止其疼，故對本病療效較好。

【方　　劑】生白石灰500g，大黃片100g，麻油適量。

【製用法】將生石灰以水潑成末，與大黃片同炒，以石灰變為桃紅色為度，去大黃，將石灰過細篩封存備用。將炒過的大黃與粉碎過細篩封存的石灰用芝麻油調膏。

　　將水皰性損害常規消毒後，用針刺破水皰，拔火罐拔出皰液，無菌紗布或棉球吸乾後塗石灰油膏以紗布包紮。

　　對於糜爛性損害，把石灰油膏攤紗布上貼敷糜爛處4小時後清洗。

　　潰瘍性損害，先清潔潰瘍面，用石灰油膏包敷，每天一次，重者並用常規治療。

【療　　效】以疼痛消失，水皰乾縮，結痂脫落後為治癒。18例患者治癒15例，3例無效。

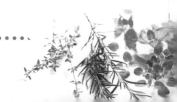

乳鹿膏外敷治療踝關節扭傷

【病症及藥理介紹】

踝關節扭傷臨床比較多見，若治療不及時或治療不當，容易導致踝關節長期腫脹、疼痛、功能受限。踝關節扭傷之發病原理在於局部瘀血停滯，阻滯經絡，氣機不暢，不通則痛，形傷則腫。因此臨床表現為患處青紫、腫脹、疼痛。採用中藥外敷治療踝關節扭傷，取得了滿意效果。

乳鹿膏方中以大黃為主藥，具有活血祛瘀、止血定痛作用；乳香、沒藥為傷科要藥，兩藥合用具有較好的活血伸筋、散血化瘀作用；冰片經皮膚吸收後具有通經散結、活血止痛作用，配合桑白皮、鹿角霜、白芷、薑黃、川椒等諸藥的協同作用。全方共奏止血、止痛、活血化瘀、通經散結作用，以修復微血管破裂，減少局部組織液滲出，改善患部微循環，從而達到根治之目的。

【方　　劑】乳香500g，鹿角霜500g，沒藥500g，生桑白皮500g，大黃500g，白芷150g，薑黃150g，川椒80g，冰片、凡士林、陳醋適量。

【製 用 法】以上諸中藥研成細粉，過40目篩，均勻混合後加入白凡士林及陳醋攪拌呈糊狀，攤於紗布上。將冰片適量研細，撒在中藥表面，貼於患處，外用塑膠薄膜包紮，用繃帶固定，隔日一次，6次為一療程。

【療　　效】治癒：經一個療程治療後疼痛消失，腫脹消退，功能恢復正常；
顯效：經一個療程治療後疼痛消失，患處輕微腫脹，功能不受限；
有效：經一個療程治療後疼痛減輕，患處輕度腫脹，功能輕度受限；
無效：經一個療程後症狀、體徵均未改善，功能仍受限。
22例患者全部治癒。

【典型病例】李先生，37歲。由於路滑將左足外踝內翻扭傷，局部紅腫脹痛，舉步艱難。用此法外敷治療一個療程，各種症狀均消失，功能活動正常。

蚓醋散外敷治療腮腺炎

【病症及藥理介紹】

腮腺炎是兒科常見疾病，方言稱「抱耳風」，中國傳統醫學稱其為「痄腮」，臨床上發病特點是以耳垂為中心，呈瀰漫性腫脹、疼痛。中醫以「熱毒上蘊治以清熱解毒散結」為主要治病原則。

這裏介紹一種中醫驗方蚯醋散外敷治療腮腺炎，效果特佳。地龍又叫「蚯蚓」、「廣地龍」，有清熱解毒之功效；而紅醋有軟堅散結的作用，根據此論當有效。此法簡單、經濟，可推廣使用。

【方　　劑】紅醋適量，鮮活蚯蚓1～2條（幼、成地龍均可）。

【製用法】將蚯蚓浸泡於紅醋中，15～20分鐘後將蚯蚓取出（取出的蚯蚓以不能蠕動為佳），放於紗布塊上，敷貼於局部腫痛處，用膠布固定。一日一次，忌食硬、酸、辛辣等食物。

【療　　效】用此方法治療52例患者顯示全部治癒。一般疼痛在12小時左右即可緩解或消失，24小時即可痊癒；若24小時後腫塊未完全消失，即可加敷藥一次，最長時間為48小時痊癒。

【典型病例】趙小妹，4歲。患痄腮5天，打針、吃藥均未見效。予以蚯醋散外敷2天後，症狀得以緩解，1週後獲得痊癒。

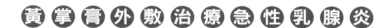

黃掌膏外敷治療急性乳腺炎

【病症及藥理介紹】

急性乳腺炎指女性乳房急性感染性疾病，屬中醫「乳癰」範疇，多為濕熱火毒侵襲，使乳房氣血壅滯，經絡阻滯而成。

以黃掌膏外敷治療此症取得了較好的療效。方中大黃苦寒，清熱解毒行瘀；仙人掌性寒，清熱涼血、解毒消腫；雞蛋清輕爽透達引經，使藥物直達病所。三者共奏涼血散瘀、解毒消癰之效，故適於治療此症。

【方　　劑】大黃3份，鮮仙人掌2份，雞蛋清少許。

【製用法】將大黃研細末，鮮仙人掌刮去刺，按3：2比例搗爛，加雞蛋清少許調成膏狀，敷於乳房紅腫病痛明顯處，用紗布固定。每日早晚各換藥1次。

【療　　效】43例患者經過治療後，全身及局部症狀、體徵消失，乳房紅、腫、熱、痛消退，腫塊及壓痛消失，體溫和血常規正常，均達到臨床治癒標準。

【典型病例】張女士，31歲，1999年2月27日診。3天前餵乳時自覺乳頭疼痛，並伴畏寒發熱，左乳外下方出現了2cm×3cm硬塊，質硬，壓痛明顯，患處紅腫灼熱。曾注射青黴素2次未見好轉。症見：舌紅，苔微黃，脈滑，體溫38.4℃，白血球$12.5×10^9$／L，中性粒細胞73%，囑將大黃、仙人掌按上述方法敷於患處，紗布固定，每日2次，3天後患處腫痛大減，壓痛減輕，腫塊變軟，

體溫降至36.5℃，繼續使用3天後，白血球8.0×10^9／L，中性粒細胞62%，患乳紅腫消退，硬塊及壓痛消失而癒。追蹤1個月未見復發。

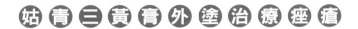

姑青三黃膏外塗治療痤瘡

【病症及藥理介紹】

痤瘡是毛囊皮脂腺的慢性炎症。現代醫學認為與雄性激素、皮脂腺和毛囊內微生物密切相關，另外還與飲食、環境因素及精神因素有關。採用中醫驗方姑青三黃膏治療痤瘡療效頗佳。方中山慈姑清熱解毒、消病散結，黃柏清熱燥濕、瀉火解毒；青黛清熱解毒、涼血散結；大黃清熱利濕、涼血解毒；硫黃殺蟲抗毒、祛脂助陽。諸藥合用，共同達到清熱解毒、涼血散結、抗菌消炎、祛脂助陽之目的。臨床觀察，本法治療多種類型的痤瘡效果均明顯，且方法簡便、藥物價廉、無痛苦、不易復發，值得推廣。

【方　　劑】山慈姑30g，青黛10g，黃柏10g，大黃10g，硫黃5g，凡士林105g。

【製用法】以上藥物共研細末，加入凡士林中，調勻。每晚睡前以溫開水洗臉後，將藥膏塗於面部患處厚2～3mm，上覆消毒紗布塊，次日清晨用茶葉水將藥膏洗去，每晚1次，7天為一個療程。

【療　　效】臨床治療的120例患者中，塗藥4次治癒25例，塗藥5次治癒37例，塗藥7次治癒36例，塗藥8次治癒14例，塗藥10～15次治癒6例，好轉2例（瘢痕疙瘩性痤瘡，病程較長）。總有效率達100%。

【典型病例】林先生，21歲，面部反覆紅斑丘疹6年，於2002年5月就診。診見面部皮膚密集型紅斑丘疹，頂端有膿皰，米粒至豌豆大小，炎症明顯，診斷為膿皰性痤瘡。經上法治療6次（天）而癒，追蹤半年未見復發。

五粉散外敷治療急性軟組織損傷

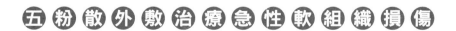

【病症及藥理介紹】

急性軟組織損傷包括跌仆、毆打、刺傷、擦傷、運動損傷、閃挫等多種。傷處多有疼痛、出血、腫脹或骨折、脫臼等。運用中醫驗方五粉散治療此症療效顯著。五粉散具有抑制創傷性無菌性炎症反應，降低創傷局部組織液和促進血腫吸收等功

能，從而對組織細胞的再生修復產生有利的影響，促進創傷癒合。五粉散由黃柏、大黃、澤蘭、薄荷、側柏葉五味中藥組成，具有活血祛瘀、消腫止痛的功效；薄荷的有效成分薄荷醇具有良好的透皮促滲作用，其作用甚至與目前廣泛應用的透皮促滲劑月桂氮唑酮相當。上述證明，五粉散外用具有良好的透皮吸收作用。經過127例患者的臨床應用觀察，總有效率97.64％，治療效果比較滿意。

【方　　劑】黃柏粉25g，側柏葉粉30g，大黃粉30g，澤蘭粉25g，薄荷粉25g。

【製用法】將黃柏、側柏葉、大黃、澤蘭、薄荷均採用乾品，經機械加工成80目細粉為五粉散，然後密封備用。將上藥加入蜜水各半調成糊狀，放入鍋內加熱後燙患處，待藥溫降至約在50℃～30℃左右，以不灼皮膚為度，用繃帶包紮藥物在患處，每日一劑，每劑敷8小時後去除藥物，一般在受傷48小時後外燙、外敷藥，如有皮膚過敏即停藥。

【評估療效標準】(1)疼痛：

　　①重度（3分）：局部疼痛嚴重，影響工作和休息者；

　　②中度（2分）：疼痛較嚴重，靜止時似感疼痛，對日常生活和工作有一定影響；

　　③輕度（1分）：靜止時無明顯疼痛，活動時疼痛，對日常生活和工作無明顯影響；

　　④不痛（0分）：靜止或運動時均無疼痛。

(2)腫脹：

　　①重度（3分）：腫脹明顯，皮膚紋理伸張，皮膚緊張發亮，重者出現張力性水皰；

　　②中度（2分）：腫脹明顯，皮膚紋理平順，用指按壓腫脹部可有明顯凹陷；

　　③輕度（1分）：局部腫脹較輕，用指按壓腫脹部無明顯凹陷；

　　④無障礙（0分）。

(3)瘀斑：

　　①重度（3分）：瘀斑深紫色，面積在5cm×5cm以上；

　　②中度（2分）：瘀斑紫色，面積在3cm×3cm以上；

　　③輕度（1分）：瘀斑淡紫色，面積小於$3cm^2$；

　　④無瘀斑（0分）。

(4)功能障礙：

　　①重度（3分）：患部疼痛，活動時疼痛甚；

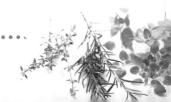

②中度（2分）：患部小幅度活動時無痛（即在原關節功能活動度的50％以內），大幅度活動時疼痛明顯，但尚可忍受；

③輕度（1分）：患部在活動時微痛；

④無障礙（0分）。

【療　　效】治癒：經治療總評分為0分或比治療前下降8分以上者；

顯效：經治療總評分比治療前下降6～7分者；

有效：經治療總評分比治療前下降3～5分者；

無效：經治療8天內，總評分不變或僅下降1～2分者。

經用本方治療急性軟組織損傷127例，治療時間最長15天，最短8天；均在治療8天後按上述標準評定。結果：治癒97例，占76.37％；顯效18例，占14.17％；有效9例，占7.08％；無效3例，占2.30％。總有效率97.64％。

【典型病例】謝先生，21歲。因工作時不慎從高處墜下，多處軟組織挫傷。其中左側臂部、腿部均有1處約2cm×2.5cm的創面，舌紅、苔薄，脈弦數。予以五粉散外敷治療，治療8天後，創口即結痂，長出新肉。

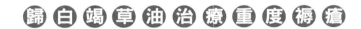

歸白竭草油治療重度褥瘡

【病症及療法介紹】

褥瘡的發生多由於患者長期臥床，局部血管受壓而發生痙攣性收縮，使血液受阻；或神經損傷，血液循環差導致的組織缺氧，局部稍受壓迫即造成組織細胞受損和壞死所致。此症是骨傷科、針灸科（神經內科）和其他臨床科病區的癱瘓病人及長期臥床患者的常見併發症，而重度褥瘡傷及淺筋膜、肌肉、骨膜和骨組織，病人常常經久不癒，甚至併發感染，形成敗血症。

治療褥瘡的首要措施是定時翻身，避免長時間壓迫。在此基礎上，Ⅰ度和Ⅱ度褥瘡病變表淺，只要無菌換藥多可癒合，但Ⅲ度和Ⅳ度褥瘡病變深至皮下組織、肌肉甚至骨組織，如果面積較大，則需採用皮瓣或肌皮瓣手術治療，但很多病人由於嚴重內科疾病，或全身情況差或合併感染，或患者拒絕手術等因素，決定了只好採用換藥治療。這裏介紹一種治療重度褥瘡效果較好的中醫驗方歸白竭草油。其源自《外科正宗》，原方減去輕粉，增加乳香、沒藥、當歸、血竭、白蠟活血祛瘀，斂瘡生肌；白芷祛腐消腫；紫草、甘草涼血解毒；麻油養血潤燥，以助生肌之力。全方共奏活血祛腐、解毒鎮痛、潤膚生肌之功，治療褥瘡能改善局部微循環，糾正褥瘡的缺血狀態，控制炎症，促進肉芽組織生長，特別適用於深度褥瘡的保守治療。

【方　　劑】當歸50克，白芷10克，血竭10克，紫草10克，乳香10克，沒藥10克，生甘草30克，白蠟50克，麻油適量。

【製用法】將當歸、白芷、紫草、甘草入油內浸2天，慢火熬至微枯，再煎滾，入血竭、乳香、沒藥熔化，再入白蠟，微火化開，攪拌冷卻，成膏狀，以此製成油紗布，高壓蒸氣滅菌後備用。

　　初次換藥，需要消除壞死組織，先用碘附消毒瘡面周圍，生理鹽水沖洗瘡面後.用刮匙徹底刮除壞死組織，再用雙氧水及生理鹽水沖洗，將瘡面擦拭乾淨，用歸白竭草油紗填塞瘡面，外用無菌敷料覆蓋。開始時每天換藥一次，數日後分泌物減少時改為2～3天換藥一次，直至瘡口癒合。

【療　　效】潰瘍癒合，痂皮脫落為治癒；

創面乾燥，無分泌物，潰瘍縮小，有肉芽組織生長為顯效；

創面滲出物減少，潰瘍面無擴大為好轉；

創面滲出物未減少，潰瘍面無變化或擴大為無效。

23例褥瘡患者，27處創面全部癒合，平均癒合時間4～20天。37例患者中，Ⅱ度褥瘡6例，經過換藥3～5天（平均4天），創面開始縮小，乾燥無分泌物；5～10天（平均7天）創面癒合和基本癒合；Ⅲ度褥瘡12例，經過換藥4～7天（平均6天），創面開始縮小，乾燥無分泌物，9～14天（平均11天）達到癒合和基本癒合；Ⅳ度褥瘡4例，經過6～10天（平均8天）換藥，創面縮小，有新鮮肉芽組織生長，少量分泌物，12～24天（平均20天），創面癒合和基本癒合。

【典型病例】牛先生，59歲，偏癱多年，患重度褥瘡3年，用多種方法治療未以根治。用歸白竭草油治療1週後，瘡面分泌物減少，繼用藥1月後獲得痊癒。

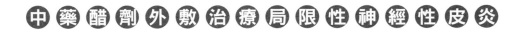

中藥醋劑外敷治療局限性神經性皮炎

【病症及藥理介紹】

神經性皮炎，又名慢性單純性苔蘚樣疹，是一種以皮膚苔蘚樣變及劇烈瘙癢為特徵的常見慢性瘙癢性皮膚病。臨床上分局限性和播散性兩種，因其好發於頸部，亦稱「攝領瘡」，由於本病頑固難治，現代多數學者稱其為「頑癬」。本病常伴有劇癢，可影響睡眠，病程較長，往往數年不癒，有時雖能減輕或消退，但易反覆，偶爾可因搔抓皮膚引起繼發感染。

採用中藥醋劑治療此症，效果不錯。方中川烏祛風、消腫、止痛；木鱉子消腫、活血、散瘀，細辛有發散祛風作用；川椒潤膚止癢。加上使用醋劑外敷，能使

粗糙皮膚角質剝脫和溶解，患者多年久治不癒的神經性皮炎也會修復痊癒。本方療效顯著、療程短、見效快，值得臨床推廣應用。

【方　　劑】生川烏20g，木鱉子5g，細辛5g，川椒5g，醋18ml。

【製用法】將生川烏、細辛、川椒三藥研為細末，把醋倒入勺中，再放入木鱉子（去外殼），用中火將醋加熱煎5分鐘，然後把木鱉子取出，再把上述藥粉慢慢放入熱醋中，調成糊狀，等稍涼後，外敷於患處（用量根據患處大小而加減），此方用於病灶範圍2cm×2cm，外蓋粗布，範圍大於病灶部位2cm，再用膠布固定，每2天換藥1次。

【療　　效】痊癒：苔蘚樣變及丘疹、瘙癢完全消失，停藥2個月以上無復發；

顯效：苔蘚樣變及丘疹瘙癢基本消失；

有效：局部症狀減輕；

無效：經2週治療局部苔蘚樣變、瘙癢無好轉。

驗證235例患者均採用中藥醋劑外敷加外固定療法，在1～2週內痊癒221例，顯效7例，有效4例，無效3例，有效率達98.72％。

【典型病例】孫女士，31歲，於2001年8月7日來診，主訴頸部陣發性瘙癢，經常搔抓後出現綠豆大小丘疹，久之丘疹增多，擴大變厚，質地較堅實而帶光澤，呈苔蘚樣變。曾多次治療未見好轉，用過皮炎平、樂膚液，久治不癒，診為頸部神經性皮炎，治療以祛風、活血、止癢為準則，用中藥醋劑治療13天痊癒，現未見復發。

地梔膏治療慢性濕疹苔癬樣變

【病症及藥理介紹】

中國的傳統醫學把濕疹苔癬樣變按照發病部位的不同分別稱之為「漏瘡」、「戀眉瘡」、「旋耳瘡」、「圈蘚」等。其臨床特徵為：皮膚呈多形性損壞，丘疹潮紅、水腫、糜爛、滲液，痂皮偶有鱗屑及增厚現象。該病的發病機制是：久病反覆作癢，陰氣被耗，局部氣血失和，凝滯肌膚，鬱久化熱，肌膚失養而發病。《醫宗金鑒·外科心法》記載：「此證初發如疥，瘙癢無時，蔓延不安，抓津黃水，浸淫成片。」臨床可分急性期、亞急性期、慢性期。

經臨床驗證地梔膏有涼血功效，同時含有豐富的維生素A，可促進皮膚新陳代謝。該方中梔子對皮膚有較強滲透作用；夏枯草軟堅散結；苦參清熱燥濕；丹參、

紅花、桃仁涼血散結化瘀；甘草調和諸藥，使藥物滲透於皮膚直達皮損，用塑膠薄膜紙包裹促進藥物有效成分吸收滲入皮內，增加功效。臨床驗證中醫藥治療皮損療效肯定，見效快、安全、無毒副作用、值得推廣。

【方　　劑】地榆20g，梔子12g，地膚子20g，輕粉3g，夏枯草20g，防風12g，苦參20g，丹參20g，桃仁20g，紅花20g，甘草6g。

【製用法】將以上諸藥碾成粉末，與凡士林軟膏混合製成膏即為地梔膏。

　　　　使用時塗在皮損處一薄層，再用塑膠紙包裹，隔1～2天換藥直至痊癒。

【療　　效】經過半年來對80例門診病人的觀察發現，根據皮損部位的不同，給藥治療時間的長短及療效也不盡同，63例病人痊癒，17例明顯好轉，繼續用藥直至痊癒。其療程最短者1個月，最長者3個月，平均為2個月。

【典型病例】蔣先生，58歲，19年前無明顯誘因右下肢小腿伸側部位瘙癢。以後經常反覆發作，曾自購氟輕鬆、尿素軟膏治療，效果不佳，病情時輕時重，近5年來瘙癢明顯加重，夜間尤甚。曾反覆用熱鹽水及玉米軸洗擦皮損部位，但皮損呈皮狀增厚，瘙癢難忍而就診，臨床診斷「慢性濕疹苔癬樣變」，經用地梔膏治療3個月後病情基本痊癒。

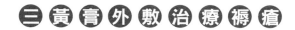

三黃膏外敷治療褥瘡

【病症及藥理介紹】

褥瘡主要是由於長期臥床導致局部血管受壓而發生痙攣性收縮，使氣血運行受阻所致，而被褥潮濕、皮膚過度摩擦也是促使褥瘡發生的重要原因，因此治療較為棘手。

三黃膏外敷具有較強的活血通脈、祛腐生新功效。結合褥瘡因局部組織發生循環障礙、肌肉及脂肪組織壞死、溶解、形成潰爛的發病機制，方劑中選用黃連、黃柏、大黃、紫草等具有較強的祛腐生肌和消炎作用，能祛除腐肉、控制炎症，促進肉芽組織生長；乳香、沒藥、血竭活血化瘀、祛腐生肌；當歸補血，活血通絡；冰片具有抑菌抗菌作用，其滲透力較強；凡士林能夠保持瘡面及邊緣一定的濕潤度，有利於防腐止癢，瘡面快速癒合。諸藥合用，具有活血祛瘀、清熱解毒、斂瘡生肌之功效。三黃膏外敷不僅能有效控制細菌的生長繁殖，減少瘡面滲出，並能改善局部血液循環，減輕疼痛，促使瘡口癒合。該藥無任何毒副作用，見效快、製備簡便、易於掌握，值得推廣應用。

【方　　劑】大黃20g，生黃連20g，生黃柏20g，紫草20g，當歸10g，制乳香

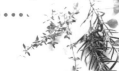

10g，血竭10g，製沒藥10g，冰片5g，凡士林500g。

【製用法】取大黃、生黃柏、生黃連、當歸，放入凡士林中，文火煎至黃柏呈現橘黃色時加入紫草，約煎20分鐘，撈出藥渣，藥液過濾，在凡士林冷卻凍結之前，將乳香、沒藥、血竭、冰片研為極細末加入攪勻，裝罐密封備用。

用時將瘡面周圍用絡合碘消毒，瘡面用生理鹽水、雙氧水交替沖洗乾淨。對於Ⅲ度、Ⅳ度褥瘡，應徹底消除壞死組織，對邊界不清的壞死組織，以清除至局部有少許滲血即可，對壞死骨應用咬骨鉗咬除，再用雙氧水、生理鹽水交替沖洗乾淨。取經高壓滅菌後的藥膏或油紗布覆蓋於瘡面，要保證瘡面完全覆蓋，不留空隙，無菌敷料包紮固定。第一週每天換藥1次，1週後根據分泌物多少，改為2～3天換藥1次，直到瘡面痊癒。敷藥後指導病人或家屬保持瘡面敷料清潔、乾燥，特別注意避免瘡面繼續受壓，勤翻身，不能翻身者臥氣墊床或小褥子，瘡面周圍每日按摩3～5次，以促進局部血液循環。

【療　　效】用三黃膏外敷治療褥瘡74例，其中痊癒37例，好轉31例，無效6例，總有效率為90.6%。

【典型病例】楊女士，59歲，由於多年偏癱臥床而患上了褥瘡，經數方治療均未好轉。採用三黃膏治療20天後，喜獲痊癒。

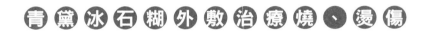

青黛冰石糊外敷治療燒、燙傷

【病症及藥理介紹】

燒傷、燙傷為皮膚熱損傷，傳統中醫認為熱火之盛，火毒灼傷皮膚，津血外滲，蘊毒肉腐。如何做好保護創面，減少滲出，預防感染是需要解決的主要問題。因為燒傷、燙傷是意外傷害，臨床上根據傷及皮膚的深度及面積分輕、中、重型；傷及程度分Ⅰ度、Ⅱ度、Ⅲ度。輕則局部熱盛肉腐，疼痛劇烈，重則皮焦肉捲，傷筋動骨，導致火毒內攻，傷及氣血，影響全身臟腑功能，個別甚至危及生命。

中醫驗方青黛冰石糊外敷治療燒、燙傷，療效十分可靠。方中青黛可清熱解毒、涼血散腫；煅石膏可清熱瀉火、治瘡瘍潰而不斂、水火燙傷；冰片可清熱止痛、防腐止癢；慶大黴素可消炎滅菌、預防感染；利多卡因止痛。諸藥合用，共起到清熱解毒、消腫止痛、潤膚生肌斂瘡之功效，用之臨床，療效顯著。

【方　　劑】青黛60g，煅石膏40g，冰片1g，慶大黴素24萬U～40萬U，利多卡因200～400mg。

【製用法】將上述諸藥調成糊狀備用。

對於急性患者均採用0.9％的氯化鈉溶液清洗局部，清理污染的皮膚；對於大皰以放液減漲，無菌紗布吸除表皮水分，採用直接外塗青黛冰石糊劑，用無菌紗布外敷包紮，每日換藥1次。根據病情配合消炎藥口服或靜脈點滴。

【療　　效】 創口平整，不留瘢痕或瘢痕不顯為治癒。26例患者經治全部治癒。

【典型病例】 浩先生，31歲，自述因酒後在家中跌倒，右肘正觸在加熱的熱水鍋內，當時局部紅腫，起皰大小不等，脫皮，燙傷面積8％，皮膚Ⅱ度燙傷，疼痛不止。經消毒清理傷口，剪開水泡，清除死皮，消毒後，外敷青黛冰石糊劑，紗布包紮，每日換藥1次，兩週後創面平整，臨床治癒。

冰青蒜泥敷貼肝炎降酶退黃

【病症及藥理介紹】

中國醫學認為濕熱疫毒侵襲肝膽，致肝膽疏洩失常，膽汁不循常道溢於肌膚黏膜，滲於尿液而出現黃疸；肝失疏洩、脾被濕困而倦怠乏力。

冰青蒜泥中蒜泥辛毒發泡，經皮引藥透入；青黛清熱解毒，入肝經，清肝利膽；甜瓜蒂辛寒有毒，有效成分為苦味素，能使壞死區修復，肝糖原蓄積增多，降ALT作用顯著，臨床觀察甜瓜蒂能激發非特異性細胞免疫，使淋巴細胞增加，淋巴細胞轉移力提高，從而促進利膽退黃以及肝功能的改善；茵陳清熱利膽退黃，主治黃疸；冰片性味辛涼，透皮性能強。以上諸藥貼敷經皮透入直清肝膽濕熱，降酶退黃，方法簡便，病人樂於接受，值得推廣。

【方　　劑】 紫皮大蒜2～3瓣，甜瓜蒂、青黛、冰片、茵陳各2g。

【製用法】 將大蒜搗泥狀，上方劑中4味中藥研粉加入蒜泥調糊，把藥糊塗在右乳下，厚藥2mm，用紗布固定。待局部貼敷發泡後（24小時內）取下複方蒜泥，用消毒針具刺破水泡，排除泡內液體，繼用紫藥水塗擦水泡皮膚，消毒紗布覆蓋。3～5天結痂，20天貼敷一次，2～3次為宜。

【療　　效】 臨床治療402例，顯效187例，有效182例，無效33例，總有效率為92.1％。

【典型病例】 尤先生，49歲。患B肝2年，尿液發黃眼底黃疸，平日總是倦怠乏力。予以冰青蒜泥敷貼法治療3次後，諸症盡消。

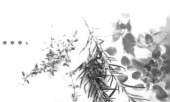

複方蜂膠膏治療創口感染不癒

【病症及藥理介紹】

創口感染不癒是外科常見病，常因早期處理不及時或不恰當，而致病程遷延，短則幾個月，長者可達數年之久，給患者帶來較大痛苦，給治療帶來困難。為此，在治療時應把控制感染、清潔組織、營養組織、恢復組織細胞生理功能活性統為一體，進行綜合治療，才能收到較好的治療效果。

根據感染和不癒的原因，本著清潔組織、營養組織、改善局部血液循環、提高細胞功能活性、促進上皮組織生長的原則，有專家研製出複方蜂膠膏可治療各種創口感染不癒。蜂膠膏中土蜂蜜可解毒止痛、滋潤營養創口；黃連、石碳酸有抗炎殺菌作用；穿山甲、阿膠能活血消膿排毒。諸藥共用，可清熱解毒、抗菌消炎，促使組織細胞迅速恢復其活性，傷口癒合率得到提高。以下介紹其治療方法。

【方　　劑】優質土蜂蜜30g，黃連濃縮液30毫升，阿膠30g，穿山甲粉6g，石碳酸結晶體6g。

【製用法】將上藥混合，放入高壓滅菌器消毒備用。

對膿腫已形成的深部感染，立即切開排膿，用0.3％雙氧水和0.9％生理鹽水灌洗膿腔，有異物者同時清除，然後放入蜂膠膏若干包紮，1～2天換藥1次。對腹壁膿腔較大者，可在膿腔中間的外部用多層紗布加壓包紮，使上下腔壁緊密結合，以利癒合；對有竇道形成的感染，探查竇道後用毛刺探針輕搔管壁，沖洗乾淨後，用導管向腔內注入蜂膠膏包紮，2天換藥一次；對因長期反覆感染伴滲出而不癒的外顯傷口，先用大黃浸出液紗布濕敷後，用消毒備用的蜂膠膏紗布覆蓋包紮，2天換藥一次。

創口感染與不癒具有多細菌性、長期性之特點，治療時除對局部進行恰當處理之外，還要對全身情況進行檢查分析，區別情況，配合全身治療。對過敏體質的病人，除應用抗生素外，還要投入抗過敏藥物；對有發熱伴白血球明顯升高者，在應用敏感性抗生素的同時配用清熱解毒口服中藥，可收到良好療效；對病程遷延、大手術後、病人體質虛弱者，應注意加強營養，提高機體抵抗力，給予治療陰虛內熱的中藥和補充必要的維生素。

【療　　效】治療41例，痊癒19例，好轉15例，無效5例，總有效率為83.9％。

【典型病例】周先生，71歲，自述因食道癌進行過手術；術後切口癒合不佳，再次行清創縫合術，術後切口表皮癒合1/2，其餘不癒且形成竇道，長期排出膿性分泌物。治療半年創口仍不癒，查：左側第八肋部有斜形手術創口，順肋緣

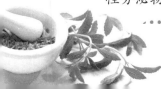

向下延伸約6cm深，有膿水樣分泌物排出，傷口局部痛覺不敏感，創口色白。即用生理鹽水沖洗竇道後，放置複方蜂膠膏，4天換藥一次，15天後傷口癒合。

川桂散外敷治療軟組織損傷

【病症及藥理介紹】

所謂軟組織損傷，就是中醫所指的「傷筋」，本病纏綿難癒，舊有「傷筋疼痛百日」之說。該病主要機制為氣滯血瘀、經絡不通，出現氣機壅滯、瘀腫疼痛等症狀。用活血化瘀、消腫止痛口服藥作為常規療法，其療效緩慢，難以短時奏效。

有專家研製出川桂散外敷治療軟組織損傷頗為有效。其以川軍、梔子為主藥，其用量要大，協同芒硝清熱涼血、軟堅消腫；桂枝、細辛溫經散凝，通絡定痛；三七、乳沒消瘀散腫，活血止痛；冰片辛香走竄、通竅散火；協同白酒增強皮膚通透性，提高外敷療效；地膚子清熱利濕、祛風止癢，可防止部分患者因藥物刺激而出現的過敏性皮疹。此藥直接外敷患部，藥力專注，直達病所，因為療程短、療效快，且操作方便、藥價低廉，患者易於接受，便於臨床推廣應用。

【方　劑】川軍30g，梔子30g，桂枝5g，芒硝10g，三七10g，細辛5g，乳沒10g，地膚子12g，冰片3g，白酒適量。

【製用法】將上述諸藥均研細過60目篩。患者洗淨患部，視外傷部位大小取藥粉加白酒拌濕，浸潤約20分鐘，攤在大於患部的紗布上，貼敷患處，紗布外再覆蓋薄塑膜，以保持藥物濕度，並用膠布固定，每日一次，一次貼敷24小時左右，5天為一療程，兩療程後評定療效。個別嚴重病例可加服三七傷藥片、跌打丸等活血止痛藥，以提高療效。

【療　效】106例患者中，痊癒64例，症狀、體徵完全消失，功能恢復正常，占60.38%；顯效38例，症狀、體徵大部分消失，功能基本正常，占35.85%；好轉4例，症狀減輕，體徵部分消失，占3.77%，總有效率為100%。

【典型病例】劉先生，51歲，自述因下樓不慎踩空，致左踝關節扭傷。查左踝關節腫脹疼痛、瘀斑成片、行動不便，X光片未見異常，診為左踝關節扭傷，予以「川桂散」外敷並囑患者減少行動，抬高患腳。敷藥5小時後疼痛減輕，連敷5天，腫消痛止，瘀斑變淺，已能行走，又敷藥4天，已如常人，可騎自行車上下班。

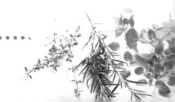

三方外治潰破型頸淋巴結核

【病症及療法介紹】

頸淋巴結核為現代醫學病名，屬傳統中醫「瘰癧」範疇。因其結核累累，有如串珠之形狀而得名，俗稱「老鼠瘡」、「癧子頸」、「痼癧」，多見於青年人或兒童，好發部位為頸及耳後。現代醫學認為其是由結核桿菌感染所致的慢性特異性感染性疾患。中國傳統醫學認為其多由情志不暢或肺腎陰虧，痰熱內生結於頸項而成，病久則熱盛肉腐成膿而潰破。潰後膿水清稀，每夾有敗絮狀物質，往往此癒彼潰，形成竇道，經久不癒，嚴重者出現全身虛勞之症。

在臨床實驗中遵循中國醫學「外科之法，最重外治」的原則，用中藥自製了膏藥及摻藥，應用於本病，療效滿意，它彌補了內治法的不足。如果不是瘡瘍危急症候或全身症狀較重者，單用外治就能治癒。在外治的同時，我們也不忘內治，同時應用中藥內服，給予抗癆藥等也是必要的，內治與外治相結合，療效更佳。

【方　　劑】(1)金黃散方：金黃散2份（市售成藥），凡士林油5份，混合即成。本方消腫、解毒、止痛，適用於瘡瘍初起或創面流膿經久不癒者。

(2)石膏升丹散：熟石膏8份，升丹2份。本方提膿祛腐，適用於潰瘍膿出不暢、腐肉難脫。

(3)滑石珍珠散：滑石20g，血竭、制爐甘石各15g，珍珠10g，冰片5g（研極細）。

【製用法】(1)將方劑(1)混勻即為金黃散膏。用時局部常規消毒，將藥膏塗於滅菌紗布塊上或加摻藥合用，敷於患處，膠布固定，每日一換。

(2)將方劑(2)中諸藥研細過120目篩，高壓滅菌後裝瓶備用。使用時局部常規消毒，然後將摻藥薄撒於創面或製成藥捻插入瘻管單獨應用或與膏藥合用。

(3)將方劑(3)中前四味研細，過120目篩，高壓滅菌後與冰片混合，裝瓶備用。本方生肌收口，適用於創面膿汁稀少或無膿汁，肉色新鮮但不收口，用法同(1)、(2)。

【療　　效】用上述三法治療101例，痊癒63例，好轉34例，無效4例，總有效率為91%。

【典型病例】未先生，33歲。患者自述於三年前左頸部出現一蠶豆大腫物，無痛，皮色不變，表面光滑，推之可移，未經治療，近半年病情加重，腫物漸增，推之不移，大如鴿卵，繼而成膿潰破。診見：左頸側有一斜形向後延伸的竇道，直徑約0.7cm，深約20cm，流出膿液稀薄，夾有敗絮狀物質，無發熱。

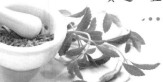

結核菌素試驗：強陽性，膿汁細菌培養：可見結核桿菌生長。診為頸淋巴結核（潰破型），症屬肝鬱脾虛、痰熱內生、結於頸項、日久化熱、熱盛肉腐所致。治宜祛腐提膿、生肌收口，經用上述三法及摻藥輪換或合併使用，治療26日，竇道癒合，諸症消失而癒。

三黃朱冰油外敷治療帶狀皰疹

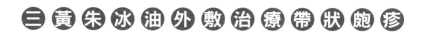

【病症及藥理介紹】

帶狀皰疹因皰疹累累如串珠，常沿皮神經排列成帶狀而得名，中國醫學稱為「蛇串瘡」、「纏腰火丹」等，是皮膚科常見病之一，尤其在農村易多發。其病因多由肝火或脾經濕熱蘊結，循經外溢，致使火邪濕毒凝結肌膚而為病。年老體弱者常因血虛肝旺，濕熱毒盛，氣血凝滯而成。臨床表現常為成簇集的粟粒至綠豆粒大的皰疹，沿經絡作帶狀分佈，以疼痛為主。因此，治療原則應以瀉火解毒、清熱利濕為主。

應用三黃朱冰油外敷能夠瀉火解毒、燥濕斂瘡、殺蟲止癢、生肌止痛，直接作用於肌膚療效很好。其特點是藥源足、方法簡便、作用快、療效好、無副作用。方中以雄黃為主，其性味辛苦，有毒，善燥濕祛風、殺疥止癢，為治瘡殺蟲之要藥，並能燥濕祛痰；朱砂性味甘寒，能解毒療瘡、殺蟲止癢、斂濕生肌；大黃能清心火、瀉肝火、涼血清熱、活血散瘀止痛。據最新藥理研究報導：大黃有抗病毒之功；黃柏性寒潤澤，能清熱解毒燥濕、消癰散腫、祛腐生新；冰片味苦性寒，有清熱解毒、涼血止痛、拔毒生肌之功；麻油能潤燥解毒、保持濕潤、調和諸藥，以便藥物吸收。以上藥物配伍共奏瀉火解毒、殺蟲止癢、燥濕斂瘡、生肌止痛之功。

綜上所述，三黃朱冰油外敷治療帶狀皰疹，效果很好，其方如下。

【方　　劑】雄黃100g，生大黃80g，黃柏80g，冰片25g，朱砂15g，麻油100g。

【製用法】以上藥物先分研，過120目篩，再行合研拌勻裝瓶密封，用時取出適量麻油調勻外敷患處，如5分硬幣厚，如皰疹破潰則乾敷患處，紗布外纏，4小時更換1次。

【療　　效】53例中最快止痛效果為敷藥後3小時，最長16小時；癒後無疼痛、瘢痕、瘙癢等後遺症。

【典型病例】韓先生，45歲。患者症狀為右脅肋部癢痛起初局部有一枚淡紅色丘疹，微有瘙癢，自疑是蚊蟲叮咬，稍抓後劇癢伴針刺樣疼痛。幾小時後，原

先的紅色丘疹增至為兩簇粟粒樣丘疹，癢去疼痛加劇，為燒灼樣和針刺樣，自覺發熱，睡眠、食欲差，大便燥，小便黃。診見：精神萎靡，痛苦貌，右脅肋部有兩簇粟粒樣丘疹及新鮮伴陳舊性水皰共存的皮損，沿肋間神經排列，舌紅苔黃，脈弦數。診為帶狀皰疹，用三黃冰朱油外敷患處，3小時後，患者疼痛明顯減輕，局部有涼爽感。換藥3次後，自覺症狀消失，皰疹結痂，3天後痊癒。

祛腐生肌散治療糖尿病足感染潰爛

【病症及藥理介紹】

糖尿病足部感染、潰爛是糖尿病併發症之一。它主要是糖尿病代謝紊亂、血液流變學異常、血小板黏附性及聚集性增強、血液凝固性增高等所致，循環及神經系統功能障礙，加之足部受壓創傷感染而引發的。中國傳統中醫認為：此病屬正虛邪盛，外邪入侵，氣陰不足，血瘀絡阻。治療此症應以清熱解毒、活血止痛、祛腐生肌為原則。

用祛腐生肌散外敷治療糖尿病足，療效滿意，其方諸藥性如下：牛黃、冰片、兒茶、地骨皮用於清熱解毒；麝香、川楝子、乳香、血竭用於活血祛瘀，消腫止痛，祛腐生肌；珍珠母、輕粉、牡蠣用於攻毒燥濕斂瘡。以上諸藥合用共奏清熱解毒、活血止痛、消腫生肌、促進癒合之效。另外在治療過程中，還應注意飲食調節，忌生冷、油膩及辛辣溫燥之品。

【方　　劑】 川楝子3g，乳香2g，石決明1g，血竭1g，兒茶1g，輕粉0.5g，牡蠣0.2g，牛黃0.1g，珍珠0.1g，冰片0.1g，麝香0.1g。

【製用法】 按以上比例共研為細末備用。

在給予口服降血糖藥或應用胰島素控制血糖等全身治療的基礎上，局部採用中藥外敷。用雙氧水和生理鹽水清潔、清創祛除壞死組織及膿性分泌物。將單方細末塗患處，用無菌紗布包紮，勿使足部受壓，並抬高患肢，3天換藥1次，3週後視瘡面癒合情況改為5～7天換藥1次，直至瘡面痊癒。

【療　　效】 經上述方法治療28～70天，疼痛緩解，瘡面壞死組織脫落、淨化，無膿性滲出，瘡面呈健康肉芽組織，上皮逐漸生長者為有效。37例患者經治療均有效。

【典型病例】 鄭女士，68歲，有糖尿病史20年，症見右足底燙傷致水皰3個，逐漸融合並感染、潰爛。有膿性滲出和壞死組織，色暗，面積擴大到足底2

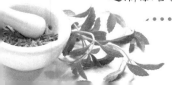

／3，深達肌層，腳部可見跟骨。檢查無骨髓炎。空腹血糖22 mmol/L，體溫37.8℃，白血球13×10^9／L，經應用抗菌素及胰島素控制血糖，局部清創。用慶大黴素及胰島素換藥，效果欠佳，用祛腐生肌散治療10週瘡面全部修復。

黃倍散治療甲疽

【病症及藥理介紹】

甲疽是外科常見病，以趾甲部紅、腫、痛，繼之化膿潰破，或流黃稠膿，或流炎黃水或清稀膿液等為主要症狀。中醫認為其發病機制多由熱毒所致，治療以清熱解毒為主要原則。

這裏介紹的中藥製劑黃倍散經臨床驗證，治療甲疽效果較好。方中之黃柏有清熱燥濕、瀉火解毒之效，可用於熱毒瘡瘍、濕疹等症；五倍子收斂止血，有解毒作用，可斂潰瘍金瘡；冰片性味苦寒，外用消腫止痛；藕節炭收澀止血。四藥合用可奏收斂平胬、消腫止痛之效，用治甲疽，療效滿意。

換藥時須注意以下幾點：首先是局部不能用油膏，油膏會促進肉芽增生，以致胬肉高突。其次在剪除內嵌趾甲時要盡量避免出血，一旦出血，立即壓迫止血，然後迅速撒上藥末。另外，患處不宜水洗，鞋子宜寬鬆。

【方　　劑】黃柏100g，五倍子100g，藕節炭50g，冰片10g。

【製用法】將上述諸藥分別研末，過100目篩，然後和勻裝瓶密封備用。先用雙氧水及生理鹽水蘸濕棉球對局部做常規消毒，趾甲內嵌者，須剪除部分趾甲，然後將藥末撒在甲溝及胬肉處，外敷消毒紗布包紮，隔日1換。

【療　　效】治療40例患者中，治療及時、症狀較輕者敷藥1～2次即獲癒，症狀較重、胬肉高突、就診晚者換藥2～3週後痊癒。

【典型病例】李小弟，18歲。患甲疽半年，經多方治療未果。採用黃倍散外敷2週後即欣然告癒。追蹤1年未復發。

靈仙膏治療跌打損傷後期

【病症及藥理介紹】

跌打損傷是骨科常見病、多發病，屬中醫「傷筋」範疇。西醫治療常治其標而未能治其本，尤其是對於跌打損傷後期，腫脹、炎症等表現難以祛除。

中醫治療以消腫、止痛、活血化瘀為主則，能夠標本兼治，從而達到徹底治癒之目的。這裏推薦應用靈仙膏治療跌打損傷後期，取得較為滿意的療效。

【方　劑】獨活20g，羌活20g，生川烏20g，川芎20g，生草烏20g，生附子20g，赤芍20g，木瓜20g，白芷20g，生馬錢子20g，乾薑30g，肉桂20g，乳香20g，沒藥20g，細辛20g，丁香20g，甘草20g，威靈仙50g，麻黃30g，麝香2g，麻油1200 ml、黃丹400g。

【製用法】將上述藥物分為粗料和細料。粗料：麻黃、甘草、威靈仙、獨活、羌活、川烏、草烏、馬錢子、川芎、附子、赤芍、白芷、木瓜、乾薑；細料：乳香、沒藥、細辛、丁香、肉桂、麝香。將粗、細料分別粉碎，過120目篩待用。藥油：麻油1200毫升置於鍋內用文火熬煉，將其中水分蒸發，煉到滴水成珠不散為度即可。炒丹：將黃丹炒後過篩去除雜質。下丹：採取火上下丹的方法，每1000毫升藥油加黃丹280～350g，冬少夏酌增。將藥油繼續熬煉，油溫達到280℃～290℃左右，徐徐將黃丹均勻撒入鍋內，單一方向不斷攪拌。約3分鐘後將藥液滴在備好的膏藥紙上檢查黏合度，合適後取鍋離火。下粗料：待溫度下降到100℃左右後將藥粉撒入鍋內（以藥粉撒入鍋內藥油不起泡、不呈沸騰狀為宜），繼續攪拌均勻，攤塗在牛皮紙上約50張。去火毒：將攤好的膏藥用塑膠袋包裝好後埋入地下三晝夜，以去火毒。細料：用時取膏藥1張，用吹風機吹烊後加入細料2～3g，貼於患處，3天換1次。

【療　效】該膏藥具有化瘀止痛、溫通經絡、祛風除濕之功效。適用於跌打損傷，骨斷筋傷後期留瘀未去及外邪侵襲而致疼痛、活動不利等症，經治療32例均痊癒。

【典型病例】劉先生，42歲，工人。患者自訴：兩個月前騎自行車時跌傷右肩部，致腫痛、關節功能障礙，X光片排除骨折、脫白，當時自用「正紅花油」外用，腫脹漸消，但患處疼痛。以右肩部疼痛、關節活動受限再診。查體：右肩部疼痛，晝輕夜重，三角肌周圍壓痛，局部欠溫，外展30°，後伸30°，前舉90°。予以「靈仙膏」加細料3g，外貼3天換1次；內服「肩凝湯」（主要由當歸、桂枝、黃芪、丹參等組成）3劑，配合「爬牆療法」。3天後複查：疼痛大減，患肩外展45°，後伸60°。因患者不願內服中藥，繼續外用「靈仙膏」3次，配合功能鍛鍊而癒。

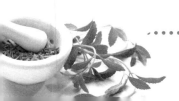

自製凍瘡膏治療凍瘡

【病症及藥理介紹】

凍瘡是冬季的一種常見性、多發性皮膚病，蓋因寒冷刺激，致使局部血管痙攣，氣血瘀滯，組織缺氧而發病，此症多見於幼兒、青少年，中老年人亦有發病。凍瘡較輕者可自癒，重者纏綿不癒，單純給予抗生素治療見效甚微。

臨床中單用抗生素治療療效欠佳。以阿托品、維生素E為主藥，以凡士林作基質治療凍瘡取得滿意療效。阿托品係由顛茄、洋金花、莨菪等生物中提取的一種生物鹼，能擴張血管、增強局部血流灌注量、有效解除血管痙攣，並有鎮痛作用；維生素E有增強細胞的抗氧化作用、延緩衰老、增強免疫、改善末梢循環、促進患處潰瘍癒合的作用；凡士林對黏膜和皮膚無刺激性，有保護和潤滑皮膚的作用。為鞏固療效，應於次年冬季提前用藥以防復發，一般連續應用2個冬季極少有復發者。另外，此藥膏對皮膚皸裂亦有良效。由於凍瘡膏確具簡、便、驗、廉之特點，故值得推廣應用。

【方　　劑】阿托品0.3 mg 500片，維生素E 5 mg 100片，凡士林500g。

【製用法】將阿托品與維生素E共研成極細藥麵，與凡士林500g同放在碗內水浴溶化，攪勻後裝瓶備用。

Ⅰ、Ⅱ度患者用熱毛巾（以患者能耐受為度）熱敷10～20分鐘，擦乾後用自製凍瘡膏塗擦患處，並輕輕按摩數分鐘，每天1～2次；Ⅲ度凍瘡需用雙氧水沖洗患處，用苯扎溴銨棉球擦洗乾淨後塗藥膏，並予包紮，1天換藥1次，繼發嚴重感染者可酌情給予抗生素治療。

【療　　效】痊癒：患處紅腫癢痛消失，水皰、斑塊、潰瘍癒合，皮膚外觀無異常；

好轉：患處紅腫癢痛減輕，水皰、斑塊、潰瘍基本癒合；

無效：紅腫癢痛及水皰、斑塊、潰瘍無明顯改善。

治療55例患者，痊癒31例，好轉11例，無效13例。

【典型病例】謝女士，68歲。患凍瘡多年，因近日感受風寒凍瘡又發而求治。予以自製凍瘡膏塗擦患處，並輕輕按摩5分鐘，每天做2次。經治療5天即告癒。追蹤1年未復發。

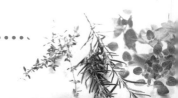

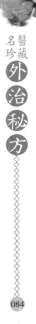

豬肉血竭外敷治療糖尿病足

【病症及藥理介紹】

糖尿病足以下肢發涼、疼痛、麻木、紅腫、破潰或竇道反覆流膿水為主要症狀，長期不癒為臨床特徵，其形成主要由局部組織缺血、神經病變和感染三種因素共同作用而成。

採用與人的遺傳基因最相近的豬肉與具有生肌斂瘡作用的血竭粉貼敷創面，可直接改善局部營養狀態，促進組織的自我修復；苯扎溴銨殺菌；胰島素促進葡萄糖利用、增加脂肪蛋白質的合成。經過臨床30例觀察，我們發現豬肉血竭貼片具有較好的改善微循環、促進肉芽組織生長及上皮組織修復的作用，用藥簡便，且無不良反應，值得一用。

【方　　劑】選擇血竭研細粉，與經檢疫合格的新鮮瘦豬肉，分別放在紫外線燈下照射30分鐘，用無菌手術刀將豬肉切成3～4 mm厚的肉片，大小以創面而定。

【製用法】將血竭粉1～2g均勻撒在豬肉片上，豬肉血竭貼片即製成，備用。盡可能剪除創面壞死組織，用苯扎溴銨溶液清洗創面至清潔，將血竭豬肉貼片貼敷在創面上，蓋上無菌油紗布包紮。每天換藥1次，直至痊癒。用胰島素控制血糖在8 mmol／L以下；局部紅腫分泌物多或白血球高者，加抗生素控制感染。

【療　　效】臨床治癒：臨床症狀消失，創面完全癒合；

顯效：臨床症狀明顯減輕，皮膚顏色明顯改善，創面2/3以上癒合；

有效：臨床症狀減輕。皮膚顏色明顯改善，創面1/2以上癒合；

無效：達不到有效標準者。

43例患者，顯效31例，有效5例，無效7例。

【典型病例】曹先生，62歲，因右足掌面潰爛疼痛3個月，自訴，伴右足發涼，麻木畏寒。查見右足掌面有一3.3cm×2.6cm，深1cm潰瘍面，創面有膿性分泌物，部分結痂，有臭味，潰瘍面周圍暗紅色，舌質紅，苔黃，脈弦。既往有糖尿病史二十餘年，曾多方治療效果不佳。給予清除局部結痂，並用苯扎溴銨清創後，外貼血竭豬肉貼片無菌紗布包紮，每日換藥1次，同時皮下注射胰島素控制血糖。7天後，分泌物減少，肉芽呈鮮紅色，下肢疼痛、麻木減輕，6週後創面全部癒合。

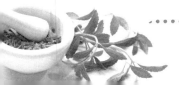

複方連珠生肌散外治瘡瘍

【病症及藥理介紹】

瘡瘍是外科常見病，多發病。瘡瘍所指範圍很廣，中醫根據其發病部位不同而有其不同命名。該病的發病機制不外是熱毒所致。其主要症狀為局部紅、腫、熱、痛，繼則化膿潰破，或流黃稠膿，或流淡黃水或清稀膿液等。根據其發病機制，治療以清熱解毒為主則。

中藥製劑複方連珠生肌散為「治療一切瘡瘍，潰後拔毒祛腐，生肌長肉斂口，外科必用之藥」。方中連翹、青黛、黃連清熱解毒，消癰散結，其中連翹有「瘡家聖藥」之稱；枯礬專收澀，解毒醫瘡；珍珠燥濕斂瘡；白降丹祛腐生肌；乳香、沒藥、冰片活血祛瘀止痛。諸藥相伍，能使瘀血得化，祛腐生肌而瘡口癒合。且連翹、青黛、黃連對多種細菌有抑制和殺滅作用，黃連為廣譜抗菌藥，且不產生抗藥性，對局部還有麻醉鎮痛作用；枯礬對金黃色葡萄球菌、結核桿菌有抑制作用；珍珠有抗組織胺作用；白降丹含汞，以蝕管祛腐；乳香、沒藥能抗凝血，解除微血管痙攣，改善微循環灌注量；冰片能抑制金黃色葡萄球菌、大腸桿菌生長。

而局部用藥，藥力能直達病所，如將藥撚置入膿腔或竇道，引毒邪從內到外，移深居淺，化大為小，取效甚捷。本法藥症相符，療效確切，值得推廣運用。

【方　　劑】 連翹12g，青黛10g，珍珠10g，枯礬10g，黃連9g，乳香10g，沒藥10g，白降丹8g，冰片5g或麝香5g。

【製用法】 將諸藥共碾為細末過80目篩，備用。對於病程較短，病人體質尚盛，瘡口膿液稠厚而黃，疼痛較甚者，換藥時讓病人充分暴露病灶，按常規無菌換藥法清潔、消毒，並用擰乾的苯扎溴銨棉球擦乾患處，然後將藥薄薄地、均勻地撲撒於瘡面，以瘡面仍依稀可辨為宜，以無菌敷料覆蓋，固定。每隔2天換藥一次，4次為一療程。病程較長，病人體質虛弱，瘡面顏色灰黯，滲出液少而清稀，竇道深，周圍組織較硬，管壁堅厚，瘡口纏綿難癒者，把方中冰片改為麝香，研成細粉過篩，與其他藥粉混勻，製成藥撚。換藥時先按常規換藥法清拭消毒病灶，再將藥撚置入竇道內，敷料覆蓋，固定。3天換藥一次，5次為一療程。

【療　　效】 治癒：全身症狀消失，瘡口癒合；

好轉：全身症狀消退，瘡口癒合不良；

未癒：局部和全身症狀未見改善。

87例患者中治癒51例，好轉15例，無效21例。

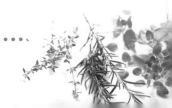

【典型病例】康先生，35歲。患者自述一月前胳膊上長出一片瘡，瘡中有一突起如蠶豆大小，瘡口紅、腫、脹痛，並潰破流黃膿水，經打針、吃藥多種方法治療不效。自採用本方外敷治療4次，瘡口腫、痛消失，未再流膿水，繼用一個療程而癒。追蹤1年未復發。

八味糊治療血管瘤

【病症及療法介紹】

血管瘤是皮膚科常見的良性腫瘤，現代醫學認為血管瘤是血管發育畸形或血管受阻增生所致。中醫認為是氣血運行不暢，血瘀凝滯，脈絡阻結或氣鬱結積聚致血管瘀曲怒張而致。中國傳統中醫臨床多為出生後發現，隨著嬰幼兒的年齡增大，瘤體也逐漸增大，目前治療血管瘤的方法很多，如鐳射、硬化劑注入、手術切除、電烙、冷凍等。有的療法治後留有瘢痕，且治療不便、費用較高。

這裏介紹的八味糊治療血管瘤效果頗佳，其中的八種中藥按其藥理、毒理分析，具有活血化瘀、扶正消瘤、軟堅除結之功效，且無明顯毒副作用。用其外敷治療血管瘤，療效滿意，其方如下。

【方　　劑】穿山甲、沒藥、乳香、朱砂各100g，當歸、靈仙、紅花、桃仁各125g。

【製用法】將穿山甲、沒藥、乳香、朱砂共碾為細末，再將當歸、靈仙、紅花、桃仁分別依法炮製後，碾為細末，然後與上藥共過篩，收藏備用。

　　配製時以食用植物油、花生油、豆油或芝麻油與藥麵調成糊狀。操作時先用白色棉布1塊，視瘤體大小將棉布中央剪一小孔，覆蓋在瘤部，暴露瘤體以保護瘤體周圍皮膚不受損傷，再將調好的藥糊適量敷在患處。上面加敷蓋一塊與棉布同等大的敷料，膠布固定，1天或隔日換藥1次，1週為1個療程，一般1～2個療程瘤體即潰破結痂脫落。若瘤體受損較深，可在用藥兩週後停藥1～2個月，之後再用藥1～2個療程即可痊癒。

【療　　效】痊癒：用藥2週後瘤體結痂脫落，皮損面平整呈暗紅色，無明顯瘢痕；

顯效：用藥2週後瘤體大部分或淺表部分症狀消退，其深部組織仍殘留畸形毛細血管網（需隔月後再作治療）；

無效：瘤體病灶與治療前無明顯變化，且有發展趨勢。

利用該法治療患者72例，治癒40例（占56.55％），顯效22例（占30.56％），

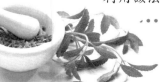

無效10例中有混合型6例，海綿狀4例。總有效率86.11％。

【典型病例】康小妹，出生後7天，其母發現右側腹股溝處有一黃豆大的紅色斑塊，略高出皮膚，按民間土方用金戒指擦，1天2次，一個月後非但未好，反而增大。後到醫院按血管瘤冷凍治療二次。因凍傷面潰爛不易癒合，周圍血管仍有畸曲怒張，用八味糊隔日1次外敷，換藥3次，潰爛面已癒合，怒張血管明顯收縮，用上方繼續外敷3次，共12天痊癒。

活血化瘀糊外敷治療靜脈炎

【病症及藥理介紹】

由於長期滴注刺激性較強的藥物，很容易引起局部靜脈紅、腫、熱、痛等不適，此症為靜脈炎，應及時治療。

以往常用熱敷來緩解症狀，效果不太理想，用活血化瘀糊外敷後，療效明顯提高。其主方原則是依據中國傳統醫學辨證施治原則，紅、熱歸熱毒之症。腫、痛、靜脈變粗、變硬均屬瘀血之症。故採用活血化瘀、清熱解毒之法治之，而紅花能活血、止痛、散腫、通經、破瘀生新，且有擴張血管作用；甘草能消腫導毒、舒通血脈，有去氧皮質酮作用，選用活血化瘀糊外敷治療靜脈炎，可收到滿意的療效。

【方　　劑】紅花、甘草各半，濃度為50％以上的乙醇適量。

【製用法】將紅花、甘草共研為細末，再用乙醇調勻後敷於患處，外用紗布包紮。每日更換一次（乾後可在紗布外再倒入少量乙醇加濕），至局部靜脈變軟，恢復彈性，紅腫熱痛消失為止。

【療　　效】痊癒：紅、腫、熱、痛消失，局部靜脈變軟，恢復彈性；

好轉：紅、腫、熱、痛消失，但局部靜脈較硬，彈性差；

無效：紅、腫、熱、痛未消失，且局部靜脈較硬，彈性差。

51例患者中痊癒27例，好轉21例，無效3例。

【典型病例】王女士，52歲。因患慢支伴肺氣腫25年，應用紅黴素、氨苄青黴素、氯化鉀注射液靜脈滴注，引起左前臂尺、橈靜脈長達10cm的炎症，用活血化瘀糊外敷1天後，局部紅、腫、熱、痛均消失，一週後靜脈變軟恢復彈性。

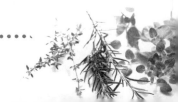

雙黃油膏治療臁瘡

【病症及藥理介紹】

中國傳統醫學認為，臁瘡多因為久站或者由負重導致小腿筋脈橫解，青筋顯露，瘀停脈絡，久而化熱的一種疾病，而小腿皮膚破損染毒，濕熱下注而成，以致瘡口經久不癒，徵候分類為濕熱下注、脾虛濕盛、氣虛血瘀三型。

針對以上發病機制分析，有關專家研製成了雙黃油膏，其中的黃連、黃柏有清熱燥濕解毒的功效；生地涼血化瘀；歸尾活血消腫止痛；紫草涼血活血、解毒透疹。黃連含黃連素、甲基黃連鹼等多種生物鹼，其中黃連素約占5％～8％。黃連有很廣的抗菌譜，對大腸桿菌、綠膿桿菌、葡萄球菌、結核桿菌、溶血性鏈球菌、肺炎雙球菌等均有顯著的抑制作用；黃柏含小檗鹼、黃柏鹼。抗菌譜及抗菌效力與黃連相似；紫草含乙醯紫草醌、紫草醌等，對大腸桿菌、金黃色葡萄球菌有抑制作用；歸尾中含阿魏酸，能改善外周循環；麻油、黃蠟有保護瘡面的作用，以之製成雙黃油膏，塗用後效果很好。

【方　　劑】
黃連10g，黃柏10g，生地10g，歸尾15g，紫草10g，麻油500g，黃蠟適量。

【製用法】
將前5味藥置於麻油中浸泡7天後，以文火煎開1小時，過濾後高壓消毒，再加入液化的黃蠟調節硬度，就可以分裝使用。

使用前先將瘡面周圍正常皮膚以酒精消毒，瘡面較乾淨。肉芽紅潤的，使用生理鹽水清洗後，將雙黃油膏均勻塗拭於瘡面上。如果面有膿性分泌物，痂皮應採用蠶蝕法逐漸清除，以免損傷正常組織，並使用雙氧水、生理鹽水清洗後，再塗敷雙黃油膏，外蓋敷料包紮。

【療　　效】
治癒：潰瘍癒合；

好轉：潰瘍縮小；

未癒：潰瘍瘡面未見縮小或有擴大。

運用該法治療39例，治癒21例，占58.56％，好轉15例，占38.11％，另有3例因瘡面較大，經處理肉芽轉紅潤，但瘡面未見縮小，後改植皮治療痊癒，占3.33％。

【典型病例】
劉女士，64歲，患者自述因左踝部瘙癢，搔抓後破潰，於家中自行用藥物外塗，非但未好轉，反而出現感染，潰瘍不斷擴大加深，肉芽欠紅潤，有膿性分泌物，部分痂皮附著，潰瘍面約10cm×6cm×0.5cm，用雙黃油膏治療一個半月後痊癒。

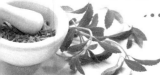

活血逐瘀膏藥治療軟組織損傷

【病症及藥理介紹】

軟組織損傷屬傳統醫學「傷筋」範疇，是骨傷科臨床的多發病、常見病。《醫宗金鑒·正骨心法要旨》中說「跌打損傷之症，專從血論」，說明了跌打損傷主要症狀為腫脹、疼痛，治療須以活血散瘀、消腫止痛為原則。現代醫學認為其主要病因是外傷性炎症的反應，損傷後由於組織出血，體液滲出，回流障礙，從而造成了組織水腫。

有報導用中藥驗方活血逐瘀膏藥治療此症，效果頗佳。

該方中乳香、沒藥、血竭、冰片活血伸筋；田七、穿山甲、紅花、當歸、牛膝、川芎行氣活絡，祛瘀止痛消腫；莪朮、三稜祛瘀血，通血脈；枳殼開胸氣；獨活、羌活、威靈仙活血散寒；絡石藤通經絡，涼血止痛。對於傷情嚴重者，可以內服身痛逐瘀湯加味。該方中羌活、地龍通絡定痛止痛，用於瘀血在骨表之症；當歸、川芎、田七、紅藤、紅花、桃仁活血祛瘀，行氣通絡；沒藥、香附、五靈脂行瘀止痛，理氣解鬱；牛膝祛瘀血，通血脈，並引瘀血下行。諸藥合用，消腫止痛，活血化瘀，消除局部軟組織的炎症，減少局部組織液滲出，修復微血管破裂，從而達到治療軟組織損傷之目的。

【方　　劑】(1)身痛逐瘀湯方：紅花12g，紅藤15g，田七18g，羌活15g，沒藥15g，秦艽15g，川芎12g，桃仁 12g，當歸15g，五靈脂15g（炒），香附15g，甘草12g，牛膝18g，地龍15g。

(2)活血逐瘀方：紅花20g，田七30g，桃仁20g，當歸25g，川芎20g，血竭30g，莪朮25g，三稜25g，赤芍20g，枳殼20g，牛膝30g，穿山甲25g，威靈仙30g，大黃25g，乳香25g，獨活25g，冰片25g，沒藥25g，絡石藤30g，桐油1500g，黃丹1500g，芝麻油1500g。

【製用法】將紅花、獨活、桃仁、川芎、羌活、當歸、牛膝、枳殼、穿山甲、三稜、莪朮、赤芍、威靈仙、絡石藤、大黃放入以上油中，浸泡7天後，用文火煎炸，至藥物變黑黃為度。然後過濾、去渣，再加入黃丹1500g，煎至滴水成珠。待油溫降到100℃以下時，加血竭細末攪勻成膏，放入清水中去火毒，5天後備用。用牛皮紙剪成8cm×8cm正方形，將製備好的膏藥按每貼6g平攤在紙的中央，均勻厚實。

將活血逐瘀膏藥略加溫後貼於患處固定，範圍大的可適當增加膏藥的重量，要求將有腫塊處全部覆蓋，48小時換藥1次，連用10天為1個療程。

如果單獨採用活血逐瘀膏藥效果不理想，可加服身痛逐瘀湯。

【療　效】痊癒：腫脹消失，損傷部位瘀血消散，恢復正常功能；

有效：腫脹基本消失，局部瘀血消散，活動量加重時感覺疼痛；

無效：局部腫脹不消，體徵及肢體功能無明顯改變。

47例中，痊癒21例，有效23例，無效3例。

【典型病例】史先生，58歲。患者自述因下臺梯不小心右踝關節扭傷。查：踝關節疼痛、腫脹，皮膚青紫，行動不便。經照X光片未見異常。診斷：右踝關節扭傷。予以活血逐瘀膏藥加溫貼患處，加服中藥身痛逐瘀湯加味：紅藤15g，獨活15g，秦艽18g，川芎12g，桃仁12g，紅花12g，田七18g，羌活15g，五靈脂12g（炒）、當歸15g，沒藥12g（製），香附15g，地龍15g，甘草12g，牛膝18g。用水酒煎服，1天3次，每次50mL。並囑患者注意休息，抬高患肢。經外貼膏藥、內服中藥3天後，腫消痛止，瘀斑變淺，已能行走。續貼膏藥6天，症狀完全消失，行走如常。

紫黃油紗條治療手指挫裂傷

【病症及藥理介紹】

手外傷為外科多發病、常見病，大部分見於車工、木工等，因為注意力不集中、操作不當，導致皮傷骨斷。這一類病人因為沒有能力支付手術費，或者直接到門診簡單包紮縫合，不予治療，許多人不重視導致創面感染。

紫黃油紗條具有清熱解毒、活血化瘀、消腫止痛、生肌長皮的作用。此方中紫草、地榆收斂消腫，促使皮膚生長；三黃清熱燥濕解毒，活血化瘀；爐甘石能收斂祛腐，生肌消腫解毒；血竭、冰片清熱解毒，疏通經脈，活血化瘀。制乳沒通絡止痛。諸藥合用則腫消痛減，肌生皮長，效果非常好。

【方　劑】紫草、地榆、爐甘石、制乳沒、血竭、大黃、黃連、黃柏等各90g，冰片、蜂蠟各120g，麻油2000g。

【製用法】將前8味藥加入麻油中，以旺火煎沸後，文火煎至焦黃，撈去藥渣，將油熬至滴水成珠後過濾，然後趁熱融入蜂蠟，稍涼後將冰片末、血竭末融入，無菌紗布攪拌冷卻後備用。

(1)急診手指挫裂傷：臂叢或指神經麻醉下取細菌培養加藥敏試驗，傷口予生理鹽水、雙氧水、碘附常規消毒後，殘端稍修整，去除壞死組織，剪除外露骨，以油紗布單層敷蓋創面，4天後換藥，不需要消毒，直接用油紗布外敷傷

口或殘端。

（2）手外傷感染後，創面取細菌培養加藥敏實驗，予以雙氧水、生理鹽水、碘附常規消毒，去除壞死組織，用紫黃油紗布雙層敷蓋創面，2天換藥1次，2次後改隔日1次。可根據細菌培養加藥敏試驗結果，配合應用合適的抗生素治療。

在該症的治療過程中換藥是關鍵，需要剪去壞死組織，予以生理鹽水、雙氧水、碘附行常規消毒，用紫黃油紗條覆蓋創面，同時需注意換藥不能太勤，以免損傷正常肉芽組織，影響癒合速度。創面處理前消毒2～3次，常規消毒隔日換藥1次，以後可直接以中藥紗布條換藥，不需清創，以避免損傷增生的肉芽組織；清創時盡可能去除壞死組織，保留健康組織，不損傷血液循環。如果後期殘端肉芽好、創面大，也可以用中西醫結合方法如皮瓣術、植皮術以覆蓋創面。此法藥物直接透過創面及皮膚吸收，使皮膚損害迅速消退，為外科獨具的治療方法。

【療　　效】治癒：3週內創面或殘端癒合；

顯效：3週內殘端創面明顯縮小，新生肉芽組織紅潤；

有效：3週內創面縮小，部分創面紅潤，新生肉芽組織部分長出；

無效：3週內創面、殘端無明顯變化或化膿感染。

57例中全部顯效。

【典型病例】張先生，48歲。因電鋸創傷無名指，在某醫院清創縫合後感染，10天後縫線脫落，創面蒼白且有壞死組織及稀薄膿液滲出。經過常規清創消毒，去除壞死組織後用紫黃油紗條外敷。首次隔天換藥1次，以後隔2天換藥1次。2週後創面癒合，追蹤至今患肢功能良好無異常。

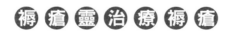

褥瘡靈治療褥瘡

【病症及藥理介紹】

褥瘡是由於久病臥床，患處受壓且被摩擦所致，有人稱之為「席瘡」。該病病因多為大病、久病，肌膚失養，久著床席，不能轉側，長期受壓，兼有摩擦，患處氣血運行不暢所致。首先表現為局部瘀血紅斑，繼而潰爛，感染毒邪，壞死難斂。

中醫驗方褥瘡靈組方思路，針對褥瘡的病因病機而設，方中人參營養肌膚，托毒外出，生肌長皮；白芷、沒藥行氣活血祛瘀，消腫止痛，調理患處氣血運行，軟化創緣，標本兼治；珍珠、黃連、黃柏、龍膽草清熱解毒，燥濕斂瘡，生肌長皮，降低微血管通透性，減少滲出液，保持創面乾燥，並兼抑菌防腐作用。諸藥合用，

共奏抗菌排膿、燥濕斂瘡、祛瘀解毒、生肌長皮之功，因而用之可取良效。

【方 劑】人參30g，珍珠20g，黃連15g，黃柏15g，龍膽草15g，白芷15g，沒藥10g。

【製用法】將上藥水煎，製成噴劑，1天3次噴灑患處，連用1週以上。

治療時要注意幾點：首先要加強褥瘡護理，經常翻身，配合使用氣墊圈和睡氣墊床，避免患處繼續受壓；其次是加強營養，糾正負氮平衡；第三，對於感染嚴重者或伴有中毒症狀者全身使用抗生素。

局部處理：常規皮膚消毒。清除創面膿液，用棉籤輕柔去除膿苔，用剪刀剪去壞死組織。一次處理未盡者，分次逐步清除，使傷口露出新鮮組織，用溫生理鹽水沖洗創口，無菌紗布輕輕加壓吸乾創面。將「褥瘡靈」噴劑均勻噴灑於創面，外用凡士林紗布和無菌紗布覆蓋。開始3～5天每天換藥兩次。多數病人3～5天後肉芽組織新鮮，此時可改為1天1次，直至傷口癒合，療程一般為2～4週。

【療 效】痊癒：皮膚患處無破潰、無滲液、無紅腫，潰瘍癒合，皮膚光整，留有少數色素沉澱或小的痕跡存在；

顯效：創面清潔，新鮮肉芽組織生長，皮膚略有不光；

好轉：創面無膿苔，新鮮肉芽組織生長緩慢；

無效：創面仍有壞死組織，無新鮮肉芽組織生長。

治療39例患者中，痊癒31例，占85.4%，顯效6例，占12.8%，無效2例，占4.8%，總有效率為95.2%。

【典型病例】劉先生，71歲。患者5個月前因中風癱瘓在床，除右手指、右足趾稍能活動，其餘全身均不能動彈，尾骶部褥瘡深達肌層組織，便有膿液、膿苔、壞死組織，惡臭難聞。化驗：白血球13×10^9／L，體溫正常。診斷：褥瘡。處理：局部清創處理，每天換藥兩次，並噴灑「褥瘡靈」，連用4天。第5天起暴露創面，繼續噴藥，1天2次，並囑患處用氣墊騰空切勿受壓，經常翻身。10天後，創面新鮮肉芽組織生長，繼續用藥3週，創面癒合，新皮平整、光滑，留有少數色素沉澱。

金黃糊外塗治療糖尿病足潰瘍

【病症及藥理介紹】

糖尿病足潰瘍是糖尿病患者的嚴重併發症，由於患者平均年齡大，血糖高。創

面條件差，癒合比較困難，病程遷延較長，病情纏綿，病人痛苦較大，故臨床治療亦較為棘手。中醫認為本病屬「消渴脫疽」之範疇，在整體治療消渴病的同時，外用中藥強調以扶正祛邪、祛腐生肌，扶正托毒、活血解毒為則。

運用金黃糊外塗治療此症，效果顯著。方中生大黃清熱涼血解毒；黃柏清熱瀉火解毒；生黃芪扶正托毒生肌；丹參活血涼血消腫；當歸活血補血、祛瘀生新；金銀花清熱解毒消腫。上述諸藥合用，具有清熱解毒、祛腐生肌之功效。現代藥理研究證明：生大黃、黃柏、金銀花、丹參、蘆薈等均具有較強的抑菌或殺菌作用，並對組織炎性腫脹有明顯的消炎作用，同時蘆薈、黃芪還能促進肉芽組織及上皮組織生長，加速創面癒合之效。

【方　　劑】黃柏20g，生黃芪20g，生大黃20g，丹參10g，當歸10g，金銀花20g，鮮蘆薈適量。

【製用法】將上藥除鮮蘆薈外混合均勻，共碾細末，過100目篩，裝瓶送供應室高壓滅菌後備用。

操作時先將創面外周皮膚用2%碘酒消毒，75%酒精脫碘，創面用0.75%碘附液清洗，並徹底清除壞死組織，依據創面大小將適量藥末倒入換藥碗中，並將鮮蘆薈洗淨去皮。搗爛取汁，用蘆薈汁將藥末調和成糊狀，均勻塗抹於創面，外用凡士林油紗覆蓋以保持創面濕潤，採用無菌敷料包紮，每日換藥1次。

【療　　效】治癒：潰瘍面癒合，結痂脫落，上皮生長，皮膚正常或有色素沉澱；

好轉：潰瘍面縮小，分泌物減少，潰瘍邊緣有新鮮肉芽組織生長；

無效：用藥前後潰瘍面無變化甚或擴大。

運用金黃糊外塗治療71例。其中痊癒43例，好轉21例，無效7例，總有效率為90.14%。

【典型病例】霍女士，58歲。主訴：雙足燙傷後潰爛腫脹1月餘。患者有糖尿病病史10餘年。查：右足跟部見6cm×5.5cm皮膚壞死，皮下組織缺損，部分蹠筋膜外露；左足跟部見5.7cm×4cm皮膚壞死，有腐肉惡臭。查空腹血糖：18.1mmol／L，查血常規：WBC 13.4×10^9／L，N 82%。遂診斷為「糖尿病併發足部潰瘍」。全身治療給予降血糖，營養支持治療。局部經用本方治療3週後潰瘍面癒合出院。追蹤1年未復發。

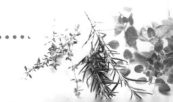

複方川黃馬錢膏治療腰痛

【病症及藥理介紹】

腰痛是指以腰部疼痛為主要症狀的病症，可表現在腰部的一側或兩側。腰痛通常因勞累過度，腎氣虧損，風寒濕邪，外傷致氣血瘀滯等引起。由風寒濕邪及外傷所致的腰痛，以急性腰痛多見，治則以祛風除濕、散寒、活血化瘀、通經活絡為主；病程久者，反覆發作的慢性腰痛，以腎虛為主，治則以溫補腎陽、強筋骨為主。

這裏所講的複方川黃馬錢膏選藥即是標本兼治，對外傷、腎虛、風寒濕痹或病久所致瘀血腰痛的療效均有效，此外還併有補腎壯腰、溫經散寒、化瘀血、通經止痛之功效。方中杜仲是補腎強筋之要藥，川烏、草烏祛風除濕，散寒止痛，麻黃散風寒，蒼朮燥濕。上藥合用祛風除濕，溫經散寒之力更強；當歸、川芎、大黃、乳香、沒藥、紅花合用有活血破瘀之功效；麝香、生馬錢子、全蟲、蜈蚣、土元合用共助通絡止痛之功。以上各藥合用，相得益彰，共奏補腎強腰、溫經散寒、通經絡止痛之功效，因而治療腰痛可獲良效。

【方　　劑】杜仲15g，川芎15g，大黃30g，生馬錢子30g，川烏15g，草烏15g，麻黃10g，當歸15g，紅花30g，全蟲15g，蜈蚣5條，土元15g，蒼朮20g，乳香15g，沒藥15g，麝香1g，香油1000毫升。

【製用法】將上述前諸味藥物（全蟲、蜈蚣、土元、麝香除外）炸黃去渣過濾，再熬製滴水成珠後緩慢加入黃丹400～500g。邊下邊攪再熬30分鐘後加入全蟲、蜈蚣、土元、麝香藥末攪勻收膏即可。

操作時，將上述熬好的藥膏10g分佈在塑膠薄膜上，粘敷在腰痛點上即可，3天換一次藥。

【注意事項】皮膚破損者、孕婦、局部過敏者勿用。

【療　　效】痊癒：疼痛消失，肌肉緊張與痙攣消失，腰部活動恢復正常，無壓痛點，可以恢復原來工作；

顯效：腰背活動正常或基本正常，腰部無壓痛或壓痛輕微，工作與生活不受影響。疲勞後偶現輕度酸痛；

有效：疼痛明顯減輕，腰活動受限顯著好轉。可以參加輕度工作；

無效：症狀與體徵改善較少或無改善。

應用該法治療174例患者中，痊癒97例，顯效51例，有效21例，無效5例。

【典型病例】許先生，41歲。患者由於經年勞累，患腰病3年。曾嘗試過牽

引、服藥等多種治療方法均未根治。後經採用複方川黃馬錢膏敷貼腰部治療2週後，即獲痊癒。追蹤半年未復發。

複生膏治療褥瘡

【病症及藥理介紹】

褥瘡即「席瘡」，因軀體久著席褥而生瘡，故得名。此症多見於昏迷、半身不遂或下肢癱瘓等長期臥床病人，好發於易受壓迫及摩擦部位如尾骶部、臀部等。長期以來，雖治療方法甚多，但療效不佳。

這裏介紹的複生膏方中水蛭、紅花、當歸可活血，改善微循環，並可抗感染；桑寄生、續斷、雛雞、象皮等可補肝腎，通經絡，促使氣血生化旺盛，促進創面癒合。需指出的是，在治療過程中，家屬應加強患者的護理，勤翻其身，改變睡姿，並加強其營養，避免局部長期受壓。

【方　　劑】桑寄生18g，續斷18g，紅花30g，當歸30g，象皮粉30g，雛雞200g，水蛭粉18g，清油1000g，廣丹100g。

【製用法】先用清油將當歸、雛雞、桑寄生、續斷、紅花浸泡2週後，放入鍋內炸熬約2小時，待藥成黃焦色為度，過濾取液，將廣丹納入，熬至滴水成珠，待溫度降至約70℃時，再入象皮粉、水蛭粉攪勻備用。

使用時根據褥瘡大小將上藥攤於略大於褥瘡的乾淨厚實無菌的牛皮紙上約1mm厚。根據褥瘡輕重狀況，儘量早期給予複生膏，嚴密覆蓋創面，每日換藥一次，如有組織及筋膜壞死者，可先行剪掉，待清潔消毒後再予膏藥外敷。

【療　　效】痊癒：瘡面癒合、新生上皮組織覆蓋創面；
顯效：瘡面雖癒合，但新生上皮組織出現水皰。
122例患者平均治癒時間為17天，其中最長25天，最短1週。

【典型病例】劉先生，70歲。平素喜飲酒，有高血壓史5年。曾因突發腦中風，致右半身癱瘓、言語不清3個月。在醫院治療未見確切療效，併發褥瘡感染。查可見患者雙臀部有5～8cm潰爛處，表皮部分脫落，有明顯滲出物，部分組織壞死呈黑色，味臭，診為褥瘡。先將壞死組織清除後，即用複生膏外敷治療，17天後瘡面癒合。

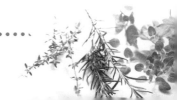

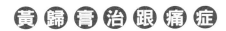

黃歸膏治跟痛症

【病症及藥理介紹】

　　所謂跟痛症即腳跟疼痛症，是中老年多發病，多與勞累過度、腎氣虧虛有關，同時外感風寒濕邪，閉阻經脈，瘀滯則痛，根據其發病機制治以疏通經絡、溫經散寒為主。據此研製成黃歸膏治療跟痛症效果理想。其主藥是大毒且溫的藤黃，再配以溫經散寒的丁香，同時佐以活血化瘀的當歸、血竭、冰片，再配合重手法，故能消骨刺、通經絡、散瘀結、止痹痛。從而達到治療跟痛症的目的。

【方　　劑】 藤黃100g，當歸100g，丁香20g，血竭10g，冰片30g。

【製用法】 將上藥粉碎後用麻油調成膏狀待用。

　　施用時讓患者俯臥於床上，屈膝90°，術者一手握住患足作背屈固定，用另一手小魚際處揉跟腱周圍滑囊7～8次，把待用的黃歸膏適量用膠布固定跟腱周圍，3～4天更換一次。

　　以跟下痛為主症的，採用牛角按壓足跟部6～7次，再用牛角擊打足跟部5～6次後用黃歸膏外敷即可。

【療　　效】 顯效：腫脹、疼痛完全消失，恢復正常行走和工作；

有效：在行走或蹬高時仍有輕微疼痛；

無效：疼痛症狀和體徵無改變。

經臨床驗證104例患者中，有效88例，無效16例。

【典型病例】 文女士，45歲。患者自述患足跟痛4個月，在某醫院治療後也未治癒，後採用黃歸膏外敷治療1週後，痛感基本消失，繼用1週獲癒。

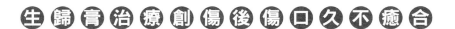

生歸膏治療創傷後傷口久不癒合

【病症及藥理介紹】

　　創傷後或手術後傷口久不癒合為臨床常見病、多發病。特別是在基層醫院無專業外科醫師，對各種創傷不能充分估計，處理不當，盲目實施手術，導致術後傷口皮膚及肌腱軟組織壞死，以至於骨質外露；或無皮瓣移植手術條件，而以簡單的黃紗條傷口換藥，造成傷口遲延或久不癒合，給患者造成痛苦及經濟負擔。

　　在臨床上採用生歸膏治療創傷不癒，可改善傷口局部血運，促進組織代謝及修復，從而達到臨床治癒效果。此膏全由中藥熬煎而成，有一定的抑菌作用，改善局

部血運，傷口肉芽組織及上皮生長迅速。骨面上可長出骨肉芽，將暴露的骨面覆蓋，肉芽面上可長出皮，新生上皮可向心和離心兩方面生長，將不癒合傷口覆蓋。用此膏藥後創面分泌物黏稠，傷口分泌物中含有大量的溶菌酶，吞噬細胞數量增加，吞噬能力增強，這樣就提高了機體防禦免疫及抗感染能力。癒合後傷面瘢痕薄，彈性好，黏連少，皮色接近正常，很少發生萎縮，故在基層無皮瓣移植器械及手術條件可採用此法，使不癒合的傷口達到癒合，且此膏操作簡單，不需要嚴格的無菌操作，攜帶方便，在基層醫院值得推廣。

【方　　劑】當歸60g，生地120g，沒藥60g，合歡皮60g，白芷20g，紫草40g，象皮60g，乳香60g，麻油250毫升。

【製用法】將上藥一起放入藥鍋內，慢火煎枯去渣，再加入黃醋120g，白蠟60g，血蠍15g，共煎至滴水不化成膏，置入塑膠容器備用。

　　使用時先用無菌藥棉將傷口壞死及潰瘍分泌組織蘸乾，能見鮮血最好，然後將此膏均勻塗於無菌藥棉貼於傷口包紮，隔日一次。傷口癒合後仍再敷幾次生歸膏以促進其生肌固皮。本膏藥以生肌長肉為主，對於傷口嚴重或壞死及潰瘍組織較多者先加祛腐之品，待壞死組織及潰瘍組織去掉再用生歸膏使傷口收斂癒合。如傷口肉芽相對於皮生長過快，可暫緩使用此藥，將傷口用3％生理鹽水紗布濕敷，保證肉芽與皮膚同時生長，使傷口早期癒合。

【療　　效】本膏活血化瘀、潤膚生肌，適應面廣，174例患者，均改善局部血液循環。

【典型病例】季先生，41歲，因山場炸石，炸傷左手及前臂，因拒絕手術治療，於當地醫院換藥數次。手指部及腕部仍有大量潰瘍組織，皮膚缺如，不見新肉形成，傷口不癒合。查：左手中、環指、指蹼處各有4cm×3cm、3cm×2cm大小面積皮膚缺如，潰瘍組織分泌物較多，左腕掌橫紋近端有8cm×6cm大小面積皮膚缺如，傷口肉芽情況較差。創傷口不癒合，遂採用本膏外敷。半月後傷口基本癒合。爾後換藥三次，予以中藥熏洗，進行功能鍛鍊，半月後其手指及腕關節功能均優，傷口皮膚瘢痕彈性好，質地薄，患者表示滿意。

面膜散治療面部痤瘡

【病症及藥理介紹】

　　痤瘡是皮膚科常見病之一，多發生於青年男女面部，不但影響美觀，處理不當

還會遺留小凹狀瘢痕。痤瘡屬於中醫學的「粉刺」，又稱「暗瘡」。中國傳統醫學認為本病的形成是由於肺熱血熱或腸胃濕熱或脾氣不健，運化失調，水濕內停，鬱而化熱，致使濕熱相搏，蘊阻凝滯肌膚而發病。由此可知濕熱乃患病之根本。因此治則以清熱燥濕為主、消腫療瘡為輔。

採用面膜散治療面部痤瘡，療效滿意，具有清熱燥濕之功效。方中黃連、大黃、苦參為主藥，以土茯苓解毒除濕，天花粉解毒消腫，生甘草清熱解毒。此幾味共助主藥清熱除濕之功；白芷辛溫，燥濕消腫，硫黃酸濕，外用解毒療瘡，此外，二藥性溫可防止藥苦寒太過，濕凝難除之弊，白及乃寒涼苦泄之品，可消腫生肌，又質黏而澀，有黏合藥粉的作用。諸藥配合共奏清熱燥濕、消腫療瘡之效用。

由於面膜是通過面部皮膚吸收而發揮治療作用的，所以使用前要用溫水、肥皂清洗患處，在藥糊處貼塑膠膜，以使面部血管擴張，血流量增加，保持藥糊的溫度和濕度，增加皮膚滲透性，更好地促使藥物吸收，發揮治療作用。此方具有配方容易、操作簡便、藥價低廉、療效可靠、無副作用等優點，值得推廣使用。

【方　　劑】黃連120g，大黃120g，土茯苓100g，天花粉120g，甘草80g，苦參120g，白芷100g，白及100g。

【製用法】將上藥共研成細末，過80目篩，加入硫黃粉80g，再按2：1的比例加入醫用澱粉，即為面膜散。

操作時囑患者用溫水、肥皂洗淨面部後仰臥再取面膜散60～80g，加開水調成糊狀，用敷料遮蓋好口、眼部，然後將藥糊敷在面部厚約4～5 mm。再用軟塑膠薄膜貼在藥糊外，用手輕拍數下。注意要保持鼻孔通氣順暢。待40分鐘後，揭去塑膠膜，用壓舌板刮掉面膜，再用乾毛巾擦淨面部即可。

同時還需囑患者治療當天不許再洗臉，少吃辛辣、肥甘之品，多食蔬菜，保持睡眠充足。隔日治療一次，7次為一療程，治療3個療程即可。

【療　　效】治癒：皮損全部消失，無新痤瘡出現；
好轉：皮損2/3以上消退，新生痤瘡明顯減少；
無效：皮損無明顯變化，新生痤瘡較前無明顯減少。
臨床驗證55例患者中，治癒21例，好轉24例，無效10例。

【典型病例】蘇小妹，16歲。患者於一年前面部起黑頭粉刺。因學習時間緊，未予治療，後出現紅丘疹，頂部有小膿瘡，曾去某醫院治療，服用西藥月餘未見明顯效果。檢查患者面部有較密集的紅丘疹，小如粟粒，大如赤豆，兼見黑頭粉刺，以前額及兩頰最為明顯，且前額、兩頰有狀如蠶豆大小的炎性結節十幾個。診斷：尋常痤瘡。予以面膜散治療2個療程即痊癒。追蹤半年未復發，患者對療效十分滿意。

二藥糊外敷治療腮腺炎

【病症及藥理介紹】

腮腺炎是由腮腺類病毒引起的急性呼吸道傳染病，好發於冬春兩季，兒童多見，本病以發熱及腮腺腫痛為特徵。採用二藥糊外敷患處，既經濟又有效，現介紹如下。

二藥糊方中，紫花地丁味苦、性寒，有清熱解毒、消腫散結之功效，中醫譽其為癰腫疔毒通用之藥，歷來為紅腫熱痛之常用藥。現代藥理研究證明：該藥有明顯抗菌作用，並有確切的抗病毒作用。蒲公英味苦、甘，性寒，可治一切疔瘡之紅、腫、熱毒諸症，可服、可敷，頗為應驗。該藥對金黃葡萄菌、鏈球菌、卡他球菌均有效，並激發機體免疫功能，增強機體抗病能力，中醫理論認為該藥為清熱解毒、利濕之要藥。以上二藥所構成的高滲環境，可透過滲透而消除患處腫脹，此藥方效果顯著，且經濟簡便，故宜於推廣。

【方　　劑】鮮紫花地丁100克，鮮蒲公英100克（乾品20克）。

【製用法】將紫花地丁及蒲公英鮮品搗爛為糊，用兩層紗布包裹好，展平敷於患處，或將乾品配以雞蛋清調為糊狀，同上法敷於患處，每日早、晚各一次，每次半小時，1週為1個療程，一般2～3天腫脹減輕，5～7天可痊癒。

【療　　效】用該方治療52例，其中痊癒48例，有4例未堅持而改用他法治療，總有效率為100%。

【典型病例】李小弟，7歲。患腮腺炎半個月，經打針、吃藥未見效，予以該方外敷1週後即癒。

祛痛散外敷治療骨關節病

【病症及藥理介紹】

骨關節病的主要症狀為關節肌肉疼痛、腫脹、麻木、屈伸不利等。主要致病因素為多感受風、寒、濕、勞損、外傷等，以致引起氣血凝滯，不通則痛，氣血運行不暢，經脈失養則關節屈伸不利。濕留關節多有腫脹、麻木。採用中藥驗方祛痛散外敷治療骨關節病取得了較好療效。

祛痛散方中以川烏、草烏追風祛寒止痛；當歸、紅花、乳香、沒藥、川芎活血通經，消腫止痛。現代藥理研究證明，肉桂氣味芳香，主要含桂皮油，外用能促進

皮下血液循環，有鎮痛解痙等作用。根據不同患病部位辨證加減藥物配方，外加紅外線光照射，透過加熱進入人體皮膚及筋骨之間，能有效地改善血液循環，疏通經脈，調和陰陽，助藥力直達病所，標本兼治，祛邪外出，臨床驗證後，效果較好。

【方　　劑】川烏30g，草烏30g，乳香30g，沒藥30g，當歸30g，川芎15g，紅花15g，肉桂6g。

【製用法】將上述諸藥烘乾研成細粉，裝瓶備用。根據患病部位，可隨症加減藥物配方：腰部加獨活、寄生、狗脊、威靈仙；膝關節加麻黃、桂枝、獨活、秦艽；關節紅腫加黃柏、蒼朮，去麻黃、桂枝；腱鞘炎加梔子、大黃。使用時以白酒或75％酒精調稀糊狀即可應用。在病患局部用大於疼痛範圍的無菌紗布外敷，塗約1cm厚的藥糊，上面蓋一層薄塑膠紙，以保持一定的濕度，用遠紅外治療儀照射30～60分鐘，距離不可太近，以免燙傷皮膚。一日一次，15天為一療程，連續治療2～3個療程。

【療　　效】顯效：疼痛症狀消失，關節活動自如；

好轉：疼痛消失，關節活動屈伸不利；

無效：治療前後症狀無明顯改善。

74例患者全部好轉。

【典型病例】柳先生，38歲。1年前患腰部疼痛，經推拿則緩解，遇陰雨寒涼症加重。經用多種中藥，症狀時輕時重。用祛痛散加獨活、寄生、狗脊、威靈仙外敷治療，並用遠紅外治療儀照射30分鐘，一日一次，連續治療1個月後獲癒。

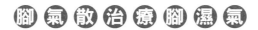

腳氣散治療腳濕氣

【病症及藥理介紹】

腳濕氣，俗稱「爛腳丫」，表現腳多汗、腳臭、腳丫糜爛等。雖不是大病，但給人們生活帶來一定影響。濕氣一般由濕熱或真菌感染所引起，以腳汗臭、爛腳丫、腳癢為突出症狀。

採用自製腳氣散治療腳濕氣療效較好。方中生大黃性味苦寒，具有攻積、瀉火、除濕之功；黃芩性味苦寒，有清熱燥濕之效；明礬末味酸、澀，性寒，具有殺菌、消炎、固澀作用；熟石灰性味辛溫，具有較強的殺菌、消炎、收斂作用。上述諸藥合用共奏殺菌消炎、燥濕收斂等作用。該方具有用藥省、方法便、見效快等特點，故值得一用。

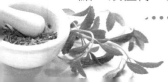

【方　　劑】生大黃500g，黃芩200g，明礬末200g，熟石灰（經風化後粉狀物）100g。

【製用法】先將前兩味藥研細，再同後兩味藥過80目篩，混勻，裝瓶備用。

　　先將腳用溫水清洗乾淨，然後取藥粉適量撒在患部，用塑膠袋套在腳上，再取藥粉約10g左右置入腳心部位，然後將塑膠袋套住全腳，避免藥粉滲入鞋內，將襪子穿上即可。一般用藥2小時後見效，3天後症狀明顯改善或消除。

【療　　效】73例患者治癒34例，好轉35例，無效4例。

【典型病例】宋小姐，26歲。患腳濕氣3年，用各種藥膏治療後均未得以根除。後採用該方治療3天後症狀消除，繼用5天鞏固療效。追蹤2年未復發。

皮康液外敷治療傳染性濕疹樣皮炎

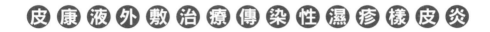

【病症及藥理介紹】

傳染性濕疹樣皮炎是由細菌毒素引起的一種自體敏感性皮炎，常發生於破潰的膿腫、潰瘍、瘺管、外傷感染創面周圍等，其致病因素與瘡面處理不當或包紮過緊不通氣等，使細菌毒素向周邊擴散有關。

皮康液方中利福平對多種細菌及毒素有殺滅作用，黃柏有清熱燥濕止癢的功效。二者合用療效增強，並對原發病的治療起到了提高療效、縮短病程的作用。本療法經多例臨床驗證後，無任何毒副作用，且其配方簡單，療效也較好。

【方　　劑】利福平膠囊內藥麵10粒（1.5g），250毫升10％黃柏溶液。

【製用法】將利福平藥麵倒入黃柏溶液內搖勻備用，即成皮康液。在治療原發病的同時，用浸潤過上述藥液的紗布覆蓋原發病瘡面及周邊皮損瘡面，外用消毒紗布包紮。1～2天換藥1次。

【療　　效】治療77例患者一般用藥後第二天症狀開始減輕，用藥3～5次即可痊癒。如原發病不癒者，繼續治療原發病，如有復發，再用本方仍有效。

【典型病例】甘先生，37歲。由於做瘺管手術後，傷口包紮過緊導致創面周圍感染。予以上方外敷貼藥1週後症狀大部消失，繼用3天獲得痊癒。

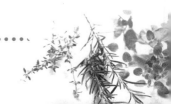

紫草乳沒膏外治臁瘡

【病症及療法介紹】

臁瘡為生於小腿下1/3的內外側部位，即踝骨上3寸內臁或外臁部的一種慢性潰瘍。其特點是經久不癒，難以收口，或雖經收口，每易因損傷而復發，是下肢靜脈曲張的常見併發症。

應用紫草乳沒膏藥貼敷患處，收到較好療效，現介紹如下。

【方　劑】 生沒藥、紫草、蓖麻仁、生乳香、白芷各20g，紅花15g，血竭12g，黃丹130g，香油250毫升。

【製用法】 先將香油放入鐵鍋內，用文火燒開，把蓖麻仁、紫草、白芷、紅花投入油內炸枯，過濾去渣。將油重放鍋內；再把乳香、沒藥、血竭入鍋。待其熔化盡，最後將黃丹徐徐撒進油內，並取尺許長的新槐枝旋轉攪拌，熬至滴水成珠不散，指捻軟硬適宜為度；最後將油膏傾入冷水盆內浸泡一晝夜以去火毒，即可取出備用。

操作時先將患處用桃枝、艾葉洗淨污穢，熱水，再按瘡面大小，將膏藥熔化攤於白平布上，貼於瘡面，每週換藥一次。另外需注意，治療期間忌食發物及久站，並適當休息以利於治療。

【療　效】 43例患者臨床顯示一般敷藥幾個小時後，便有黃色毒水外流，黃水多於數日內流盡，可知濕毒已除，即能獲癒。

【典型病例】 杜先生，71歲。因患腦中風偏癱臥床多年，1月前頸部出現臁瘡一塊。查：臁瘡面為3cm×4cm瘡口深陷，肉色紫、紅、邊緣高，小腿浮腫。予以方中膏藥外敷治療1個月，欣獲痊癒。

三生蒿膏治療腰椎間盤突出症

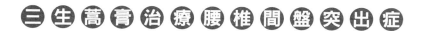

【病症及藥理介紹】

腰椎間盤突出症，其病因是由於腰椎的退化性改變，腰椎間盤退化性——骨化——纖維環破裂——髓核突出壓迫神經根或硬脊膜囊所致，外因常為腰部損傷。

中國醫學腰椎間盤突出症屬「痹症」範疇。其發病主要為風、寒、濕邪侵襲機體時久所致。《素問‧痹論》曰：「風寒濕三氣雜至，合而為痹」，「所謂痹者，各以其時重感於風寒濕者也。」

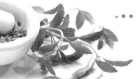

現代醫學認為腰椎間盤突出症是由於腰椎間盤的纖維環破裂，其髓核連同殘存的纖維環及覆蓋其上的後縱韌帶一同突向椎管內，壓迫附近的脊神經根，產生以腰腿痛為主要症狀的疾病。該病的病因複雜多樣，臨床表現也不一致，因而在治療上方法眾多。

此處介紹的外用椎間盤膏藥三生蒿膏直接外敷患處及相關經穴，通過皮膚滲透，直達病所，同時藥物刺激局部經絡腧穴可激發全身經氣，在局部產生一定的藥物濃度，刺激神經末梢和特殊感受器，從而促進神經一體液調節，改善各組織器官的功能活動（包括免疫功能），以增強抗病能力和修復能力，發揮其活血化瘀、搜風通絡、消腫止痛、軟堅散結、補腎固本的作用。

【方　　劑】雪上一枝蒿、生南星、生半夏、生川烏各15g；全蠍、炮山甲、三七、生草烏、北細辛、乳香、沒藥、蜈蚣、威靈仙、血竭、蘄蛇各10g；白芥子、白芷、人參、杜仲、麝香各8g；凡士林適量。

【製用法】將上述諸藥研製，攪拌於凡士林內成膏狀即可。

　　此膏藥具有活血化瘀，軟堅散結，搜風通絡，消腫鎮痛，補腎固本之功，用時加熱外敷腰椎病變部位包紮，3天換藥1次，10次（即1個月）為一療程。

【療　　效】痊癒：疼痛消失，無運動功能受限，恢復正常的工作和活動；

顯效：偶有疼痛，可適度工作；

有效：症狀有所改善，但仍有疼痛，不能工作；

無效：有神經受壓表現，需進一步手術治療。

69例中，痊癒27例，顯效31例，有效4例，無效7例。

【典型病例】王先生，43歲。患腰椎間盤突出症2年，多方治療未效，後採用本方治療1個月而痊癒。

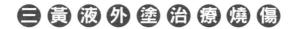

三黃液外塗治療燒傷

【病症及藥理介紹】

燒傷（含燙傷）是外科常見病，其治療關鍵是解決創面的疼痛、水腫、滲出和預防感染。

中藥驗方三黃液以黃連、黃芩、黃柏為主藥，以地榆、紫草為輔製成三黃液，外用對治療燒傷療效顯著。黃連、黃芩、黃柏性寒味苦，有清熱解毒，燥濕利濕之功。現代醫藥研究證明，三黃液不僅有較強、較廣的抗菌作用，而且可以鎮靜、止痛，保護血小板，促進皮下滲液、滲血的吸收；加之地榆涼血、止血、收斂皮膚；

紫草涼血、活血、利濕、減少滲出、消腫、解毒、祛腐生肌。三黃液中五味藥合用，共同起到了鎮靜止痛，消熱解毒，利濕消腫，收斂、保護上皮，增強機體免疫力等功能，臨床效果良好，是治燒傷之良藥。

此三黃液之優點：①暴露法避免了更換敷料時給患者帶來的痛苦；②方藥組成簡單、藥源充足、價格低廉、製作方法簡單、使用方便；③藥液對創面無刺激，患兒易接受；④無副作用，是無傷害治療。

【方　　劑】黃連、黃柏、黃芩、地榆、紫草各適量。

【製用法】將上藥共入水鍋內，取其煎液備用。

　　使用前先將生理鹽水和1：5000雙氯苯脈乙烷液分別沖洗創面，再用紗布輕輕拭淨污垢或異物，保證創面乾淨新鮮。如燒傷深度出現皮膚壞死、蛋白凝固、焦痂形成，等切痂後再用三黃液。創面周邊用碘酒消毒。

　　待燒傷創面清潔新鮮後，取製備三黃液直接塗於創面，或用注射器作創面噴灑，在塗灑過程中，藥液要均勻，塗灑到位。根據燒傷創面情況，多次或2～4小時塗灑一次，在第二次塗灑時，把上次塗灑藥液及分泌物清除乾淨，使新鮮藥液和創面良好接觸，充分發揮藥液功效。對面積較小，且在四肢部位的燒傷，採用包紮法；對面積較大，且在軀幹部位，多採用暴露法。

　　燒傷面積大（指Ⅱ、Ⅲ度燒傷成人在15％，小兒5％以上者），體液會迅速喪失，易引起休克，要積極補充膠品體溶液，保證生命體徵，才能更好地使用三黃液。

【療　　效】治癒：全身症狀消失，創面癒合；

好轉：全身症狀消失，創面未完全癒合；

未癒：症狀未改善，創面感染未控制。

在使用三黃液後，創面疼痛可立即減輕，滲出減少，24小時後創面開始乾燥，5～10天後壞死表皮脫落痊癒。

經用該法治療43例，全部治癒。

【典型病例】丁先生，42歲。因熱水燙傷雙下肢而就診，查為Ⅱ度（淺）燙傷，面積20％。治療：立即清創傷面，用1：5000雙氯苯脈乙烷沖洗創面，至新鮮清潔，周邊碘酒消毒，用注射器噴灑三黃液於創面，無菌紗布覆蓋一層，防蚊蠅叮。用藥後疼痛立即減輕，4小時後換藥，可見創面紅腫減輕，滲出減少，水泡縮小，24小時後換藥，可見創面乾燥60％。治療1週後痊癒。

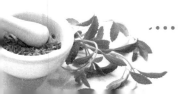

芋艿蒜泥外敷治療癤、癰

【病症及藥理介紹】

所謂癤、癰分別為單個毛囊及鄰近的多個毛囊和周圍組織發生急性化膿性感染，病原菌以金黃色葡萄球菌為主，主要發病原因為皮膚不潔、擦傷、受感染、機體抵抗力下降等。

採用芋艿蒜泥外敷治療癤癰，效果良好。大蒜中含有大量鍺，在體內能誘導干擾素啟動、增強自然殺傷細胞和巨噬細胞活性，從而提高機體免疫功能。芋艿味甘，性平，能軟堅散結、解毒。故芋艿和大蒜合用對癤癰有良好的治療效果。

【方　　劑】取芋艿一個，大蒜四瓣。

【製用法】將大蒜去皮，與芋頭合在一起搗為糊狀，用紗布包裹在患處，每日敷2次，早晚各1次。每次敷貼時間不可過長，自感發熱即可去掉，以避免時間過長引起敷貼部位紅腫。一般連用7天即可治癒。

【療　　效】臨床治療癤、癰39例，用藥3天治癒11例，5天後治療28例，7天後痊癒。

【典型病例】陰小姐，30歲。患癤瘡2個月，經用本方治療5天後即告癒。

複方蝨糊外治銀屑病

【病症及療法介紹】

銀屑病又稱牛皮癬，是皮膚科難治慢性病之一。迄今病因未明，可能與自體免疫功能低下和神經內分泌失調有關。病程漫長，可反覆發作，常遷延幾年乃至數十年。其臨床表現可分為尋常型、膿皰型、滲出型、關節炎型、紅皮病型五種類型。

純中藥製劑複方蝨糊對尋常型銀屑病，膿皰型銀屑病（掌蹠型、泛發型、關節型、紅皮型），以及副銀屑病（點滴型、斑塊型、苔蘚樣型、痘瘡樣型）均有效。

對於皮損範圍較大的患者，本方法確實不便，但目前尚無更好的方法。需要說明的是斑蝨有一定毒性，因此每次使用範圍不超過100cm^2，外敷目的是為了吸毒、拔毒、涼血，使之更安全、更有效。

【方　　劑】全蠍10g，斑蝨100g，蜈蚣10g，麝香1g，紫草90g，車前子20g，金銀花120g，甘草60g，當歸60g，丹皮15g，生地20g，虎杖15g，蟬衣10g，防風10g，大黃6g，雷丸10g。

【製用法】將上藥共研為細粉，然後與清涼油調成糊狀，入瓶備用。

　　操作時先用水果刀片刮斑螯糊一層，塗在皮損部位，厚約5 mm，膠布固定，維持3～5天，取掉紗布，洗淨患處，數日後皮損自行消失，該處一般不再復發。

【療　　效】用該方法治療銀屑病78例，其中痊癒30例，有效19例，好轉24例，無效5例，總有效率為93.6%。

【典型病例】崔小姐，22歲。患銀屑病2年，軀幹部泛紅、四肢散發，曾先後在多家醫院治療未根治，於今年6月來診。予以本法連用1個月欣然告癒，追蹤1年未復發。

白蘚粉外治皮膚感染

【病症及藥理介紹】

皮膚感染是臨床常見的病症，症狀以局部出現紅、腫、熱、痛、癢、滲出、化膿等為主。中醫認為此症主要是毒邪侵入，鬱而成熱，熱盛肉腐所致。

白蘚粉以白蘚皮為主藥外治局限性皮膚感染，療效良好。因白蘚皮性味苦寒，具有清熱解毒、除濕、止癢之功效，故用之療效顯著，藥到病除。

【方　　劑】白蘚皮粉末適量。

【製用法】將感染皮膚用0.9％生理鹽水沖洗乾淨後，將白蘚皮藥末外敷上面，用紗布包好，每日換藥1次。如果局部出現紅腫硬塊，需將表皮刮破滲出血絲再用白蘚皮粉末包紮。並囑患者忌食腥、辣等發物。

【療　　效】用此方治療80例，其中痊癒58例，好轉19例，無效3例，總有效率為96.3%。

【典型病例】季女士，40歲。1個月前不慎左手背外傷，因每天擠奶而後發現局部腫脹，自行外貼獨角膏後，局部形成硬塊，銅錢大面積，一直未消。治療：用0.9％生理鹽水清洗，局部表皮刮破滲出血絲，外敷白蘚皮粉末，以紗布包紮，每日換藥1次，5天痊癒。

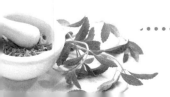

複方雙黃散治療腮腺炎

【病症及藥理介紹】

腮腺炎多呈流行性，一年四季均可發病，但以冬春季為主，兒童為多發人群。腮腺腫大前6天和腫大後9天均具傳染性，病程遷延，可併發腦膜炎，部分病例可併發睪丸炎和卵巢炎。目前無特效治療方法，主要是對症治療和預防併發症的出現。腮腺腫大是本病的主要症狀和體徵，也是疾病是否痊癒的主要指標。

針對其症狀，採用複方雙黃散外敷可以有效地清熱解毒、止痛消腫。該方中冰片清熱解毒；大黃外用能清熱毒、消腫塊；芒硝外用功專清熱消腫；雄黃外用，功專解毒，其性溫，並制他藥之寒涼太過。諸藥合用共奏清熱解毒、消腫止痛之功。藥物經皮吸收主要透過兩個途徑，一是表皮，二是皮膚的附屬器。而影響經皮吸收滲透速率隨身體部位而異。因此，予腮腺部位給藥有可靠的吸收途徑和吸收速率。可使藥物迅速起效，從而達到治療的目的。

【方　　劑】冰片5克，大黃15克，雄黃15克，芒硝15克。

【製用法】以上藥物混合，研細末，裝入小瓶備用。

先用生理鹽水清潔腫大之腮腺處，待乾後將藥物平攤於傷濕止痛膏上，敷貼患處，連貼5～7天，只貼1次，中間不用換藥。病情嚴重者，同時口服西藥維生素C、病毒靈，均每次1～2片，每日3次，連服3天。

【療　　效】顯效：敷藥1～3天，腫大之腮腺消腫，發熱、頭痛、乏力等伴隨症狀消失；

有效：敷藥4～7天，腫大之腮腺消腫，伴隨症狀消失；

無效：敷藥7天後，腫大之腮腺未消腫，發熱、頭痛、乏力等伴隨症狀仍存在或合併出現腦膜炎、睪丸炎等併發症。

經用本法治療患者33例，有效27例，無效6例。

【典型病例】林小妹，6歲。患腮腺炎1週，在醫院治療未效。予以複方雙黃散治療5天後即癒。

定痛散外治帶狀皰疹

【病症及療法介紹】

帶狀皰疹由水痘病毒引起，但未發水痘，卻長期潛伏在脊髓後根顱神經節內、

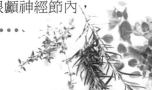

故又名神經根炎。帶狀皰疹的發病誘因常為外感，冬春季多發，過於疲勞、神經過度緊張，此外還有某些藥物，如皮質類固醇、化療藥等。早期易誤診為肋間神經痛、心絞痛、胃腸型感冒等，皰疹出後則易於診斷。

採用純中藥製劑定痛散外敷治療帶狀皰疹療效顯著，製備簡單，實用安全。

【方　　劑】白芷20克，川芎20克，乳香15克，冰片6克。

【製用法】將上藥研極細粉末，以水與甘油各半調成稀糊狀，塗患處，上敷一層紗布後再蓋上一層塑膠薄膜，用膠布固定，早晚各換藥1次，痛輕後1天換藥1次，後隔日1次，直到痛止。

【療　　效】用該方治療患者42例，其中治癒38例，有效4例，總有效率為100%。

【典型病例】江先生，31歲。1月前患帶狀皰疹，痛癢難忍，曾外用藥膏（名不詳）塗抹未效，經用定痛散治療3天後，痛感消失，繼用3天即癒。

複方花酒治療褥瘡

【病症及藥理介紹】

褥瘡是年老體弱、危重、癱瘓等病人常見的綜合併發症，已成為危及病人生命的直接原因，目前已引起各級醫療機構的重視，也得到護理人員的高度重視，然而在家庭護理方面仍有缺陷，仍沒有引起足夠的重視。該病是由於身體局部組織長期受壓，氣血瘀滯，皮膚和皮下組織失去營養供應而形成潰爛和組織壞死。

複方花酒方具有清熱解毒、活血消腫、生肌收斂之功效，使用後效果十分明顯，不妨試之。

【方　　劑】金銀花、紫花地丁各30克，生地、當歸各15克，黃柏、五倍子各9克，45度白酒800毫升。

【製用法】將上藥搗碎，置砂鍋中，加入45度白酒500毫升蓋好，浸泡24小時後，再加入300毫升，煎至400毫升，過濾後備用。按外科換藥法徹底清理瘡面，用6層無菌紗布浸藥液後，擰至不滴水為度，濕敷於整個瘡面上，外用數層無菌紗布覆蓋包紮，每日換藥2次。

【療　　效】27例治療14天後，痊癒瘡面癒合，結痂形成，有效瘡面乾燥，肉芽組織生長，部分結痂形成。

【典型病例】李先生，72歲。腦溢血後遺症，長年臥床不起，腰部成瘡。多方治療，效果欠佳，用此法治療，痊癒。

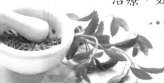

白黑膏外敷治療腱鞘囊腫

【病症及療法介紹】

腱鞘囊腫是發生在指關節或肌腱附近的囊腫，內容物狀如桃膠，故中醫稱為膠瘤，俗稱「筋團子」。本病多發於青壯年，其中女性多於男性。其發病主要是由於勞累過度或局部外傷、勞傷筋脈、痰液凝聚、積而成形。

有人報導用白黑膏外敷治療腱鞘囊腫300例，效果不錯。該方採用白芷、木炭、山梔子、黃酒、紅糖等合成硬膏後加壓外敷，具有溫經通絡、化瘀定痛、燥濕散結之功效，從而使膠瘤迅速吸收消散。

【方　　劑】白芷15克，木炭15克，山梔子25克，紅糖20克。

【製用法】先將白芷、山梔子、木炭共研為細末，再加入紅糖、黃酒適量調合成硬膏備用。

　　使用時將硬膏外用大鈕扣蓋在其上，敷於患處，繃帶加壓綁紮，1週為1個療程，3天換藥1次，1～2個療程即可治癒。

【療　　效】此方具有溫經化瘀、通絡、燥濕散結、定痛的功效。

治癒：症狀、體徵消失，功能正常；

好轉：症狀緩解、體徵消失，短時內無再復發；

未癒：症狀及體徵無改善或反見加劇。

本組病例300例中，治癒291例，顯效9例，總有效率可達100％。

【典型病例】張女士，40歲。自述右足背發現有卵黃大腫塊，局部痠脹不適月餘。查體：右足背可見卵黃大腫塊，觸痛，活動性小，有囊性感，功能受限。診斷：腱鞘囊腫（膠瘤）。治療：用白黑膏外敷患處加壓綁紮，即日局部痠脹感消失，3天後換藥，局部囊腫已消失。為了鞏固療效又敷1次，1週後痊癒。追蹤1年無復發。

內服外貼治療腰椎間盤突出症

【病症及藥理介紹】

腰椎間盤突出症在傳統中醫學中屬「腰痛、痹症」的範疇。該病多由長期的風寒濕邪，跌打損傷，氣血凝滯、肝腎虧虛而致。中醫學認為：「肝主筋藏血，腎主骨生髓」，肝腎虧虛則筋骨失養，腰府不堅。風寒濕邪則乘虛而入，客於皮毛筋骨

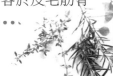

之間，久之筋脈不利，氣血凝滯，加之跌打勞傷，終致筋骨失養而致本症。

據此運用川芎以活血行氣、祛風止痛，川芎為血中之氣藥，具有通達氣血之功效。

方中丹參可活血養血；炮山甲、全蠍可活血通絡，善於走竄，性專行散，直達病灶；熟地、制首烏、菟絲子可滋肝補腎，益精填髓；淫羊藿可補腎補陽、祛風除濕；川續斷可補肝腎、行血脈、續筋骨，獨活祛風通絡止痛；酒大黃可活血化瘀，祛瘀無論新久，行滯走而不守；馬錢子可通經散結、消腫定痛，直達關節，遠勝他藥。該療法雙管齊下，裏應外合，局部用藥配合整體調理，起到活血化瘀、祛風散寒、溫腎固腰、消腫止痛的作用，最終達到標本兼治的目的。

【方　劑】(1)局部外貼方：紅花10克，川芎20克，馬錢子50克，生乳香、生沒藥、生川烏、生南星各30克，獨活25克，透骨草20克，酒大黃50克，骨碎補30克，全蠍20克，土元20克，烏蛇50克，血竭20克，廣丹1000克，松香200克，芝麻油2.5克，冰片25克。

(2)內服藥：川芎200克，丹參250克，熟地300克，獨活200克，雞血藤300克，炮山甲150克，酒大黃100克，淫羊藿150克，川續斷200克，制首烏250克，菟絲子250克，制馬錢子50克，當歸150克，木瓜200克，全蠍120克。

【製用法】(1)將局部外貼方中諸藥血竭、冰片、廣丹、松香除外，清洗晾乾，用芝麻油將其混合，浸泡7天後，以文火煎熬，待諸藥發棕色時，留液棄渣，繼續煎熬，待藥液滴水中不散頭為度，把血竭、冰片末與藥液充分混合後，將廣丹、松香末與藥液均勻攪拌，文火煎熬，等滴水中成膏為度，熄火收膏，分切壓平。切成直徑4釐米，厚0.3釐米的圓形，放置麝香壯骨膏上，貼敷患處及相關穴位（突出局部及雙側腰肌、環跳、風市、委中、血海、陽陵泉等）。7天換藥1次直至痊癒。

(2)將內服方劑中諸藥混合研末，過120目篩，蜂蜜和勻為丸；每丸9克，每次1丸，溫開水送服，每日3次。

【療　效】痊癒：腰腿疼痛、僵硬、麻木感消失，運動自如，影像學檢查，突出部位完全還納，下肢神經反射恢復正常；

顯效：腰腿疼痛不適感明顯減輕，影像學檢查，突出部位大半已還納，下肢神經反射基本恢復正常；

無效：腰腿疼痛不適未改善，影像學檢查，突出部位未還納，下肢神經反射無改變。

治療189例中，1個療程（7天）後，痊癒15例，顯效56例；2個療程後，顯效77例，痊癒41例。

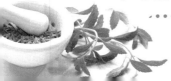

【典型病例】周先生，50歲。主訴：近半年來常覺腰困疼、僵硬。全身乏力，未加注意。因抬麥袋往車上放時，腰部劇痛，坐地不起。診療為急性腰扭傷，經腰部按摩後，口服元胡片、強力天麻杜仲膠囊、炎痛喜康片、地塞米松片等藥後，疼痛稍有緩解，能直起腰，但走十幾米路，便因腰痛而強迫蹲下，遍身出汗，且夜間劇痛，不能入睡。經CT檢查：椎間盤向左後方脫出，確診為腰椎間盤突出症。用上方局部貼敷，7天換藥1次，並配合「固腎活絡丹」，病情大減，換藥3次基本痊癒，5次活動自如。CT複查，脫出部分已全部還納，病告痊癒。

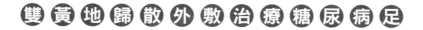

雙黃地歸散外敷治療糖尿病足

【病症及療法介紹】

糖尿病足是糖尿病患者併發的一種損及神經、血管等，以致感染壞死的病變，是糖尿病致殘、致死的重要原因。此病的主要病因是血管、神經病變導致肢端缺血、缺氧，加之外界刺激使肢端皮膚損傷繼發感染而致壞疽，故糖尿病足局部病變存在感染、壞疽、潰瘍三個環節，潰瘍是終末環節，感染貫穿始終。由於糖尿病患者的細胞免疫功能減退，淋巴細胞轉化率低，肉芽組織形成減少，單核巨噬細胞系統活力降低和抗體形成減少等均有利於細菌和真菌感染，因此治療上首先應從整體上糾正全身高血糖狀態。目前透過飲食療法、運動療法、使用降糖藥等治療，絕大多數患者的高血糖狀態可控制。在全身應用抗生素控制感染擴散的同時局部治療起著關鍵的作用，局部用藥可提高局部組織藥物濃度，提高療效。胰島素可促進葡萄糖利用，增加脂肪蛋白質合成；慶大黴素有較強抗菌作用；而採用純中藥製劑雙黃地歸散則具有活血化瘀、改善局部血液循環、收斂傷口、化腐消腫生肌的作用。該療法經臨床驗證，效果不錯。

【方　　劑】大黃50克，絡石藤30克，地骨皮60克，制爐甘石20克，當歸50克，黃連50克，珍珠粉10克，白芷30克，冰片15克。另外，若滲出液多且黃濁加營柏25克，青黛25克；滲出液少且清稀加枯礬15克；Ⅲ度潰瘍加乳香、沒藥各20克。

【製用法】(1)將上述諸藥烘乾，研細末，過80目篩，充分混合後再用紫外線消毒，裝瓶備用。

(2)對於Ⅰ度潰瘍首先用生理鹽水沖洗後，再用胰島素、慶大黴素塗於瘡面，將五黃白冰散均勻敷於患處，消毒紗布繃帶包紮固定，隔日換藥1次；

(3)對於Ⅱ度潰瘍先行清瘡除去壞死組織後，雙黃連沖洗（雙黃連粉針600毫克×4支溶解於250毫升生理鹽水中），瘡面上用慶大黴素、胰島素均勻噴灑，用五黃白冰散均勻敷於患處，消毒紗布繃帶包紮固定，每日換藥1次；

(4)對於Ⅲ度潰瘍先行清瘡除去壞死組織後，用滅滴靈沖洗，再用鹽水紗條（生理鹽水浸泡）引流，將五黃白冰散敷於潰瘍面上，最後用消毒紗布繃帶包紮固定，每日換藥2次。

【療　　效】臨床痊癒：潰瘍結痂並脫落，局部組織完全修復；

顯效：潰瘍面收縮率大於50％；

有效：潰瘍肉芽健康生長，潰瘍變淺，潰瘍面收縮率大於30％；

無效：潰瘍面無縮小或有擴大。

驗證治療36例患者中，治癒17例，有效15例，無效4例，總有效率為88.9％。

【典型病例】孫女士，58歲。患左下肢潰瘍10年，經外用中西醫治療數次，均未癒。現左下肢潰瘍面積約20釐米×10釐米，深達骨膜，邊緣不整，瘡面腐爛，惡臭，周圍皮膚變硬，顯紫黑色，經用雙黃地歸散治療25天後獲癒。追蹤6個月未見復發。

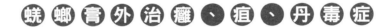

蜣螂膏外治癰、疽、丹毒症

【藥理介紹】

蜣螂又名「屎克郎」、「鐵甲將軍」、「推丸」等。其性味鹹寒，有毒，歸手足陽明經、厥陰經，具有定驚、破瘀、通便、攻毒之功效，治驚癇、癲狂、噎膈、反胃、腹脹便結、淋病、疳積、血瘀、瘻漏、疔腫、惡瘡等。民間有用蜣螂製成膏藥外用治療癰、疽、丹毒等症，試之臨床效佳。

【方　　劑】蜣螂2隻。

【製用法】將蜣螂烘乾研粉，麻油拌之成膏狀，使用時取適量藥膏塗至瘡面，為防止沾汙衣物，可用紗布包紮。每日換藥1次，一般3天治癒。

注意：伴有全身症狀時需配合內服清熱解毒藥；已成膿者，需配合切開引流。

【療　　效】13例治癒11例，2例無效。

【典型病例】李女士，48歲，左小腿皮膚擦傷後3天，出現局部大面積紅腫熱痛，無明顯全身症狀。西醫診斷為「急性網狀淋巴管炎」，建議住院靜滴抗菌素治療，未同意而採用蜣螂膏外敷治療，3天後即痊癒。

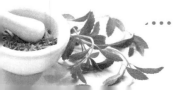

紫草油外塗治療褥瘡

【病症及藥理介紹】

　　褥瘡是長期臥床病人最常見的併發症之一，也是護理工作中的一大難題。褥瘡是由於局部組織長期受壓，持續缺血缺氧，使經脈瘀滯不暢，肌膚失養，繼則熱盛肉腐致組織潰爛壞死而成。採用一般的外科換藥加紅外線照射，恢復較慢，效果欠佳。採用中西藥結合治療的方法，試用自製中藥紫草熬油覆蓋瘡面，治療Ⅱ、Ⅲ度褥瘡，療效顯著。紫草為紫草科多年生草本植物，味甘性寒，其具有涼血、活血、解毒、生肌功效。現代藥理研究證明，紫草具有抗菌消炎作用，能促進外周血液循環。紫草油外敷治療大面積褥瘡，可祛腐生肌、活血收斂，促進新鮮肉芽組織的增生，形成保護膜，而達到潰爛面早期癒合的理想效果。製成油劑，不但可減少換藥時的疼痛，還能防止結痂，使癒後不產生瘢痕攣縮和增生，此舉將大大縮短病程。同時配合周林頻譜儀照射，可使局部組織微血管擴張，血流加快，加速炎症產物及代謝產物的吸收，改善病灶局部的血液循環，保持瘡面乾燥，減少滲出，有利於組織再生和修復。護理中應注意，嚴格按褥瘡的護理原則執行，勤翻身，褥乾燥。照射前後的兩遍清洗消毒很重要，照射前的清洗易把脫落的壞死潰爛組織清洗淨，有利於提高照射的效果和促進血液循環；照射後的清洗消毒，有利於藥物的吸收。

【方　　劑】紫草250克，豆油500毫升。

【製用法】將紫草入豆油中，浸泡24小時，用武火煮開10分鐘，轉為文火溫20分鐘（煮的過程中要不停地用筷子翻動），之後將熬好的紫草油用網過濾，將藥渣濾掉，最後將紫草油盛到無菌蓋杯中備用。

操作時先將褥瘡患處皮膚以及潰爛的組織瘡面用0.9％的無菌生理鹽水清洗，再將已壞死組織清洗掉，用1％～3％的過氧化氫溶液棉球、0.9％無菌生理鹽水棉球以及0.9％的無菌生理鹽水配慶大黴素30萬μ的液體棉花各塗擦一遍，最後用0.9％的利凡諾棉球擦淨後蓋一層無菌紗布，用頻譜治療儀照射30分鐘，1天1次。用同上的方法和溶液再消毒擦拭1遍後，敷上紫草油紗布包紮。潰爛期每天換藥2次，肉芽生長期每天換藥1次，恢復期隔日1次。

【療　　效】治癒：瘡面癒合，結痂脫落；

有效：瘡面縮小，邊緣有新鮮肉芽組織生長；

無效：治療前後瘡面無變化或惡化。

52例治癒7例，有效39例，無效6例。

【典型病例】何女士，65歲，因患中風後遺症，臥床不起17年，近2年來，背

部、脊柱及尾骶長期受壓，皮膚發紅，紫黯，逐漸形成黑色腐肉，出現局限性淺表潰瘍，潰瘍面積逐漸增大，繼發感染，於1週前無明顯誘因，出現高熱，體溫達38.9℃，入院時，其尾骶部可見一面積約6cm×7cm、深達骨膜的褥瘡，瘡面潰爛腐臭，肩胛部、臀部、腳跟部瘡面均為Ⅱ、Ⅲ度潰爛，並有黑色結痂的壞死組織。入院後給予徹底清瘡，常規抗炎及支持治療，並用本法施治，每天進行1次，連用1週後，可見分泌物及壞死組織消散吸收，局部新鮮肉芽組織長出，瘡面縮小，遂改為1天1次，1週後，新鮮表皮長出，少許疤痕組織形成，換為隔日1次，直至痊癒。淺表瘡面10天癒合，深處1週癒合。

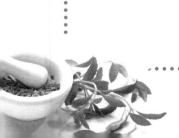

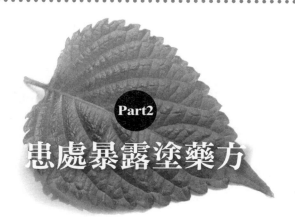

Part2
患處暴露塗藥方

黃蜂油膏外塗治療體癬

【病症及藥理介紹】

體癬主要由真菌侵襲肌表所致，此症病程較長，治療棘手，速癒較難，因其外形近圓，狀若錢幣，故中醫又稱其為「圓癬」、「錢癬」。《諸病源侯論》認為：「此由風濕邪氣，客於腠理，復值寒濕，與氣血相搏，血氣痞澀……」而致。依據皮膚脫屑，丘疹滲液，鏡檢有真菌，病機當為濕蟲客於肌膚，阻於肌表脈絡，血不榮膚，化燥生風而致。其因乃「濕」與「蟲」，其果乃「燥」與「風」。治療以燥濕殺蟲，潤燥搜風為原則。

中藥膏劑黃蜂油膏方用雄黃、輕粉燥濕殺蟲；蜂房通絡搜風；蛋黃油濡膚潤燥；冰片用以防腐，並助加諸藥透達藥性。上述諸藥合用邪正兼顧而兼暢其絡，共奏祛濕殺蟲、潤燥除風之功，故爾收效顯著。

【方　　劑】輕粉5克，雄黃50克，露蜂房20克，冰片2克，蛋黃油（適量）。

【製用法】將前四味藥物研細粉，混合均勻後裝瓶備用，注意密封。使用時煉取新鮮蛋黃油適量，將所製藥粉調成稠膏狀，塗於皮損局部，每日2次，10日為1個療程。

【療　　效】採用本法治療48個病例中除2例因故未堅持治療外，其餘46例全部於兩個療程內治癒。

【典型病例】尤先生，45歲，自述右下肢脛前部擴張性環狀皮損，伴瘙癢、脫屑4年。查體可見右下肢脛前部有一約10釐米×7釐米之皮損，皮膚粗糙，有搔抓痕跡，皮損邊緣有丘皰樣小疹，瘙癢，表面有鱗屑。經用氫氧化鉀塗片鏡檢所示：真菌（＋）。遂予確診，即用「黃蜂油膏」外用。2天後局部丘皰疹破損，溢出黃水，痛癢加劇，繼用該藥，癢痛漸消，10天後屑淨、癢止、膚平，

唯皮損區皮色稍黯，繼用該藥1週，獲癒。1年後追蹤，未見復發。

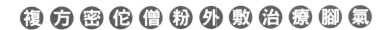

複方密佗僧粉外敷治療腳氣

【病症及療法介紹】

腳氣是皮膚科的常見病，其內因多為脾胃兩經濕熱下注；外因多為水漿浸漬，感染濕毒，或使用公共足盆、拖鞋，或於水池洗足而相互傳染。尤以常穿膠鞋、塑膠鞋、球鞋者為多發，究其病因，為濕氣裹於鞋內不得外泄揮發，濕濁浸淫，使足底趾間奇癢、糜爛、發臭。運用複方密佗僧粉治療腳氣能收到燥濕氣、防腐爛、斂潰面、除臭氣、治根本的圓滿效果。這主要是由於腳濕氣的致病因素多在於外因，故排除外因，疾病就不再復發。特別對糜爛型腳氣的治療效果顯著，罨入複方密佗僧粉即見潰面乾涸結痂，癢、臭亦除。部分患者用藥1次即癒。該方以見效快、療程短、無副作用、效果穩定、臻於根治的特點，深受患者歡迎，可謂目前中西醫治腳氣的最佳捷法。

【方　　劑】密陀僧100克，枯礬50克，松香30克，樟腦20克，輕粉15克，冰片8克。

【製用法】將上述諸藥共研至極細末裝入瓷罐中密封。用時挑藥末少許乾撲患處，每日早晚各1次。

【療　　效】糜爛型47例中用藥2次後全部顯效（症狀明顯好轉），22例1週後全部痊癒（症狀消失，追蹤6個月無復發）；水皰型11例用藥1週全部顯效，2週後痊癒5例；脫屑型用藥3週後顯效1例，痊癒1例。總有效率95%；總治癒率為85%。

【典型病例】李先生，20歲。患腳氣病已有兩年，平素喜穿球鞋，運動量大，常出腳汗，鞋內多潮濕。經查用多方治療，屢治不能根除；兩腳趾間糜爛、發臭。遂採用複方密佗僧粉外敷治療，並囑其每日洗足，勤換鞋襪，3天後痊癒，追蹤半年未見復發。

牛肉貼片治療帶狀皰疹

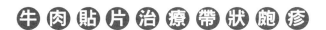

【病症及療法介紹】

帶狀皰疹，中醫常稱之為「蛇串瘡」、「纏腰火丹」，是由水痘──帶狀皰疹

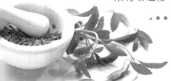

病毒感染後引起的同時累及皮膚和神經的常見皮膚病，好發於脅肋、顏面以及腰腿部，沿著一定的神經區域出現紅斑和丘皰疹，並伴有發熱和神經痛。中醫認為此病的發病根源在於濕熱，或肝膽濕熱，或脾胃濕熱，或二者兼而有之。故治則以利濕瀉熱為基準，輔以清瀉肝膽、健脾、化瘀。

用生牛肉片外敷治療此病療效顯著。生牛肉甘平補脾，化濕消腫，如《本草綱目》所載：「生牛肉能養脾胃……消水腫，除濕氣」；生牛血性味鹹平扶脾，養血理血並可通利二便，利濕瀉熱。二者合用具有健脾利濕，瀉熱消腫，活血化瘀之功。臨床證明，本法對脾虛濕熱型及顏面帶狀皰疹的療效優於肝膽熱盛型及脅肋部帶狀皰疹。同時還表明：生牛肉片外敷治療帶狀皰疹簡便經濟、療效迅速，不遺留神經痛。

【方　　劑】選新鮮生牛肉適量，帶血為佳。

【製用法】將生牛肉洗淨切片，厚約2～3毫米，外敷患處，每日更換2次，同時忌食辛辣腥味食品。以脾虛濕盛為主要發病機理者局部表現為黃白水皰或起大皰，皰壁鬆弛、易於穿破、滲水糜爛或化膿，甚則壞死結黑痂，此時可僅用本法施治；若肝膽熱盛為主者局部表現為皰疹紅赤，皰壁緊張，焮紅灼熱，痛如針刺，可配服龍膽瀉肝湯加連翹、板藍根每日1劑。

【療　　效】治癒：自覺症狀消失，皰疹全部結痂；

顯效：症狀明顯減輕，皰疹大部分結痂，或僅留有神經痛症；

無效：治療3天後症狀無改善或加重。

治療35例患者中，治癒33例，顯效2例，總有效率100%。

【典型病例】蔣女士，38歲。1週前感左面頰及左額部刺癢灼痛，繼之出現雲片狀紅紫丘疹，2天後丘疹呈豆粒大小成簇水皰，疼痛加劇。在某醫院診為「帶狀皰疹」，給以二味拔毒散外敷及中藥內服1天後，出現左面額紅腫，皰疹潰爛變黑，劇痛難忍。並伴見發熱口渴，納呆腹脹，給以生牛肉片外敷法治療，當晚疼痛銳減，3天後即痊癒，僅遺有黑色結痂，未遺留神經痛症。

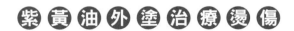

紫黃油外塗治療燙傷

【病症及藥理介紹】

燙傷在日常生活中較常見，診斷容易，但治療困難，特別是大面積燒燙傷更困難。紫黃油治療燙傷效果顯著。紫黃油方中紫草涼血、活血，有抗菌消炎之功，加速組織修復；黃連、黃芩、黃柏清熱解毒，消炎抑菌，化腐生肌，抗過敏。地榆收

敛、清熱、涼血、止血、解毒、生肌；虎杖祛腐生肌；紫黃油以芝麻油為主，其油對皮膚及黏膜無刺激性，並能覆蓋瘡面，使瘡面與外界隔絕，使外毒不能侵染，有利於燙傷瘡面組織的修復生長。

【方　　劑】紫草30克，黃連30克，虎杖30克，黃柏30克，黃芩30克，地榆30克，芝麻油100克。

【製用法】先將100克芝麻油置鐵鍋內燒至八成熟，再將黃連、黃柏、黃芩、地榆、虎杖放入油內，待黃柏成為深褐色時，放紫草約10分鐘後即可，濾渣後備用。此時油已成紫微黃色故稱紫黃油。

使用紫黃油前需要先將燙傷部位用生理鹽水沖洗乾淨，去除汙物及脫落的皮膚；再用苯扎溴銨液或氯已定液沖洗或消毒液沖洗，再用生理鹽水沖洗完消毒液，即可使用紫草油外用。3天更換1次；暴露療法適用於軀幹部和會陰部及頭面部，四肢部位也適宜。油乾即塗。

【療　　效】74例患者用紫黃油效果良好，無過敏，瘡面無感染，一般7～10天即可癒合。

【典型病例】趙小妹，5歲。患兒因不小心將一碗燙飯撒於身上而診查：右臂紅腫而起約5釐米×4釐米水泡，患兒因劇痛啼哭不止。經用紫黃油外部塗抹後10分鐘，患兒止住哭聲。3天後複查，水泡已變平，患肢仍有紅腫，繼用1週後，傷口即獲痊癒，且未留疤痕。

蛋黃紫油外敷治癒臁瘡

【病症及藥理介紹】

臁瘡是臨床常見病，是一種發生於小腿下部內外側的慢性潰瘍。此病多因久站或過度負重而致小腿筋脈橫解，青筋顯露，瘀滯脈絡，久而化熱；或小腿皮膚破損染毒，濕熱下注而成，瘡口經久難以收口。

運用自製蛋黃紫油方治療臁瘡效果顯著。蛋黃紫油中含有多種營養成分，能促進瘡口癒合，去腐生肌。麻油具有解毒生肌之作用；爐甘石生肌；冰片收斂生肌；血竭活血祛瘀；輕粉解毒生肌；紫草活血散瘀、消腫止痛、涼血活血。上述諸藥合用，共奏生肌、活血、祛腐、收斂之功。

【方　　劑】雞蛋10枚，麻油250克，紫草50克，爐甘石30克，冰片15克，血竭20克，輕粉20克。

【製用法】將所有雞蛋煮熟，去殼取蛋黃，共置銅鍋內加水淹沒蛋黃為度，

以文火加熱，待水分蒸發後再用大火，即熱出蛋黃油，再加入麻油、紫草加熱至沸，冷卻後放置一晝夜，用紗布過濾，再加入研細的爐甘石、冰片、血竭、輕粉，調勻裝瓶，高壓滅菌備用。常規消毒清洗瘡面後，以蛋黃紫油直接塗在經清瘡處理的瘡面上，以暴露療法為佳，藥乾再塗，每日數次。治療期間，囑患者抬高患肢，一般不需用抗生素。

【療　　效】經臨床治療40餘例患者全部治癒，潰瘍癒合。換藥最少18次，最多76次，平均37次；療程最長3個月，最短3週。

【典型病例】朱先生，65歲，因外傷致左脛前潰爛1月餘，潰瘍面積約3釐米×10釐米。治以潰瘍面清瘡常規消毒後，每日塗蛋黃紫油數次，每日清洗創面1次，共治療2週，左脛前臁瘡完全癒合。

祛疣淨藥膜治療面部扁平疣

【病症及藥理介紹】

扁平疣症是由人類乳頭瘤病毒感染皮膚或者是黏膜所引起的表皮良性贅生物。中醫對此的認識為，本症是皮膚腠理不固，風熱之邪搏於肌膚或肝氣鬱結，氣血凝滯瘀積於肌膚而成。

近年有專家用祛疣淨藥膜治療扁平疣，療效較為滿意。該方中藥物中的馬齒莧、大青葉、生薏米的功能是清熱解毒；紫草、生地榆具有涼血止血，解毒透疹的作用；蒼朮、苦參具有防風祛風燥濕；木賊、香附歸肝經，能疏肝理氣，解鬱化滯；赤芍、紅花活血祛瘀，涼血止血。

上述諸藥合用，具有清熱解毒、祛風除濕、疏肝理氣、活血化瘀之功效。而這些藥物又直接作用於局部，藥力直達病所，因而療效滿意。

【方　　劑】馬齒莧30克，大青葉30克，生薏米30克，香附30克，生地榆30克，木賊草30克，百部15克，蒼朮15克，苦參10克，防風15克，赤芍15克，紫草10克，紅花10克。

【製用法】將上藥混合研為細末，取藥粉適量加少許麵粉，用水調和後，鍋內水加熱放藥至藥物成稠糊狀，待涼後在皮損處塗成面膜，約4～5毫米厚，40分鐘以後用清水沖洗掉，每日1～2次。

【療　　效】治癒：皮損全部消退；

顯效：皮損消退72%以上；

有效：皮損消退54%以上；

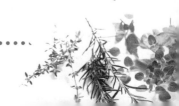

無效：皮損消退小於45%或無變化。

治療109例，其中治癒94例，有效11例，無效4例，總有效率95%以上。

【典型病例】楊小妹，15歲，學生。患者1月前面部，手背部出現扁平疣，微癢，疣體大小呈豆粒大。予以本方塗面膜治療，每日1～2次，2週後疣疹全部消退，追蹤半年未復發。

白及樟腦糊治療凍瘡

【病症及藥理介紹】

凍瘡是冬季的多發病，其主要致病因是由於人體遭受低溫侵襲所引起的局部或全身性的損傷。好發部位為足趾、足跟、手背、面部、耳垂。患者中尤以學生居多，特別是頑固復發性凍瘡，一般的「凍瘡膏」很難奏效。

有專家應用白及樟腦糊治療頑固復發性凍瘡，療效較好。方中白及性味辛苦，微寒而澀，可消腫止癢、收斂止血、逐瘀散結、袪腐生新。現代藥理研究發現，白及含有揮發油和黏液質，這些物質能夠消散凍傷的腫塊病灶組織，並能有效地促使瘡面、潰瘍面以及皮膚癒合。古書中也記載有：《唐本草》謂其治「手足皸裂，嚼以塗之」；《濟急仙方》治手足皸裂，以「白及末水調塞之，勿犯水」。由此可見，用白及外治手足凍傷或皸裂，古人早已廣為應用。方中樟腦性味辛熱溫散，可鎮痛、防腐、止癢；冰片性味辛寒，可消腫止痛。此三藥合用，共奏逐瘀散結、消腫止痛、防腐止癢之功效。

【方　　劑】白及15克，樟腦0.3克，濃度為95%酒精30毫升，冰片0.1克。

【製用法】將樟腦放入酒精中溶化，再將白及、冰片分別研細，然後把上藥混勻加溫開水100毫升，攪拌成糊狀待用。

使用時先用熱水浸洗患部，擦乾，再將上藥塗於患部，然後在火爐旁充分烤乾，按摩，揉捏，如此反覆3遍，每日1～2次。

【療　　效】54例經上法治療後，輕者3天，重者1星期，紅腫癢痛即可全消，凍瘡可獲痊癒。

【典型病例】季小姐，28歲。雙腳患凍瘡，外用凍瘡膏等治療效果均不明顯。查：雙腳趾及腳跟有紅腫斑，邊界模糊，有癢、脹、痛感，兩腳小趾及腳跟可觸及黃豆大結節數個，壓之易褪色，得暖則舒。診為凍瘡。即用白及樟腦糊塗抹患處，3天後腫脹癢痛症大減，繼用1週獲癒。

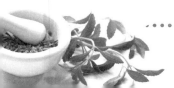

多仙散外敷治療中老年跟痛症

【病症及藥理介紹】

中老年跟痛症的臨床表現為足跟疼痛，不紅不腫，不能久行多走，患側踏地艱難，在跟骨後面內側結節處有局限壓痛。該病起病緩慢，可有數月至數年病史，體虛較胖之婦女及身體虛弱之男性易發。跟痛多為晨起開始，負重時明顯加重，行走之後亦可加重。中醫認為，老年人足跟疼痛多由於肝腎素虛，陰精不足；或久病不癒，精血耗傷，以致肝腎虧虛，足跟筋骨失於濡養；或久居濕地，或冒雨涉水，濕邪下注，復加年老力衰，行走過度，導致經絡受阻，氣血運行不暢；或因脾氣虛弱，水穀精微不足，筋肉失於濡養所致。

運用多仙散外敷治療該病，療效頗佳。該方劑中仙人掌化濕活血；仙靈脾補腎、強筋、健骨；川芎活血行氣；威靈仙軟堅除濕、通絡止痛；枯礬燥濕舒筋。上述諸藥合用，共顯補腎、軟堅、祛風、化濕、活血、通絡之功用，且局部用藥滲透容易，直達病所，配合辨證施治口服中成藥，故而取得較為滿意之療效。

【方　　劑】川芎6克，仙靈脾12克，枯礬6克，威靈仙12克，仙人掌12克。

【製用法】　先將川芎、威靈仙、仙靈脾、枯礬共研細末，再將仙人掌搗爛與藥末混合製成藥餅。使用時可於患足疼痛處鞋底部，開一空洞，放入藥餅穿用（不宜穿厚襪，可穿薄襪），每3日換1次，連用3個月。

在外敷治療該病的同時，可根據病情，適當加以辨證施治口服中成藥。足跟疼痛牽及足心，伴頭暈、耳鳴、目眩、腰酸，舌絳或光者，給予六味地黃丸口服；足跟疼痛，遇陰雨天加劇，舌苔黃白膩，脈濡滑者，給予三妙丸口服；若足跟疼痛，伴氣短乏力、動則汗出，舌胖苔薄、脈虛無力者，給予補中益氣丸口服以加強效果。

【療　　效】經用該方治療驗證54例患者中，治癒30例，顯效19例，無效5例，總有效率達90%。

【典型病例】趙先生，60歲，足跟痛2個月。患者稱其足跟痛為上山砍柴後引起。主要症狀表現為跟部疼痛，行走則加重，伴眼花腰酸。給予多仙散外敷，並予以佐歸丸、六味地黃丸合用，半月後足跟疼痛明顯減輕，已能上山行走。再用原法治療半月，症狀消失，追蹤1年未再復發。

青黛粉內服外敷治療帶狀皰疹

【病症及藥理介紹】

由於帶狀皰疹又名「蛇串瘡」、「火帶瘡」、「蜘蛛瘡」或「纏腰火丹」等。本病多見於成年人，以春夏秋季多發，起病前常出現局部神經痛症狀，基本皮損為綠豆大小皰疹，呈集簇狀，沿外周神經走向呈帶狀排列，單側分佈，重症者可伴有大皰、血皰、壞死，甚至皮疹呈泛發性。皮疹好發於胸肋神經、三叉神經、骶尾神經、頸叢神經等神經分佈區，年老患者以局部疼痛為甚，並伴有發熱、頭痛，鄰近淋巴結腫大等全身症狀；病變累及三叉神經眼支者可伴有角膜、結膜炎，甚至失明；累及聽神經可伴有耳鳴、耳聾，病程大多為2～4週，一般癒後極少復發。

由於帶狀皰疹的病因病機主要是肝經蘊熱成毒，或挾濕邪，外溢肌表為患。據此，在此應以清熱解毒，養肝祛濕為治則，中藥驗方青黛製劑治療該病療效頗佳。該方以「大瀉肝經實火，及散肝經火鬱」（《本草求真》）的青黛為主藥配伍而成。青黛又名螺青、靛花、靛沫花、青蛤粉、青缸花，是馬藍、蓼藍或菘藍的葉或莖葉經加工製得的乾燥粉末或團塊，味鹹性寒，色青，歸肝、肺、胃經。具有清熱解毒、涼血定驚的功效。經多次臨床實驗證明：運用本法治療帶狀皰疹，止痛效果明顯，可以大大縮短病程。

【方　　劑】(1)內服方：青黛5克（沖服），白花蛇舌草30克，板藍根30克，紫草30克，土茯苓30克，紫花地丁10克，蒲公英10克，木通8克，炙甘草10克，龍膽草6克，連翹5克。

(2)外敷方：青黛3份，雄黃2份，冰片2份，龍膽草3份，兒茶1份，白礬2份，烏蛇3份。

【製用法】將上述外敷方劑中藥物分別研為細末，香油調外敷，每日1～2次。

病情輕淺者可只用外敷方，若病勢較重者當內服外敷聯合應用。內服方，每日1劑，水煎早晚溫服；外敷方，香油調外敷，每日1～2次。

【療　　效】用該方治療患者54例，其中痊癒48例，好轉4例，無效2例，總有效率為95.9%。

【典型病例】周女士，40歲。患者自訴大約1週前因農活繁忙勞累，出現全身不適、疲倦無力、食欲不振，以為患了感冒，自行服感冒藥。2天後在季肋部位出現散狀紅斑，如黃豆大小，無瘙癢，繼而出現粟粒至綠豆大的丘皰疹，迅速變為水皰，內容透明澄清，皰壁緊張發亮，伴有燒灼樣感覺，皰破糜爛，有

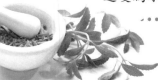

針刺樣疼痛感，影響入睡。經使用內服藥3劑，每日1劑，水煎早晚溫服。配合外敷青黛製劑，每日換藥1次，3日後，皰破結痂，疼痛減輕，病情控制，1週後瘡面癒合，未發現任何後遺症。

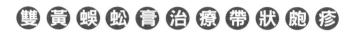

雙黃蜈蚣膏治療帶狀皰疹

【病症及藥理介紹】

帶狀皰疹是由一種病毒感染引起的常見皮膚病。帶狀皰疹為濕熱內蘊，外受毒邪，以致火邪濕毒凝結肌膚而發病。

臨床觀察證明：雙黃蜈蚣膏進行外塗治療，使藥物直接作用於皮膚黏膜，吸收快，止痛快，療程短，是一種療效極好的外用藥，且無任何副作用。該方中蜈蚣攻毒散結、祛風通絡止痛；雄黃燥濕、祛風、消腫、解毒；黃柏性味苦寒，主司清熱燥濕，活血散瘀止痛。將膏藥直接外塗，其藥力可直達病灶，全方共奏瀉肌膚熱毒，收濕斂瘡的功效，對促進水皰吸收，及帶狀皰疹所引起的神經痛確有良效。

【方　　劑】蜈蚣3條，雄黃30克，黃柏10克。

【製用法】將上述諸藥共研細末，用凡士林調勻配成軟膏備用。使用前先常規消毒皮損部位，按皮損面積大小將藥膏塗於患部，每日2～3次。

【療　　效】55例用本方治療，總有效率100%，治療時間最長16天，最短1天，平均療程7天。一般治療24小時後症狀明顯好轉；2天後灼熱刺痛顯著減輕，水皰紅暈變淺，小水皰趨向萎縮；4天後水皰乾涸結痂，疼痛消失；1週後痊癒。

【典型病例】吳先生，22歲。患者腰背部出現面粒狀水皰3天，疼痛，微癢，逐漸增多，且向背部蔓延，周圍皮膚微腫脹、灼熱。曾用抗生素類藥物治療，效果不佳，且有繼續擴展趨勢。表現為食少，頭暈，口苦，小便短赤，大便秘結，舌質紅，苔薄白，脈弦滑。予經雙黃蜈蚣膏外敷治療後，2天即獲痊癒。

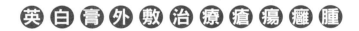

英白膏外敷治療瘡瘍癰腫

【病症及藥理介紹】

瘡瘍係外科常見病，其致病機理不外肝氣不舒、心肝火旺或胃有濕熱，脾濕挾痰火留阻或火熱挾濕痰之邪侵犯機體，鬱阻經絡，使氣血流行不暢，鬱久化熱，火

毒熾盛而發。治以清熱解毒、消腫止痛、排膿生肌為主要原則。

應用英白膏治療瘡瘍癰腫之類病症，效果極為顯著。該方中梔子性味寒苦，入心、肝、肺、胃經，具有瀉火除煩、清熱利濕、涼血止血之功；蒲公英性味苦甘、寒，入肝胃經，有清熱解毒、清肝明目、利尿除濕之效；白礬性寒味酸澀主收斂，入肺肝脾胃大腸經，有解毒殺蟲、燥濕止癢、止血止瀉、清熱消痰之功用；鴨蛋清性涼，具有清熱瀉火解毒的作用。全方共奏清熱解毒、消腫止痛、排膿生肌之功，故屢用屢效，功效顯著。

【方　　劑】 蒲公英15克、梔子15克、白礬20克、鴨蛋清適量。

【製用法】 用量可根據瘡面大小、病勢輕重而定。

將前三味藥搗碎研細成粉末，打入鴨蛋清調成糊狀，外敷患處。每日1劑，忌食辛辣刺激性食物。

【療　　效】 痊癒：全身症狀消失，瘡口癒合良好；

好轉：全身症狀消失，腫痛減輕，瘡口未癒合；

無效：全身和局部症狀無明顯改變。

用該法臨床治療60例患者，其中痊癒38人，好轉15人，無效7人，總有效率為87.8%。

【典型病例】 李先生，54歲。腹部正中線左側腰帶處生一膿腫，紅腫熱痛，直腰即痛甚，衣物不敢觸及，全身發熱，食欲不振，睡眠不佳，初如一小丘疹，中央一小白點，逐漸增大，四天後成一膿腫，在社區醫療站給予口服紅黴素等藥物治療不見好轉。查體：體溫38.1℃，舌紅苔黃燥，肚臍左側約兩橫指處有一約5釐米×5釐米大之腫塊，中央混白色膿性物，有波動感。遂予以用英白膏外敷，第2天腫脹、疼痛均感明顯減輕，睡眠安然，晚間換藥時見一膿栓拔出，第3日晚腫脹疼痛完全消失，全身輕鬆。查體：全身症狀完全消失，腫脹消退，瘡口修復癒合，已獲痊癒。

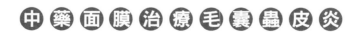

中藥面膜治療毛囊蟲皮炎

【病症及藥理介紹】

通常講的毛囊蟲皮炎屬於中醫「酒渣鼻」、「面遊風」範疇，主要病機為外受寒邪、胃火蒸肺、濕熱壅滯而成，治以宣肺理氣、清熱解毒、化滯血、祛風化濕為主則。

這裏推薦的中藥驗方紫銀花地丁方中採用中藥銀花、紫花、地丁、苦參、黃柏

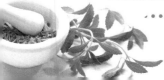

煎液清熱解毒，涼血消腫，燥濕殺蟲，直接作用於病損部位，效果更加明顯；面膜粉以石膏粉、滑石粉、氧化鋅粉和麵粉組成，用水劑調成糊狀敷面部，待其乾裂時揭去面膜，對毛孔裏的細菌和毛囊蟲是一種清除作用；加上外用甲硝唑霜，共同起到殺毛囊蟲、消除皮疹的作用。

【方　　劑】紫花、銀花、地丁、苦參、黃柏各50克。

【製用法】將上述四味藥加水3000毫升，浸泡15分鐘，煮沸30分鐘後再熬藥渣，將兩次濾出的藥液混合，再濃縮至500毫升，裝瓶備用。

　　首先按常規潔面，繼用75%乙醇棉籤進行面部消毒，採用高壓消毒過的暗瘡針清除成熟的膿皰疹及鱗屑，然後在患處薄塗20%甲硝唑霜，取面膜粉（市有售）30克，放入面膜調拌碗中，加入上述中藥液30毫升，混勻成稀糊狀，均勻敷於顏面部（眼眶、鼻孔及口唇除外），待1小時後面膜乾裂，操作者用手指揭起面膜，洗臉，拭乾面部，外搽少許收縮水，每5天做1次，4次為1個療程。

【療　　效】痊癒：皮疹消退，鏡檢毛囊蟲3次均為陰性；

顯效：皮疹消退80%以上，鏡檢3次，第1次陽性，後2次陰性；

好轉：皮疹消退60%，無新皮疹，鏡檢毛囊蟲前2次陽性，第3次陰性；

無效：皮疹無變化、加重或消退不足60%，鏡檢毛囊蟲3次均為陽性。

144例中，痊癒45例，顯效55例，好轉40例，無效4例。

【典型病例】鄭先生，42歲。患者自述面部起紅皮疹、癢痛，反覆發作8年餘。曾內服、外用藥物治療，當時皮疹減輕，停藥後逐漸加重。查：顏面以鼻為中心潮紅，雙面頰、下頜泛發性分佈綠豆大小紅丘疹，並夾雜少許膿皰疹、少許脫屑。鼻尖擠分泌物塗片檢查：毛囊蟲（＋）。診斷為毛囊蟲皮炎。先採用甲硝唑注射液200毫升，靜滴，1天1次；美滿黴素膠囊50毫克，口服，1天2次；膚蟎剋星霜外塗面部，1天2次，連用2週未顯效。鏡檢毛囊蟲3次均陽性，停以上藥，改用中藥面膜方法治療4次，皮疹已明顯消退，繼續鞏固2次中藥面膜治療，皮疹消退，復查毛囊蟲3次陰性，治癒出院。追蹤1年未復發。

燒傷膏外塗治療燒燙傷

【病症及藥理介紹】

　　由於燒傷病人早期因種種原因使瘡面沒能得到及時有效的處理，有些患者可能會增加燒傷的深度而合併感染，致使瘡面長久不癒，植皮也難成活，處理頗為棘手。

　　燒傷膏具有祛腐生肌、涼血止血、改善局部微循環、抗感染力強，並能促進上皮細胞生長，能使長久不癒的瘡面在短時間內控制感染迅速癒合。從燒傷膏的藥物組成分析，紫草消腫止痛、祛瘀生肌、清熱解毒、除濕斂瘡；馬齒莧清熱祛濕、收縮血管、促進潰瘍的收斂癒合；千里光清熱解毒、祛腐生肌，具有較強的抗菌作用；大黃清熱利濕，有很強的抗菌能力；枯礬為外科外用良藥，清熱收濕、祛瘀止血、潤膚生肌；冰片通竅解毒、開膜理、散鬱火。上述諸藥合用可達到化腐生肌、收斂散腫、促進上皮生長、加速燒燙傷面的癒合作用。燒傷膏用於治療燒傷感染瘡面，療效顯著、方便、實用，值得推廣應用。

【方　　劑】千里光30克，紫草50克，馬齒莧20克，大黃50克，冰片5克，枯礬10克。

【製用法】將枯礬、冰片合併研粉，過100目篩得粉末備用；將馬齒莧、千里光鮮草分別洗淨、曬乾，與紫草、大黃合併研粉，過100目篩得粉末備用。將上二述兩種粉末混合均勻，即為燒傷散。取凡士林7份，紫草散3份合併，充分攪拌製成軟膏即成燒傷膏，分裝貯瓶即可。

　　使用前先用生理鹽水和0.2%洗必泰或0.1%新潔爾滅清洗瘡面，清除瘡面汙物，有水泡者用無菌注射針頭穿破水泡，保留泡皮，每日用紫草膏換藥1次（初期藥膏塗厚些，厚度約0.15毫米，後期藥膏逐漸減薄，促進肉芽生長）直到瘡面癒合，如遇有痂皮破爛時，用乾棉球擦乾，每日換藥1次即可。

【療　　效】運用燒傷膏治療患者45例，其中9例燒傷淺Ⅱ°瘡面在5～8天癒合；8例深Ⅱ°瘡面在8～15天癒合，無疤痕；14例淺Ⅲ°12～20天癒合，疤痕平整、光滑，不影響功能；4例深Ⅲ°20～30天癒合，疤痕平整，不影響功能。

【典型病例】舒女士，46歲。因煮飯時不小心被開水燙傷下腹部及二大腿前側，面積約15%，當即起水泡，曾在當地用濕潤燒傷膏治療1天，但患者自訴疼痛劇烈難忍，局部水泡破爛，部分流膿水，經檢查診斷為淺Ⅱ°燙傷，以燒傷膏敷患處，每日換藥1次。在用藥同時，鼓勵病人多食綠豆湯，3天後部分瘡面結痂癒合。按上法繼續換藥13天後，瘡面癒合，既無疤痕，也無功能障礙。

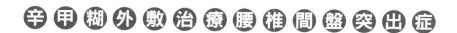

辛甲糊外敷治療腰椎間盤突出症

【病症及藥理介紹】

　　腰椎間盤突出症，主要是由於負重、扭傷和椎間盤退化性變，從而引起椎間盤纖維環破裂，髓核突出到椎管或椎間孔中，在化學性物質的刺激和局部機械壓迫情

況下，神經及微循環營養障礙，神經根產生水腫、滲出、充血及與周圍組織黏連和炎性反應，從而引起腰腿痛。經手術切除腰椎間盤，能夠看到肉芽和纖維組織增生，機體體液免疫和細胞免疫都不夠正常。中醫認為此病當屬「痹症」範疇，其發病是因病致虛，因虛致病。肝虛則筋失滋榮，腎虛則骨失所養，加上風寒濕邪的侵襲和外傷及慢性勞損都能夠誘發或加重病情。如果病邪不去，化熱傷陰，痰瘀互結，則肝腎益虛。所以本病為本虛標實、虛中挾實之症。臨床上有非手術治療和手術治療二種方法，一般只有約10%的腰椎間盤突出症的患者需要進行手術治療，所以，非手術治療是本病的基本療法。

辛甲糊方是根據內病外治原理研製而成。細辛有鎮靜、鎮痛、抗炎、抗組織胺及變態反應作用；鱉甲、麥冬可調節機體免疫功能並有抗血栓的作用；人參可改善組織缺氧及調整酸鹼平衡；馬錢子能使脊髓興奮增強，改善肌肉無力狀態，增加血循環；莪朮可使增生變性組織軟化吸收，並有顯著抗增生、滲出的作用。外敷患部，通過皮膚滲透，直達病所，同時藥物刺激局部經絡穴位（主要是督脈和足太陽膀胱經及所屬腧穴）能激發全身經氣，在局部產生藥物濃度的相對優勢，刺激特殊感受器和神經末梢，從而促進神經體液調節，改善各組織器官的功能活動（包括免疫功能），以便增強修復能力和抗病能力，發揮舒筋通絡、滋補肝腎、收斂固澀、祛風散寒的作用。現代藥理研究證明活血化瘀及通經活絡類藥物可鎮痛、抗炎、抗過敏、糾正微循環障礙，並且能夠促進滲出物的吸收。至於突出的椎間盤組織能否還納，在痊癒患者中，有34例經濟條件較好者在CT復查中，證實19例突出的椎間盤組織還納，餘者有不同程度的縮小。現代解剖學證實，腰椎間盤與相應節段的神經根並不在同一水平面。因此外敷中藥，在正確選擇適應症的情況下，透過消除非菌性炎症及化學致痛性物質，促使突出的椎間盤組織還納或縮小，可以有效地治癒腰椎間盤突出症。

【方　劑】 地龍3份，穿山甲3份，海馬5份，鱉甲3份，三七3份，細辛3份，人參3份，龍骨3份，血竭2份，沒藥2份，樟腦2份，朱砂2份，熟地2份，牛膝2份，莪朮2份，麥冬2份，全蠍2份，馬錢子2份，蜈蚣2份。

【製用法】 將以上藥物粉碎，過篩，並且攪勻。每次取1劑藥60克，用蜂蜜調成糊狀，貼於患處。每劑貼3天，1劑為1個療程。不需配合服用其他藥物。

【療　效】 臨床治癒：體徵、症狀消失，功能恢復；

顯效：體徵、症狀基本消失，一般的勞動和工作都能勝任；

好轉：體徵、症狀較前緩解，功能改善；

無效：治療前後體徵、症狀沒有改變。

用該方臨床驗證57例，治癒5例，顯效21例，好轉29例，無效2例。

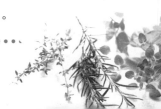

【典型病例】吳女士，60歲。曾患有腰椎間盤突出症5年，因幾天前做家務時閃了腰一下，腰部劇痛不已而求治。經X光片檢查顯示椎間盤向右後方脫出。遂予以本方於腰部敷貼，3天後疼痛消失，繼貼2劑加以鞏固，追蹤2年未見復發。

三白膏外敷治療黃褐斑

【病症及療法介紹】

黃褐斑是一種女性常見病、多發病，常起於妊娠之後或服避孕藥後，西醫認為此與內分泌失調有關。中醫認為本病起於氣血不暢、肝氣鬱結致血瘀顏面，或氣血虛弱不能潤澤、脾胃虛弱，或腎水不能上承、腎氣不足。

有專家報導用耳穴割治配合中藥外用膏治療黃褐斑功效顯著。耳穴割治是一種強刺激方法，被用於多種皮膚病的治療。面頰及相應部位割治可直達病所，激發經氣，活血通絡祛斑，內分泌、緣中有調節腦垂體及內分泌功能，促進腦垂體分泌抗黑色素細胞刺激素，調節肌膚營養，減少黑色素分泌，促進色斑消退。脾、肝、腎可補腎益精，調整臟腑功能。外用膏劑中白芷、白及、浙貝母有散結、消腫生肌的作用；紅花活血祛瘀；白芍養血斂陰；洋參益氣養陰。諸藥合用，可調和氣血、活血祛瘀、益氣養陰，切中本病病機。該療法融二者配合使用，內外合治，療效提高，療程縮短。對肝鬱氣滯明顯者療效欠佳，年輕、病程短者療效較好，由此可見心理調整、早期治療的重要性。

【製用法】(1)耳穴割治：病人取坐位，醫者按摩耳廓，使紅熱，消毒，以緣中、內分泌、脾、腎、肺、肝、面頰及相應部位為主穴。三焦、皮質下、卵巢、子宮、枕、神門為配穴。用17號刀片輕輕十字切割，長5毫米，深0.5～0.8毫米，以微滲血成滴為度，每次選3～5個穴位，每10天1次，左右交替，1個月為1個療程。

(2)中藥外用膏：大白及（去皮）2份，白芍1份，大白芷（去皮）1份，浙貝母2份，紅花2份，洋參1份等洗淨水煎過濾，濃縮備用。密佗僧1份研末，過200目細篩，取羊毛脂、甘油等為複合基質。諸藥混勻，使色淡黃，膏體細膩，微具芳香，黏度適中，分裝備用。

用時塗搽患處，輕輕按摩10分鐘以上，早、晚各1次，部分病人配合面膜使用，1個月為1個療程。治癒後，患者應堅持耳廓按摩，配合上藥去佗僧後的膏藥外用護膚，有防止復發、鞏固療效的作用。

【療　　效】痊癒：療程結束後，面部色斑全部消退；

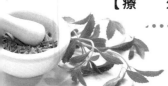

顯效：療程結束後，面部色斑大部分消退；

好轉：療程結束後，面部色斑有一半消退；

無效：療程結束後，面部色斑無明顯消退。

用該法治療167例，痊癒75例，顯效31例，好轉61例，有效率100%。

【典型病例】董小姐，25歲，為初產婦。自懷孕後面頰和鼻周圍皆出現淡褐色斑片，大小不一，無痛癢感。生產後半年來斑塊也未見消失，經用多種方法治療未見起效。予耳穴割治配合膏藥外敷，連用1個月後，面部斑塊明顯減少，繼用1個療程後痊癒。

複方凍瘡膏治療凍瘡

【病症及藥理介紹】

凍瘡為冬季的一種常見性、多發性皮膚病。凍瘡多由風寒傷及皮肉，致使局部氣血凝滯、血管痙攣、組織缺氧而成，多發於手足、面頰、耳廓等處。起始處先呈蒼白，漸成紫紅斑片，壓之褪色，有麻木感，遇熱則有脹、癢、灼熱感，甚則潰爛成瘡，纏綿不癒。

用複方凍瘡膏治療凍瘡84例，療效顯著。方中654-2有改善微循環、緩解血管痙攣的作用；樟腦止痛止癢、活血散瘀；薄荷腦止癢防腐；以菊美防裂護膚霜為基質具有潤膚止癢、活血散瘀、改善微循環的功效。凍瘡膏方中氯黴素抗菌、消炎、防感染；雲南白藥具有活血祛瘀、止血定痛之功；加之魚石脂軟膏消腫破瘀、拔毒生肌。此四藥合用共起到拔毒生肌、抗菌消炎、活血化瘀、散結消腫的作用。

【方　　劑】(1)防凍膏：654-2 0.5克，菊美防裂護膚霜50克，樟腦5克，薄荷腦2克。

(2)凍瘡膏：654-2 0.5克，氯黴素1克，雲南白藥4克，魚石脂軟膏50克混勻備用。

【製用法】 I度凍瘡者用防凍膏，將樟腦、薄荷腦共研液化，再入菊美防裂護膚霜，後加654-2混勻備用。II、III度者用凍瘡膏將654-2、氯黴素、雲南白藥、魚石脂混合備用。

用前先用溫水洗淨患處，每日3～4次外搽，並輕輕按摩數分鐘。

【療　　效】痊癒：紅腫、癢痛消退，潰瘍面癒合；

好轉：腫脹減輕，紅斑顏色變暗，潰瘍基本癒合或範圍縮小；

無效：皮損治療前後無明顯變化

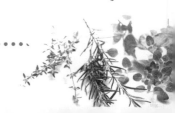

治療84例中，痊癒61例，好轉15例，無效8例，有效率為90.5%。

【典型病例】 蘇小姐，27歲。雙下肢患凍瘡，外用市售凍瘡膏治療多日未見效，查：雙腳跟部及腳趾兩端趾尖部有紅腫斑，界限模糊，壓之則褪色，遇暖則舒、並有癢痛、脹感。診為II度凍瘡，即用複方瘡膏外搽患處。3天後欣然告之腫脹痛感消失，紅腫部縮小，繼用10天後，諸症皆消即獲痊癒，追蹤1年未復發。

複方硫磺膏治療疥瘡

【病症及藥理介紹】

疥瘡是皮膚科的一種常見病，而疥蟲是該病的傳染源。由於疥蟲在皮內機械性蠕動與排出糞便刺激皮膚，產生炎性反應，往往令患者自覺皮膚瘙癢無度，輕抓後容易繼發感染或膿皰疥腫，甚至腎炎等病。傳統醫學認為本病係風、濕、熱、蟲鬱所致。

運用複方硫磺膏治療疥瘡，療效顯著。方中硫磺、輕粉有較強殺滅疥蟲的作用；氯苯那敏、四環素有抗敏止癢消炎效果。上述諸藥合用，藥力峻猛，滲透力強，配伍合理。效果相當不錯，值得一試。

【方　　劑】 輕粉3克，硫磺35克，撲爾敏50毫克，凡士林70克，四環素5克。

【製用法】 先將硫磺、輕粉、氯苯那敏、四環素一起放在乳缽中研極細，凡士林置容器中稍加溫，加入藥末攪勻裝瓶備用。用藥前先令患者洗澡，換上新棉布內衣，先用手抓患處，爾後將藥膏直接塗於患病位，用手掌在局部搓搽5分鐘左右，最後，患病部位靠近大爐烤約10分鐘，距離以能耐受為度，每天早、晚各用藥1次。3天洗1次澡，並且換下內衣、枕巾、床單、被套等床上用品。燙洗後於太陽下曬乾備下次換用。

【療　　效】 43例患者應用複方硫磺膏後，觀察20天，沒有新的皮損出現，可確認為痊癒。

【典型病例】 李先生，33歲，周身皮損奇癢。1個月前同朋友一起住宿，翌日後感覺腹部、腋部、陰部及指縫瘙癢色暗紅，起丘疹，晚間劇癢。在其他醫院按急性濕疹治療，用皮康霜外塗，中藥內服外洗未見效果。檢查：皮下有抓痕、血痂、系狀黑線，還可在會陰部見到黑色大小膿皰，診為疥瘡。給予複方硫磺膏治療，用藥3天癢止，繼用1週而治癒，1年後追蹤未見復發。

複方青黃油外治蛇串瘡

【病症及藥理介紹】

蛇串瘡是一種常見的急性皰疹性皮膚病。蛇串瘡，俗稱「蛇丹」、「火帶瘡」等。該病在每年冬、春季節較為常見，皮損多發於胸脅、頭面及腹部皮膚，以簇集水皰帶狀分佈和神經根性疼痛為主要特徵，現代醫學認為該病係由「水痘——帶狀皰疹病毒」感染所致。

用複方青黃油外塗治療該症，效果理想，不僅水皰消退、止痛效果迅速，而且縮短了療程，患者多3～7天內可痊癒。方中雄黃、青黛治本清源，可殺滅「水痘——帶狀皰疹病毒」；枯礬、密陀僧可燥濕縮水，降低皮膚表面張力，減輕皮膚神經刺激；制乳香沒藥二藥可活絡止痛，使藥達病所。全方共奏清熱解毒、燥濕通絡止痛之功效。

在治療蛇串瘡時，多以外治為主，僅在合併細菌感染的病例上，內外兼治，應用「四蟲解毒湯」加減，以圓肌活法，隨症而治。臨床療效均十分快捷，既有效地消滅了其形症，又大大縮短了其療程。

【方　　劑】密陀僧、雄黃、枯礬各15克，青黛30克、制乳香，沒藥各10克，用石灰水上清液和香油各40毫升。

【製用法】將上方中前6味藥先研細末（過100目），與石灰水上清液和香油調和。外塗患處。以結為藥痂和保持局部濕潤為法。合併感染者應用秘方「四蟲解毒湯」（蜈蚣2條，土鱉蟲、地龍、僵蠶、黃連、梔子、黃柏各10克，土茯苓30克）每日1劑，水煎分2次服。

【療　　效】痊癒：皮疹消失，諸症悉除；

好轉：皮疹明顯消退，疼痛、發熱等全身症狀亦明顯改善；

無效：與治療前無明顯改變。

28例中，17例痊癒，11例好轉，有效率100%。

【典型病例】楊小姐，24歲。1990年11月15日初診。自述右脅肋及上腹部皮膚突然灼熱、潮紅、刺痛，繼見成群小水皰，伴低熱頭痛，神疲乏力，口乾不欲飲，胃納不佳，小便短黃，大便乾結，夜臥欠安。診見：右脅肋部和上腹部皮膚有綠豆大小的簇集水皰，狀如串珠，皰群周圍皮膚紅暈，但皰間皮色正常，水皰未見破損，皮損處無脂痂、滲液等現象，舌苔黃膩，脈弦數。由肝脾二經濕熱互結而外溢皮膚所致，治宜清肝脾、利濕熱，佐以涼血止痛為法，治療以外治法為主，應用複方青黃油外塗患處，每日塗搽3～4次，保持局部濕潤。用

藥2天後，低熱消失，局部疼痛、刺痛等明顯減輕，5天後皮損消失、結痂，1週後餘症悉除，追蹤2年未見復發。

複方二川散外敷治療骨質增生

【病症及藥理介紹】

骨質增生又稱骨刺、骨贅，是骨性關節炎的一種表現，屬於骨退化性改變，其突出表現為局部刺痛，功能活動受限。病程長，纏綿反覆，治療難度大，是中老年人常見病。研究認為其發生與長期慢性勞損等有關，當骨質增生到一定程度後壓迫周圍組織、血管、神經而繼發疼痛、功能障礙，重者可引起癱瘓。傳統醫學認為此病多因筋骨受損，局部氣血運行不暢，加之風寒濕邪乘虛而入，痹阻經絡，組織變性發為本病。治宜理氣活血、祛瘀生新為準則。

用中藥外敷法治療骨質增生可改善局部血液循環，解除肌肉緊張痙攣、使筋膜黏連得到鬆解，並抑制軟骨下骨質硬托及新骨質增生。複方二川散中諸藥配伍合理，全方共奏活血通絡、散寒止痛、祛瘀生新之功效，使藥物的有效成分集中作用於病變部位，短期內消除炎症，以緩解疼痛、酸脹等，長期應用能夠調節神經、軟化消除骨刺、修復病損組織。

本散劑還可根據不同部位及不同症候性質，用不同的基質（如蜂蜜、黃酒、蛋清等）調製，從而辨證施治，相因相制，使用更靈活、作用更突出。

【方　　劑】川烏45克，川芎45克，徐長卿45克，全蟲45克，三七30克，乳香45克，沒藥45克，穿山甲30克，透骨草45克，伸筋草45克，血竭10克，麝香10克。

【製用法】將上述諸藥共研細末，調勻，每15克分成1份，用適量蜂蜜、黃酒或蛋清等調成糊狀外敷，每隔2天更換1次。15天為1個療程。

【療　　效】臨床治癒：臨床症狀消失，經X光片顯示骨刺消失或骨刺縮小2/3者；

好轉：症狀明顯改善或基本消失，但X光片顯示骨刺改變不明顯者；

無效：疼痛減輕，其他症狀無明顯好轉。

用該方治療77例患者，臨床治癒36例，好轉38例，無效1例。

【典型病例】單先生，38歲，於1995年10月18日就診。患者右膝關節疼痛3年餘，經多家醫院X光片顯示確診為右膝關節骨質增生。經中西醫結合治療無好轉且日漸加重。診見右膝關節腫脹、疼痛，出現關節彈響，屈伸活動不便。X

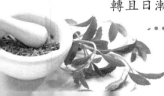

光片顯示：脛骨髁間隆凸變尖，關節邊緣骨質唇樣增生，關節間隙變窄。治宜活血祛瘀、散寒止痛為主則。用複方二川散外敷患部，每日1次。1個療程後症狀基本消失，連續外敷3個療程後痊癒。1年後追蹤未見復發。

蜈蚣糊治療帶狀皰疹

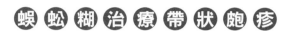

【病症及藥理介紹】

帶狀皰疹是由帶狀皰疹病毒引起的以皮膚、黏膜及神經損害為特點的一類皮膚病，患者痛苦異常。帶狀皰疹隸屬於中醫「纏腰火丹」、「蛇串瘡」、「火帶瘡」範疇。其病因主要是心肝經風火，脾肺經之濕毒所致。

中醫驗方清熱止痛散治療帶狀皰疹取得了可喜療效。方中蜈蚣、雄黃祛風解毒止痛；枯礬性味酸濕寒，有小毒，入肺脾胃經，燥濕祛痰、止血收斂、殺蟲止癢；側柏葉炒黑，苦澀微寒，入肺、肝、大腸經，可祛風濕、清熱涼血、止血。上述諸藥合用，共奏清熱解毒、祛風除濕、涼血止痛之功，故臨床用之每獲良效。

【方　　劑】蜈蚣2條，雄黃6克，枯礬0.6克，側柏葉3克。

【製用法】將蜈蚣用文火焙乾，將側柏葉炒黑，加雄黃、枯礬共研細末，用香油調成糊狀，裝瓶備用。

使用時先用0.5%碘酒消毒水泡壁。用無菌棉籤蘸取藥糊，局部均勻地塗於水泡部位。

用藥期間保持局部清潔乾燥，防止摩擦和手抓，每日外塗2次，治療期間停用其他藥物。

【療　　效】治癒：皮膚乾燥，皰疹結痂，自覺症狀消失為痊癒；

顯效：皮膚病損明顯改善，神經疼痛減輕；

無效：連用2個療程後疼痛及皮膚皰疹均無明顯變化。

145例患者中，痊癒45例，占31.03%；顯效60例，占41.38%；好轉28例，占19.31%；無效12例，占8.28%。痊癒顯效率73.33%，總有效率為92.67%。

【典型病例】蔣先生，23歲，胸背部成簇呈帶狀分佈皮膚水皰疹，病程2天，疼痛劇烈，影響睡眠。用蜈蚣糊局部外搽，每日2次。1天後病情明顯好轉，3天後症狀消失，皮膚乾燥，皰疹結痂痊癒。

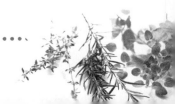

茯苓汁外治流行性腮腺炎

【病症及藥理介紹】

流行性腮腺炎又名痄腮，為冬春季節的小兒多發病。

運用中醫驗方健脾強筋散外敷治療流行性腮腺炎，療效滿意。方中主藥土茯苓性味甘、淡、平，無毒，具有健運脾胃，強壯筋骨之功。該方法簡單易行、藥源廣泛、患兒樂意接受、效果顯著、療程短、無毒副作用。

【方　　劑】 土茯苓1枚。

【製用法】 在粗質碗內倒入適量食醋，將土茯苓1枚磨醋成濃汁，無毒藥棉棒浸藥後將藥塗於腫脹的腮腺部位，藥乾再塗，每日數次。一般早期及症狀較輕者2～3天即可痊癒，對症狀較重和有併發症可同時服用荊防敗毒散或者對症治療。

患者應注意休息，多飲水，注意口腔衛生，並忌酸辣煎炸食物。

【療　　效】 用該法治療54例患者中，治癒46例，無效8例。

【典型病例】 袁小弟，10歲，體溫38.4℃，乏力，食欲不佳，繼之腮腺腫脹且疼痛，排除其他疾患後即給予上法治療，敷藥10分鐘後即感局部舒適，逐漸疼痛減輕，2天後腫脹全消，體溫、食欲恢復正常，患兒精神良好。

六神膏外治痤瘡

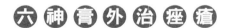

【病症及藥理介紹】

痤瘡是青春期常見的一種慢性毛囊皮脂腺炎症性疾病，好發於面部。表現為黑頭、粉刺、炎性丘疹或膿皰。女性患者中大多在月經期前症情加重，月經期後減輕。傳統醫學認為痤瘡是因為肺熱及血熱鬱滯肌膚，或過食膏粱厚味，脾胃積熱，上蘊肌膚，或肌膚不潔，熱毒壅盛而致。故治療的關鍵在於清除熱毒。

使用六神丸研末攪拌於綠藥膏中外用治療痤瘡，獲得較為滿意的效果。六神丸中牛黃為治療熱毒瘡癰的要藥；雄黃療瘡解毒；蟾酥解毒消腫；冰片清熱消腫；珍珠粉解毒生肌；麝香通經活血。諸藥配合用治青春期痤瘡，能取得良效。

【方　　劑】 六神丸、綠藥膏、雄黃、蟾酥、冰片、珍珠粉、麝香。

【製用法】 將雄黃、蟾酥、冰片、珍珠粉共研末，取10～15粒六神丸研成粉末，與諸藥共同攪拌於綠藥膏1瓶中，最後加入麝香調勻。每天塗患處1～2次

即可，數小時後洗去，1個月為1療程，2個療程後判定療效。

【療　　效】皮疹消退>90%者為治癒。

皮疹消退60%～90%者為顯效。

皮疹消退30%～60%者為有效。

皮疹消退<30%者為無效。

60例患者中，治癒39例，顯效11例，有效6例，無效4例，總有效率為93.3%。

【典型病例】于小弟，17歲。患痤瘡6個月，經用多種方法治療無效，經用六神膏外敷治療1個月，粉刺大多結痂，2個療程後獲痊癒。

湯粉同治小腿潰瘍

【病症及藥理介紹】

小腿潰瘍，屬傳統醫學「臁瘡」範疇。本病遷延日久，因氣血不足，肝腎虧損，肌膚失養而極難收口。用藥治療時，因患部肌膚較薄，氣血運行欠暢，內服療效欠佳。

根據「外治之理即內治之理，外治之藥即內治之藥」和清代徐大椿所云：「湯藥不足盡病……用膏貼之」。故採用礬草湯清洗瘡面，黃連、爐甘石粉末撲撒瘡面，又以雞蛋膜貼緊瘡面，使藥效直達病所，補其皮肉所損。此法中礬草湯祛腐生肌，使腐脫新生肉芽生長；爐甘石、黃連清熱解毒，收濕斂瘡；雞蛋膜即鳳凰衣，為家雞的蛋殼內膜，主要成分為角蛋白，具有養陰清肺之功，對潰瘍面具有收斂作用。又因其黏附力強，保護瘡面，隔離污染，並能延長藥效，減少更換次數。諸藥合用，共奏補虛療損、清熱解毒、收濕斂瘡之效。

【方　　劑】①洗滌湯方劑：明礬30克，甘草20克，雄黃50克，冰片10克。

②外敷粉方劑：黃連30克，爐甘石60克，雞蛋膜適量。

【製用法】將上述諸藥共研細末，加水2500～3000毫升，水煎後待溫適時洗滌患部，每日1次。洗後取黃連、爐甘石粉（先將黃連30克加水300毫升，文火煎後濃縮至100毫升，去渣濾淨，再將爐甘石60克燒紅，趁紅時放入100毫升黃連汁內，待爐甘石將黃連汁吸乾淨後，再將吸入黃連汁的爐甘石用瓦片焙乾，研成極細粉末，裝瓶備用。）撲撒瘡面，然後用雞蛋膜外敷貼緊，隔日更換1次。瘡面周圍合併有濕疹的，可用複方魚肝油軟膏調拌黃連、爐甘石末塗於瘡面周圍。

【療　　效】治癒：病灶潰瘍面完全癒合，血液循環明顯改善，皮膚色澤趨於

正常，無癢痛感；

顯效：病灶潰瘍面接近癒合，滋水減少，癢痛減輕，皮膚營養狀況明顯好轉；

無效：治療1個月，病灶潰瘍面無明顯變化，癢痛不減，滋水淋漓，愈腐愈深。

42例患者者，治癒21例，顯效17例，無效4例。

【典型病例】 耿先生，50歲，1995年10月13日就診。查：右小腿腫脹，淺部靜脈曲張，可摸到索狀物，輕度壓痛，內臁有3釐米×4釐米潰瘍面，肉芽發白，流淡黃色滲出液，瘡周皮膚呈紫黑色，密集米粒大小丘疹，舌質紫暗，苔微黃而膩，脈滑數。症屬濕熱下注，日久腐蝕小腿肌膚，使肌腐肉脫形成小腿潰瘍。治用上法6劑後，潰瘍面腐淨癒合。為了鞏固療效，再將黃連100克，爐甘石150克，以上法研製細末後，以複方魚肝油軟膏500克製成藥膏備用。隔日換藥1次，連續用藥1個月後獲痊癒。追蹤1年未復發。

烏油膏外敷治療髕骨前滑囊炎

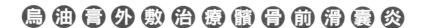

【病症及藥理介紹】

髕骨前滑膜炎、滑囊炎（鶴膝風），是臨床常見病，多纏綿難癒，滑膜囊腫、急性滑膜炎、積液都屬於中醫學「鶴膝風」範疇。病因病機是由風寒濕之邪侵襲膝部，致身體經絡閉塞不通而成，日久則肝腎虧損，筋骨失於濡養而寒濕之邪深侵入骨。腎藏精、主骨、生髓，為作強之官。肝腎同源共養筋骨，腎虛則髓不能滿，真氣衰弱，三氣之邪得以深湊，內舍於腎，寒濕之邪又深襲入裏，痹阻經絡流注關節。因濕濁之邪而引起關節腫大疼痛，使滑膜血管擴張，產生大量滲出液，因關節積液而導致關節腫脹，關節功能受限。

西醫治療常採取抽液後注射激素的方法，但多取效於一時，容易復發。中醫驗方採用烏油膏治療此症療效顯著。方中首烏苦甘澀，微溫，入肝、腎經，補肝、益腎、養血、祛風。用治肝腎陰虧，腰膝軟弱，筋骨酸痛等症，輔以豬板油入膏，治本症效果良好。

【方　　劑】 首烏粉100克，豬板油100克。

【製用法】 將上述藥物共搗為軟硬適中的膏備用。

使用時將首烏膏外敷患處，每隔1天換藥1次，5次為1個療程。

【療　　效】 治癒：局部症狀消失，膝關節活動功能正常；

好轉：局部疼痛減輕，輕度腫脹，波動感不明顯，膝關節活動輕度受限；

未癒：局部仍見腫脹和波動感，膝關節活動功能障礙。

77例患者中治癒17例，好轉47例，無效13例。

【典型病例】潘女士，43歲，1991年12月11日就診。患者因過度勞累，又受寒濕，雙膝常常腫痛，日漸加重而腫脹甚，不能勞動，行走困難。曾抽液注射激素2次，有好轉但又復發。見患者精神倦怠，雙膝關節腫脹明顯，觸痛明顯，並可分別觸到一個橢圓形皰塊，浮髕試驗陽性。診斷：滑膜炎並囊腫。經用烏油膏外敷治療1個療程後即獲痊癒，1年後追蹤未見復發。

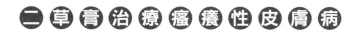

二 草膏治療瘙癢性皮膚病

【病症及藥理介紹】

瘙癢性皮膚病，包括瘙癢症、神經性皮炎、癢疹、結節性癢疹，是臨床上常見病、多發病，主要症狀為皮膚瘙癢或有抓痕，或有扁平丘疹、或有鱗屑，皮損較常乾燥，病程緩慢。西醫多採用封閉療法及外塗膏藥，但容易復發。瘙癢性皮膚病基本病機為血虛生風，濕毒浸淫，血瘀阻絡所致。傳統醫學本著異病同治的原則，對此類型病治以養血活血、祛風化濕、殺蟲，取得了較好療效。

採用純中藥製劑二草膏外塗治療瘙癢性皮膚病115例，獲得了滿意的效果。方中當歸補血潤燥、活血止癢，《本草綱目》中稱「當歸……潤皮膚、腸胃、筋骨，治癰疽，排膿止痛，和血排血」；血竭散瘀止痛、止血、生肌斂瘡，《日華子本草》「敷一切惡瘡，疥癬久不合」；白芷有祛風化濕消腫、排膿潤膚作用，《本經》「……長肌膚，潤澤」，《日華子本草》「……排膿，瘡癢，疥癬，止痛生肌，去面皯疵痕」；諸痛癢瘡皆屬火，故用紫草涼血解毒；輕粉、雄黃外用攻毒殺蟲；甘草調和諸藥，減緩輕粉、雄黃之毒副作用；白蠟為賦形劑；麻油為溶劑。以上諸藥相伍，具有祛風、化濕、養血活血、殺蟲之功，外用藥物直達病所，不但縮短了治療時間，且經濟實惠。

【方　　劑】甘草40克，當歸60克，紫草10克，血竭12克，白芷15克，雄黃12克，白蠟60克，輕粉12克，麻油500毫升。

【製用法】將白芷、甘草、當歸、紫草入油內浸24小時。然後取出慢火熬至微枯，紗布濾清；將油煎滾，入血竭化盡；再入白蠟。微火化開，倒入罐內，待其稍涼，放入研極細末的冰片、雄黃，攪勻備用。使用時外塗患處，1天1次，7天為1個療程。

【療　　效】痊癒：皮損、瘙癢症狀消失，僅留色素沉澱；

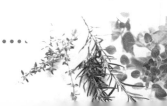

好轉：皮疹部分消失，瘙癢症狀明顯減輕；

無效：皮疹及症狀無改善。

115例患者中，痊癒79例，好轉31例，無效5例，總有效率為95.7%。

【典型病例】柳小姐，29歲。患者在田裏幹活時，忽覺背部發癢，遂用手抓，越抓反而越癢。診見：患者後背大面積密佈扁平丘疹，並有抓痕。診為稻田性皮炎。予以二草膏外塗患處，1次後瘙癢症狀消失，7天後完全治癒。

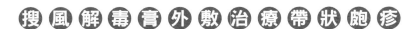

搜風解毒膏外敷治療帶狀皰疹

【病症及藥理介紹】

帶狀皰疹以熱毒為患，患部多脹痛，有灼熱感，病人大部分難於忍受。此症是由病毒感染引起的一種急性病變，屬傳統醫學「火帶瘡」，「纏腰火丹」範疇。

純中藥製膏劑搜風解毒膏外敷治療帶狀皰疹，療效迅速，操作簡便，治癒率高。方中地榆性味苦寒，具有涼血止血、解毒斂瘡之功效。《藥品化義》「解諸熱毒」；紫草性味甘寒，能夠涼血活血、解毒透疹，對諸瘡瘍濕疹有顯著療效，《藥性論》言其「善治惡瘡」；蜈蚣性味辛溫，功善搜風解毒。藥理研究證明，此藥具有較強抗真菌作用。三藥合用，共奏涼血清熱、活血解毒之功，從而可取得較好的治療作用。

【方　　劑】地榆30克，紫草18克，蜈蚣6克，凡士林適量。

【製用法】將前3味藥物研細粉，用凡士林適量調勻，每次用藥塗於患處，每日2次。

【療　　效】治療病例47例全部治癒，用藥最長7天，最短3天。

【典型病例】張先生，50歲，發病開始右肋胸背部起不規則的紅斑。繼而出現成群的粟粒大小的丘疹，後劇痛且出現水泡。檢查：沿右側第四肋至胸背部有七簇水泡，呈帶狀分佈，水泡透明，皰壁緊張發亮，周圍紅暈，同側淋巴腫大，有觸痛感，診斷為帶狀皰疹。給予搜風解毒膏外塗，1天2次，3天後疼痛明顯減輕，皰疹縮小。第4天疼痛消失，第5天痊癒。

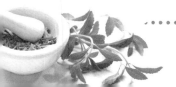

二白散外用治療黃褐斑

【病症及藥理介紹】

黃褐斑是女性的一種常見病，主要特徵是面色黃褐，面部無光澤，嚴重的精神不振。中國醫學稱「面塵」、「黧黑斑」、「蝴蝶斑」，影響人的美容，顏面部氣色、皮膚色澤與人體的臟腑功能密切相關，發病原因與肝鬱氣滯、邪熱犯肺、素體血虛、肝腎陰虛、脾胃虛弱有關，面部色澤是臟腑氣血之外榮，所以內臟功能失調時，臟腑之氣血精華不能上榮於面，面部氣血瘀滯、精血不足而形成黃褐斑，治療方法應根據病因病機，內治與外治相結合，外治治其標，內治治其本的原則進行辨證施治。但不論何因致病都必須酌情加入適量活血化瘀通絡之藥為首要。

這裏介紹用中藥外敷、內服方法，治療該病76例，療效比較滿意。該方中外敷方劑組成能夠養血和血、滋養肝腎、潤澤肌膚、祛除黃褐斑。內服方劑對血虛引起的心煩、多夢、陰虛、頭昏、失眠之五心煩熱，津枯便秘有顯著療效，對由於肝鬱氣滯、陰虛、血虛導致的月經失調等症也有明顯的調理作用。

【外敷方劑】白杏仁50克，麥冬50克，白朮50克，牛蒡子10克，桃仁50克，紅花10克。

【製用法】將桃仁、杏仁用清水浸泡24小時，撈出後去皮、晾乾，用藥碾碾成極細藥麵。另將牛蒡子、紅花、麥冬碾碎，過180目篩，兩藥麵混合，放瓶內備用。每晚臨睡前，用溫水洗淨臉部，待乾，而後取鮮雞蛋清1個，放入乾淨小碗內，取藥麵調成糊狀，用壓舌板均勻塗於黃褐斑處，乾後帶藥入睡，次日早起床後即揭去面膜，每日1次，7天為1個療程，堅持使用3個療程，休息5天，繼續鞏固使用1個療程。

【口服方劑】當歸10克，白朮10克，麥冬10克，黃芪30克，炒杏仁、桃仁各10克。

【製用法】將以上藥研成藥麵，過180目篩，加蜂蜜調合成藥丸，每丸重9克，每次1丸，每天2次，口服，30天為1個療程。

【療　　效】經治療76例患者，痊癒49例，顯效20例，好轉5例，無效2例。用藥後患者面部色素斑由深變淺，面積由大變小，斑逐漸消退，面色逐漸轉白紅潤，皮膚變細嫩，為鞏固療效，保持皮膚紅潤，可堅持面部保健操，配合治療每天2次，效果更佳。

【典型病例】程女士，42歲，患者腰困膝軟，五心煩熱，月經每月2次來潮，經色黑紫，質稠量少。如此約3個月後，兩眼下及口周出現斑點狀褐斑，日漸

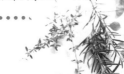

擴大，兩顴部亦出現多片狀斑。診：目下及鼻周滿佈深淺不同的斑，尤顴部片大，而多色亦深，舌紅少津，脈細數。症屬陰虛血熱之症，治宜滋陰清熱。方藥：黨參20克，生地20克，生白芍15克，麥冬10克，白朮10克，地骨皮15克，桃仁10克，僵蠶10克，紅花6克。連服15劑，配合外用二白散中藥面膜2個療程後，黃褐斑全消，面色紅潤，皮膚細嫩。

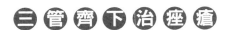

三管齊下治痤瘡

【病症及藥理介紹】

痤瘡是青春期發病率較高的疾病，此病能給患者帶來心靈傷害，也能嚴重傷害自尊心，從而產生自卑感。目前缺乏有效藥物，西藥副作用大且易復發。中醫認為痤瘡形成的原因是由於肺胃積熱，血熱鬱滯，蘊阻肌膚。西醫認為性激素的改變是主要的因素，性腺分泌失調，使皮脂腺分泌亢進，皮脂腺導管角化及局部痤瘡丙酸桿菌感染繁殖，炎症及免疫反應等在本病的發展中起關鍵性作用。鑒於痤瘡的發病機制三管齊下治療痤瘡功效十分顯著：痤瘡靈雖是外用藥，但是根據痤瘡的發病原因，選擇入肺胃藥物，且具有祛風清熱、解毒、排膿生肌等作用；白地蛇洗劑具有清熱解毒、燥濕殺蟲作用；枇杷清肺飲具有疏風清肺解毒作用。該方法融外洗、外搽、內服三種方法為一體，治療痤瘡確有獨到之處，值得一試。

【方　　劑】(1)白地蛇洗劑：蛇床子15克，白礬6克，地膚子115克，白蒺藜15克。

(2)痤瘡靈：辛夷5克，琥珀10克，白芷10克，白及10克，紅花10克，川芎10克，黃芩10克，水蛭5克，珍珠粉10克，三七粉5克，冰片5克。

(3)枇杷清肺飲：枇杷20克，黃連15克，黃柏15克，梔子10克。

【製用法】將白地蛇洗劑方中諸藥汁200毫升，分早晚外洗痤瘡部位。

　　　　將痤瘡靈方中諸藥研為粉狀，混入凡士林基質中，於清洗後早晚塗於患處，換藥前洗去。

　　　　將枇杷清肺飲中諸藥水煎服，每日1劑，早晚溫服，3個星期為1個療程。

【療　　效】痊癒：自覺症狀消失，除僅有色素沉澱外，皮損消失，無新皮損出現；

基本痊癒：自覺症狀及皮損消失90%以上，無新皮損出現；

顯效：皮損減少60%～89%，偶有新皮疹出現；

有效：皮疹減少不足30%～59%，有新皮疹出現；

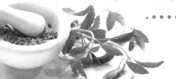

無效：完成療程後減少不足30%或反而增加；復發：在原有皮疹（或無皮疹）的基礎上出現較多（10個以上）新皮疹。

27例基本治癒11例，有效10例，無效6例。

注意：用痤瘡靈後偶有輕微瘙癢或皮膚潮紅，洗後即消失。

【典型病例】劉小弟，17歲。患面部痤瘡半年，在藥店自行買藥治療無效。查：面部密佈大小不等痘痘，且呈膿皰狀。予以白地蛇洗劑合併痤瘡靈外搽以及內服枇杷清肺飲聯合治療，1週後膿皰大部結痂而脫落，繼用1週後欣獲痊癒。

雙黃白及膏治療燒燙傷

【病症及藥理介紹】

燒燙傷為外科診室常見病，採用雙黃白及膏外敷治療本病效果良好。

雙黃白及膏方中黃連、大黃、寒水石清熱止痛，解毒消腫；地榆涼血斂瘡；白及收斂生肌；麻油防腐。現代藥理研究證明，黃連、大黃、寒水石、地榆、白及均具有抗菌消炎作用，局部外敷有止痛之效，對細菌有抑制和殺滅作用，並能抑制血管的通透性，減少滲出。諸藥外用，藥達病所，能促進燒燙傷疤面迅速癒合。

【方　　劑】生黃連、生大黃、寒水石、生地榆、白及各等份，麻油適量。

【製用法】將上述諸藥洗淨曬乾，研細末，備用，按外科常規處理瘡面後，取適量藥末加麻油調成糊狀，敷於傷面，每日或隔日用藥1次，表淺小面積I度燒燙傷不需用其他藥物，如面積較大或II度燒燙傷，可適當配合抗菌素或其他止痛藥治療。

【療　　效】21例患者，治癒14例，好轉5例，無效2例。

【典型病例】王先生，40歲，患者熔化柏油時不慎燙傷，左腮燙傷面積3釐米×4釐米，右上肢兩處燙傷面積4釐米×7釐米，右手拇食指皮膚脫落，來診後經常規處理後即用本膏外敷，疼痛立止；6天後痂皮脫落，傷處形成嫩肉而痊癒。

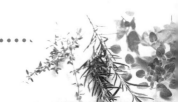

燒傷粉治療燒傷

【病症及藥理介紹】

燒傷，又稱水火灼傷，是外科臨床常見病。多因不小心被沸水或烈火燙傷所致。初起局部潮紅疼痛，繼之起水泡，甚則紅腫及皮破肉爛，或皮焦肉捲，疼痛難忍，繼則泡破潰爛。嚴重者還伴有全身症狀。根據燙傷面積大小、深淺之不同，通常分為Ⅰ度、Ⅱ度、Ⅲ度。

燒傷粉是由白及、蒲公英、虎杖等多味中藥組成的複方製劑，具有清熱解毒、活血祛瘀、收斂止血、祛腐排膿、消腫生肌、迅速修復瘡面的作用，且對皮膚黏膜無刺激，經過多年臨床應用，療效顯著，未發現毒副作用，對深度燒傷面及散在肉芽瘡面，能促進周邊上皮及肉芽面殘存的皮質增生蔓延，不用植皮，瘡面癒合迅速，其對晚期散在肉芽瘡面，能加強瘡面癒合，且癒合後瘢痕鬆軟、外觀平整，亦無攣縮，其具有以下四個特點。

1.該藥的鎮靜、止痛、止血作用明顯。如果瘡面外敷燒傷粉10～20分鐘後，疼痛感全部消失，在以後治療過程中，發生疼痛的可能性極小。瘡面出血嚴重者外敷燒傷粉10分鐘後，瘡面就會停止出血。

2.能夠促進焦痂分離，使壞死部分液化脫落，促進肉芽組織迅速生長，能加快傷口的癒合。

3.燒傷粉能夠防止瘢痕產生及攣縮，並能軟化瘢痕。深Ⅱ度以上燒傷瘡面癒合後無瘢痕及攣縮，只有輕度色素沉澱，Ⅲ度燒傷瘡面僅有輕度瘢痕，無攣縮。

4.燒傷粉抗感染作用非常顯著，對於大面積已感染的深Ⅱ度以上瘡面有很強的消炎排膿作用，防止了敗血症和膿毒血症的產生。在收治的大面積特重燒傷患者中，未發生一例敗血症及膿毒血症。

由於燒傷粉具有以上四大優點，所以有大力推廣之必要。

【方　　劑】蒲公英500克，虎杖250克，白及200克，大黃100克，黃芩150克，黃柏150克。

【製用法】將上述諸藥經洗淨，曝曬，研成極細粉，過100目篩，並消毒後裝瓶密封備用。

使用前先將新鮮未感染瘡面，用生理鹽水沖洗乾淨，剪去表皮脫落壞死組織；水皰巨大者，用無菌針頭從最低位將水皰刺破，引流出漿液，不必除去水皰表皮組織，以免增加感染機會，及血漿流失過多；水皰較小者，不用處理。若是已經感染流膿瘡面，則用雙氧水洗淨膿液及壞死組織；對於有焦痂附著

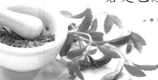

者，若與皮下組織可以分離，則盡量去除，如不能分離者，可用燒傷粉換藥數次後，焦痂會自然分離，除去焦痂後，將焦痂下附著的膿液清洗乾淨，露出新鮮瘡面，再用生理鹽水沖洗。根據燒傷瘡面的不同情況，分別採用暴露療法和包紮療法，暴露療法適用於滲出物少，或者頭面、軀幹、會陰等部位；包紮療法適用於感染瘡面，不能配合的嬰兒及成人的四肢部分。

待瘡面處理後，敷以燒傷粉，每日換藥1次，換藥前均將上次藥物除去，清洗乾淨後再敷以新鮮藥物，若藥物脫落，應及時補上，多次換藥後，藥物敷緊瘡面，便不用換藥，瘡面癒合後，藥物會自然脫落。

【療　　效】用燒傷粉治療燒傷170例，其中3天後顯效24例，5天後顯效41例，10天後顯效47例，1個月後痊癒58例。

【典型病例】李先生，27歲。在搶救火災中燒傷面部、雙臀多處皮膚，為Ⅱ度燒傷，用該法治療1個月獲得痊癒。

風油精外塗防治凍瘡

【病症及藥理介紹】

凍瘡是冬季的一種季節病，多發生於顏面部及耳廓、手腳部，初起紅腫癢痛，繼之潰破流液。凍瘡為末梢小血管受寒冷刺激時，反應性收縮引起的以局部血液循環障礙為主的病理表現。用凍瘡膏治療雖能改善症狀，但很難治癒。

有專家在護理過程中採用在患處塗抹風油精作局部按摩防治凍瘡，效果頗佳。風油精主要成分為薄荷腦、樟腦、桉油、香精等，用其作介質按摩，不但能止痛止癢，而且由於摩擦，其有效成分易滲入皮膚血管組織，發揮活血化瘀、消腫散結作用，從而促進局部血液循環，改善血運，達到修復組織、血管的目的。

由於凍瘡極易復發，很令患者頭痛，易產生焦慮情緒，對此應做好心理疏導，保持心境平和；同時要做好預防保健工作，注意局部保暖，尤在天寒來臨之際，塗搽風油精預防，則效果更佳。

【方　　劑】風油精適量。

【製用法】操作時，令患者取舒適體位，充分暴露患處，將風油精適量均勻塗在患處，醫者用手作局部按摩，尤其是紅腫有硬塊處要反覆按摩，直至患者感到發熱為止。塗後患處可暴露，也可覆蓋一薄層塑膠袋（如足部），每日塗搽按摩3～4次，直至痊癒，注意塗抹時勿將風油精抹入破潰處，以免引起疼痛。

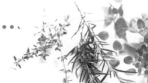

【療　　效】用該法治療凍瘡85例，痊癒56例，好轉21例，總有效率為90.58%。

【典型病例】區小弟，13歲，患凍瘡2年，用凍瘡膏等多種方法治療後未以根除，且每年復發。用該方治療1週後獲癒，囑其來年天冷前塗搽風油精預防，追蹤1年未見復發。

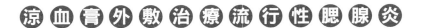

涼血膏外敷治療流行性腮腺炎

【病症與藥理介紹】

流行性腮腺炎這種疾病係由外感風濕疫毒，內蘊痰熱上乘，氣血失宜，結聚腮頜所導致。有專家應用涼血膏外敷治療流行性腮腺炎，效果良好。

涼血膏方中絲瓜清熱解毒、涼血避疫；虎杖清熱利濕、活血散瘀；赤小豆清熱利濕消腫；雞蛋清輕爽透達，外敷能使藥物直達病所。四者共奏清熱解毒、涼血避疫、清透解毒、活血散瘀之效。

【方　　劑】絲瓜（鮮者用量加倍）、虎杖、赤小豆各等份，雞蛋清適量。

【製用法】將上述諸藥共研細末，用雞蛋清適量調成膏狀，外敷患腮，每日換藥1次，至病癒為止。

【療　　效】患兒多於敷藥2天後開始見效，體溫漸降至正常，腮腺腫脹消失。

【典型病例】姬先生，8歲。自述兩腮腫疼2天。查：體溫38.6℃，雙側腮腺腫脹、觸疼。診斷：流行性腮腺炎。給予複方絲瓜膏外敷，2天痊癒，後又外敷5日以鞏固之，追蹤未復發。

解毒消腫散治療腮腺炎

【病症及藥理介紹】

流行性腮腺炎被中國傳統醫學稱之為「痄腮」，大多由於風、火、濕、熱邪外趁，加之內有積熱，肝膽之火與胃熱壅阻少陽經絡，氣血壅滯，鬱結不散而發為本病，所以腫脹、疼痛症狀十分劇烈。傳統治療多以清熱瀉火解毒，活血化瘀為主。

運用解毒消腫散濕敷治療急性腮腺炎，療效甚佳。該方劑中芒硝苦鹹性大寒，為鹽類瀉下劑，歸胃、大腸經，外用有清熱解毒、行血破血、散結消腫之功效。

《別錄》有云：「除邪氣，破留血，通經脈，推陳致新」。地龍性味鹹寒歸肝肺二

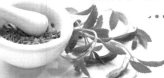

經，功擅息風清熱、散結通絡，而其解毒之力獨著；醋解熱毒、消癰腫、散瘀止痛，且對流行病毒有殺滅作用。二藥並用，達到消腫定痛、化瘀散結、通絡解毒、熱無所附之目的，使邪去病癒。

【方　　劑】芒硝、地龍各等份，米醋適量。

【製用法】將上藥共研細末，用米醋拌勻（醋藥之比2：1），外敷於患處，每日4次，保持濕潤，或以開水浸泡10分鐘後用紗布吸濕敷於患處。

【療　　效】17例患者經敷藥後次日疼痛消失，繼用2～3天，腫塊全無。

【典型病例】石小妹，12歲。患者自述2天前高熱不退，繼之兩腮部腫痛難忍，查腫物左側1.5釐米×2釐米，右側2釐米×2.5釐米，觸之膚熱，觸痛明顯，體溫39℃，診斷為急性腮腺炎。經西藥治療未果，遂改用解毒消腫散濕敷，翌日，熱退病除，繼用1天痊癒。

複方蟾蜍丸外敷治療陽痿

【病症及藥理介紹】

《素問‧五常政大論》中認為陽痿是「大氣衰而不起不用」之故。《諸病源候論》認為陽萎多勞傷，腎虛使然，「勞傷於腎，腎虛不能榮於陰器，故萎弱也」。明代《景嶽全書》認為陽萎多由「命門火衰，精氣虛冷，或七情勞倦，損傷生陽之氣」。臨床所見陽痿多數為腎陽不足，命門火衰，下焦虛寒，宗筋失於溫煦而成，有時思慮過度，有時欲不遂心，心脾受損，氣血生化乏源，血少而精虧，宗筋失於濡養而致痿弱不用。這是中國傳統醫學對陽痿的論述。而現代醫學的論述為：陽痿是一種常見的男性性功能障礙疾患，又稱勃起功能障礙，是男性陰莖萎弱不用，不能勃起，或勃起不堅，不能完成正常房事的一種病症。

複方蟾蜍丸對治療精神性陽痿效佳，方中蛇床子有性激素作用，功擅溫腎興陽；急性子利關通竅；蟾蜍毒素強心、增加血液循環，蟾蜍貳元興奮橫紋肌，啟閉散邪，芳香快氣，通腠化陽；大蔥白辛溫通陽，專行肌膚。全方集辛溫散鬱、興陽通絡、利關開竅、起萎振廢之藥為一體，直接用於病所，其效快速。本方安全可靠、使用方便、無任何毒副作用，值得推廣。

【方　　劑】急性子1克，蛇床子1克，蟾蜍3克，麝香0.5克，蔥白適量。

【製用法】將前3味共研末，加入麝香後再研極細末，滴水成大丸1粒。再將蔥白搗溶包裹藥丸，外用濕紙再包一層，放在木炭火中再煨3～5分鐘，取出換紙，再包再煨7次，去紙和蔥，將藥製成水丸子，如綠豆大小備用。

　　睡前取藥丸3粒，以白酒化開，塗敷神闕、曲骨、陰莖頭，每晚1次，迅速見效，待陰莖勃起，溫開水洗去藥，即可交媾。

【療　　效】痊癒：陰莖勃起堅硬，能完成性交，性生活滿意如常人；

顯效：陰莖勃起較堅硬，基本能完成性交，但時好時差；

無效：每晚用藥1次，連續10次，陰莖雖有勃起現象，但達不到性交程度，或症狀毫無改善。

17例中痊癒8例，顯效7例，無效1例。

【典型病例】王先生，訴因生意忙碌，1年來陰莖不舉，有時雖能舉起，但不能交合，須臾即萎，病初因羞口未醫，病與日增，致陰莖完全無反應，不能過性生活。曾自用高麗參、鹿茸精、金匱腎氣丸、男寶、金槍不倒丹等，治療無效。詢問病史，既往無特殊病史，無煙酒嗜好，無性病病史，除失眠焦慮外，無陽性體徵，診斷為精神性陽痿，當晚用本法治療，用藥30分鐘，陰莖勃起，性交順利，再續用藥10次，竟同新婚，於是停藥痊癒。

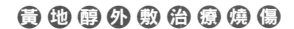

黃地醇外敷治療燒傷

【病症及藥理介紹】

　　燒傷後的皮膚一般有大面積損傷，灼痛是本病的主要特徵。燒傷後控制瘡面合併感染是治療的關鍵所在，根據燒傷的特點治療原則以清熱解毒、消炎止痛為主。

　　這裏向讀者推薦中藥外敷治療燒傷的驗方。該方中黃柏、黃連、地榆清熱燥濕，解毒；細辛止痛；甘草則能調合諸藥。現代醫學研究認為黃柏、黃連具有抗菌消炎消腫，並有改善微循環、解毒生肌、燥濕減滲、增加瘡面免疫功能和促皮下組織肉芽生長之作用，而黃柏、黃連、地榆對大腸桿菌、金黃色葡萄球菌、綠膿桿菌有良好的抑制和殺菌作用，因而用黃柏、黃連、地榆合用治療燒傷瘡面有癒合作用快、治療效果好、副作用小的特點，加之細辛的止痛作用減少了患者痛苦，對瘡面生長、減少瘡面疼痛攣縮、防止癒後疤痕，更是起到了關鍵作用。

　　本療法對小面積、Ⅱ度以下燒傷治療，具有抗感染、防疤痕、止痛好、治癒率高、副作用少的特點。且該方藥源豐富、配製簡便、價格低廉、便於掌握，因而值得推廣使用。

【方　　劑】黃柏10克，地榆9克，黃連10克，甘草6克，細辛9克，80%酒精適量。

【製用法】將以上藥曬乾研細，浸入80%酒精內（酒精超過藥粉一橫指），

密封48小時後，把浸出液用紗布過濾，擠乾，裝瓶備用。

用藥前先用0.1%的呋喃西林液或0.1%雷夫諾爾沖洗燒傷瘡面，然後清除燒傷瘡面上的異物，如果有水泡，用消毒空針將水泡內滲出液抽出，再用喉頭噴霧器輕輕地把燒傷藥液噴於瘡面上，採取瘡面暴露療法。以後每1～2小時噴藥1次，直至瘡面結痂癒合。如瘡面結痂後痂下有分泌物，可開窗引流。如分泌物多，可剪掉痂皮，用消毒棉球蘸取，再噴藥治療。

注意事項：在臨床上遇有顏面部燒傷患者在噴藥時需注意對眼睛的防護，切勿將藥液流入引起不適。

【療　　效】用此法治療燒傷49例，其中痊癒21例，好轉25例，無效3例，總有效率為93.8%。

【典型病例】王先生，47歲，工人。因操作焊修時灼傷了皮膚，灼痛難忍而就診。查：左上臂有一面積3釐米×2.5釐米瘡面，並出現水泡。予以本法治療1天後，痛感消失，3天後瘡面結痂癒合。

祛白潔治療白癜風

【病症及藥物來源介紹】

白癜風，中醫稱之為「白駁風」、「白駁」。發病機理是「風邪博於皮膚，血氣不和所致」，共與遺傳因素、免疫因素、化學刺激因素關係極在，諸因素導致皮膚及毛囊內黑色素細胞減少，形成黑色素細胞缺乏，終使色素脫落形成白斑。祛白潔配製方，因採自民間，故只知其方，不知其因，但其保存容易，使用方便、療程短，治療白癜風療效佳（病情輕、病程短者療效更好）、經濟實惠，值得推廣。

【方　　劑】密陀僧120克，雄黃30克，硫黃30克，輕粉15克，冰片3克，新鮮生薑適量。

【製用法】將上述諸藥研細，過120目篩，裝瓶搖勻備用。

取新鮮生薑1塊，切成斜面，斷面蘸藥粉，使勁反覆塗搽患處，至局部有灼熱感為度，每日2次，7天為1療程，一般病情輕者1個療程可治癒，重者2～3個療程。

【療　　效】經治療後局部皮膚顏色與周圍正常皮膚相同，1年後無復發者為痊癒；經治療後原病變處皮膚境界不清，大部分皮膚恢復正常，無新皮疹發生或再次復發者為有效。

45例患者全部有效。

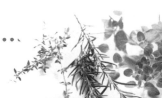

【典型病例】陸小姐，22歲。自述5年前無原因頸部及腰腹部局限性皮膚變白，皮損初為粟粒至錢幣大近圓形，色素脫失白斑，後面積漸增大，但界限清楚，表面光滑，無脫屑，無其他症狀，未治療。查體：頸部、腰腹部有白色斑片，分別3.0釐米×3.5釐米、6.0釐米×5.0釐米，舌質淡紅，脈細弱。診為白癜風。使用上方2個療程，白斑褪淨，膚色轉正常。

內外並舉治臁瘡

【病症及療法介紹】

臁瘡是生在脛部內臁或外臁的潰瘍性疾病，初期時多先癢後痛，紅腫成片，後破潰流水，形成潰瘍，瘡口深陷，肉色灰白或暗紅，久則暗紅或深紫，邊緣高起，四周皮膚比較黑，僵硬不活，或脫屑，瘡口中常常分泌出有臭味的薄膿液或血水，患肢常伴有靜脈曲張，有時足及小腿發生浮腫。本病多見於久行之中年男性，以及下肢伴有青筋怒張者。主要發生於雙小腿內外臁，與季節無關。本病相當於現代醫學的「下肢潰瘍」。在古代文獻裏有「褌口瘡」、「裙風」（《證治準繩》）、「爛腿」（《外科證治全書》）等病名，俗稱「老爛腿」。唐《華佗神醫秘傳》云：臁瘡內外有別，因臟腑中有濕毒，乃外發為瘡，亦有因打撲抓磕，或遇毒蟲惡犬咬破損傷，因而成瘡者，對發病原因作了簡明的概述。《瘡瘍經驗全書》對其症狀有簡要的記載：生此瘡漸然潰爛，膿水不乾，蓋因濕熱風毒相搏而致然也。本病多因脾胃氣血生化不足，飲食不節，過食辛辣肥甘之物，脾胃濕熱內生，脾主四肢，濕性趨於下，阻於經絡，氣血凝滯而發，稟賦不耐，磕撲損傷而已。

治療臁瘡宜以補氣健脾、燥濕解毒類中藥配合外用藥物，內外並舉，標本兼顧，往往收到理想的療效。

【方　　劑】(1)急性期臁瘡方：蒼朮20克，黃柏10克，牛膝10克，金銀花20克，連翹10克，梔子10克，丹皮10克，澤蘭10克，防己10克，地龍10克，甘草6克。

(2)慢性期臁瘡方：當歸30克，熟地15克，白芍30克，黃芪30克，黨參30克，地龍10克，白朮15克，茯苓12克，甘草10克，柴胡10克，升麻10克，威靈仙10克，劉寄奴10克。

(3)萆薢粉30克，太乙丹3克，輕粉1.5克，大梅片1克。

【製用法】第(1)、(2)方均為水煎服，每日1劑，早晚2次分服，第(3)方各藥取淨粉混合，研極細末，混勻即成。患處用溫水洗淨，敷上藥，1天2次，痊癒

為度。

【療　　效】治癒：治療後臨床症狀消失，瘡面癒合，僅有患部皮膚色澤改變；

顯效：瘡面明顯縮小，肉色鮮紅，液汁少而稠，臨床症狀減輕；

好轉：瘡面未減小，膿汁減少，臨床症狀減輕；

無效：臨床症狀和瘡面無改善，甚至病情加重。

臨床治療的24例患者中，治癒18例，占75.00%，顯效4例，占16.67%，無效2例，占8.33%：總有效率91.67%。治癒時間一般為20～50天，平均30天左右。

【典型病例】馬先生，58歲。自述患臁瘡2年，潰瘍面3釐米×2.8釐米，多方求醫未果。予以上方內外兼治26天後，獲得痊癒，追蹤1年未復發。

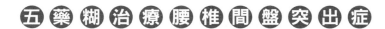

五藥糊治療腰椎間盤突出症

【病症及藥理介紹】

　　腰椎間盤突出症在中國傳統中醫學中叫「腰腿痛」，中醫認為該病的發生有內因和外因的雙重作用。內因是指隨著年齡的增長，腎氣漸虛，腰部氣血筋脈骨髓失養，使腰椎間盤逐漸變性，具體指構成腰椎間盤的軟骨板變薄，纖維環彈性減弱，髓核含水量減少；外因是指外傷勞損及風寒濕邪入侵，引起局部氣滯血瘀，不通則痛。現代醫學認為，髓核的膨出、壓迫，引起周圍組織的炎症、充血、水腫，從而壓迫神經根是引起腰腿痛的主要原因之一。因此，如果把治療的著眼點放在減輕神經根周圍組織的充血、水腫，從而減輕對神經根的壓迫，最後緩解甚至消除腰腿痛症狀，應該是一個可行的保守治療方法之一。

　　據此五藥糊採用艾葉、制川烏祛風散寒；桂枝、細辛、歸尾溫經通絡，活血止痛。全方藥味雖少，但所取藥物均是氣味濃烈、芳香走竄之品，直達病所。調以55%白酒，一方面可加強其祛風除濕、通絡止痛的功效；另一方面可讓藥粉中的有效成分溶解於乙醇當中，有助於滲入病變部位，再配以周林頻譜治療儀照射，加速血液循環，擴張血管，加強藥物的滲透，以祛除局部風寒之邪，溫通筋脈，減少病理產物在局部的瘀積，通則不痛，共同起到減輕局部水腫、滲出，從而減輕對神經根的壓迫，緩解腰腿痛症狀，臨床觀察療效頗佳。該治療方法既安全，又簡便易行，而且見效快、費用低廉，基本可免去針灸、按摩、牽引及其他理療項目，為患有腰椎間盤突出症而又拒絕手術治療的患者提供了一個新的好方法。其方法如下。

【方　　劑】艾葉3份，歸尾2份，桂枝1.5份，細辛1份，制川烏1.5份。

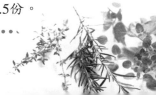

【**製用法**】將上藥碾磨成粉，隨磨隨用，每次取30克用55%白酒調和成糊狀，擱置30分鐘，讓病人俯臥，敷於患處，以腰腿部痛點為中心，外加周林頻譜治療儀照射在藥表面上約1小時，每日1～2次，10天為1個療程，治療2～3個療程，全部免去做針灸、按摩、牽引及其他理療項目。

【**療　　效**】臨床痊癒：腰腿痛症狀完全消失，可直立自由行走。查體：直腿抬高試驗70°，陰性，能恢復原工作；

好轉：腰腿痛症狀減輕，腰部活動功能改善；

未癒：症狀體徵無改善，直腿抬高試驗30°，陽性。

用該法治療53例患者，臨床治癒22例，好轉27例，無效4例。

【**典型病例**】黃女士，69歲。患者自述：左下肢疼痛不適，疼痛從左臀部放射至左小腿外側，伴行走活動受限，需拄拐行走。畏寒，腿痛遇寒加重，得熱則舒，查體：椎間盤突出，第四腰椎滑脫。用上述方法治療3週後腿痛完全消失，行走如常人。追蹤2年，疼痛未再發。

三色散治療帶狀皰疹

【病症及藥理介紹】

帶狀皰疹被傳統中醫列入「丹」門，因好發於肋脅部，故稱「纏腰火丹」，亦見於頭面部及其他部位，總稱「蛇丹」。該病的發生多因情志內傷以致肝膽火盛或因脾濕鬱久，濕熱內蘊，外受毒邪而誘發。毒邪化火與肝火、濕熱搏結，阻遏經絡，氣血不通，不通則痛，所以症見灼熱疼痛；毒熱蘊於血分則發紅斑；濕熱凝結於肌膚不得疏泄則起水皰；毒熱未清，經絡氣血凝滯不通，則疹退而痛不止。

據此有專家研製出三色散，該方具有清熱利濕、解毒止痛之功。方中雄黃性味辛溫有毒，燥濕攻毒，白礬性味酸澀寒而收濕解毒，二藥相合具消腫止痛、解毒殺蟲的作用；青黛性味鹹寒能清肝涼血、解毒利濕；冰片清熱止痛、防腐止癢，並具透皮作用，可協諸藥直達病所發揮作用。六神丸用於熱毒重症，發揮清熱解毒、消腫止痛之功，與黃白冰青散可起協同作用。雙黃連粉用於濕毒重症，發揮清熱燥濕解毒之功，並具明顯的抗病毒作用。蜈蚣走竄之力最速。

【**方　　劑**】雄黃30克、白礬30克、青黛20克、冰片10克。

【**製用法**】將上述四味藥混合後研極細末，裝瓶備用。

應用時按中醫辨證分型，對於肝經濕熱型以紅色斑丘疹為主者，加入適量六神丸研細混勻；以水皰、血皰為主者加入適量雙黃連粉混勻；脾虛濕盛型加

入適量蒼朮粉、珍珠粉；氣滯血瘀型加入蜈蚣粉、全蠍粉。以上藥物均用複方丹參注射液調成稀糊狀，局部外塗，每日2～3次。

以5天為1個療程，若1個療程不癒，再用1個療程。待療程結束統計療效。

【療　　效】按中醫病症診斷療效標準判定。

治癒：皮疹消退，臨床體徵消失，無疼痛後遺症；

好轉：皮疹消退約30%，疼痛明顯減輕；

未癒：皮疹消退不足30%，仍有疼痛。

治療33例患者中，13例治癒，15例好轉，5例無效。

【典型病例】張先生，50歲。主因右腰部及右大腿出現集簇水泡，劇痛2天多。患者自述5天前右腰部和右大腿出現陣發性針扎樣刺痛，並無皮損改變。患者自服止痛片及維生素B1等治療，症狀不減，2天前右腰部及右大腿外側出現大片紅斑及成簇水泡，刺痛加重，衣物摩擦疼痛更甚，雖服止痛藥未能緩解，大便乾結，小便黃赤。查：右腰部及右大腿外側可見成片集簇之小水皰，部分為血皰，基底部潮紅，皰壁緊張，舌質紅苔黃膩，脈弦數。診斷為帶狀皰疹，症屬肝經濕熱型。依法應用三色散外塗，並口服龍膽瀉肝片。用藥2天後水皰乾結，疼痛顯著減輕，不再服用止痛藥，5天後皰疹大部結痂，疼痛消失，2個療程後痊癒。

複方二黃粉治療嬰兒濕疹

【病症及藥理介紹】

嬰兒濕疹，西醫屬於「變應性皮膚病」。中醫認為濕疹的病機多由濕、毒、風所致，本病是一種常見病，俗稱「胎毒」，病因複雜，一般認為由營養過度，消化不良，對某些物質過敏或某些外界刺激所致。該病雖不危及生命但奇癢難忍，治之不當纏綿不癒，少數患兒甚至青春期不癒，嚴重影響患兒健康和發育。中醫認為，嬰兒濕疹為熱毒燥濕所至，故以清熱解毒、除燥、祛濕為治則。

運用純中藥製劑複方二黃粉治療濕疹效果較好。方中黃連性味苦、寒，具有清熱燥濕、清火解毒之功。據現代研究屬中藥廣譜抗菌素，其中含有小葉鹼、黃連鹼及棕櫚鹼等，同時對金黃色葡萄球菌、甲型、乙型溶血性鏈球菌、大腸桿菌、痢疾桿菌等都有抑菌作用；黃柏性味苦寒，瀉火解毒，特別是用於皮膚病濕熱、濕疹效果更好。據現代藥理研究證明，黃柏主要含小葉鹼約1.4%～4%，並含少量的黃柏鹼等。黃柏煎劑對人結核桿菌有完全抑制作用，對金黃色葡萄球菌、枯草桿菌、福

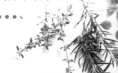

氏痢疾桿菌有顯著的抗抑作用；爐甘石味甘性平，善收濕止癢，能部分溶解並吸收瘡面分泌液，收斂保護瘡面，並能抑制葡萄球菌生長；苯海拉明、撲爾敏二味協同增強藥效，具有鎮靜、安眠、抗過敏、止癢作用。以上中西藥五味合之，可清熱燥濕、消炎解毒、斂瘡止癢，從而達到藥到病除的目的。

【方　　劑】黃連10克，黃柏5克，爐甘石3克，苯海拉明5片，撲爾敏5片。

【製用法】先將黃連、黃柏、爐甘石分別用藥碾軋麵過細篩，然後將苯海拉明、撲爾敏用研鍋研成細麵，再與上3味中藥混合調勻備用。

對於乾型的濕疹以香油調為膏，濕型則撒乾麵。患處用藥前每天用雙氧水沖洗乾淨，每日用藥1～2次。

注意：禁用熱水、肥皂水等刺激物洗搽；避免撓抓，勿食魚蝦；保護皮膚衛生，防止繼發感染。

【療　　效】7天為1個療程，一般嬰兒濕疹均可治癒，如伴有其他合併綜合徵者效果不佳。

運用該方治療53例患者，治癒46例，其他7例為繼發性嬰兒濕疹。

【典型病例】向小弟，產後1個多月患兒枕部有局限性紅斑、丘疹，集簇成片狀，邊沿瀰漫不清，以後發展至額部、頰部、眉間，並伴有油膩性黃色分泌物。有的地方有鱗屑覆蓋，附有較緊的厚屑結痂，由於患兒奇癢，夜裏睡眠不寧，不斷哭鬧。外用紫藥水等效果不佳，將患處用雙氧水洗淨，將複方二黃粉用香油調為粥狀，每天外用1～2次，1個療程症狀大大減輕，3個療程痊癒。

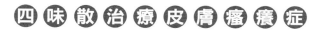

四味散治療皮膚瘙癢症

【病症及藥理介紹】

皮膚瘙癢症是僅有皮膚瘙癢而無原發性損害的皮膚病，可分為全身性與局部性兩種。其臨床表現為起初並無皮膚損害，由於發癢而經常搔抓，則出現抓痕、血痂色素沉澱或濕疹樣變，有時可繼發感染。採用樟腦硫磺霜治療此症療效頗佳。

該方具有抗敏止癢功能，這樣能更快減輕瘙癢症狀，減少患者的搔抓，有利藥物更好地滲入患部，加快治癒速度。方中硫磺與甲硝唑相配，可增進拔毒殺蟲之功；樟腦和撲爾敏為伍，能增強抗敏止癢之力。諸藥共用相得益彰，因此膚癢可消，皮損可癒。該方具備簡、便、廉、驗及毒副反應少之特點，值得一試。

【方　　劑】硫磺10克，樟腦3克，甲硝唑0.2克，撲爾敏0.24克，凡士林適量。

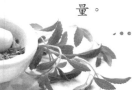

【製用法】將上述諸藥共研細粉，加入適量凡士林，調勻，密封存用。

洗淨患部，早、晚各外塗藥物1次，連續4天，如未癒者再治4天。疥瘡患者於4天藥畢後洗澡，並更換衣褲、床單。

【療　　效】治癒：瘙癢完全消失，皮損基本控制；

有效：瘙癢明顯減輕，皮損消退50%以上；

無效：瘙癢及皮損不顯減輕。

運用該法治療47例，治癒21例，有效12例，無效14例。

【典型病例】谷先生，42歲。患者自述患皮膚瘙癢症多年，每逢冬季更甚。曾用藥、打針等多種方法治療均未根除，予以該方外塗治療5天後痊癒，追蹤1年未復發。

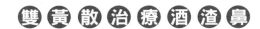

雙黃散治療酒渣鼻

【病症及藥理介紹】

酒渣鼻俗稱「紅鼻子」，其病與內分泌和消化功能失常、慢性病灶感染、皮脂分泌過多、風吹日曬、多食辛辣、飲酒等有關，以鼻部損害為主，也可累及兩頰、下頦、前額，對稱分佈，患處微血管及皮脂腺孔擴張，潮紅，成紫紅色或膿瘡，鼻尖呈結節性增大而影響美觀。

中藥鼻頭淨方採用硫黃、大黃等量調糊局部治療患者25例，效果良好。硫黃外用與皮膚接觸後，則形成硫化氫和五硫磺酸，五硫磺酸有殺菌、殺蟲、抗炎及殺黴菌作用，對合併黴菌、蟎蟲感染效果良好；大黃其性沉降，善活血祛瘀，大黃含的鞣質及沒食子酸均具有收斂作用，可使局部充血減輕，滲出減少，並經活血祛瘀，且恢復正常後不留疤痕，效果良好。

【方　　劑】硫磺、大黃各10克。

【製用法】將硫黃與大黃共研細末，用香油調勻，塗患處。每晚睡前塗1次，2週為1個療程，局部可以逐漸恢復正常膚色，無不良反應。

【療　　效】治療25例中，痊癒14例，好轉9例，無效2例，總有效率為92%。

【典型病例】時先生，47歲。患酒渣鼻半年，試過多種治療方法，均未見效。後應用雙黃方劑治療1個療程，即告癒。

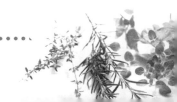

祛毒酊治療熱毒疹

【病症及藥理介紹】

熱毒疹是臨床常見皮膚科疾病，好發於春夏季節，其發病機理多因風熱邪毒或濕熱浸淫肌膚所致。

純中藥製劑祛毒酊經57例臨床驗證，效果頗佳。方中黃連、大黃、板藍根、蚤休、冰片瀉火解毒；白芷祛風消腫止痛；全蠍、蜈蚣熄風解毒，通絡止癢。其中大黃是天然廣譜抗生素，對多種細菌、皮膚真菌均有抑制作用；板藍根有較強的抗病毒作用；冰片能促進其他藥物透皮吸收，使其迅速發揮療效。祛毒酊全方集強有力的瀉火解毒、熄風止癢藥物為一方，直擊其火熱邪毒，不僅如此，而且製備簡單，花費低廉，值得推廣。

【方　　劑】黃連10克，白芷15克，蚤休10克，冰片10克，板藍根30克，蜈蚣3條，全蠍10克，大黃10克。

【製用法】將上藥放入75%酒精500毫升中浸泡2天即可。使用時先將患處皮膚洗淨，再用棉籤蘸藥汁塗抹，或用紗布浸藥汁外敷，1天敷3～6次為宜。

【療　　效】治癒：疹子，皮膚灼熱、瘙癢等症均消失，皮色正常；

好轉：疹子大部分消失，皮膚灼熱、瘙癢等症減輕，疹色淡紅。

治療57例皆痊癒，連續用藥時間最短3天，最長7天。

【典型病例】張先生，28歲。患者雙下肢大腿內側皮膚出現綠豆大小丘疹3天。疹色嫩紅，奇癢，患處皮膚觸之灼手，伴心煩口苦、大便乾燥，舌質紅，苔薄黃。診斷：熱毒疹。治宜瀉火解毒、熄風止癢。給予祛毒酊300毫升，用紗布浸藥敷於患處，3小時更換1次。2天後疹形縮小，皮膚已不灼手，瘙癢等症好轉，疹色淡紅。連續用藥1週後，疹子和瘙癢等症均消失，皮膚色澤正常，心煩口苦好轉，大便通暢。

冰蒼散治療黃水瘡

【病症及藥理介紹】

黃水瘡易發生於夏秋季節，因感受暑濕熱毒，熏蒸皮膚而成，傳統中醫亦稱「天皰瘡」、「滴膿瘡」。《洞天奧旨》中說：「黃水瘡又名滴膿瘡，言其黃膿水流到之處，即生瘡，故名之」，如果治療不及時或者治療調護不恰當，可綿延數週

或數月。

採用冰蒼散治療黃水瘡療效特好。方中取白蘚皮清熱解毒，除濕止癢；生大黃清熱解毒燥濕；炒蒼朮燥濕；冰片清熱消腫止痛。諸藥配伍，可顯清熱解毒、燥濕止癢、斂瘡止痛之功，因其效良，故有推廣應用之價值。

【方　　劑】白蘚皮15克，生大黃15克，炒蒼朮15克，冰片5克。

【製用法】將前3味藥焙乾，研細末，過100目篩，再加入冰片，混合均勻，裝瓶備用。治療時，先以棉籤將瘡面滲出液蘸拭乾淨，取藥粉適量，用香油調為糊狀，塗敷患處，1天2～3次。塗藥後，若有黃水滲出，則撲以乾藥粉；結痂後，若有乾裂疼痛則蘸塗少許香油。

注意事項：治療期間，切忌搔抓，飲食宜清淡，宜保持心情舒暢，注意瘡面周圍皮膚的清潔衛生。

【療　　效】106例病例均以瘡面無滲出物，無新的皰瘡出現，上皮恢復結新痂為治癒標準。

【典型病例】趙小弟，7歲。面頰及唇周出現多個黃豆粒大小的水皰，曾經用紅黴素軟膏外塗，療效不佳。診見：水皰有黃色液體流出，周圍紅暈、瘙癢，破後露出紅色糜爛面。診斷：黃水瘡。隨即用冰蒼散按上方法治療，1天3次，5天後痊癒。

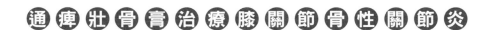

通痹壯骨膏治療膝關節骨性關節炎

【病症及藥理介紹】

膝關節骨性關節炎是中老年人常見的慢性進展性關節疾病，以關節軟骨進行性變性破壞、關節骨端反應性增生為病理基礎，常引起疼痛。

膝關節因其部位的特殊性是骨性關節炎中最易受累的關節。其以疼痛為常見症狀，多在活動時發生，尤其是負重時明顯，休息後可緩解。目前對其病因和發病機理尚未形成統一認識。除對症治療或人工關節置換外，尚無有效的治療方法。中醫本無膝關節骨性關節炎病名，但其症狀屬於「痹症」、「骨痹」範疇。《內經》云：「病在骨，骨重不可舉骨髓酸痛，寒氣至，名曰骨痹」。古今醫家認為本病與肝腎虧虛、筋骨失養、風寒濕邪侵襲、痰瘀凝滯有關，屬本虛標實、本痿標痹之症。治療以補益肝腎為主，兼以活血化瘀、舒筋通絡、祛風除濕、化痰軟堅等，從而達到攻補適宜，標本兼治的目的。

中藥驗方通痹壯骨膏是以中國醫學理論為指導，以骨性關節炎的病理機制為基

礎，經過多年反覆探討和篩選藥物而組成的外用膏藥方劑。方中骨碎補入肝腎經，能補腎壯骨，續傷止痛；補骨脂入腎經，以補腎助陽，主治腰膝冷痛；五加皮入肝經，善補肝腎，祛風濕，強筋骨，主治風濕疼痛、筋骨痿弱之症；川烏、草烏祛風散寒，溫經止痛，善祛關節之風寒濕邪；靈仙性味辛鹹溫，功擅祛風濕、溫經絡、止痛消痰，主治風濕痹痛、筋脈拘攣、屈伸不利；防己苦辛寒，能利水消腫，祛風除濕，並有鎮痛作用；地龍味鹹，入肝經，有鎮痙除攣、通絡活絡之功效。主治風濕痹痛和膝部腫脹。全方配伍，補肝益腎、強筋壯骨以治本，活血柔堅、舒筋通絡以治標，從而使骨強筋健，骨正筋柔，瘀祛腫消，關節疼痛減輕，腫脹消退，功能恢復。該方使用方便，值得推廣。

【方　　劑】南星、川烏、草烏、骨碎補、五加皮、靈仙、川牛膝、防己、地龍、制沒藥各等份。

【製用法】將上述諸藥共研為細末，調和附加劑製成膏狀備用。

　　使用時將通痹壯骨膏軟化後，貼於患側膝部，5天更換1次，6帖為1個療程。1個療程後觀察療效。

【療　　效】痊癒：症狀消失，功能活動正常；

顯效：症狀基本消失，關節活動基本正常，能參加正常活動和工作；

有效：疼痛基本消失，關節屈伸活動基本正常，參加活動或工作的能力有改善；

無效：未達到有效標準者。

57例患者中，治癒21例，顯效25例，無效11例。

【典型病例】汪女士，59歲。患者因右膝關節疼痛1個月。查體：右下肢跛行，膝關節周圍腫脹，內側壓痛，活動時有摩擦感。X光片示：膝關節邊緣有骨贅形成，脛骨髁間脊變尖。診斷：右膝關節骨性關節炎。治療：通痹壯骨膏貼敷。1個療程後，患者疼痛、腫脹、跛行消失，關節功能恢復，能參加正常的活動。2個療程後痊癒。1年後追蹤無復發。

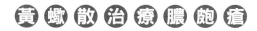

黃蠍散治療膿皰瘡

【病症及藥理介紹】

　　膿皰瘡是臨床上常見的化膿性皮膚病，膿皰瘡又稱「傳染性膿痂疹」，其致病是由一種較常見的化膿球菌所引起，該病特別易發於夏秋季，且常在兒童中流行，有傳染性，中國醫學稱其為「天皰瘡」、「黃水瘡」，並認為其病因病機為脾濕內

蘊，腠理失調，熱毒外襲肌表而發病。治則以清熱瀉火、燥濕解毒為主。現代醫學認為本病病菌為金黃色葡萄球菌感染，少數為鏈球菌感染，治療以局部用藥為主。

　　黃蠍散方中全蠍有解毒散結、通絡止痛之功效，對皰疹腫毒療效顯著，是中醫外科常用藥；黃柏燥濕清熱，可使瘡面腫消、乾燥癒合；土黴素對金黃色葡萄球菌有殺滅作用。上述三藥合用，對治療膿皰瘡有很好的療效。此外，敷外用藥可直達病灶、顯效快、費用低，病人易接受。

【方　　劑】全蠍10克，黃柏30克，土黴素10片。

【製用法】將上藥共研細末，備用。

　　治療時先將皰疹處用生理鹽水沖洗，或用黃柏水外搽以洗去黏稠滲出液或結痂。待乾後，將配製的全蠍散根據瘡面的大小，用香油調成糊狀後敷患處，滲出液較多時，可直接將藥粉撒患處，保持皮損區清潔乾燥，如有黃水流出應隨時用無菌棉球拭去，用雙氧水或生理鹽水處理瘡面後重新撒藥，每天用2～3次，1週為1個療程。另外需注意，在用藥期間禁食辛辣食物，病變處禁用水洗。

【療　　效】以瘡面結痂、不流黃水、痂皮脫落、不留疤痕，其他部位未見新的皰疹出現為治癒，用該法治療患者92例有效率可達100%，最短1天，最長7天，平均5天，無任何毒副作用。

【典型病例】袁小弟，9歲。患兒左上肢出現水皰，流黃水4天，患者主訴，兩天前無原因左上肢出現水皰。自覺瘙癢難忍，檢查見其左上肢有皰疹數個，周圍有紅暈，瘡面濕而潮紅，流黃水，疼痛，用皮炎平外搽治療3天無效。經診斷為膿皰疹，用黃蠍散外搽，每天3次，藥後2天結痂。不流黃水，疼痛減輕，4天後症消而獲痊癒。

冰黃膏治療耳部濕疹

【病症及藥理介紹】

　　耳部濕疹常發生於耳後、耳廓或耳垂下方，有時可波及外耳道，可以單側亦可以雙側，皮損為紅斑、滲液、結痂及皸裂。

　　冰黃膏治療耳部濕疹藥源廣、製備使用方便、療效顯著。方中黃柏具有清熱燥濕、瀉火解毒功效。可用於治療瘡瘍腫毒、濕疹濕瘡之症；冰片具有清熱解毒，防腐生肌之功，可用於治療瘡瘍腫毒、潰後不斂；醫用凡士林，具有潤膚的作用，又可使藥物吸附於瘡面。諸藥共奏清熱解毒，止痛生肌之功。本膏劑對外耳道濕疹效

果稍差，應配合抗菌素治療。另外，在治療耳部濕疹時還應注意：一是戴眼鏡者，是否與眼鏡腿摩擦有關；二是發生於耳垂者，是否與穿耳洞、戴耳環有關。若是這兩種情況，祛除病因即可癒。

【方　　劑】黃柏30克，冰片0.1克，凡士林適量。

【製用法】將黃柏、冰片研末用凡士林將二味調成膏狀，裝入密閉潔淨容器內備用。

操作時先將瘡面用消毒乾棉球擦拭，然後將藥膏薄薄塗於瘡面上一層，不需包紮，一般每日換藥2次，若滲液較多可換藥3次。

【療　　效】52例患者95%以上7～15天可獲痊癒。

【典型病例】丁小妹，11歲，學生，耳後及耳下皮膚皸裂、疼痛，經用「膚輕鬆軟膏」、「四環素軟膏」外塗治療20餘天不見效，瘡面還有擴大趨勢。經用「冰黃膏」治療1週痊癒。

黃礬散治療皮疹病毒感染

【病症及藥理介紹】

皮膚皰疹病毒感染是皮膚科常見病、多發病，此症包括水痘樣疹、水痘——帶狀皰疹、單純皰疹等，在中醫學中屬「熱毒」範圍。其主要致病因為感受「火毒」之邪，再加上正氣不足、臟腑虛弱而發病。

採用黃礬散治療本病，取得療效較好。黃礬散由雄黃、明礬兩味藥組成。其中雄黃出自《神農本草經》，為硫化砷的礦石，性味辛溫有毒，入心肝經，燥濕解毒殺蟲，用治癰疽腫毒、疥癬、神經性皮炎、帶狀皰疹、黃水瘡、瘧疾、咳喘等；明礬即白礬，出自《雷公炮炙論》，為天然礬石加工提煉而成的結晶，味酸、澀，性寒，有小毒，入肺、脾、胃經，可起到燥濕祛痰，止血收斂，殺蟲止癢之功效，主治：癲癇、崩漏、濕疹、疥癬。二藥合用，共奏清熱、解毒、燥濕之功，專治各種皮膚皰疹病毒引發的疾病。

【方　　劑】雄黃、明礬各500克。

【製用法】將上述兩味共研為細末，每10克分成1份，密封保存備用。

使用時取1份，加冷開水適量調勻，外塗於患處。1天2次，15天為1個療程。

【療　　效】痊癒：皰疹乾枯、結痂、紅斑消退，局部無不適感；

好轉：皰疹大部分乾枯、紅斑消退、疼痛減輕；

無效：皰疹未枯，甚則糜爛，疼痛未減。

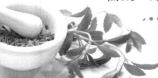

應用該法治療患者107例，痊癒41例，好轉55例，無效11例。

【典型病例】趙女士，40歲。患者自述其左右口角部有大面積成簇水皰，每至上呼吸道感染即發，反覆出現，歷時長達半年，其按單純皰疹治療，效果不顯。診見：左右口角部有大面積成簇水皰，基底潮紅，部分糜爛，表面有膿苔覆蓋，聲音嘶啞，舌質紅，苔黃膩，脈滑數。診斷：單純皰疹合併感染。治療：局部用絡合碘消毒，去除膿苔，外塗「黃礬散」，每日1～2次，並內服雙黃連口服液1支，1日3次。共治療2週後痊癒。

兔毛灰外治凍瘡

【病症及藥理介紹】

凍瘡多發生於面部、耳廓及手腳部，初期表現為紅、腫、癢、痛，後期則潰破流膿。

用野兔毛灰治療凍瘡堪稱一絕。現代藥理研究證明，野兔毛灰具有收斂功能，香油具有祛腐生肌之效，慶大黴素對革蘭氏陽性菌具有殺菌作用。此三者合用，治療凍瘡療效更佳。

【方　　劑】野兔腹部或四肢潔淨的毛適量、慶大黴素2支、香油適量。

【製用法】取潔淨的野兔毛適量，燒成灰，撚細與適量香油在潔淨的容器內調成糊狀，再加入藥物慶大黴素調勻塗抹患處即可。

【療　　效】運用該法治療凍瘡64例，在5～20天內均獲得痊癒。

【典型病例】李小弟，16歲，左拇指背側患凍瘡後破潰感染10天，患處面積約1.0釐米×0.8釐米，深達皮下，表面有膿性分泌物，給予清除瘡面，外敷上述配藥，1天1次，6日後痊癒。

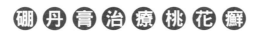

硼丹膏治療桃花癬

【病症及藥理介紹】

單純糠疹，因流行於春天，桃花盛開的季節，俗稱「桃花癬」。它是一種原因未明的非特異性皮炎，是皮膚科春秋季節常見病，好發於兒童和青少年。中國醫學認為單純糠疹與腸寄生蟲有關，故又稱「蟲斑」，也有人認為與慢性扁桃體炎，陽光曝曬，風吹，維生素不足，經常使用肥皂和洗衣粉有關，由於皮膚乾燥，促使

本病發生。臨床表現主要以面部為主，亦可出現於頸部、四肢等處，治療以潤膚解毒，殺蟲止癢，祛腐生新為治則。

中藥硼丹香粉膏治療面部單純糠疹，療效較好。方中的硼砂解毒，並有清潔皮膚作用；丹皮清熱涼血，活血散瘀，使血液流暢而不留瘀；黃精潤膚解毒，現代研究對皮膚真菌有一定的抑制作用；川椒殺蟲止癢；丁香殺菌潤膚，溫經通絡；輕粉殺蟲止癢，療癬祛腐；蜂蜜清熱，補中，解毒，潤燥，止痛，用作基膏。上述諸藥共用，無毒副作用，方法簡單，效果良好，標本兼治。

【方　　劑】黃精12克，川椒6克，硼砂15克，丹皮15克，丁香6克，輕粉2克。

【製用法】將上藥共研細末，過7號篩，加蜂蜜適量調成稀膏狀，入瓶密封3天後使用。

治療前先用溫水洗淨面部，乾後用硼丹膏外塗患處，並反覆用手在糠疹部位搓動按摩1～2分鐘，促使藥物均勻分佈與吸收，1天3～4次，2週為1個療程，一般1個療程即可治癒。

【療　　效】採用本方治療驗證57例。其中痊癒39例，好轉18例，總有效率為100%。

【典型病例】胡小弟，12歲：初發面部片狀斑疹，伴微癢2個月餘。查：面部有4處皮膚乾燥，用放大鏡檢查，面部已形成橢圓形，小片鱗屑性淡紅色斑，表面乾燥，其上附有灰白色糠樣鱗屑，基底無炎症，診為面部單純糠疹——「桃花癬」。曾用皮炎平、皮康霜治療，時而有好轉，但反覆發作，並且逐漸加重，用硼丹膏外塗，並反覆摩搓，治療1週後症狀明顯好轉，表面糠秕樣鱗屑自行脫落，又連用1週即痊癒。

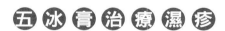

五冰膏治療濕疹

【病症及藥理介紹】

濕疹是一種變態反應性皮膚病。一般認為具有過敏體質的人因內外致敏源而過敏所致。該病特點為多形性損害，且劇癢，分佈傾向對稱，常反覆發作。採用五冰膏治療此病，療效較為滿意，其藥理介紹如下。

該方中五倍子味酸、澀、性寒，入血分，有收斂止血之功，外用可助收濕斂瘡，適用於慢性濕疹、潰瘍不斂等。因其含大量鞣酸，可使皮膚黏膜潰瘍處蛋白質凝固成一層薄膜，而顯收斂作用。該藥還可與若干金屬、生物鹼形成不溶性化合物而顯解毒作用，對金黃色葡萄球菌、鏈球菌等皮膚致病菌也有抑制和殺滅作用；冰

片清熱止痛，防腐止癢，對皮膚黏膜處熱毒瘡癢、濕疹均有良好治療作用。此二味用香油調之，既有利於藥物透入和吸收，又保護與防感染作用。該方用於急慢性濕疹，均有良好的治療效果。

【方　　劑】冰片1.5克，五倍子15克。

【製用法】將上兩味研末後加香油調為膏狀，塗於患處。一般每日塗搽2～3次，不用包紮。可迅速減輕症狀（止癢，繼之結痂）。忌用手抓傷患處，應密切保護。

【療　　效】37例中，19例治癒，11例好轉，7例無效。

【典型病例】李小弟，19歲。陰莖、龜頭、冠狀溝處皮膚起紅丘疹1週。主訴：龜頭、冠狀溝、陰莖處皮膚潮紅腫脹、糜爛、膿汁較多。診斷：濕疹。治以局部用0.9%生理鹽水清洗後，外塗以五冰膏，每日3次，1週後痊癒。

外敷治療小兒鞘膜積液

【病症及藥理介紹】

小兒鞘膜積液屬於小兒外科先天性疾病，患者超過一歲後西醫一般主張進行高位結紮手術，因為全身麻醉及手術極易誤傷輸精管，故風險較大，家長難以接受。

中國醫學對此病命名為「先天性水疝」，認為是「水竇不行」所引起，睾丸屬腎，腎主水，下通陰。如嬰兒先天不足，腎的氣化不全，水液易於集注而成。

針對以上分析，中醫治療以局部用藥為主，從而有效地增加藥效，主要用藥及藥性，五倍子、苦礬滲濕利水；蒼朮、黃柏清熱化濕，使水液滲出吸收，腫物漸消。伴隨年齡增大腎氣漸旺，水無再生之源，藥物治療能使鞘膜之間局部黏連，水無存在的處所，鞘膜積液隨即可治癒。本法簡便易行，免除手術創傷風險，且療效較好，極易被患者家長接受，同時這也是傳統中醫學的瑰寶，故值得推廣。

【方　　劑】五倍子、蒼朮、苦礬、黃柏各10克。

【製用法】將以上4味藥加水300毫升，浸泡1小時，煎半小時，藥煎好待溫後，用紗布蘸40℃藥液濕敷陰囊，涼時加溫更換。每日2～3次，每次不低於半小時。待下次用時需將藥液加溫，第2週更換1次藥液，2週為1個療程，共2個療程。症狀重者可施3個療程。

【療　　效】治癒：局部腫物消失；

好轉：局部腫物縮小；

未癒：局部腫物無變化。

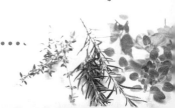

33例患者中，16例治癒，好轉17例，有效率100％。

【**典型病例**】索小弟，2歲。7個月時家長發現右側陰囊腫物並逐漸增大，透亮如水晶，2歲2個月時行動不便，並摩擦疼痛，多家醫院勸施手術，因家長害怕手術後遺症則採用此法，用此法前，查見：右側陰囊有6釐米×8釐米腫物，呈囊性，透亮，行動極不便，右大腿內側陰囊處摩擦傷痕，透光試驗陽性。採用此方法治療2週後，腫物消失大半，後又經1個療程用藥，腫物完全消失，至今無復發。

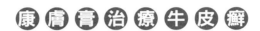

康膚膏治療牛皮癬

【病症及藥理介紹】

牛皮癬又稱銀屑病，為慢性鱗屑性皮膚病，依其形狀如牛頸之皮厚而得名。其病因與遺傳、感染、代謝障礙、自身免疫等諸因素有關，主要由真菌侵犯皮膚所致。由於本病發病率高、病程長、易復發，多侵犯青壯年，對患者身體健康與精神影響都很大。中醫認為本病是由於肌燥膚熱，復為外邪所襲，致局部氣血運行失暢；或營衛失調，風寒所傷，鬱久化燥，肌膚失養；或七情所傷，氣機受阻，氣血壅滯成瘀；或熱蘊日久，化火炎膚而成。臨床常見有血熱、血燥、血瘀、膿毒、風濕阻絡、熱毒傷陰六症，《醫宗金鑒》指出：「癬症情形有六般，風熱濕蟲是根源。」其結果多為燥、為瘀。

因為銀屑病為慢性頑固性疾病，而患者在時間上、經濟條件上都無法堅持內服中藥及其他藥物。因此特自製康膚膏以外敷法治之。方中輕粉攻毒殺蟲、滅真菌，擅治頑癬；硫磺解毒殺蟲止癢，對皮膚有溶解角質、軟化皮膚的作用，為皮膚科之要藥；密陀僧消腫殺蟲防腐，對多種毛癬菌和皮膚真菌有明顯的抑制作用；全蠍、蜈蚣攻毒，通絡散結，具有抗真菌作用。

以上藥物均有不同程度的毒性，用治牛皮癬謂之以毒攻毒，又配以抗真菌、抗過敏、消炎、止癢、對厭氧菌感染有拮抗作用、對脂漏性皮炎有顯效之西藥基質。具有攻毒、殺蟲、滅真菌、止癢、通瘀、斂瘡之功。康膚膏配方簡便易取，療效顯著又經濟、價廉。

需指出的是，由於本方由劇毒藥品所組成，切忌入口或與內服藥、食品相混，在使用時只能取速效而不可久用。

【**方　　劑**】輕粉10克，硫磺20克，密陀僧20克，全蠍6克，蜈蚣1條；醋酸氟輕鬆軟膏、克黴唑軟膏、皮炎平軟膏、紅黴素軟膏、氯黴素注射液、維生素B2

注射液各1支。

【製用法】將以上中藥共研極細末，以西藥膏劑、針劑為基質共調勻，裝瓶備用。使用時只能外用，切忌入口。每日按皮損範圍外搽2次，早晚各1次，15日為1個療程，一般只需1～3個療程即可治癒。

【療　　效】痊癒：皮損全部消退或有色素斑沉澱，自覺症狀消失。

顯效：皮損消退>70%，自覺症狀明顯減輕。

好轉：皮損消退>50%，自覺症狀減輕。

無效：皮損消退<50%或無變化，自覺無改變。或好轉後又復發，無惡化。

治療39例患者中，痊癒7例，顯效12例，好轉12例，無效8例。

【典型病例】田先生，28歲，患膿胞型牛皮癬2年，經多方治療，效果欠佳，後經用康膚膏外敷治療1個療程後，膿胞消失，有輕微色素斑沉澱，自覺瘙癢等症狀完全消失。

紫地油治療小兒肛門瘙癢

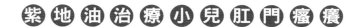

【病症及藥理介紹】

肛門瘙癢症是一種常見的局部神經功能障礙性皮膚病。一般僅限於肛門周圍，也可蔓延到會陰、外陰或陰囊後方，患者以8～14歲小兒最多見，病因尚不明確。雖然臨床上對此病的治療方法頗多，且多從濕熱、風熱入手，治當清熱解毒、涼血消腫、滲濕收斂止癢，但是對於一些經久不癒的頑固病例效果較差，且往往反覆發作，難以根治。此病病程長、病情遷延不癒，患者自感局部瘙癢難忍，夜間尤甚。

外用方紫地油中紫草清熱解毒、涼血活血，實驗研究體外試驗對金黃色葡萄球菌、大腸桿菌、流感病毒有抑制作用；地榆解毒瀉火斂瘡，體外試驗對金黃色葡萄球菌、綠膿桿菌、傷寒副傷寒桿菌等有抑制作用；大黃清熱解毒、活血祛瘀，有清熱毒、消腫塊、祛瘀生新的作用，體外試驗對金黃色葡萄球菌、鏈球菌、大腸桿菌等有抑制作用；紫草、地榆、大黃等藥物賦形於植物油外敷患處，具有殺菌、滲濕、消炎、收斂、止癢的作用，另一方面因為油性潤滑，塗後形成一層保護膜，對防止細菌污染，減少瘡面滲出，並使其不再受到大小便中有害菌的刺激，起到有效的治療作用。對於那些經久不癒的頑固病患者，除使用紫草油外敷外，加用內服中藥同治效果更佳。

【方　　劑】紫草30克，地榆30克，大黃15克，植物油1000克。

【製用法】將上藥在植物油中浸泡24小時，置火上逐漸加溫至油沸30分鐘

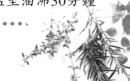

後，靜置冷卻，紗布過濾，裝瓶備用。用時先清洗局部，再用無菌棉籤蘸紫地油塗於患處每天2～3次。輕型5天，中型9天，重型15天左右，對伴有繼發感染者可同時配合中藥同服（內服基本方：黃芪30克，黨參15克，當歸20克，蒼朮15克，白芍15克，防風10克，黃柏10克，升麻3克，每日1劑，水煎2次，分2次服）。

【療　　效】症狀消失，皮膚恢復正常者為治癒；

症狀及皮膚損害有改善者為好轉；

症狀及體徵無改善者為無效。

74例中全部好轉。

【典型病例】吳小弟，9歲。主訴肛周瘙癢，夜間尤甚，查體可見肛周紅腫破潰。採用本方治療3日後症狀消失，1週後痊癒。

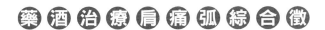

藥酒治療肩痛弧綜合徵

【病症及藥理介紹】

肩痛弧綜合徵又稱卡壓綜合徵或頂撞綜合徵，是以肩關節外展至一定範圍內即有肩部和上臂疼痛為特徵的臨床症候群。肩痛弧綜合徵在中國醫學中屬「寒痹」範疇。採用中藥藥酒配合頻譜治療此症，效果理想。「寒則溫之」，用頻譜治療，迫使藥力滲透皮肉，逐層達裏，起到祛風除濕、軟堅散結、活血化瘀、溫經通絡、消炎止痛、鬆解黏連等作用，以促進經絡疏通來治病，從而達到「通則不痛」的目的。乳香、沒藥、血竭、紅花、自然銅有活血化瘀作用；防風、冰片行氣止痛；梔子行氣止痛；川椒、細辛有表面麻醉作用；透骨草有活血止痛、軟堅消痞、祛風除濕之用；75%酒精有促進藥物吸收的作用。與器械同用，簡單易行。

【方　　劑】乳香、沒藥、血竭、自然銅、土鱉蟲各100克，防風、梔子各100克，川椒50克，細辛30克，紅花100克，冰片30克，透骨草100克，75%酒精2500毫升。

【製用法】首先先將乳香、沒藥、血竭碎為小塊，將梔子搗碎，再混同它藥投放入盛酒精的大口瓶中封口，1週後備用。充分暴露肩部，打開周林頻譜治療儀，對準壓痛明顯處。距皮膚30釐米～40釐米（以患者能忍受熱度為宜），然後將藥酒搖勻倒入小型容器內（注意隨倒隨用，以防揮發），用其浸透棉球，均勻地塗在肩峰及岡上窩外側，10分鐘塗1次，每日治療1次，10天為1個療程。

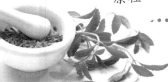

【療　　效】痊癒：疼痛消失，肩部活動功能不受限，恢復正常工作和生活；

顯效：疼痛基本消除，肩部活動功能稍受限，重壓岡上肌稍有疼痛，不影響工作和生活；

好轉：症狀、體徵大部分消失，重壓岡上肌仍有疼痛，肩功能仍受限，工作和生活能力受到一定影響。

101例患者中，痊癒41例，顯效25例，好轉24例，無效11例。

【典型病例】趙先生，46歲。晨起時，突然感覺右肩關節疼痛難忍，抬舉無力，前1日有持重物史。檢查可見患者局部無紅腫，肩峰及岡上窩外側壓痛明顯，患者外展乏力，被動外展至60°～120°範圍內疼痛加劇，用中藥藥酒配合周林頻譜儀治療，症狀明顯減輕，治療3天，痊癒。

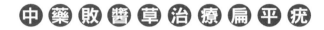

中藥敗醬草治療扁平疣

【病症及藥理介紹】

扁平疣是由乳頭瘤病毒引起的一種慢性皮膚病，多見於兒童及青年，好發於顏面及手背部，中醫認為風熱病毒入侵肌膚凝集而成。

治療扁平疣應以清熱解毒、抗病毒為原則。扁平疣的治療方法較多，但療效不一。採用敗醬草外用治療扁平疣，效果令人滿意。敗醬草主司清熱解毒、消癰排膿，是可靠的抗病毒草藥，治療本病療效較好。

【方　　劑】鮮敗醬草適量。

【製用法】將鮮敗醬草（春、夏、秋葉為佳）洗淨、搗爛，外敷患處或取汁塗搽患處，也可將葉中的乳白汁塗患處。每日2次。

【療　　效】採用此法治療患者52例，痊癒51例，1例為繼發性病症，因未找到繼發性病源而未見效。一般用藥3～7天見效，1～2週皮損皮疹完全消退，自覺症狀消失。

【典型病例】黃先生，33歲。患扁平疣1年多，微癢，病發於顏面及手背部，皮疹大小不等，密集廣泛，診斷為扁平疣，重度患者，用鮮敗醬草搗爛成糊膏，用藥3天病疹減少一大半，7天後痊癒。追蹤1年多未見復發。

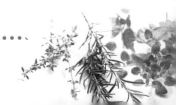

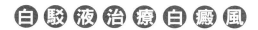

白駁液治療白癜風

【病症及藥理介紹】

　　白癜風是皮膚科的常見病之一，主要是因皮膚色素脫失而發生的局限性白色斑片。發病原因迄今尚不清楚。中國醫學稱之為「白癜、白駁風」等。

　　採用自擬藥水外塗療法是用一些毒性中藥有以毒攻毒之意，又以中醫「以臟補臟」理論為基礎，發揮至「以皮補皮」以蟬蛻、蛇蛻並用治療此病。白駁液配方以熱為主，用其補皮活血之功，是根據中醫理論：「治風先治血，血行風自滅」之古訓，所以能收到較好效果。

【方　　劑】 川烏5克，草烏5克，蟬蛻5克，紅花10克，雄黃5克，蛇蛻1條。

【製用法】 將白酒500毫升浸泡上藥3天後即可用。

　　　　用前先將藥液搖勻。治療時用棉球蘸藥水塗搽患處約10分鐘，再用紫外線或日光照射10分鐘，以增強效果。少數人塗後局部起紅色斑點，為正常藥物反應。

【療　　效】 痊癒：臨床症狀全部消失，皮色恢復正常；

好轉：臨床症狀基本消失，部分皮色恢復正常；

無效：臨床症狀及皮色無改變。

51例患者中，痊癒12例，好轉27例，無效12例。

【典型病例】 李先生，29歲。不知何因於半年前在後背上發現罹患白癜風病，如雞子大小，且有蔓延趨勢，用此藥水塗抹1個月即痊癒，至今追蹤無復發。

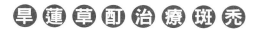

旱蓮草酊治療斑禿

【病症及療法介紹】

　　所謂斑禿，俗稱「鬼剃頭」、「油風」，係突然發生的頭部無炎症的局限性脫髮，《外科正宗》油風記載：油風乃血虛不能隨氣營養肌膚，故毛髮根空，脫落成片，皮膚光亮，癢如蟲行。本病多與精神思維活動有關，如精神創傷、勞累過度、情緒急躁，亦有遺傳因素者，中醫理論認為肝腎虧虛、腠理不固、風邪乘虛而入，風盛血燥、陰血不足、髮失所養、氣血失和所致。

　　旱蓮草具有養肝補腎、祛風除躁、順氣活血之效，故旱蓮草酊外敷法以內服滋補肝腎，疏風養血為法，外用刺激局部脫髮區，使血液循環加快，可收到比較滿意

療效。

【方　劑】(1)內服方：當歸20克，川芎10克，桑椹10克，熟地10克，首烏10克，黑芝麻10克，枸杞子10克，菟絲子10克，旱蓮草10克，菊花10克，防風10克，浮萍10克。水煎服日1劑。

(2)外敷方：旱蓮草20克，濃度75%酒精100～150毫升。

【製用法】將旱蓮草20克用開水蒸20分鐘後，浸入75%酒精溶液100毫升中，1週後外用，將酊劑塗於患處，用大拇指按住患處，帶動脫髮區左右活動頭皮，切記不可摩擦頭皮，以防新生毛髮脫落，每日2～3次，內服方中的藥每日1劑分早晚2次服，內服與外治結合，1個月為1個療程，2個療程統計，觀察總結。

【療　效】痊癒：患處毛髮全部長起，且光澤正常，與周圍頭髮無區別；

好轉：患處新髮有長起，但較周圍稀疏，花白或呈彎曲狀；

無效：經2個療程，毛髮無生長。

經用該法治療17例患者中，治癒6例，好轉11例。

【典型病例】劉小弟，11歲。其母代訴，患兒於20天前上六層樓頂玩耍，約2週後，發現頭頂有2塊脫髮區，查頭頂部有2塊1釐米×1.5釐米大小脫髮區，且表面光滑。運用上法，內服、外用20天後，新髮全部長出，40天後，毛髮與周圍已無區別，其子病癒。

消癬油治療銀屑病

【病症及藥理介紹】

銀屑病是一種常見的紅斑鱗屑性皮膚病，其發病因素主要是由於遺傳、感染、精神及免疫異常、微循環障礙等造成了皮膚的非特異性炎症，使角元細胞過度增生，中醫稱之為「白疕」，本病病因病機即素體內熱，營血虧損，生風化燥，肌膚失養以致氣血失和，氣血運行不暢，阻於肌腠而生；也可因感受外邪，化熱化燥而成毒，蘊於肌表而致；亦可因濕熱蘊積，外不能宣洩，內不得利導，阻於肌膚而發。治療時應以清熱解毒涼血、除濕祛風止癢為關鍵。

採用消癬油治療銀屑病療效明顯，方中苦參、白蘚皮、黃柏性味苦寒，清熱解毒、祛風燥濕；紫草、地榆性味甘苦寒，清熱解毒、涼血活血；紅花、白芷辛溫，活血解毒，祛風燥濕，更配烏梢蛇、蜈蚣加強解毒散結，祛風止癢之力；芝麻油性寒，解毒消腫、潤燥生肌。上述諸藥合用，共奏清熱解毒、涼血活血、除濕祛風止

癢之功效。透過局部用藥，使藥物直達病灶，療效迅速，值得臨床推廣應用。

【方　　劑】紫草30克，地榆20克，紅花20克，白芷20克，苦參30克，白蘚皮30克，黃柏30克，烏梢蛇20克，蜈蚣6條。

【製用法】取上述諸藥入芝麻油約1000毫升內浸泡24小時，入水鍋內，以文火煎至藥物微枯為度，約用四層紗布過濾，取油去渣，裝瓶備用。每日外塗皮損處2～3次，搽後用手摩擦5～10分鐘，1個月為1個療程，平時每天洗澡1次，清潔皮屑與油物。

【療　　效】治癒：皮疹全部消失，留下色素斑；

顯效：皮疹明顯變薄，70%以上皮疹消退；

有效：皮疹較治療前變薄，30%以上皮疹消退；

無效：30%以下皮疹消退或皮疹無變化。

經用該法治療33例中，治癒9例，顯效11例，有效13例。

【典型病例】趙小姐，24歲。患銀屑病已近3年，視其後頸患處皮膚發白，並四周散發，曾先後經各醫院多法治療不效，後採用本法治獲癒，追蹤至今未復發。

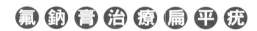

氟鈉膏治療扁平疣

【病症及藥理介紹】

所謂的扁平疣俗稱「肉瘊」，該症是由乳頭瘤病毒所引起。多發於青少年，一年四季都有發生，多見於面部、手背部，有的綿綿不癒，患者十分苦惱。

運用複方醋酸氟輕鬆和苛性鈉製成氟鈉膏治療扁平疣效果顯著。複方醋酸氟輕鬆具有止癢、抗過敏的作用，內含冰片，芳香透表，加速藥物滲透。苛性鈉為腐蝕劑，10%以上的對贅生物有腐蝕作用，只要濃度掌握準確，即可達到藥到病除之效。

【方　　劑】複方醋酸氟輕鬆1支（10克），苛性鈉2克。

【製用法】將複方醋酸氟輕鬆尾部剪口，擠入乾淨瓶內，再加苛性鈉2克，用筷子攪勻即成。

每日用細木棒蘸藥點患處1次，一般3～5次即可。患處呈棕色或深棕色，以後慢慢自行脫落。

【療　　效】治癒：症狀消失，留下呈棕色。

顯效：病狀明顯改善。

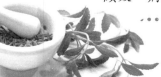

無效：症狀無變化。

用該方臨床治療31例中，治癒7例，顯效21例，無效3例。

【典型病例】杜先生，10歲。面、手背部患扁平疣1年餘，共70多個，大的如黃豆，小的米粒大。曾在醫院外用藥水、藥膏，內服藥片未癒。使用氟鈉膏每天點藥2次，7天疣體全都變成深棕色，慢慢脫落，面白如前，沒有任何皮損，追蹤半年後無復發。

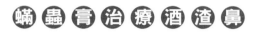

蟎蟲膏治療酒渣鼻

【病症及藥理介紹】

酒渣鼻中醫稱「紅鼻」，春、夏季症狀明顯，多發於30歲左右青年，是以患處皮膚潮紅，微血管擴張及丘疹、膿皰，伴有輕癢為特點的皮膚病。寄生在毛囊或皮脂腺內的蠕形蟎（毛囊蟲），如治療不及時或不當，此蟲侵入肌層，經年不癒，特別是病程較長，外敷藥膏內服藥片效果更佳。自配蟎蟲膏治療酒渣鼻效果顯著。

其原因為：昇華硫外用後形成硫化氫和五硫磺酸，具有殺菌、殺寄生蟲、軟化表皮的作用，用於酒渣鼻、痤瘡、脂漏性皮炎；輕粉性味辛寒，殺菌殺蟲；水楊酸可促使角質溶解，剝脫有病的表皮；紅黴素能抑制蟎蟲；三黃片清熱、涼血、活血化瘀；藥物牙膏辛涼止癢。以上藥物協同，內外兼治，清熱、涼血、活血、化瘀、殺蟲、止癢、剝脫，療效持久，收效更佳。

【方　　劑】昇華硫（硫華）1克，輕粉0.05克，水楊酸1～1.5克，中藥牙膏10克。

【製用法】先將輕粉、水楊酸放入研鍋研為細麵，加至昇華硫調勻，然後把藥物牙膏摻入，用洗筷反覆調拌，每日塗患處1～2次。用藥期間忌辛辣食物。

【療　　效】治癒：症狀消失，痊癒。

顯效：症狀減輕，有所好轉。

無效：病狀無改善。

經用該方治療17例中，治癒4例，顯效9例，無效4例。

【典型病例】趙先生，35歲，素日好食辛辣和熱飲。初期鼻和兩頰部發生對稱性紅斑，每到酷暑外界環境溫度增高而面頰紅腫，自覺灼熱，反覆發作。鼻翼部、鼻尖及面頰出現淺表如樹枝樣微血管擴張，鼻頭持久性發紅，患處常有皮脂溢出，伴有輕癢，鼻部及兩頰出現丘疹、膿皰，由於患處毛囊口的擴大，丘疹時重時輕，影響美觀。使用蟎蟲膏每日外塗1～2次，內服三黃片3片，一日3

次，腸溶紅黴素1～2克，用藥4個療程後痊癒。

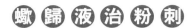

蠍歸液治粉刺

【病症及藥理介紹】

粉刺（又名痤瘡、青春痘）好發於青春發育期男女青年，其皮膚基本損害為毛囊性丘疹。丘疹頂端色黑者稱黑頭粉刺，擠壓時有米粒樣白色脂栓排出。此外尚有多種皮損形態，癒後或留暫時色素沉澱、或留疤痕，疤痕嚴重者呈「橘皮臉」，影響美容。粉刺發生原因主要是肺經風熱熏蒸顏面或嗜食辛辣厚味之品致使胃腸積濕生熱，蘊結而不得下達，反上逆而阻於肌膚之間或者長期使用劣質化妝品對皮膚造成過敏等原因，但若從局部皮損形態加以辨證，則丘疹、囊腫、結節、炎症等症象提示，治療應從「痰」、「瘀」、「熱毒」三者入手。

中藥蠍歸方中當歸活血；蚤休清熱解毒、化痰散結；薏苡仁健脾補肺、清熱利濕；冰片清熱消腫定痛，氣味芳香，性走竄，能促使諸藥穿透皮膚、直達病所；全蠍祛風解毒，為治瘡瘍良藥，其味鹹辛，鹹能軟堅散結，辛能發散而行氣血，以治粉刺，殊為合拍；甘草性味甘緩，和諸藥、解百毒，又擅清熱，與甘油配合使用，更能和緩諸藥，潤澤皮膚；配雷瑣辛者，取其皮膚角質溶解之力，促使粉刺之丘疹早日脫落。此方中諸藥合用具有清熱化痰、活血解毒之功。切中本病痰、瘀、熱毒三者膠結不解之病機，故凡粉刺伴發感染者，塗藥當天即可見效，堅持用藥1週左右可見粉刺頂端乾癟、漸次消退。

【方　　劑】薏苡仁20克，當歸20克，蚤休20克，全蠍30克，生甘草10克。

【製用法】將以上諸藥加75%酒精400毫升，浸泡1週，過濾，得澄清液。每90毫升浸出液加甘油10毫升，冰片5克，雷瑣辛5克即得。

使用時用藥棉蘸本品外塗粉刺局部，1天3次。

該藥方對正常皮膚無損害，但有急性炎症性皮膚病，並有滲液糜爛者禁用；本品呈弱酸性，忌與鹼性物質接觸；用藥期間停用一切化妝品；飲食宜清淡，忌油膩辛辣、魚腥發物，多食瓜果蔬菜。

【療　　效】塗藥3～4週，粉刺全部消失，僅遺留色素沉澱者為臨床痊癒；
粉刺部分消失，消失50%以上者為顯效；
症狀無改善且新生粉刺反覆發生者為無效。
用本法治療患者57例，全部顯效和治癒。

【典型病例】李先生，22歲。自述，由於劣質化妝品，造成皮膚過敏，出現粉

刺。多方治療，效果欠佳。用此法治療，痊癒。追蹤半年無再復發。

清癬液治療手足癬

【病症及藥理介紹】

　　手足癬在全世界廣為流行，在我國發病率也很高。足癬在我國南方的發病率可達50％～60％，在一些職業和團體中，甚至可高達80％～90％。手足癬傳染性強，也是臨床上最常見的一種頑固性皮膚病。

　　採用清癬液對治療手足癬具有較好的作用。食醋主要成分是食醋酸，具有殺菌、止癢、溶解角質作用。花椒、土槿皮、苦參味辛，清熱燥濕、祛風殺蟲；透骨草、皂莢祛風除濕、殺蟲、活血；明礬味酸性寒，功能燥濕止癢。諸藥共用功效，具有祛風、燥濕、殺蟲、止癢、溶解角質作用更強效，且簡便易行。

【方　　劑】 濃縮食醋100毫升，土槿皮15克，花椒15克，透骨草15克，明礬15克，皂莢15克，苦參15克（取乾品）。

【製用法】 取食醋200毫升加熱濃縮至100毫升即成濃縮食醋；用水250毫升，將藥浸泡30分鐘，然後加熱煮沸1小時，傾出濾液，藥渣再加水250毫升用同法煎濾，合併兩次藥液，濃縮至100毫升即為土槿皮液，放入冰箱備用。將濃縮食醋和土槿皮液各100毫升，混合加熱濃縮至100毫升，即為清癬液。每日外搽2次，2週後進行療效判定。

【療　　效】 痊癒：皮損消退或僅遺留色斑，癢感消失，真菌學檢查陰性；

顯效：皮疹消退20％～60％以上，癢感明顯減輕，真菌學檢查陰性；

無效：皮疹消退不足20％或加重，癢感不變且加重，真菌學檢查陽性。

經用該法治療152例，痊癒87例，顯效54例，無效11例。

【典型病例】 于先生，42歲。患足癬多年，每到溫熱之處，腳趾間奇癢難忍，多方治療均未根除。用此法治療，竟獲痊癒，追蹤1年未復發。

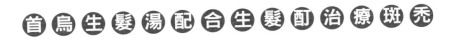

首烏生髮湯配合生髮酊治療斑禿

【病症及藥理介紹】

　　斑禿為頭髮突然脫落，頭皮鮮紅光亮故名，《外科正宗》定名為「油風」，《諸病源候論》中記：「人有風邪在頭，有偏虛處，則髮脫落、肌肉枯死，或如錢

171

大，或如指大，髮不生，亦不癢。」中醫學斑禿屬於「油風」、「鬼舔頭」的範疇。《外科正宗》在油風中記：「油風乃血虛不能隨氣榮養肌膚，故毛髮根空脫落成片，皮膚光亮，癢如蟲行，此皆風熱趁虛攻注而然。」由於血虛不能隨氣榮養皮膚，以致毛孔開張，風邪趁虛襲入，風盛血燥，髮失所養而成，或因情志抑鬱，肝氣鬱結，過分勞累，有傷心脾，有傷生化之源，毛髮失養所致。因肝藏血，髮為血之餘，腎主骨，其榮在髮，病久肝腎虧虛，導致頭髮脫落。現代醫學對本病的病因尚未明確，臨床上不少脫髮患者常伴有精神高度緊張、情志不暢、失眠、工作壓力增加等症狀。近來認為斑禿是一種自身免疫性疾病，因斑禿處的毛囊下部有T細胞和組織細胞浸潤。根據中醫學「髮為血之餘」、「精血同源」之理論，臨床上治療本病以養血祛風、活血理氣、補益肝腎為原則。

採用生髮湯與生髮酊並用治療本病，具有較好的療效，方中制首烏味澀固精、味苦堅筋骨，為方中要藥；枸杞、菟絲子入肝腎，與制首烏相配伍，有填精補腎、固精止遺之功；牛膝性味苦平，補肝腎、堅筋骨以強腰膝；當歸補血柔肝；川芎為血中氣藥，有行氣活血化瘀之功；丹參活血；補骨脂溫補腎陽；澤瀉、茯苓淡滲以泄濁。同時，生髮酊中側柏葉有涼血、止血之功，藥理試驗證明有抑制金黃色葡萄球菌的作用，臨床上常用側柏葉加當歸治療脫髮，參蘆通竅活血。上述諸藥合用，能抑制毛囊根部細菌的生長，促進局部血液循環，從而達到祛瘀生新的目的，促使斑禿區毛髮再生。該治療方法以內服與外用配合，補益氣血，調補肝腎，使氣血盛、肝腎充，從而促使毛髮再生，達到治癒的目的。

病程短的患者療程較短，病程長的病人治療較困難。同時患者在春夏季治療療效較好，療程短，且治癒率較高；秋冬季節病人治療療效較差、療程較長。這也正順應了「春生夏長，秋收冬藏」、「天人合一」的中醫理論。

【方　劑】(1)生髮酊方：側柏葉適量，75%酒精適量。

(2)首烏生髮湯：制首烏30克，懷牛膝15克，當歸15克，枸杞子15克，補骨脂15克，菟絲子15克，生地15克，丹參15克，川芎8克，澤瀉15克。

(3)口服生髮湯方：制首烏30克，茯苓15克，懷牛膝15克，當歸15克，枸杞子15克，補骨脂15克，菟絲子15克，生地15克，丹參15克，川芎8克，澤瀉15克。隨症加減。

【製用法】(1)生髮酊方中諸藥以75%酒精浸沒為度，浸泡30天後過濾取汁，加入1.5%鬧陽花，適量參蘆，密閉再浸泡30天，過濾取汁，60毫升塑膠瓶分裝，用生薑片蘸藥水輕搽患處，每日2～3次，15天為1個療程，3個療程後觀察療效。

(2)口服方中如氣血虛弱加黃芪20克，黨參15克；肝腎不足、腰膝酸軟加仙茅

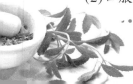

15克，仙靈脾15克；心神不交、夜寐欠安加茯神15克，酸棗仁10克，夜交藤15克；頭髮油膩加焦山楂30克，決明子15克。每天1劑，頭煎以水浸沒藥渣為度，浸泡1小時，文火煮開後半小時取汁300毫升。二煎加水300毫升，煎煮20分鐘，取汁200毫升，二汁混合，早晚2次分服。15天為1個療程，3個療程觀察療效。

【療　　效】治癒：原禿髮區長滿細毛或短髮，無新生斑禿區；

顯效：原禿髮區80%長出細毛或短髮，無新生斑禿區；

有效：原禿髮區50%長出細毛或短髮，無新生斑禿區；

無效：原脫髮區無新生毛髮或有新生禿髮區。

經用該法治療患者23例，治癒7例，顯效11例，無效5例。

【典型病例】潘先生，55歲。左側頭顳部頭髮脫落2週。患者訴2週前在理髮時發現左側頭部有一塊脫髮，無明顯癢痛感，訴數月來腰酸乏力、夜寐欠安。查見左側顳部見3釐米×5釐米頭髮脫落，頭皮光亮，無皮屑及皮損，苔薄邊有齒印，脈細，查尿RT（－）。診斷：斑禿。症屬：肝腎虧虛型。遂服用生髮湯加仙靈脾15克，仙茅15克，棗仁15克，夜交藤15克，每日1劑；同時加用生髮酊每日3次，用薑片蘸外塗患處。2週後複診，患處見有白色的軟毛髮生長，效不更方，續用2個療程，患處長滿黑色頭髮，追蹤半年未見復發。

斑蝥藥酒治療斑禿

【病症及藥理介紹】

斑禿，俗稱「鬼剃頭」，為一種頭部突然發生的局限性斑狀禿髮，迄今其病因尚不完全清楚，有學者認為斑禿是自身免疫性疾病，亦有持否定態度者。遺傳也可能是其病因之一，而精神因素常是誘髮及促使病情加重的原因，但也有部分病例找不到明顯原因。中醫則認為發為血之餘，為腎之外華，如果肝腎虧虛，血精不足，毛髮失養，則毛竅開張，而毛髮脫落；亦可因血虛氣弱，腠理不固，風邪趁虛而入，損傷毛孔，引起脫髮；或因情志內傷，氣機紊亂，血行不暢，阻滯經絡；或因血熱生風，風盛血燥，由於燥熱損傷，毛髮失養而脫落。

中醫稱「斑禿」為「油風」或「鬼舐頭」。《醫宗金鑒·外科心法》記載：「油風毛髮乾焦脫，皮紅光亮癢難堪，毛孔風襲致傷血。」《諸病源候論·鬼舐頭候》記載：「人有風邪，在於頭，有偏虛處，則髮脫落，肌肉枯死。」可見中醫理論認為斑禿更直接的發病原因是風邪致病，風襲毛孔，導致傷血，血為風困，形成

瘀滯，致使毛髮失去血液的濡養造成的頭部突發性局限性斑禿狀脫髮。

採用中藥藥酒治療此症效果明顯。其藥方中斑蝥性味辛、寒，有毒，主攻毒、破瘀血，為祛瘀中比較峻烈的藥物，可祛血之瘀滯，又可刺激毛根，促進毛髮的生長；而紫槿皮性味苦、平，功能活血通經，主治風寒濕痹，本方取其活血行氣，主治風痹，而佐斑蝥；北方氣候多風寒，故用生薑，生薑性味辛、微溫，《本草綱目》稱其「生用發散，熟用和中」，本方取其發表散寒、祛除風邪；並以酒為載體，同時白酒亦有活血祛風的作用。可見本處方對斑禿的上述病因有較強的針對性，另外在應用本方法治療斑禿時還應注意，斑蝥劇毒，對皮膚有引赤發泡作用，其有效成分斑蝥素可由皮膚吸收，過量可引起腎炎、膀胱炎，故即使外用，濃度和面積亦不宜過大，肝腎功能不全者慎用。

【方　　劑】紫槿皮30克，斑蝥10隻，生薑30克。

【製用法】取白酒200毫升，上述3味藥放入酒中冷浸2週，每日振搖1次。（注意本酒有毒，不可內服。）將此藥酒取適量每日輕塗患處2次，可能出現微熱或輕微疼痛感。如果發泡，則停藥，注意不要弄破，並防止感染，10天為1個療程。

【療　　效】治癒：患部生出纖細柔軟，呈灰白色毛髮，並逐漸變粗、變黑；

顯效：生出纖細柔軟、灰白色，類似毳毛的毛髮；

無效：沒有任何改變。

用該法62例，治癒18例，顯效35例，無效9例。

【典型病例】江先生，40歲。偶然發現頭部有禿髮斑兩處，頂骨部位一處，呈橢圓形，直徑約2.5釐米，枕骨部位一處，圓形，直徑1.5釐米。檢查：禿髮區皮膚平滑光亮，無炎症現象，亦無自覺症狀，邊緣區頭髮鬆動，易於拔出，拔出後可見髮幹近端萎縮，呈上粗下細的形狀。檢查指甲，無凹點等變化，診斷為斑禿。用上述方法治療2個療程，可見原禿髮區生出纖細柔軟毛髮，呈灰白色，3個療程後，已生出的毛髮逐漸變粗變黑，追蹤半年無復發。

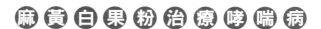

麻黃白果粉治療哮喘病

【病症及藥理介紹】

哮是喉中有痰，喘則脅扁呼吸急促，普通的哮症多兼有喘，有喘不兼哮者，故種類多，大都因氣管狹窄，肺部彈力不夠與持久性痙攣，或黏膜腫脹及分泌物障礙呼吸而成。

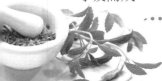

用口服、外敷方治療哮喘屢用屢效，除結核及肺氣腫併發嚴重者，經本方法治療1個療程痊癒近半。方中麻黃宣肺平喘；白果斂肺止咳、平定痰喘；朱茯神寧心安神。諸藥使用平喘甚佳，再輔以外用貼敷，藥物直達諸穴以調整經氣，宣肺通腑，故而標本兼治，療效神奇。

該方適用於過敏性支氣管哮喘、喘鳴性支氣管炎，以及其他各種原因引起的哮喘。

【方　劑】(1)口服方：麻黃粉100克，白果粉100克，朱茯神50克，三藥低溫乾燥碾粉，瓷罐保存備用。

(2)外敷方：白芥子90克，輕粉、白芷各9克，研末，用蜂蜜調作餅後貯存備用，鳳仙花全株草適量，熬出濃汁，瓶裝備用。

【製用法】 成人每次開水送服方中粉藥2克，1天3次，連服1個月。如果用後哮喘控制或者減輕可每日早晚服用。同時選用外敷法選背部大椎、定喘穴處，用鳳仙花濃汁外搽，用力到發熱，如果沒有鳳仙花，可用生薑代替，再外敷方中藥餅外貼上處，外敷熱水袋以發熱催其吸收，如熱痛難忍正是拔根去疾之時機，切記要忍耐，每日熱敷2次，1次30分鐘左右。或以耐受為度。連用1週後不癒，休息3天後可再用，直至痊癒。

【療　效】 本藥服用3～5分鐘後即外敷治療可控制哮喘，症狀減輕或消失，如發作頻繁，再用仍有效，是急性發作時最有效方法之一。

臨床驗證74例患者，全部治癒。

【典型病例】 王先生，28歲。自16歲起患支氣管哮喘，每月反覆發作，夜間更甚，氣候轉變症狀加重，服中西藥無數，皆不顯效。用此法治療痊癒，追蹤半年無再復發。

除臭酊治療腋臭

【病症及藥理介紹】

腋臭，腋下出汗時發出特殊臭味，腋臭（臭汗症）屬中醫「狐臭」的範疇。此症多見於青壯年，冬輕夏重，腋臭來源於小汗腺或大汗腺，特別是大汗腺分泌的汗液沒有及時清洗，浸漬皮膚角質層蛋白及脂質，被寄生於皮膚表面的細菌所分解而產生的臭味，因腋窩大汗腺處皺折多，是許多寄生菌的溫床，他們分解大汗腺分泌物中的有機物，產生短鏈脂肪酸及氨而發出特殊臭味，十分難聞。

為防止汗腺分泌，採用自擬除臭酊取得了可觀的療效。方中密陀僧味鹹、辛、

平，有小毒，為粗製氧化鉛，燥濕、殺蟲、斂瘡，用於腋臭、濕疹、疥癬等，還能收縮黏膜及潰瘍處血管，使分泌物減少，又與白血球化合而形成蛋白化鉛，使患處與空氣隔絕，可免腐爛；枯礬味酸澀，性寒，有收斂、消炎之功效，可從細胞中吸收水分，使細胞發生脫水收縮，減少腺體分泌，減少炎性滲出物，又可與血清蛋白結合成難溶於水的蛋白化合物而沉澱，使組織或創面呈現乾燥，因而有收斂燥濕的作用，並有助消炎；烏洛托品（環六甲基四胺、六次甲基四胺、六甲烯胺）為白色結晶粉末，味初甜後苦，可溶於水、酒精，有消毒、抗菌、止汗作用。以上三味藥合用，共奏消炎、止汗、收斂、燥濕、殺菌之功，用藥後效果顯著。

【方　　劑】密陀僧40克，枯礬10克，烏洛托品50片（每片0.3克）。

【製用法】用藥碾將密陀僧、枯礬研末過細篩，再把烏洛托品用鍋研細末。最後將3味藥入瓶，加46度白酒100毫升（酒精配成46度也可），搖勻即成。用前將沉澱藥物搖勻，用脫脂棉浸藥液塗於患處，每日2～3次，10天為1個療程。治療期間勤換內衣，保持皮膚清潔、乾燥。

【療　　效】用此法治療腋臭患者17例3個療程治癒13例，4個療程治癒3例，無明顯療效者1例（沒堅持治療）。

【典型病例】楊女士，42歲。天氣炎熱，腋下不斷出汗，初期腋窩有時發出特殊臭味，每到夏天嚴重，自覺十分煩惱。曾內服止汗藥片，外用花露水（香水），效果不明顯。用除臭酊每日塗患處3～4次，3個療程治癒，為鞏固病情再加用1個療程即癒。

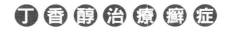

丁香醇治療癬症

【病症及藥理介紹】

癬症是由皮膚淺部黴菌感染，主要為黴菌感染毛髮、皮膚、指（趾）甲而發生的傳染性、接觸性皮膚病，潮濕溫熱時病情加重，多汗、當皮膚衛生不好、摩擦、肥胖及患糖尿病或長期使用激素、廣譜抗生素等時，致使黴菌大量繁殖而生病，自覺發癢，有時抓破結痂，甚至有的可長期不癒。

中藥丁香醇治療癬症功效不凡。丁香花蕾含揮發油16%～19%，油中成分為丁香醇、黃酮衍生物、乙醇丁香醇等，丁香醇溶液對致病菌具有明顯的抗菌作用，並且對溶血性鏈球菌、葡萄球菌、流感病毒、肺炎桿菌、白喉桿菌、痢疾桿菌等均有抑制作用，所以對皮膚癬病及合併感染都有良好的治療效果。

【方　　劑】丁香花15克，70%酒精100毫升。

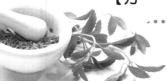

【製用法】將丁香，加入酒精，浸泡48小時，然後去除渣屑，裝入密封瓶中保存備用。每天早晚各塗1次，連續用1～2個月可治好。

【療　　效】治癒：症狀消失，痊癒。

有效：症狀有所改善。

無效：較治療前，症狀無明顯改變。

用該方治療患者17例中，治癒5例，有效9例，無效3例。

【典型病例】于先生，20歲。兩腿內側起水皰、奇癢，歷時3年，經打針服藥塗藥膏均無效，並逐漸擴大。用此法治療，痊癒，追蹤至今無復發。

榆萸溶液治療滲出性皮膚病

【病症及藥理介紹】

滲出性皮膚病是一種常見的皮膚病，大多歸屬於中國醫學「浸淫瘡」範疇。其原因大多是稟賦不耐，風、濕、熱阻於肌膚。久病容易傷耗氣血，延遲難癒變成慢性，局部皮損加重形成潰瘍等，所以需及時採取有效的治療措施防止其轉變。

針對病因病機的複方中藥煎劑加入一定量西藥濕敷患處，發揮中西醫結合優勢直達病灶，療程短，較常規方法佳。在中藥複方煎劑中加入少量西藥製成榆萸溶液，用於滲出性皮膚病的外敷治療，效果頗佳。

榆萸方中生地榆、冰片、蒲公英、生大黃性味苦寒，具有涼血瀉火、清熱解毒之功；透骨草、枯礬、苦參、黃柏清熱除濕，止癢殺蟲，且枯礬、生地榆都有收斂、抗滲出作用，所以此方具有涼血通絡、清熱解毒、燥濕止癢功效。地塞米松屬於皮質激素類藥，具有抗炎作用，透過濕敷局部吸收，使水腫和炎症消退，況且療程短、劑量小、對局部沒有任何不良反應。利多卡由於是局部浸潤麻醉藥，通過瘡面可以起到局部麻醉作用，阻斷瘙癢、疼痛等不良刺激，有利於皮損恢復。另外冰片還有助於藥物的透皮吸收，能載藥進入皮下組織，更能發揮藥物的有效作用，並且還具有一定的防腐功能。該方藥簡效宏，故有推廣之價值。

【方　　劑】生地榆30克，蒲公英30克，透骨草30克，黃柏20克，苦參10克，枯礬10克，生大黃10克，冰片6克。

【製用法】將上述藥加水煎汁成400毫升，冷卻後加入地塞米松注射液10毫克、1%利多卡因20毫升，放入冰箱內。用時取出融化後濕敷於患處，每次30分鐘，每日2次，5天為1個療程，一般1～2個療程。治療期間忌食辛辣食物，以免刺激反應。

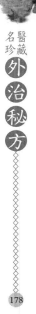

【療　　效】痊癒：皮疹及症狀消失；

顯效：症狀明顯減輕，皮疹大部分結痂並脫落；

好轉：皮疹有好轉，但仍有滲出及癢感；

無效：皮疹沒有明顯改變。

經用該方治療患者47例，治癒8例，顯效22例，有效8例，無效9例。

【典型病例】張先生，22歲，因雙小腿紅皮疹、滲出伴瘙癢半年而入院，曾局部硼酸溶液濕敷及中草藥熏洗抗組織胺抗炎治療，仍瘙癢不止，皮疹滲出每有好轉時一經搔抓又迅速惡化，反覆發作，遷延不癒。入院診斷為濕疹。用上述方法治療1天後滲出開始減少，並能控制搔抓，1個療程後皮疹乾涸結痂，2個療程後皮疹消退，局部留有色素沉澱，瘙癢消失。觀察數日不再復發，痊癒出院。

大蒜治療足癬

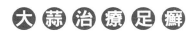

【病症及藥理介紹】

足癬又稱足濕氣，是一種常見並反覆發作的皮膚病。該症是由真菌感染的一種疾病，病因多為濕邪外侵，內濕下注，凝集皮膚所致。這裏向讀者推薦一種生活中常用的大蒜治療足癬的良方。大蒜性辛溫，具有消腫、解毒、殺蟲的功效，並有抑制真菌的作用。故可用於治療足癬。

【方　　劑】大蒜。

【製用法】取大蒜剝去外皮，用小刀切開，反覆塗擦患處（將腳用溫開水洗淨擦乾），每日3～4次。用藥後刺激瘡面疼痛，蒜汁乾後疼痛可緩解，不必停藥。

【療　　效】治癒：症狀消失，痊癒。

顯效：症狀減輕。

無效：較前症無改善。

33例患者全部顯效，治癒19例。

【典型病例】趙女士，58歲。患足癬6年，每年夏天常發於足趾間，第三、四、五趾間濕潤發白，劇癢，每到冬季好轉。用大蒜片搽患處5天後，症狀基本消失，一週後即痊癒。

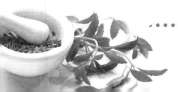

脂芷酊治療白癜風

【病症及藥理介紹】

　　白癜風是一種後天性皮膚色素脫失病。傳統醫學稱「白駁」、「白駁風」、「白癜」，並認為其發病大部分是因為「風邪博於皮膚。血氣不和所生也」。現代醫學認為本病由自身免疫、遺傳精神神經、化學刺激等多種因素，導致皮膚及毛囊內的黑色素細胞中酪氨酸酶系統功能減退，黑色素形成障礙並逐漸缺乏，最終色素脫失形成白斑。

　　治療該病的方法雖然很多，然而傳統的光敏療法仍不失為較好的療法之一。脂芷酊中補骨脂的主要成份補骨雕素，屬光敏劑，可促進皮膚黑色素的合成，補骨脂乙醇提取物對酪氨酸酶有明顯激活作用，而酪氨酸酶又是人體內黑色素生物合成的關鍵酶，所以本品可經由提高酪氨酸酶的活性而促使黑色素的生成。

　　該方中白芷含香柑內酯、花椒毒素等光活性物質，也具有類似補骨脂素的光敏作用，中醫理論認為，腎主黑，腎虛則色白，補骨脂有補腎作用；白芷、當歸、紅花可理氣活血化瘀，使氣血調暢，皮膚色澤得以恢復。

【方　　劑】 取中藥補骨脂100克，白芷20克，紅花20克，當歸20克。

【製用法】 將方劑中諸藥浸入50%的酒精500毫升內，密封一週後用。每天下午3點～4點，在戶外朝太陽外搽患處，夏、秋季兒童曬3～5分鐘，成人曬5～10分鐘；冬、春季兒童曬5～10分鐘，成人曬10～15分鐘，10天為1個療程。治療過程中皮損處可出現潮紅、瘙癢、疼痛、丘疹或皰疹，皮疹嚴重者，可暫停3～5天，並外塗消炎膏，好轉後再繼續外搽藥水，治療3個療程觀察療效。

【療　　效】 臨床痊癒：色素恢復正常。追蹤1年無復發；

顯效：白斑面積縮小，在原面積50%以上者；

有效：白斑面積縮小，色澤變深，中心長出部分色素島，邊緣出現褐色；

無效：白斑無變化。

用該法治療32例，治癒2例，好轉18例，無效12例。

【典型病例】 張小姐，28歲。患者自述前洗澡時，別人發現其腰部有兩處白斑，遂來就診。查體：患者腰部脊柱兩側各有2.5釐米×2.5釐米和1.5釐米×1.5釐米的白斑，邊緣較齊，表面光滑，不痛不癢。用脂芷酊外搽，1天1次。後複診，白斑部色澤深紅，時有瘙癢、刺痛。4月5日診見，白斑中心長出0.2釐米×0.2釐米色素島。4月15日復診，原白斑部已全部變為深褐色，又繼用15天，白斑全部消退，1年後追蹤無復發。

斑蝥酊外用治療斑禿

【病症及藥理介紹】

斑禿，俗稱「鬼剃頭」，它是一種頭部突發的局限性呈斑狀脫髮具頭皮外顯發亮。

這裏推薦讀者選用純中藥製劑斑蝥酊外用治療斑禿。斑蝥酊主中諸藥性味辛大寒，其主要成份為斑蝥素，外用時對致病因素有抑制和殺滅作用。皮膚黏膜發赤、起泡，將發根病變部位徹底清除；紫荊皮、樟腦能夠解毒療疥，祛風止癢，全方合用可共同清除致病因素，促進毛髮根部血運，從而有利於頭髮再生。

【方　　劑】 紫荊皮10克，百部10克，斑蝥10克，樟腦10克。

【製用法】 將藥泡於黃酒之中24小時（浸泡越久越好）即可使用，用時將棉籤蘸上藥液，先以小面積塗搽患處，1天3次。7天為1個療程。

【注意事項】 本藥有較強的毒副作用，僅可外用，不能內服，面積較大的應分小面積塗搽，局部在使用時，若起水泡，當立即停止用藥，待水泡吸收後，如果不癒，結痂後再用。

【療　　效】 痊癒：經治療頭髮再生，追蹤2年無復發；

無效：臨床症狀改善不太明顯。

17例中，治癒9例，好轉2例，無效6例。

【典型病例】 鄭先生，20歲。患者右頭頂部頭髮突然呈橢圓形片狀脫落，面積2釐米×2釐米大小。皮膚光亮、微癢。取複方斑蝥酊外塗5天，局部出現水皰，停藥一週後，皰痂脫落，頭髮再生，追蹤1年未復發。

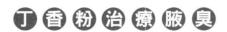

丁香粉治療腋臭

【病症及藥理介紹】

腋臭又稱狐臭，在醫學上叫「臭汗症」。男女都會發生，但婦女較多，尤其青春期少女，大汗腺開始旺盛起來，也是腋臭容易發生的時候。腋臭的臭味多是從腋窩發出，有時乳房、陰部等部位也可散發出此種特殊氣味，到老年時期可減輕，甚至消失。腋臭有遺傳性。中國醫學認為是濕鬱而氣血不和所致。運用了香粉治療腋臭獲得了良效。公丁香具有祛濕之功、紅升丹具有和氣之效、石膏具理膚之動，故此三藥合用能夠消除腋臭，且效果很好。

【方　　劑】紅升丹27克，石膏45克，公丁香18克。

【製用法】將公丁香和石膏粉碎研細，紅升丹研成粉末，均過7號篩。然後將三藥混研，再過篩，裝入茶色瓶內，密封保存。

操作時用棉花團蘸著藥粉揉動塗搽腋窩部，每日1次，連塗5天。

【療　　效】治癒：症狀消失，痊癒。

有效：症狀改善。

無效：較用藥前，無改變。

11例中治癒4例，有效3例，無效4例。

【典型病例】吳小姐，25歲。患嚴重腋臭，夏季突然兩腋下紅腫疼痛，用此法治療，紅腫消退，腋臭痊癒。

中藥搽劑治療神經性皮炎

【病症及藥理介紹】

神經性皮炎傳統醫學稱之為「牛皮癬」，其主要臨床表現為皮損和癢。皮損致癢，因癢而搔抓致皮損加重，形成惡性循環。傳統上多以「瘋油膏」、「二號癬藥水」等外治。這些方劑配方祛風止癢之力不足，而其所選用的藥中含汞、砒等劇毒之品，故無發展之前途。馬錢子、生草烏、細辛有較強的祛風止癢之功；佐以黃柏、五倍子、白癬皮以清熱燥濕，濕熱甚者再加牛膽汁、青黛。甲酚皂及馬錢子、五倍子還有防止馬錢子、生草烏中生物鹼吸收之功。酒精和蓖麻油有防止甲酚皂與正常皮膚過度接觸及緩解其刺激性的作用。

本方也可用於顏面、會陰等處，且無損皮之憂，但有一定的刺激性，可透過調節甲酚皂與蓖麻油的濃度比緩解其刺激性，但療效也會有相應改變。本方配伍嚴謹，療效高，用法簡便。病人易於接受。近來用之於濕疹等也取得滿意效果。

【方　　劑】生草烏、五倍子、細辛各3克，馬錢子3克，生半夏、生南星、黃柏，白癬皮各6克，30%甲酚皂溶液150毫升，95%酒精50毫升，蓖麻油20毫升。

【製用法】將諸藥共碾細末，加入液體藥物混合液中，浸泡5天後可用。外搽皮損處，每日4次，1週為1個療程。辨證為風濕熱症者，用時可加入牛膽汁及青黛散少許。

【療　　效】痊癒：症狀消失，皮損全部消退，追蹤1年內無復發；

好轉：症狀基本消失，皮損消退50%以上，或雖經治癒，1年內復發；

無效：皮損無明顯消退。

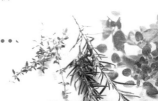

51例患者中，治癒22例，好轉21例，無效8例。

【典型病例】程女士，38歲。主訴四年前全身出現扁平丘疹融合而成的圓形片狀皮疹。陣發性奇癢，以夜間為甚。多家醫院均診為神經性皮炎，經中西藥治療收效甚微。初診時見頸後、背部、腹股溝部、大腿內側等處皮損呈苔蘚樣變，少許脫屑。診為神經性皮炎。予中藥搽劑外搽，1週後複診，皮損處結痂。繼續用藥1週後再診，痂皮脫落，痊癒，至今未見復發。

四白面膜膏治療痤瘡

【病症及藥理介紹】

痤瘡是一種常見的好發於15～30歲青年男女的毛囊皮脂腺慢性炎症。西醫認為與青春期體內雄激素增多、皮脂腺分泌旺盛、排泄不暢等因素有關；中國傳統醫學認為是肺經風熱熏蒸、腸胃濕熱上逆及脾虛濕停、濕鬱化熱、凝滯面部皮膚而成。

四白面膜膏方中白芷氣味芳香，善祛面部風邪，並能開竅理氣，可促進皮膚吸收藥力；白及涼血止血，養陰散結，具有高度黏性，白芷與白及二藥相配，可潤膚色，長肌膚；白僵蠶解毒散結，祛風殺蟲，含蛋白高，可營養肌膚；白茯苓健脾補中和胃，利水滲濕，可促進面部血液循環，祛除黑斑及淺表瘢疤；艾葉活血散腫，能促進面部血脈通暢，從而可祛除肌膚的風邪、餘毒，營養潤澤肌膚、清除淺表疤痕；薄荷芳香，既可疏風清熱解毒，又可舒肝理氣，且令人清涼舒適；蜂蜜為百花之精華，清熱解毒，補脾益胃，收斂生肌。用其作基質，既起黏附作用，又可營養滋潤皮膚。諸藥合用，共奏活血理氣、疏風清熱、解毒利濕、潤膚消斑之功效，而且在使用負離子噴霧時採用先熱後冷這一物理刺激替代了收斂水的功效，且避免了其直接作用於面部的副作用。加之穴位的補瀉按摩，不但改善了皮膚的呼吸功能和營養作用，也改變了疾病的病理過程，而且通過皮膚神經末梢傳到大腦，影響了整個人體的生理活動，把周身保健與局部美膚有機地結合在一起，從而更加有效地治療疾病。

【方　　劑】白僵蠶、白芷、白及、白茯苓、艾葉、薄荷各取等份，蜂蜜適量。

【製用法】將上述諸藥研成細末，用蜂蜜調成糊狀。

操作時，先塗按摩膏按摩面部皮膚，並對面部相應穴位（印堂、太陽、攢竹、魚腰、絲竹空、睛明、四白、承泣、瞳子髎、人中、下關、頰車、地倉、承漿）做補瀉按摩；擦去按摩膏，先用酒精搽患處。再用痤瘡針排出成熟的粉

刺和黑頭，用熱毛巾濕敷面部後再塗面膜；將上中藥面膜均勻塗敷面部2～3分鐘，（眼睛周圍、眉毛及上下唇不宜塗）；20～30分鐘後揭去面膜，塗上潤膚品。每週3次，餘4天均為潔面後自行倒膜。2週為1個療程。

【療　　效】1～2個療程後痤瘡全部消失，伴或不伴皮膚遺留淺表疤痕，半年內無復發者為痊癒；

1～2個療程後痤瘡消失90%以上，且皮損以小丘疹為主者為有效；

2療程後完全未能控制或反覆發作者為無效。

42例中治癒24例，有效18例。

【典型病例】張先生，20歲。患痤瘡2年，經西醫治療，效果不佳，用此法治療，症狀消失，獲得痊癒。

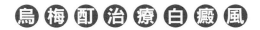

烏梅酊治療白癜風

【病症及藥理介紹】

白癜風為皮膚科常見疾病。傳統醫學認為，本病多因風血相搏，氣血失和，血不榮膚而成。

採用純中藥製劑烏梅酊治療白癜風效果較為顯著。該方中當歸養血活血，體現「治風先治血，血行風自滅」之意。現代藥理研究證明，當歸浸出液外搽皮膚，可明顯改善局部皮膚的血液循環；烏梅浸出液中含有豐富的酪氨酸，外搽皮膚可促進局部皮膚黑色素細胞的再生。

【方　　劑】烏梅30克，當歸30克。

【製用法】將烏梅、當歸浸泡於酒精中，調後過濾去渣，即得烏梅酊。

使用時以棉籤蘸藥液搽患處，每日4次，2個月為1個療程，連續用3個療程。

治療過程中需注意，首先要堅持用藥。較明顯療效的出現，常常在治療3個月以後；其次，要注意身體保健，預防感冒，感冒往往加重病情；若病情處於進展期，忌用此方法，待病情穩定後，仍可應用；對於泛發性病例，病程在5年以上者，效果較差，可配合其他方法治療。

【療　　效】治癒：白斑部位色素完全沉澱，與周圍膚色基本一致。

顯效：白斑有50%以上的色素沉澱。

有效：白斑色素恢復在50%以下或白斑內見到許多色素島。

無效：治療前後無變化或白斑擴展。

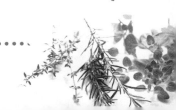

37例中治癒9例，顯效4例，有效19例，無效5例。

【典型病例】湯小妹，9歲，初診時左側眉弓上1釐米處白斑4個月。治療前白斑呈橢圓形，乳白色，面積，2釐米×2釐米，邊界清楚，邊緣整齊。用烏梅酊治療2個月後，白斑呈粉紅色，3個月後，白斑逐漸縮小，5個月後，白斑完全消失。3年後追蹤，未見復發，視為痊癒。

刮痧用油的配製

【療法及藥理介紹】

刮痧療法，是用動物的角、骨或石器、銅錢、瓷器等，在人體的胸部、背部、腿部或某些穴位上刮至皮下呈現斑疹樣出血點或紅斑。該療法具有清熱瀉火、使內熱外透等功效。

刮痧的用具多比較堅硬，手法過輕難達到效果，重又易損傷皮膚。尤其是嬰幼兒及女性皮膚嬌嫩者，易引起疼痛感或皮膚劃傷。有用刮痧器具蘸水沐刮，雖可緩解疼痛，但無大的改觀。一些醫籍中有用油的記載，如清朝醫藥典籍專家鄒存淦著《外治壽世方》之刮痧法中述到「擇一光滑細口磁碗。另用熱水一鍾，入香油一二匙，將碗口蘸油水，令其緩而滑，兩手覆執其碗於病人背、心上，輕輕向下順刮。」「吾鄉有川銅錢蘸香油或水刮痧者，似較簡便」。

在刮痧中使用自製紫草油，經使用證明具有潤滑性強、無痛感、助痧外透等特點。

麻油具有潤滑肌膚的作用。紫草具有涼血解毒、助疹透發的功能。《本草綱目》載，其功長於涼血，活血利大小腸，故痘疹欲出未出，血熱毒盛，大便閉澀者，宜用之。已出而紫黑，便閉者亦可用……。冰片具有回蘇開竅、清熱解痛的功能，能通諸竅，善散火鬱，引熱外散。薄荷可疏散風熱、透疹並能麻痺感覺神經，提高皮膚表面的痛閾。維生素E加到紫草油中起抗氧化，防止藥物油變質的功能。

【方　　劑】麻油2000毫升，紫草200克，冰片1克，薄荷腦1克，維生素E 800毫克。

【製用法】製法：取根粗、顏色發紫的紫草根，去淨鬚根，清水沖洗，自然乾燥至無水分。剪成2釐米長小段放入搪瓷容器中，切忌用金屬容器。加入新麻油浸泡12～14小時後，放電爐上加石棉網加熱。加熱過程中要輕輕攪動。待麻油微沸時。撤離火源，溫度不易過高，否則其有效成分紫草素會遭到破壞。將冰片、薄荷腦分別於研鉢中研細加到濾器上，然後將放冷片刻的紫草油自

濾器上倒入，再輕輕攪拌過濾後的紫草油，待涼透後加入維生素E，混勻。密封，避光保存。

　　使用時可將刮痧部位清潔乾燥後，用棉棒或毛刷蘸紫草油塗上，便開始操作。手法要輕，使油充分勻開和皮膚滋潤後再逐漸加重力度。也可將油倒入換藥碗等廣口容器中，用刮痧器具邊蘸邊刮。

　　刮痧療法包括刮痧、出痧、破痧三個過程。現常用的是刮痧、出痧。破痧就是將大的呈黑紫色的痧點，用針刺後放血。破痧後的部位用紫草油塗抹，有止痛和加快癒合的作用。

注意事項：刮痧處塗油不宜過多，能起到潤滑作用即可。刮完後用吸水紙輕輕將油擦淨。

這種刮痧油可用於所有刮痧療法。

雞蛋清治療脂溢性皮炎

【病症及藥理介紹】

　　脂溢性頭皮糠疹係發於皮脂溢出部位的一種慢性炎症性皮膚病，通常自頭部開始，向下蔓延，並伴有不同程度的瘙癢，是因為皮脂分泌增多和化學成份的增多使皮膚表面的正常菌群失調，原來非致病菌如棒狀痤瘡桿菌分解游離脂肪酸，刺激皮膚加重炎症；或卵圓形糠秕孢子菌大量生長，引起皮炎。

　　雞蛋清治療頭屑，早在古代醫學（《聖惠方》雞子沐湯）中就開始使用，採用與氯黴素混合外用，加強消炎、殺菌作用，以促使頭部皮膚更快地恢復正常狀態。

【方　　劑】雞蛋5個，氯黴素注射液250毫克5支。

【製用法】把雞蛋打一個小口，倒出蛋清，棄去蛋黃不用，再與氯黴素液混合備用。

　　使用時將頭髮用溫水洗淨頭上的鱗屑，等頭髮乾後，用鑷子夾住藥棉，蘸取混合的藥物，外塗於整個頭部，1天1次，連用1週為1個療程。一般1個療程即獲痊癒，嚴重者用2～3個療程可癒。

【療　　效】痊癒：頭皮上無油膩性鱗屑斑；

好轉：治療半年後頭皮上有少量鱗屑者。

17例患者中，治癒11例，6例好轉。

【典型病例】關先生，45歲，三年前頭皮開始出現糠秕樣的鱗屑斑。三天不洗頭髮，頭髮上的糠秕就像下雪一樣被梳下，並且頭皮奇癢，洗頭後，頭皮呈粉

紅色，經多方醫治，均效果不佳，於1992年採用上述方法治療1週痊癒，至今未見復發。

紫草油塗抹治療燒傷

【病症及藥理介紹】

燒傷是化學物質、熱力、電流等所引起的極為複雜的外傷性疾病。皮膚燒傷可致微血管結構損傷，因化學介質的釋放，使微血管通透性增高，血管內液外滲引起組織內壓增高，所以瘡面滲出嚴重；皮膚破損、壞死組織是細菌良好的培養基。剖面感染難以避免。因此，燒傷治療的關鍵是減少瘡面滲出，抑制瘡面感染，促進上皮細胞增生。傳統醫學認為燒傷的病因是火毒或熱毒，輕則犯皮毛，重者傷筋骨、肌腠。病理為火毒熾盛、瘀血阻滯脈絡。治宜收斂生肌、清熱解毒。長期的醫療實踐中，人們發現中草藥有抗感染、收斂結痂、促進上皮生長、減輕疤痕組織增生的作用。

純中草藥製劑紫草油治療燒傷功效獨到。該方中紫草含乙醯紫草醌，地榆含鞣質及地榆甙，均具有促進瘡面癒合的作用；黃柏中的小藥鹼及虎杖均有抑菌、減少炎性滲出的作用。紫草油中生地榆、紫草能收斂生肌，涼血解毒，為治燒傷之要藥；黃柏、虎杖祛濕熱，瀉火毒；當歸能排腐生肌、活血止痛。諸藥合用，採用油浸法，祛火毒、收斂生肌。

【方　　劑】虎杖15克，當歸15克，紫草30克，生地榆20克，黃柏12克，麻油500克。

【製用法】將麻油500克置入搪瓷或不銹鋼鍋中，除紫草外，加入上藥浸泡24小時，文火熬煎至藥枯，去渣，再將紫草用水濕潤，置鍋內炸枯，用雙層無菌紗布濾去藥渣，盛入密封容器中，高壓消毒備用。可根據臨床需要做成油紗布。

使用時對於急診患者首先祛除致傷物質，瘡面周圍用肥皂水、雙氧水及0.1%新潔爾滅塗搽，瘡面用大量生理鹽水沖洗後，行清瘡術。去除瘡面的污垢、異物，剪除大水皰及壞死組織，使瘡面清潔。痛劇者肌注度冷丁100毫克，優先處理顱腦及胸腹嚴重創傷。Ⅰ度、淺Ⅱ度的燒傷面積<10%者，直接用紫草油紗布外敷；淺Ⅱ度面積>10%，深Ⅱ度、Ⅲ度者，用無菌棉棒將紫草油塗於患處，每日2～6次。瘡面縮小、炎症減退後改用紫草油紗布，隔1～2天換藥直至癒合。所有病人常規注射TAT3000μ補液，酌情應用抗生素。

【療　　效】15例經5～30天治療，瘡面均全部癒合。

18例有深Ⅱ度和Ⅲ度病人遺留關節彎縮改變，但能從事日常活動。

【典型病例】王小妹，3歲。因被爐蓋燒傷手掌，紅腫疼痛，起水泡。用此法治療，痊癒，未留疤痕。

百部酊治療酒渣鼻

【病症及藥理介紹】

酒渣鼻是中年人鼻面部慢性發炎症狀，現代醫學研究證明該病多為毛囊蟲感染所致，多表現為紅斑、微血管擴張、丘疹、膿皰、鼻部組織肥厚，呈結節增生。

治療該病應以清肺泄熱、調節腸胃、活血化瘀、殺蟲止癢為主。純中藥製劑百部酊以其高超的療效，受到大家的歡迎。該方中百部潤肺化咳、殺蟲止癢；硫磺具有軟化皮膚和殺死寄生蟲的作用；大黃攻積導滯、瀉火通便、行瘀通經；黃芩瀉火解毒、涼血止血；蛇床子外用有殺蟲除濕止癢作用；地榆涼血止血、瀉火毒，並有收斂作用。諸藥並用，既可治標又能治本。百部酊方治療酒渣鼻花錢少、治療方便、無副作用、治癒率高，值得臨床推廣。

需指出的是該病應以預防為主，平時注重衛生，禁酒及辛辣刺激性食物，防止便秘，調整內分泌，避免局部過敏反應和冷熱刺激。

【方　　劑】百部40克，硫磺20克，大黃20克，黃芩20克，蛇床子20克，地榆20克。

【製用法】將上藥製成粗粉狀，入75％酒精150毫升中，密封浸泡1週，使用時用棉籤蘸藥液外搽患處，每日3～5次，10天為1個療程，連用1～2個療程以觀察效果，如果有效繼續搽塗。

【療　　效】治癒：鼻部及其兩側及其顏面部丘疹、膿皰、微血管擴張及瀰漫性潮紅完全消失，無任何症狀；

有效：鼻部及顏面部未完全消退，症狀減輕；

無效：鼻部組織肥厚、巨大增生療效欠佳，症狀稍有緩解。

21例患者中，7例治癒，8例有效，6例無效。

【典型病例】王先生，39歲，主訴初期鼻部及周圍有熱癢感，經常搔抓，2週後，病情加重，紅斑、丘疹明顯增多，又有大小不等的膿皰，微血管擴張，曾多次用維A酸類藥、紅黴素軟膏、皮炎平軟膏，病情反覆發作。後用百部酊清熱解毒、活血消腫、殺蟲止癢，外用7天後，症狀明顯好轉，又連用9天治癒。

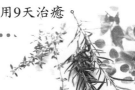

單味馬齒莧治療嬰兒濕疹

【病症及藥理介紹】

所謂嬰兒濕疹是一種較為常見的過敏性和炎性皮膚病，與中國傳統醫學文獻中記載的「奶癬」相類似，《醫宗金鑑・外科心法》記載：「此症生嬰兒頭頂或生眉端，又名奶癬」。

本病多由濕熱引起，治療宜清熱利濕解毒，小兒內服藥較困難，且皮膚嬌嫩，過多藥物會刺激皮膚，引起過敏，因此採用藥性平緩的單味馬齒莧濕敷治療，馬齒莧性寒味酸，具有清熱利濕、解毒療瘡、止癢收斂之功，為陽症瘡瘍要藥，如古典醫書《聖濟總錄》中載馬齒莧散敷方治甲疽，《聖惠方》中馬齒治惡瘡、翻花瘡、白禿等。近代醫學研究馬齒莧水浸劑不僅有殺菌作用，並證實有明顯的抗組織胺作用和收縮血管的作用，水煎後濕敷並溫洗，可使藥物有效成分直達病所，促進炎症消散，減少滲出，從而迅速發揮治療作用。《瘍科綱要・論外治之藥》說：「瘡瘍之病見於外，外治之藥物，尤為重要。凡輕淺之症，專持外治，定可以收全功，而危險之大瘍，尤以賴以治得宜」。這說明外治法在中醫外科中具有非常重要地位。

因為嬰兒濕疹是由多種內外因素引起的嬰兒較常見的過敏性炎性皮膚病，皮損主要發生在兩頰、額及頭皮部，個別病例可發展至軀幹、四肢，皮疹特點主要分滲出型和乾燥型，採用單味馬齒莧外敷，治療嬰兒濕疹見效快、療效顯著、藥源充足、方法簡單，深受患兒父母喜愛。

【方　　劑】馬齒莧50克（鮮品用100克）。

【製用法】藥物劑量可視病變範圍而適當增減，加涼水適量，浸泡1個小時，然後煎藥，水開後改用文火煎20分鐘，再待藥水溫度降至40℃左右後，用紗布或純棉毛巾蘸藥液濕敷患處，每日1～2次，每次30分鐘，5天為1個療程，滲出型需延長1～2個療程。

【療　　效】治癒：皮疹全部消退，瘙癢症狀消失；

顯效：皮疹消退80%以上，瘙癢症狀明顯減輕；

好轉：皮膚消退50%，瘙癢症狀減輕；

無效：皮疹消退不明顯，瘙癢症狀減輕或無效。

56例全部治癒或好轉。

【典型病例】張小弟，8個月。患兒全身皮膚起小紅斑，繼則出現米粒大丘疹及丘皰疹，並見抓痕，曾口服撲爾敏，外用派瑞松，效果欠佳，觀其顏面及頭皮皮膚潮紅、糜爛，四肢及胸背皮膚見密集丘皰疹及小水皰，個別處已潰爛，

融合成片，皰面有滲出，診斷為嬰兒濕疹，用馬齒莧濕敷於頭皮及顏面，周身採用洗浴法，每日2次，用藥3日，滲出已基本消失，皮膚潮紅明顯消退，繼用馬齒莧濕敷1週，病告痊癒。

黃柏斑蝥乳劑治療癬病

【病症及藥理介紹】

癬病是一個大概念，它包括多種皮膚病，例如：濕疹、疥瘡、牛皮癬、手足癬、皮炎等，這類病症皆因真菌感染所致，故殺蟲滅菌、祛風、止癢、活血化瘀、祛腐生新為治則。用鮮核桃皮及果肉搗爛外搽治療牛皮癬，雖是民間偏方，但療效頗佳。核桃果肉內含大量鞣酸，可殺滅病灶的真菌，並能收斂調整上皮角質分化過度，促生健康新皮膚。諸藥並用能起到殺蟲滅菌、解毒醫瘡、疏風止癢、活血化瘀、祛腐生新作用。可外治各類型銀屑病（中醫謂「白疕」，俗稱「牛皮癬」），對濕疹性皮炎、疥瘡，療效也很好，對神經性皮炎療效一般，需結合內治法治療。針對癬病的特殊情況研製了黃柏斑蝥乳，其方劑內毒藥含量少、濃度低、皮膚吸收量極小，未發現有毒副反應。但為慎重，對大面積皮損患者，宜結合內治法，以求縮短療程，防止中毒。對於皮膚過敏者，先試搽1～2塊病灶，若無不良反應時再擴大搽治部位。

採用治癬乳劑治癒多例癬病患者，且療程短、價廉，適於基層貧困患者治療。

【方　　劑】 馬錢子20克，百部30克，黃柏30克，石榴皮30克，苦參30克，白蘚皮30克，丹參40克，土槿皮40克，斑蝥10克；雄黃10克，硫黃10克，冰片10克，明礬20克，新鮮核桃皮帶果肉400～500克。

【製用法】 將外皮未老化的新鮮核桃外皮果肉切下，浸入500毫升白酒中，搗爛絞取其液。

將馬錢子砸碎，與黃柏、百部、石榴皮、苦參、白蘚皮、丹參、土槿皮（計8味）草藥混合，加水2000毫升，浸透，文火煎1小時，取藥液，藥渣加水1000毫升，煎40分鐘，取藥液，二次液混合，文火濃縮至1500毫升。

將斑蝥研細，加60度白酒300毫升，6小時後濾取液。上述三藥液混勻備用。

將雄黃、硫黃、冰片、明礬放入研缽，加適量前述混合液，順時針方向研磨，將上層乳濁液緩慢傾出備用，沉渣加混合液如上再研磨，至為乳濁液，無沉粒為止。

混勻藥液，分瓶裝，用時搖勻。

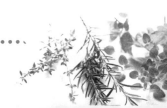

操作前應將患部鱗屑浮痂用好醋搽洗淨，用小紗布團蘸取治藥液反覆搽患處，至露嫩紅皮膚為度。搽藥後再搽3倍水稀釋的蜂蜜液。每日2次，10天為1個療程。1個療程見效，2個療程治癒。

【療　　效】只要堅持治療，所有用黃柏斑蝥乳劑治療者，可全部痊癒。

【典型病例】劉小妹，15歲。患牛皮癬2年，多方治療，效果不佳，用此法治療，獲得痊癒。

自擬硼砂酊治療汗斑

【病症及藥理介紹】

汗斑是由糠秕馬拉色菌所致的一種淺部皮膚真菌病，病變初起時為粟粒至黃豆大小淡黃色斑點，多分佈於毛囊周圍，表面光滑或微帶光澤，隨著時間的推移，斑點逐漸增大或融合成大片白斑，患者一般無自覺症狀或偶有癢感。該病屬中醫「紫白癜風」範疇，中國醫學認為本病係風濕侵膚，局部氣血凝滯所致。而中藥硼砂具有祛風止濕，除滯活血之效，故自擬硼砂酊治療汗斑效果頗佳。

【方　　劑】硼砂20克，75%酒精100毫升。

【製用法】將硼砂研細末，過100目篩，取末，加入酒精中，封閉浸泡2天，常規消毒皮膚患部，按皮損面積用軟毛筆蘸取藥液塗於患處，每日4次，搽後勿用水洗去。

【療　　效】臨床治療汗斑患者30例，痊癒12例，患者皮損消失，恢復正常皮色；

顯效12例，斑片消退70%以上；

好轉3例，斑片消退40%以上；

無效3例，患者皮損無變化或併有新發斑點；總有效率在90%。

其中最快塗藥1週而癒，最慢者塗藥3週即癒，一般平均塗藥2週即癒。12例痊癒病人中，1週痊癒3例，2週痊癒6例，3週痊癒3例。治療過程中均無不良反應。

【典型病例】張先生，32歲。身上出現大片白斑，經多方治方，效果欠佳，用此法治療1週，喜獲痊癒。

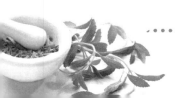

痤瘡酊治療痤瘡

【病症及藥理介紹】

痤瘡是青春期常見的皮膚病，初起時皮疹為針頭或芝麻大小，與膚色相同或紅色，頂端日漸呈現黑頭，可擠出黃色粉渣（即粉刺）而遺留凹陷疤痕。本病多因飲食不節，過食辛辣油膩之品，鬱濕生熱，或肺經風熱熏蒸，蘊阻肌膚而成。因影響美觀，大多數病人求治心切。

採用痤瘡酊治療痤瘡取得了較佳效果。主中黃芩、黃柏、黃連清熱泄火，並與甲硝唑共同殺滅痤瘡桿菌。藥理研究表明三黃煎劑對褐色素形成中起關鍵作用的巰基酶有明顯抑制作用，故能減輕痤瘡癒合後的色素沉澱；地膚子、苦參驅風止癢，緩解症狀；陳皮、維生素B6抑制清除皮脂分泌；丹參、螺內酯能抗雄性激素，為治本之藥；冰片清涼爽潤，為中藥促進皮吸收劑，能加速有效成分的吸收及發揮療效。本方配製簡單、外用效果好、無副作用，值得一試。

【方　　劑】黃芩20克，黃柏15克，黃連15克，地膚子15克，苦參15克，陳皮15克，丹參20克，冰片10克，甲硝唑2克，螺內酯1克，維生素B62克。

【製用法】將黃連、黃柏、黃芩、地膚子、苦參、陳皮、丹參放入大磨口瓶中，加入40%～60%酒精溶液浸泡7天後過濾，再將冰片、甲硝唑、螺內酯、維生素B6研粉後加入濾液，融化後即可應用。本品為棕黃色澄明溶液。使用時用溫水洗淨面部並拭乾後，用棉籤蘸取藥液塗患處，不拘次數，治療期間應停用其他藥物並禁食各種刺激性食物。

【療　　效】臨床治療67例患者，治癒38例，占56.72%，顯效26例，占38.80%，無效3例，占4.48%，總有效率95.52%。

【典型病例】毛先生，24歲。面部痤瘡2年餘，伴發丘瘡、膿胞、腫痛，此起彼伏、層出不窮，大便乾燥，2～3日一解。用此法治療，丘瘡、膿皰均減，大便通暢，痤瘡舊者漸消，新者未起，視為痊癒。追蹤半年後未復發。

輕石散治療圓癬

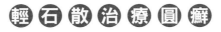

【病症及藥理介紹】

圓癬即西醫稱之為體癬或股癬者也，係淺表真菌感染，廣有傳染性。中國傳統中醫學認為本病多因風濕邪氣，容於腠理，或因接觸不潔之物而引發病。下方中

輕粉具有攻毒殺蟲止癢之作用，是治療圓癬之重藥；黃丹解毒殺蟲止癢；枯礬、黃柏、煅石膏能清熱燥濕、收斂止癢。皮康霜中咪康唑為抗真菌之藥，其作用力極強；皮康霜中的曲安奈德為一種氟化糖皮質激素，具有較強的抗炎抗過敏止癢作用，無明顯副作用，可長期應用。上藥共奏解毒殺蟲、收斂止癢，抗真菌之效。皮康霜與輕石散合用，劑型使用方便，治癒率明顯提高，復發率降低，二者合用比單用皮康霜療效高，比用凡士林或香油調輕石散使用方便。實驗證明，皮康霜摻輕粉散外塗治療手足癬、皮膚濕疹等頑固性皮膚病均獲良效。

【方　　劑】輕粉60克，黃柏60克，枯礬60克，黃丹120克，煅石膏180克組成，共研細末裝瓶備用。（皮康霜藥店有售。）

【製用法】根據病情用皮康霜摻適量輕粉散和勻裝瓶備用，每日搽塗患處2～3次。若用藥1週病情無好轉者，可改用其他療法。

【療　　效】痊癒：症狀體徵消失，複查真菌連續2次陰性；

好轉：瘙癢明顯減輕，皮疹消退30%以上，復查真菌結果仍為陽性；

未癒：症狀體徵無緩解或皮疹消退不足30%。

17例患者中，治癒6例，好轉8例，3例無效。

【典型病例】徐小姐，20歲。2年前小腹皮膚生癬，奇癢，抓破後灼痛流水，打針塗藥膏治療，效果欠佳。用此法治療痊癒，至今未見復發。

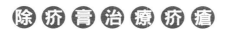

除疥膏治療疥瘡

【病症及藥理介紹】

疥瘡是由疥蟲所致的傳染性騷擾皮膚病。此症初起形如芥子之形，故名疥瘡。

運用除疥膏治療疥瘡效果頗驗。該方中之硫磺本為毒殺疥蟎之特效藥，但單用療效往往不盡人意；而花椒為殺蟲止癢之常用藥；土槿皮酊能除癬殺蟲止癢；低濃度石炭酸止癢效果亦佳。諸藥合用，療效倍增，藥到病除。此方簡單易行、使用方便、費用低廉、療效確切。

【方　　劑】精製硫磺粉20克，極細花椒粉5克，石炭酸2滴，土槿皮酊0.3毫升，黃凡士林加至100克。

【製用法】上諸藥調膏狀，裝瓶備用。

治療前先沐浴1次，然後用藥棉蘸藥膏稍稍用力塗搽所有皮損至皮膚微微潮紅，每日2次，連用3日。

若用於兒童，宜根據其年齡酌減硫磺粉、石炭酸、土槿皮酊的用量。

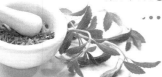

【療　　效】治癒標準：癢感及皮損均完全消失。治療34例，治療時間最短者1次為11例，最長者3天10例，其餘為2～5次痊癒。一般用藥1次，癢感即顯著減輕或完全消失。

【典型病例】趙小弟，16歲。自述：3個月前陰囊、陰莖、小腹出現米粒大紅色丘疹，瘙癢劇烈，尤以夜間或受熱時為最，繼之皮損發展到頸、胸、背、腋、臀、大腿內側等處，以丘疹為主，間有少許小膿皰，指縫可見到疥蟲隧道、瘙癢難忍，坐臥不寧。屢經西藥消炎、抗過敏、外搽20%硫磺軟膏、中藥熏洗等法治療，效果不顯。用除疥膏塗搽2天（4次），諸症皆除。用滾開水燙洗衣被，以絕後患。追蹤無復發。

香柏治療黃水瘡

【病症及藥理介紹】

黃水瘡，又名膿皰瘡，或浸淫瘡，多發生於夏秋季節，以兒童罹患者為多。香油性寒，潤燥、具有解毒、止痛消腫之效；柏子仁油能潤燥生肌。二油配伍治黃水瘡可起到立竿見影之效果，並且無毒副作用。

【方　　劑】香油、柏子仁油各等量。

【製用法】先將香油、柏子仁油混勻，放沙鍋內熬稠，放涼、裝入容器內備用。使用時先將黃水瘡瘡面用生理鹽水擦淨，塗上香柏油，每日3～5次，2～3天即癒。

【療　　效】單純黃水瘡治癒率很高，一般無不治癒者。有合併症者當另論。

【典型病例】趙小弟，6歲，其母代訴：口周及身體局部出現水皰，瘙癢、用手抓破流黃水，於次日來院就診，診為黃水瘡，經用本方治療3天後，瘡面結痂，繼治療3天後痊癒。

蜈蚣黃麻糊治療唇風

【病症及藥理介紹】

唇風為秋冬季節的常發病，病因多由脾胃積熱、外感風燥或物品刺激而導致。蜈蚣黃麻糊方有清熱瀉火、解毒生肌、袪風潤燥之功效。治療唇風，無不良反應，其方法簡便，不需任何藥物，值得推廣。

【方　　劑】蜈蚣5條，生大黃6克，麻油50毫升，熟雞蛋黃2個。

【製用法】將蜈蚣全部烘乾研末，再將熟雞蛋黃放入麻油中炸黑棄去，繼之放入生大黃炸黑棄去，油內放入蜈蚣粉，調均勻即可。外用搽唇，每日3～4次，忌辛辣食物。

【療　　效】單純性唇風治癒率極高，若唇風伴有其他合併症則療效一般。

【典型病例】王小弟，4歲。6天前覺頭頂部有輕度灼痛，即頭頂有銅錢大紅片，2天後覺有癢感，且痛，抓後局部有黏液。查見輕度發熱，頭部散佈斑片狀膿皰疹，滲出淡黃色混濁液，並見膿痂附瘀，周圍有炎性紅暈。耳後有3個蠶豆大淋巴結。可觸及，壓痛。診為膿皰瘡。即用上方痊癒，未見復發。

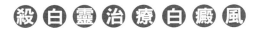

殺白靈治療白癜風

【病症及藥理介紹】

白癜風是一種原發性、局限性或泛發性的皮膚色素脫失症，是由於皮膚和毛囊的黑色素細胞內酪氨酸酶系統的功能減退或喪失而引起，中國醫學稱之為「白癜」、「白駁」或「白駁風」。

本病一般情況下治療困難，而且療程較長，痊癒機會較少，雖然治療方法及藥物種類很多，但是均缺乏特效。有專家運用中藥補骨脂、骨碎補、黑芝麻、石榴皮、白芷、菟絲草等配成酊劑取名為殺白靈。其具有刺激黑色素細胞的形成，促進其發育及再生以產生較多的黑色素，並且抑制疾病機能的進行，使其不再繼續擴展，配合日曬療法，增加黑色素細胞的密度，增強黑色素細胞中酪氨酸酶的活性，從而促進黑色素的生化合成和運轉，促使皮色恢復正常，因此可以收到滿意療效。

但為鞏固療效，治療的時間必須足夠長，色素開始恢復平均在治療3週以後，需持續治療2個月或更長時間，才能判定其效果，所以，幫助患者樹立戰勝疾病的信心至關重要。

【方　　劑】補骨脂200克，骨碎補100克，黑芝麻50克，石榴皮50克，白芷50克，菟絲草50克，75%酒精1000毫升。

【製用法】將以上中藥碾碎，放入酒精中浸泡7天，去渣，裝玻璃器具中密封備用。

用消毒棉籤蘸上藥外搽皮損處，每日2～3次，外搽後在陽光下照射10～20分鐘，30天為1個療程。

【療　　效】24例用藥10～30天，皮損處表面微紅，稍有癢感；15例30天以上

皮膚由紅變微黑，明顯有癢感，表皮部分脫落，留有色素沉澱，6個月後色素慢慢消退，皮膚逐漸恢復正常；39例全部為臨床治癒。

【典型病例】李女士，42歲。自述背部患白癜風4年，多方治療無效，用此法治療，痊癒。

雙管齊下治療椎間盤突出

【病症及藥理介紹】

人發育到成年後，椎間盤的退變也就開始緩慢地進行著。由於個人體質的差異、生活習慣的不同，特別是久坐久站工作者不同，加上姿勢不當，就會導致椎間盤應力超常，再加上髓核的退變，不當地旋轉外力或超負荷的外力都可導致椎間盤的突出，中醫認為椎間盤突出多由於肝腎虧虛，風寒濕侵襲，跌撲損傷，瘀血內阻，經絡閉阻，氣血運行不暢而致病。

今用固定反扳法使椎間盤復位，再加上大溫補腎兼祛風寒濕，強筋骨的生川烏、草烏、馬錢子、獨活、桑寄生、防風、肉桂、藤黃等藥，佐以當歸、牛膝、血竭、冰片能活血通絡，木香理氣。因此可達到散瘀結，行氣血，從而加速纖維環韌帶等組織損傷癒合之目的，因此，椎間盤突出以保守療法也可以治癒。此療法中藥敷劑十分重要。

【方　　劑】獨活、生川烏、草烏各50克，馬錢子60克，桑寄生30克，防風30克，木香15克，肉桂15克，當歸30克，牛膝30克，藤黃15克，冰片20克，血竭15克，麻油2千克，廣丹1千克。

【製用法】上藥除藤黃、血竭、冰片碾粉待成膏後拌入膏內外，餘藥（廣丹除外）放入盛有麻油的鐵鍋內浸泡3天，用火熬煉至枯焦存性後，撈出藥渣，再把油放置沉澱12小時，倒出清油，去除沉渣，放入廣丹，攪勻煉油成膏藥加入三味藥粉，用時直接外塗患處。

【療　　效】治癒：CT顯示突出的椎間盤部分或全部還納，LDP徵全部消失，恢復正常生理功能和生活能力。

顯效：腰痛和下肢放射痛減輕，但長距離行走小腿部仍有疼痛者。

用該方治療12例，治癒7例，5例好轉。

【典型病例】魯先生，48歲。患者腰腿疼痛，診斷為腰椎間盤突出症。住院半年，經用針灸、理療、全麻、下重手法推拿等治療效果欠佳。用固定僅板配合上方外敷膏藥治療，3個月以後患者症狀消失，視為痊癒。1年後追蹤，患者已

完全恢復工作，腰部沒有一點不適。

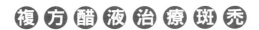

複方醋液治療斑禿

【病症及藥理介紹】

斑禿，俗稱「鬼剃頭」，有專家應用中藥醋浸液治療斑禿療效頗佳。其中的中藥制附子具有辛散祛風、通經活絡、活血行氣之功；骨碎補有通利血脈、補腎榮髮、除濕之效；側柏葉可涼血養血；醋有增強藥物透皮作用。諸藥合用，起到祛風除濕、行氣活血、通絡生髮之功效。

【方　　劑】 制附子20克，骨碎補15克，側柏葉25克，食醋60克。

【製用法】 將制附子、骨碎補、側柏葉共研細末，加入食醋中，浸泡10天後即成。用藥棉蘸上述浸液塗搽患部，每天不得少於3次。

【療　　效】 用本法治療44例，14例用藥10天後，病灶區開始長出稀疏毛髮，其色澤、粗細與病灶區周圍毛髮無明顯區別；20例用藥10天後，病灶區長出濃密纖細的黃色毛髮，月餘後逐漸變為正常；6例患者用藥15天後，逐漸長出濃密纖細黃色毛髮，約40天即為正常；4例用藥30天後無效，總有效率達90.91%。

【典型病例】 劉先生，43歲。患斑禿，多方治療，效果不佳。用此法治療，病灶區開始長出稀疏毛髮，2個月後逐漸變為正常。

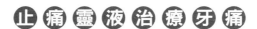

止痛靈液治療牙痛

【病症及藥理介紹】

牙痛是牙髓炎的主要症狀，多數由齲齒治療不及時，口腔衛生不良發展而致。老年人還可因牙齒磨耗、楔狀缺損、隱裂等非齲齒疾病所致，無論何種原因所致，均不能自行恢復，需及時治療。

根據牙痛之特別，用花椒、蓽茇、樟腦製成止痛靈藥液塗抹極為有效，這是因為花椒中含花椒烯醇，有局部麻醉作用，能溫中止痛；蓽茇含揮發油和生物鹼，有止痛之作用，並可抗菌消炎；樟腦有效成分為雙環萜酮，有止痛、止癢作用，塗後有刺激冷覺感受器作用而有清涼感，而涼可使痛感減輕。

患牙痛時應用止痛靈方可立即止痛消炎，且經濟簡便，故此在家庭、護理過程

中施用，深受歡迎。

【方　　劑】花椒9克，蓽茇、樟腦各6克。

【製用法】加水200毫升濃煎後，置於瓶中備用，用棉籤蘸取藥液塗於患處，也可用棉球蘸取藥液適量置於患處上下牙齒咬緊，15～30分鐘可達止痛目的，一般3～5次可治癒。

【療　　效】治療28例患者中，6例15～30分鐘治癒，12例用藥3次治癒，8例用藥5次治癒，2例用藥2天後緩解，有效率達92.86%。

【典型病例】陳女士，60歲。右側牙痛，痛無休止，用此法治療，痊癒，追蹤未見復發。

白斑易色酊治療白癜風

【病症及藥理介紹】

白癜風是一種原發性皮膚色素脫失症，可發於任何年齡段，本病易診而難治。目前其病因尚不清楚，一般認為其發病是具有遺傳素質的個體，在各種內、外因素的刺激下，導致黑色素生成或黑化過程障礙，使得皮膚局部色素脫失而發病。中國傳統醫學認為本病多為情志內傷，肝腎虧虛，肝氣鬱結，氣滯血瘀，風濕阻絡，皮膚腠理失養而發。

針對發病原因，有專家採用中藥製成「白斑易色酊」來治療該病，效果理想。其方中的各味藥理為：補骨脂、白芷為光感性藥物，能提高機體對紫外線的敏感性，促進黑色素細胞的生成；紅花、丹參活血化瘀，榮養肌膚；漢蔭、雄黃祛風除濕；透骨草能增強藥物滲透性。諸藥合用，效專力宏，有臨床推廣使用之價值。

【方　　劑】補骨脂40克，白芷40克，丹參40克，漢蔭己40克，紅花30克，雄黃30克，透骨草30克。

【製用法】將前藥共浸入75%酒精3000毫升中。3個月後濾渣備用。

用藥液局部外塗患處，每日3次。治療期間宜多曬太陽，多食黑芝麻、黑木耳，忌食牛肉、羊肉、海鮮、辛辣食物。

【療　　效】患處皮膚與正常膚色一致為治癒；

患處皮膚接近正常膚色，但仍能辨別皮損範圍為顯效；

患處皮膚有色素沉澱為有效；

患處皮膚無任何改變為無效。

經用該法治療13例中，2例治癒，10例有效，1例無效。

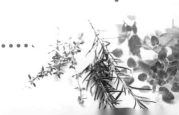

【**典型病例**】高先生，41歲。自述患白癜風4年，多方治療無效。即用此方治療，痊癒。

藥酒配合按摩治療少白頭

【病症及藥理介紹】

青少年白髮，俗稱「少白頭」，是青少年常見病，可影響青少年心理健康。現代醫學研究認為，青少年白髮的主要原因是由於毛髮黑色素形成減少，黑色素細胞合成色素顆粒功能減弱，酪氨酸酶的活動減低所致。過早出現白髮與精神因素和遺傳兩個因素相關，精神因素可使供應頭髮的血管發生攣縮，使頭髮根部的毛乳頭製造黑色素的功能發生障礙，或者是雖產生了黑色素，但輸入毛幹的管道受阻，遺傳因素此處就不再涉及。另外，也有少數人的白髮是由於肝、腎氣血虧損或某種特殊疾病及營養元素缺乏等原因引起的。

治療該病以活血化瘀、舒通經脈、滋養毛根、促進毛囊黑色素的再生和利用，及滋補肝腎以增強毛髮的生長功能為原則。按摩能加強頭皮的血液循環，促進毛根的營養吸收與代謝之作用，加上使用中藥酒劑外搽，增強治療效果。有專家採用按摩頭皮加中藥酒劑外搽治療青少年白髮，取得滿意療效。該方中制首烏、黑芝麻具有滋補肝腎，生精養血之功能，為生髮烏髮之主藥；補骨脂、斑蝥外用能促使皮膚毛髮黑色素的再生；旱蓮草、生地滋陰清熱，助養血生髮之功；紅花活血祛瘀通絡；川椒辛味發散，潤膚止癢；鮮側柏葉含助髮油，能滋養毛髮根部，並可促進前藥的吸收和利用，增強療效。諸藥合用，相輔相成，是中醫外治法治療青少年白髮的有效方劑。

【**方　劑**】制首烏25克，黑芝麻25克，斑蝥3克，補骨脂25克，生地25克，旱蓮草25克，鮮側柏葉30克，川椒15克，紅花5克，白酒55度（燒酒）400毫升。

【**製用法**】患者用自己雙手，十指分開，從前向後反覆梳理頭皮。由輕到重，每次5～10分鐘，以頭皮出現微熱感為度。1天2～3次，早晚按摩最好，可以加強頭皮部的血液循環並促進新陳代謝。

將上藥共製成粗粉狀，浸入400毫升白酒中2週，每日振搖1次（注意：本酒有毒性，不可內服）。用法：每次按摩頭皮後，用毛刷蘸藥酒於頭皮頂部或白髮多處，每次用酒量4～8毫升，立即用木梳反覆梳頭，由前向後方向，使藥酒充分浸潤到頭皮及毛髮根部，每次連續梳理1～3分鐘，每天外用藥酒2～3

次。可配合服用中藥如烏髮丸、柏子仁九、桑椹膏、人參養榮丸等。1個月為1個療程，堅持連用1～2個療程。

【療　效】不間斷治療1～2個療程之後判定療效。

治癒：患者毛髮全部變黑，潤澤柔順，烏黑而有光澤；

顯效：灰白色毛髮大部分變黑，且毛髮柔順而有光澤；

無效：治療時間短且未按醫囑堅持治療，頭髮無任何改變。

117例患者均採用按摩頭皮加中藥酒劑外搽，在1～2個療程內治癒74例，顯效38例，無效5例。

【典型病例】張小弟，16歲。自訴：3年前開始發現少量白髮，逐漸增多，現占全部毛髮的1/3，伴有毛髮枯燥，無光澤。體型偏瘦，睡眠不佳，飲食尚可，大小便正常，脈象正常。經查體排除其他疾病。用上述方法治療43天，白髮根部開始變黑，取1根白髮，觀察毛髮根部，即有0.5釐米左右黑髮長出，療效顯著，又繼續治療36天，頭髮變烏黑而有光澤。

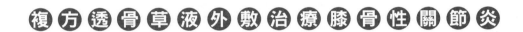

複方透骨草液外敷治療膝骨性關節炎

【病症及藥理介紹】

膝關節骨性關節炎是一種常見病，其發病因主要是由於年老及急慢性損傷，感受寒冷潮濕而引起，以及關節軟骨破壞，關節邊緣骨贅形成為病理改變的一種疾病，併發滑膜炎時，常引起滑膜腫脹，關節內出現積液。傳統醫學將骨性關節炎列入「痺症」範疇，病因係風寒濕夾雜為病，外傷則有瘀血形成，外邪鬱阻經絡，氣血運行不暢，則致局部腫脹疼痛，活動不利；治療當以祛風、散寒、除濕、化瘀為原則。《內經》云：「在筋守筋，在骨守骨。」「痛生於筋骨，治之以熨引」，因本病病位在筋骨，所以治法用中藥外敷正合此理，採用複方透骨草液外敷治療膝關節骨性關節炎，可取得顯著效果。方藥應用牛膝、乳香、沒藥、紅花、穿山甲、五靈脂、血竭活血祛瘀；透骨草、防風、獨活、細辛祛風散寒除濕，消腫止痛；白芥子散結消腫。去皮裏膜外之毒邪；冰片味芳辛香，善於走竄，消熱止痛。

【方　劑】獨活10克，透骨草20克，牛膝20克，防風10克，沒藥15克，乳香15克，紅花15克，川烏15克，五靈脂10克，血竭10克，穿山甲10克，白芥子10克，冰片6克，細辛10克。

【製用法】取上方諸藥用45%酒精2500毫升浸泡7天後，過濾去渣後備用。

使用時取10釐米×10釐米大小，厚10釐米棉紗墊，用藥液浸濕，外敷於患

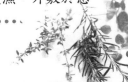

側膝關節部位，外用紅外線燈照射，熱度以患者耐受為度，每次1小時，每日1次，連續治療15小時為1療程。

另外，在治療期間，患者應儘量臥床休息，限制活動。

【療　　效】治癒：膝部疼痛、腫脹消失，活動時無疼痛；

顯效：膝部腫脹消失，但活動時仍有疼痛；

有效：膝部腫脹減輕，疼痛部分緩解；

無效：症狀無改善或加重。

14例，9例治癒，2例有效，3例無效。

【典型病例】王先生，54歲，右膝關節疼痛，加重3個月伴關節腫脹5天，患者無外傷史及其他病史，來診時症見：形體偏胖，跛行，右膝腫脹。關節周圍壓痛，浮髕試驗（＋），X光見：右脛骨髁間隆起變尖。診斷：右膝關節骨性關節炎，用上法治療1個療程。症狀消失，繼續治療1個療程，追蹤半年未復發。

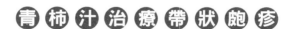

青柿汁治療帶狀皰疹

【病症及藥理介紹】

帶狀皰疹中醫稱之為「蛇串瘡」或「蛇丹」，亦稱「纏腰火丹」，係肝膽火盛，脾濕鬱久，濕熱內蘊所致。青柿汁外塗治療帶狀皰疹。治療病毒性帶狀皰疹法簡便易行，且療效滿意。青柿汁味苦澀，性平，具有清熱解毒、斂瘡療疹之功效，用其外塗於帶狀皰疹皮損區則濕熱邪毒得除，皰疹即可得癒。

【方　　劑】數個未成熟的柿子。

【製用法】將青柿搗爛絞汁外塗於皮損區，早、中、晚各1次，連塗3天即癒。

【療　　效】本方較適宜於治療局部斑丘疹、皰疹或大皰疹型帶狀皰疹。對皰疹已乾涸而僅有神經後遺痛者效果較差。

使用本方48小時疼痛未能緩解甚或加劇，皰疹未能乾涸者，可採用其他有效之法，以免延誤病情。

【典型病例】李女士，41歲。右背至右側胸部疼痛及皰疹4天。4天前右背及右側胸疼痛，繼則皮膚顯現紅斑及小水皰疹，呈簇狀由背至胸擴散，疼痛劇烈呈刺灼樣。夜不能寐，胃納不佳，面容痛苦，口苦，舌紅苔黃膩，脈弦滑。經用抗病毒西藥治療症狀未減，疼痛反劇。體查：右背至右側胸8、9、10肋部不規則散佈成簇似綠豆大小的發亮小皰疹，疏密不一，大小不等，皮膚紅斑，有破

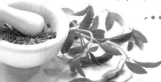

潰，無糜爛。採用青柿汁外塗於皮損區，早、中、晚各1次，24小時後疼痛明顯減輕，3天後皰疹逐漸消退，乾涸結痂，1週後結痂脫落而告癒。2月後追蹤無後遺神經痛。

京萬紅外治10則

【藥理介紹】

京萬紅為外用燒燙傷軟膏，具有活血解毒，消腫止痛，祛腐生肌的作用，通常用於治療燙傷、燒傷、瘡瘍腫痛、瘡面潰爛等。除此之外，臨床上還可以用於以下幾個方面。

1 帶狀皰疹
【用　　法】用京萬紅塗於患處，1天1次，一般用藥4天可痊癒。

2 尿布性皮炎
【用　　法】用溫水沖洗患處，再用乾軟布將水吸乾，將京萬紅塗於患處，每天4～5次，一般用藥2～4天即可。

3 腳癬
【用　　法】將雙腳在溫水中浸泡10分鐘，待晾乾後將京萬紅塗於患處，1天2次，1週為1個療程，一般用藥1～3個療程可痊癒。

4 鼻前庭炎
【用　　法】用3%過氧化氫、生理鹽水先後沖洗患部後，用適量京萬紅塗於患處，1天2次，一般用藥6～11天可痊癒。

5 肛裂
【用　　法】先用溫水洗淨肛門和會陰部，擦乾，再將京萬紅塗於肛裂處及會陰部，每日1～2次，一般用藥3～5天可痊癒。

6 毛囊炎
【用　　法】先將患部常規消毒，然後塗京萬紅適量，每天2～3次，一般用藥

2～7天可痊癒。

7 痤瘡

【用　　法】將患處清洗後塗於京萬紅，每日1～2次，5天為1個療程，一般1～4個療程可痊癒。

8 褥瘡

【用　　法】用3%過氧化氫及生理鹽水清洗瘡面後，塗上京萬紅，並用敷料覆蓋，1天1次，一般用藥5～15天可痊癒。

9 老年性陰道炎

【用　　法】用1：5000高錳酸鉀洗液沖洗陰道後，將京萬紅塗在陰道壁及子宮頸上，也可將京萬紅裝入膠囊放入陰道深處，共用1週後複查。對陰道黏膜充血較重，接觸性出血較多，潰瘍面大者，先用氧化氫棉球搽洗後，再塗京萬紅，1天1次，用藥10天可痊癒。

10 蚊蟲叮咬

【用　　法】被蚊蟲叮咬後，立即塗上京萬紅，一般用藥1次即可見效，用藥2～3次可痊癒。

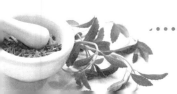

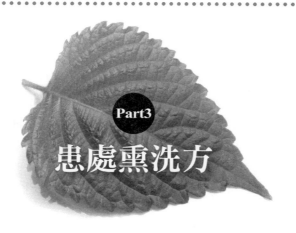

Part3 患處熏洗方

凍瘡湯治療凍瘡

【病症及藥理介紹】

凍瘡是冬季寒冷季節常見皮膚病。傳統醫學認為其病因病機為：稟性不耐或肌膚暴露於外，復遭風寒侵襲，傷及皮肉，搏結於血脈，陽氣失於溫通，氣血凝滯而成。它好發於面、耳殼、手足等暴露部位，皮損初起為局部的瘀血性水腫，可見充血、腫脹、紅斑、硬結，可伴癢痛。若日久破潰，復染邪毒，寒化為熱，熱盛肉腐，則潰爛、滲出，甚至疼痛、流膿，久難收口，給患者造成了很多不便與痛苦。

在多年的臨床工作中，根據本病的寒凝陽虛、氣血冰凝特點，採用溫、通、補之法，使溫以散寒、通經活脈、補以助陽為治則，故自擬凍瘡湯外用熏洗治療凍瘡，療效甚佳。本方中川草烏、麻黃、桂枝、細辛祛風除濕，散寒止痛；乾薑、肉桂、川椒、附片溫經散寒，補陽助陽；紅花、雞血藤、當歸溫經通脈，活血散瘀。諸藥合用以溫熱散寒、祛瘀通脈、祛風除濕，使風寒祛、氣血通、陽氣盛則凍瘡消散，病獲痊癒。若潰爛滲出寒化熱毒，則去麻黃、細辛、川椒、乾薑以防辛燥刺激傷口；加蒼朮、黃柏、甘草燥濕止痛，清熱解毒；加紫草、白及涼血，收斂生肌，以促使潰爛面癒合。現代藥理學研究證明，肉桂、桂枝可使皮膚末梢血管擴張，調整血液循環；附片、乾薑、雞血藤、川椒、川草烏、當歸、細辛、黃柏、紫草均有抑菌，鎮痛，抗炎，止痛效果；白及有局部止血、抑菌作用；甘草有抗菌、抗炎、抗潰瘍活性。

本方具有簡、便、廉、驗等特點，患者樂於接受，無需加用內服藥物。

【方　　劑】

桂枝、川椒、川烏、草烏、附片、乾薑、雞血藤、當歸、紅花、肉桂、麻黃、細辛各30克。若凍瘡已潰爛滲出，則將上方減去川椒、乾薑、麻黃、細辛，加白及、甘草、蒼朮、黃柏各30克；潰爛者同時外用紫草油。（紫

草油配製方法：紫草10克、香油50克、浸泡10天後文火煎沸10分鐘。去藥渣，放涼備用）

【製用法】將凍瘡湯中諸藥加水半盆，煎煮30分鐘，然後將藥渣濾出，將患部置於藥盆上方，趁熱用藥蒸氣熏蒸患處，待水溫能耐受時浸泡患處。面部及耳廓用毛巾蘸藥熱敷。浸泡熱敷時用毛巾輕揉按摩患部。每日2次，每次30分鐘，1劑藥可反覆加熱使用3天。潰爛者不要熏蒸，可將藥放溫後浸泡、濕敷患處，然後將紗布蘸紫草油貼敷潰爛處，每日2次。

【療　效】治癒：皮膚紅腫、癢痛，糜爛、滲液消失，皮膚恢復正常；

有效：皮膚紅腫面積減少，癢痛、糜爛、滲液均減輕，但未恢復正常皮膚；

無效：皮損無任何改變。

經本法治療22例，治癒17例，2例有效，3例無效。

【典型病例】余女士，35歲，自訴10年前開始每年初冬雙足、雙手反覆生凍瘡，曾外用凍瘡膏及服用中藥治療無明顯療效。凍瘡常持續整個冬季，日久常因瘙癢而撓破致潰爛、滲液，甚至流膿。查局部皮損情況：雙手背、手指、雙足背、足側緣散佈十幾塊水腫性紅斑，有些呈暗紫紅色，觸之有硬結，個別表皮破裂，無糜爛、滲液。採用凍瘡泡洗方熏洗患處，連用3劑，共用9天，用藥1週，紅斑、瘙癢消失。3劑藥用完後症狀全消，追蹤至今未再復發。

消疹液治療肛門濕疹

【病症及藥理介紹】

肛門濕疹是一種不傳染的肛門皮膚病，臨床上很常見，病雖不重，但其反覆發作，給患者帶來精神上和肉體上的痛苦。臨床表現為肛門局部瘙癢、丘疹、紅斑、滲出，病久肛周皮膚可呈苔癬樣變。正如「醫宗金鑒」云：「此症初起如粟米，而癢兼痛，破流膿水，浸淫成片」。中醫學認為：肛門濕疹乃「風、濕、熱客於肌膚而成」。濕熱之邪，充斥腠理。浸淫肌膚，日久病邪留滯，耗傷陰血，生風生燥，風燥鬱結，肌膚失榮而成。據此，清熱燥濕為本病治則。

蒼朮辛苦溫燥，除濕熱，為濕家之要藥；黃柏除下焦濕濁，兩藥合用，則清下焦濕熱之功更著，牛膝載藥下行，直達病所；另外。荊芥、防風祛風止癢；生苡仁祛濕，苦參、地膚子、土茯苓等清熱除濕而治其標；何首烏、白芍滋陰養血，以防生風生燥，而標本兼顧。

採用坐浴之法，先熏後洗，經由藥力和熱力的作用，使肛門局部血管擴張，皮

膚直接吸收，直達病所，故療效滿意。

根據患者的具體情況，可適當增減，紅腫明顯者，加銀花、連翹；滲液多者，重用蒼朮、黃柏、枯礬之劑量；瘙癢明顯者，加白蒺藜、蛇床子；皮膚粗糙呈苔蘚樣者，加紅花、赤芍；病程長者，加當歸、生地。

嚴重者，在應用中藥坐浴的同時，可適當配合一些西藥，如氯苯那敏、氯地霜等，以加強其協同作用。

【方　　劑】 蒼朮20克，黃柏20克，懷牛膝20克，生苡仁30克，荊芥20克，防風20克，何首烏20克，白芍20克，苦參30克，地膚子20克，土茯苓20克，枯礬15克。

【製用法】 將以上藥物加水2000毫升，浸泡30分鐘後煎煮，待沸後，去渣取汁，置於坐浴盆內，先熏後洗，至少30分鐘。每日2次。7天為1個療程，一般坐浴3～4個療程即可。

【療　　效】 痊癒：肛門瘙癢消失，丘疹、紅斑、糜爛、滲出等體徵亦消失；

好轉：肛門瘙癢時發時止，丘疹、紅斑、糜爛、滲出等體徵時隱時現；

無效：治療前後無變化。

31例全部有效。

需指出的是：坐浴初起之時，患者可能有不同程度的肛門不適感。2～3天後，不適感自然消失。

【典型病例】 曹先生，54歲，患者肛門奇癢。患者自訴1年來，肛門瘙癢。如蟻行感，伴滲液，曾就診於多家醫院，經藥物治療，症情有所緩解，但停藥後復如故，患者痛苦不堪。患者一般情況可心肺正常，肝脾未捫及。局檢：肛周皮膚粗糙，呈苔癬樣變，皮損多達10餘處，最大者面積為5釐米×5釐米，實驗室檢查及胸透均正常，診斷為肛門濕疹。根據患者病情，採用上方給其坐浴，10天後，肛門瘙癢大減，5釐米×5釐米的皮損已癒，再坐浴10天，肛門瘙癢消失。因有效不更方，繼續坐浴10天以鞏固療效。21天後痊癒，追蹤至今未發。

鬼針草治療小兒腹瀉

【病症及藥理介紹】

小兒腹瀉是由外感時邪或內傷乳食而致大便次數增多的疾病，為兒科常見病之一。腹瀉時常伴有嘔吐，故服藥難度大，治療較為棘手。根據生物全息理論，四肢百骸、五臟六腑，在足底均有反映點，足又為足三陽經、三陰經交接之處，故洗足

即起全身治療作用；又臍孔即神闕穴，該穴與沖、任、督、帶、肝、膽諸經脈生理上互相關聯，病理上相互影響，臍下血管豐富，藥物易於吸收入血。因此治療效果可靠。

鬼針草，又名一把針、黏身草、刺針草、盲腸草，是菊科一年生草本植物，其性溫、味苦、無毒。現代藥理研究證明，鬼針草含黃酮貳、皂貳、鞣質、苦味素、膽鹼、氨基酸、維生素等成份，其治療腹瀉機理不清，有待進一步研究。

本方治療非感染性嬰兒腹瀉效果顯著。病程短者療程亦短，病程長者療程較長。患兒脫水不重者，單用本方即可，如脫水較重，仍需靜脈補液，維持水電解質平衡。

【方　　劑】鬼針草適量。

【製用法】每日用鬼針草鮮品300克（若無鮮品，用乾品50克代替）加水煎湯，取藥液600毫升，置小盆內，待藥液不燙手時（約42℃），將嬰兒雙足置於藥液內進行洗浴，視腹瀉程度決定洗足高度，最高不超過外踝尖。每日早晚各1次。另取藥液搽洗患兒臍部，並以於棉球蘸取少許藥液敷於臍孔處，以傷濕止痛膏固定，每日一換，3天為1個療程。

【療　　效】治癒：大便成形，全身症狀消失，大便鏡檢無異常；
好轉：大便次數及水分減少，全身症狀改善，大便鏡檢可見脂肪球或偶見紅、白血球；
未癒：大便次數及水分未改善或症狀加重。
18例全部治癒。

【典型病例】趙小妹，7個月。患兒3個月時因餵養不當而發生腹瀉，病程較長。腹瀉黃色稀水便，有時為青綠色水液，夾有泡沫或黏液，有時伴陣發性哭鬧。每日3～5次甚至更多，曾中西醫診治，曾用思密達、複方苯乙哌啶、保兒寧及中草藥方劑等治療，但未能治癒。查見：體溫37.4℃，精神一般，呼吸平穩，皮膚彈性好，心率108次／分，心律整齊，心臟各瓣膜區未聞及雜音，兩肺呼吸音清晰，肝、脾觸診正常，神經系統檢查無異常，大便鏡檢：脂肪球++，紅血球少許。予鬼針草洗方治療，同時停用其他藥物。1天後大便2次／天，為稀便，2天後大便1次／天，大便性狀正常，3天後症狀完全消失，精神好。大便鏡檢正常，臨床治癒。

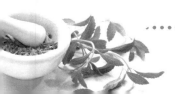

透骨靈仙方熏浴治療痺症

【病症及藥理介紹】

傳統醫學認為痺症是由於素體陰精不足、陽氣虧虛、風寒濕熱之邪入侵，氣血痺阻不通，久則血停為瘀，濕凝為痰，痰瘀互結，阻於經隧，深入關節、筋脈而發。現代醫學則與炎性滲出、組織細胞水腫、關節軟骨變性等病理相關。同時藥浴療法透過特別的藥浴器將藥物蒸汽經全身肌膚、孔竅、經穴，深入腠理、臟腑，以達全身。氣體中的藥物有效成份藉助汽浴滲透壓及溫熱效應，經絡傳導，皮膚滲透，黏膜吸收，「以汽調氣」，從而達到溫通經絡、養血活血、消腫止痛、強身健體的功效。

採用中藥熏浴治療痺症，取得滿意療效。該方中透骨草、麻黃、桂枝、羌活、獨活溫經散寒，祛濕通絡；靈仙、細辛、生川烏、生草烏、生馬錢子散結消腫止痛；當歸、川芎、紅花養血活血，行經通脈；烏蛇、白芥子、生南星搜絡化痰，通利關節；艾葉、花椒氣味辛香，引諸藥透達肌膚、疏通腠理。現代藥理研究也證實：川烏、細辛、馬錢子、南星能提高人體痛閾，抑制炎症介質釋放及組織水腫、微血管通透性增高；麻黃、洋金花興奮汗腺，擴張血管，改善微循環，促進藥物有效成份吸收及機體病理代謝產物排出。

【方　　劑】當歸20克，麻黃6克，桂枝15克，川芎20克，紅花15克，透骨草20克，靈仙30克，細辛10克，羌活20克，獨活20克，生南星15克，生川烏12克，烏蛇20克，草烏12克，白芥子10克，花椒6克，生馬錢子6克，艾葉8克。

【製用法】將上藥共搗粗粉，用紗布包裹備用。採用全封閉式頭外露中藥汽浴器將藥包置於汽浴器所連的特別高壓鍋內，加水5000毫升，接通電源，煮沸20分鐘後（溫度顯示32℃～37℃）。汽浴器內見有少量蒸汽溢出。囑患者喝200毫升白開水，穿短衣、短褲半坐於倉內（頭外露），關緊倉門，加溫至42℃～47℃，保持恆溫30分鐘，保暖平臥休息20分鐘，每日1次，7次為1個療程，一般治療2～3個療程。

【療　　效】痊癒：肢體關節疼痛、腫脹、僵硬消失，活動功能恢復正常，實驗室檢查正常；

好轉：肢體關節疼痛、腫脹、僵硬減輕，活動功能好轉，實驗室檢查有改善；

無效：上述諸症及實驗室檢查無變化。

43例，22例好轉，21例無效。

【典型病例】吳先生，58歲。主訴：患腦血栓後，在市級醫院治療3個月，現

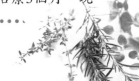

仍步履艱難，在上肢呈弛緩性癱，口角右斜，精神不振。CT診斷：腦梗塞。用此法治療，病情逐漸好轉，左上肢，即能上舉齊眉，語言清楚，手指分替運動靈活，步態穩，生活基本能自理，視為臨床治癒。

梧桐濯足湯治療急性紅眼病

【病症及藥理介紹】

細菌感染引起的急性卡他性結膜炎俗稱「紅眼病」或「火眼」。急性卡他性結膜炎多見於春秋季，起病急、傳染性強。常見致病菌有4種，分別為肺炎雙球菌、Koch-Weeks桿菌、流行性感冒桿菌和葡萄球菌。中醫認為本病是外感風熱邪毒侵擾於目或肺胃蘊熱兼感癘毒，治療時宜採用清熱祛風、瀉火解毒等法。

用梧桐濯足湯浴足乃取其上病下治之法，其引火下行、循經清熱之意。該方中之霜梧桐葉，性味苦、寒、無毒，有祛風除濕、清熱解毒之功效，能治癰瘡腫毒等；足部穴位豐富，足三陰、三陽經均與足直接聯繫，透過濕熱藥液浴足使足部血液循環旺盛，腠理大開。足部血液循環旺盛，易於引熱下行；皮膚腠理大開，易使藥力透達入內，從而發揮霜梧恫葉清熱祛風、瀉火解毒之功效，再加之浴足時的揉搓按摩而起到穴位治療的作用，利於循經清熱，使肝膽火邪、肺胃積熱皆祛，起到釜底抽薪的作用。

應用梧桐濯足湯配合常規抗生素眼藥水點眼治療急性卡他性結膜炎，不僅可有效地殺滅致病菌，而且能清熱祛風、瀉火解毒，因此在顯效時間、治癒時間及治癒率方面，均好於其他法，而且本方具有簡、便、廉、無痛苦、病人易接受之特點，老幼皆可用。在使用過程中，未見不良反應，故此法不失為好方法。

【方　　劑】梧桐葉150克。

【製用法】取霜梧桐葉（深秋採集。經霜打落之老梧桐葉）150克，加水3000毫升，煎煮至2000毫升，倒入盆內，趁熱浸泡雙足（注意勿燙傷皮膚），邊浸泡邊揉搓按摩雙足，直至水溫不熱時結束，每次約30分鐘，每日1～2次。

【療　　效】治癒：眼瞼紅腫、結膜充血消退，流淚、異物感等自覺症狀消失；

顯效：結膜充血及自覺症狀均明顯減輕；

無效：症狀、體徵未見明顯改善。

47例，41例痊癒，4例顯效，2例無效。

【典型病例】李先生，22歲。雙眼疼痛紅腫至眉梢，流淚，脈浮，苔微黃診斷

為卡他性結膜炎（即紅眼病）。用霜打之梧桐葉湯濯足5日，獲得治癒。

羌活伸筋液治療膝關節痛

【病症及藥理介紹】

所謂良性膝關節痛，是指患者感到關節酸痛，著風著涼時疼痛加重，而檢查關節正常，毫無病理改變，也不影響關節的正常活動和人的正常生活。不少醫生把良性膝關節痛誤診為膝關節炎，按膝關節炎治療，結果用藥無效，由此看來這種診斷是不恰當的。有專家把此症稱為「良性膝關節痛」，良性膝關節痛屬中醫「痹症」範疇，是骨傷科常見病、多發病，病雖不大，治療方法頗多，但療效一般均不甚理想。根據病理病因，這種診斷較為確切，究其原因，主要由傷後著寒或受寒邪侵襲，寒邪留滯人體關節，影響氣、血、津液的運行引起的，屬中醫「痹症」範疇，痹症的主要特點是痛，痛則不通，根據中國醫學中「其有邪者，漬形以為汗」和「治風先治血，血行風自滅」的理論，有專家採用中草藥熏洗治療良性膝關節痛，取得較好療效。精選活血化瘀、溫經通脈的中藥相伍，以達祛風、散寒、除濕之目的。臨床用之，氣溫血行，血行邪祛，凝滯消失，通則不痛，故用於治療良性膝關節痛，藥和病症一定要相符，能將疾病治癒。

【方　　劑】羌活30克，獨活30克，秦艽30克，牛膝30克，川芎30克，威靈仙25克，當歸尾25克，透骨草20克，伸筋草20克，紅花20克，桂枝20克，續斷20克，乳香20克，薰苯20克，蒼朮20克，沒藥20克，麻黃15克，川烏15克，草烏15克，木鱉子15克，甘草15克。

【製用法】上藥18味共合以大盆水浸之，約20分鐘後，微火加熱至沸為度。在患者耐受情況下，用毛巾熱敷患處40分鐘左右，1天熏洗2～3次，1劑可熏洗3天。

【療　　效】治癒：症狀完全消失，經風寒濕陰雨天氣無任何反應；

顯效：症狀基本消失，但遇風寒天氣變化仍有輕微症狀；

有效：症狀緩解，但不時疼痛；

無效：用藥後只有微效，仍覺疼痛。

53例，治癒13例，有效35例，5例無效。

【典型病例】張先生，45歲。患者自述雙側膝關節痛近3年，平時不影響關節活動，遇風寒天氣變化時，關節酸痛加重，經兩家醫院診斷為關節炎，曾用抗風濕藥，針藥並用皆無效。照X光片檢查，未見骨質異常。驗血無異常所見。

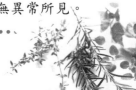

患者飲食、睡眠、體溫、二便均正常，雙膝關節外形正常，伸屈功能正常，舌質淡，苔白，脈細弱，脈症合參，此為氣血虧虛，風寒乘虛阻滯於經絡所致。治療：活血祛寒、溫經通絡。用上方中藥熏洗，藥用1個療程即9天，患者自感關節輕鬆舒適，疼痛大減，藥已中病，繼續治療7天，諸症悉除，病得痊癒，追蹤至今無復發。

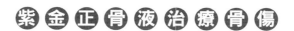

紫金正骨液治療骨傷

【病症及藥理介紹】

踝關節扭傷是常見的骨傷科疾病。有專家經過多年的臨床實驗，採用中草藥熏洗結合手法按摩治療，比採用單一方法明顯提高了臨床治癒率。該中草藥方中紫金藤、金葉子、紅花能活血散瘀，消腫止痛；桂枝、獨活、千年健可溫經通絡，祛風強筋；伸筋草、透骨草，行氣通絡，且能引藥直達病所。全方共奏舒筋活血、散瘀消腫、通絡止痛之功。手法按揉疏通氣血、消除瘀滯、促進局部血液循環、消腫止痛，有利於受損部位的功能恢復等等。

中國雲南傣族地區特有的常用於治療跌打勞傷、骨折、傷筋及風濕性關節炎的草藥雷公藤，別名：紫金藤、紫金皮、火把花，其性味苦、澀、寒，有毒，功能具有祛風除濕、舒筋活絡、消腫止痛的功能，主治：風濕性關節炎、瘀血腫痛。雲南假木荷（毒），有祛風除濕、疏通經絡的作用，主治骨折、風濕、跌打等。與中藥共用熏洗配合手法按摩治療踝關節扭傷，取得較好的療效，很適合推廣。

【方　劑】紫金藤15克，金葉子15克，紅花10克，蘇木20克，桂枝20克，獨活20克，千年健20克，酸木瓜20克，透骨草20克，伸筋草20克。

【製用法】將上藥物用冷水浸泡30分鐘置火上煎，水開後30分鐘，取汁1000～1500毫升，先將患部置於藥液之上熏蒸，待藥汁溫度適宜時再將患部置入盆內浸泡。每天3次，每次20～30分鐘，每劑藥可連續用3天，輕者4～6天，重者7～10天。

除施藥治療外還可讓患者做按摩鍛鍊：患者取坐位，墊起小腿伸直，雙手抱穩踝部，後用雙拇指順踝關節周圍按摩，推揉，鬆解黏連，待患者適應後慢慢牽引踝關節，做被動伸屈關節鍛鍊，應予熏浴前後各做1次。

【療　效】痊癒：踝關節腫脹、疼痛消失，關節功能活動恢復；
有效：踝關節腫脹大部分消失，能堅持工作；
無效：治療前後症狀無改善。

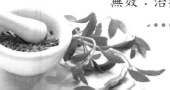

14例全部有效。

【典型病例】吳先生，48歲。自訴因在平房頂上曬糧，下房時梯子翻倒而摔於地上，其足部疼痛難忍，照X光片顯示，足踝骨有裂痕出現、視為骨傷，用上方薰蒸洗滌加按摩15日，查X光片顯示，裂痕不見。痊癒。

烏蛇透骨液治療跟痛症

【病症及藥理介紹】

人們平常所說的跟痛症多由於慢性勞損引起，並常伴有骨刺，多發於40歲以上的中老年人，古籍《諸病源候論》中說：「夫勞傷之人腎氣虛，而腎主腰腳。」說明勞累與腎氣虛均可引起跟骨症。而腰腿痛引起跟骨痛及跟骨本身病變及畸形引起跟痛症均不屬此病範疇，此為中醫對此症的認知。

對疼痛相對較輕的患者採用理療、中藥、封閉、按摩、針灸等非手術療法，均可取得滿意療效，但這些方法對許多患者不易接受，而採用中藥薰洗療法比較受歡迎，收到滿意療效。

該法的用藥原理是以舒筋活血、散風通絡、軟堅散寒止痛立法。故採用大劑量川烏、草烏均係大毒之品，以溫經祛風、散寒止痛，配合桃仁、紅花、赤芍等活血化瘀止痛之味；另取烏蛇、伸筋草、透骨草以加強藥力滲透，直達痛所；大量山楂、烏梅酸甘化陰，軟化骨刺，通絡止痛，達到「通則不痛」。內服藥雖能緩解症狀，但藥力不能直達病所，收效並不如外洗藥。

另外，中老年人要穿厚底鞋，最好是較柔軟的厚底鞋，以減少足跟部的擠壓，同時堅持熱水洗腳，促進血液循環，也不失為預防足跟痛好方法。

【方　　劑】制川烏10克，烏蛇15克，烏梅15克，赤芍9克，制草烏10克，山楂30克，桃仁10克，紅花9克，伸筋草30克，透骨草30克。有增生者加重山楂45克，烏梅30克，再加皂刺10克，雞血藤15克；無增生者加桑枝30克，桂枝20克，艾葉9克。

【製用法】上藥加開水1000毫升，煮沸5分鐘，趁熱薰洗患足，每次30分鐘，1天2次，6天為1個療程，1劑藥可洗2天。

【療　　效】疼痛消失、行走自如為痊癒，否則無效。

19例患者中，17例治癒，2例無效。

【典型病例】何先生，71歲。自述雙足跟疼痛5年有餘，1週前加重，患者5年前無明顯誘因出現右足跟疼痛，照X光片顯示：雙跟骨骨刺（增生）。曾服骨

刺片、骨仙片、布洛芬等藥物，外擦紅花油、骨友靈等。疼痛時輕時重，後又出現左側足跟疼痛，復用熱醋外洗1週，效不佳，後只好給足跟部墊海綿墊以緩解行走疼痛。查：BP140／90mmHg，心肺正常，二便正常，舌苔薄黃，脈弦數有力。右側足跟後下緣可觸及1個0.3毫米×0.5毫米×0.6毫米硬結，左側足跟內側可觸及0.3毫米×0.5毫米×0.4毫米硬結如蠶豆大。中醫診斷：跟痛症。

處方：制川烏10克、制草烏10克、烏梅40克、烏蛇15克、山楂40克、伸筋草30克、透骨草30克、赤芍15克、皂刺20克、丹參15克、桃仁10克、紅花10克，三劑，水煎外洗，每日2次，1劑洗2天。6天後復診，症狀明顯減輕，自己已將海綿墊取出，不變方，復以3劑外洗，雙跟骨疼痛消失，行走如常，後一直未再復發。

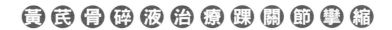

黃芪骨碎液治療踝關節攣縮

【病症及藥理介紹】

目前醫學界認為關節攣縮是因為肢體殘廢造成關節囊及肌間的漿液纖維滲出、變性，引起黏連，由此導致了關節的僵硬、畸形、攣縮。傳統中醫學則認為是機體陰陽失衡所致。《內經》云：「陰急而陽緩」、「陽明虛則宗筋縱」就合理解釋了踝關節攣縮的病理病機，即「陰急而陽緩」造成足內翻畸形；「陽明虛則宗筋縱」造成足下垂。而使用中藥泡洗治療本病，體現了中醫「內病外治」的特點。《外科匯纂》認為中藥泡洗可使玄府洞開，藥物經毛竅而入，直達病所。中風病機為本虛標實，下面所談中藥泡洗方中，黃芪甘溫補氣而固本；雞血藤入肝經，活血補血、舒經活絡；芍藥、甘草柔肝緩急，可緩解肢體拘攣；骨碎補補腎活血；木瓜舒筋活血，為治療筋脈拘攣之要藥；而大黃可清熱涼血、活血祛瘀，其苦寒之性在一派溫熱藥之中起到了佐治作用，調節了陰陽平衡。縱觀全方，共奏益氣養血、活血通絡、柔肝補腎、緩拘解痙之功效，促進了局部血液循環，加速了滲出物的吸收。

中風病是頭部大腦中樞功能受損，中藥泡洗患足符合《靈樞・終始篇第九》：「病在頭者取之足」的治療理念。其中申脈屬足太陽經，通陽蹺脈，照海屬少陰腎經，通陰蹺脈，解溪為足陽明經穴。此療法使患足上的重要穴位得到良性刺激，疏通經絡，使氣血調和、陰陽平衡，從而可有效地緩解痙攣，可加速病情的恢復。

由於偏癱關節攣縮的治療方法非常複雜，單靠一種方法很難取得滿意療效，目前中西醫均在不斷完善治療本疾的方法。中藥泡洗療法體現了中藥「內病外治」的精髓，具有療效高、使用方便、無明顯毒副作用、適用人群廣泛的顯著特點，深信

它可能成為中醫中風單元的特色療法之一，必將造福更多的偏癱患者。

【方　　劑】黃芪50克，雞血藤50克，白芍40克，甘草15克，骨碎補30克，木瓜30克，大黃20克。

【製用法】將上述中藥煎成湯劑取其1000毫升放入專用藥袋中（1人1袋），再將藥袋置於電磁式多功能藥浴器中，患者將患足伸入藥液中，將藥袋口夾緊，加熱至38℃～43℃（以患者自覺舒適耐受為宜），泡洗時間為30分鐘，10天為1個療程。

安裝有心臟起搏器及空腹的患者慎用；皮膚有破潰者禁用。

只進行綜合治療，包括內科常規治療、針灸及康復。10天為1個療程。

【療　　效】顯效：關節活動度範圍增幅為正常範圍的1/3～2/3；

有效：關節活動度範圍增幅小於正常範圍的1/3；

無效：關節活動度範圍無改善。2個療程以後觀察療效。

41例，28例顯效，11例有效，2例無效。

【典型病例】張先生，62歲。因中風引起下肢踝關節攣縮，行走困難，多方治療，效果欠佳，用上法治療，收到比較滿意效果。

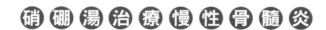

硝硼湯治療慢性骨髓炎

【病症及藥理介紹】

所謂慢性骨髓炎大多是由急性血源性骨髓炎或開放性骨折未得到及時適當的治療轉變而來。中國傳統醫學稱之為「附骨疽」，意在揭示其乃毒邪深沉，附著於骨，以致毒邪蝕骨而成疾，如不能得到及時有效的治療，則邪毒遺留，纏綿難癒。

治療之方重用芒硝，因其鹹寒苦下，解毒散結；配以硼砂清熱消腫、防腐收濕，據現代藥理研究證實硼砂對多種革蘭氏陽性與陰性菌、淺部皮膚真菌及白色念球菌有不同程度的抑制作用，對皮膚黏膜有收斂保護作用；冰片防腐生肌、解毒消腫止痛，且改變劑型，變直接撒布的粉劑為洗浴劑，既取中藥解毒消腫、軟堅散結、生肌防腐之功，又以反覆洗滌的開放式引流方法，在祛邪務盡的同時，收到改善患處皮膚組織的營養條件，促進血流，增強抗病修復能力，從而達到促進修復、癒合過程的目的。若有死骨存在，當及早設法取出。另外，因此病為慢性病，故用藥需堅持不懈，只有這樣才能達到預期療效，需要鼓勵病人樹立信心，配合治療，尤其適用於畏懼手術的患者。

【方　　劑】芒硝400克，硼砂90克，冰片10克。

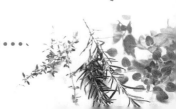

將諸藥分別粉碎後充分和勻，裝袋密封備用，每袋500克。

【製用法】 趁熱熏蒸、淋洗、浸浴患處，洗浴時應盡量調整體位，使傷口能夠充分浸浴，同時輕輕擠壓傷口周圍，並盡量排淨瘡口內的膿水，每次洗浴30分鐘左右，每天2次。

為便於指導及觀察，要求病人平均每2週複查1次；如有死骨，則以血管鉗自竇口仔細鉗出，取出後傷口不包紮，繼續上藥洗浴。

【療　效】 治癒：局部腫痛消失，瘡口癒合，X光片無死骨存在。

17例，治癒9例，8例無效。

【典型病例】 石小姐，24歲，患者自述10年前突然高熱，左踝內上方腫脹，劇烈疼痛，數日後，潰破流膿，嗣後留一竇口，經常流膿水，時有紅腫、疼痛，多次治療未癒。檢查：竇口位於內踝上約5釐米，周圍皮膚色素沉澱，黏連發硬，瘡口周圍濕疹，擠壓時有少量膿血水從瘡口內流出，探針探查可觸及粗糙骨質，X光片（片號：006491）顯示：脛骨慢性骨髓炎。治療：上方每次100克，加熱開水1500毫升浸浴，2週後複診，瘡周皮損改善，滲出明顯減少。經竇口取出死骨1塊，病人信心倍增，堅持用藥至3個月，傷口完全癒合，局部腫脹消失，皮膚較前明顯潤澤，X光片顯示已無死骨存在，停止治療，患處恢復如常。

四味湯治療脂溢性皮炎

【病症及藥理介紹】

中國傳統中醫認為：脂溢性皮炎多因內蘊濕熱、外感風邪，風濕熱邪上蒸，蘊結於皮膚而成。

據有關醫典記載：白蘚皮能祛風止癢、除濕清熱解毒，常用於濕熱瘡疹、多膿或黃水淋漓、肌膚濕爛疥癬、皮膚瘙癢；苦參清熱燥濕、祛風止癢殺蟲，主治皮膚痛癢、糜爛型皮膚病變、疥癩惡瘡、陰瘡濕癢等；皂莢具有祛風疾、除濕毒殺蟲的功效；透骨草能祛風除濕、舒筋活血，主治風濕痹痛、寒濕腳氣、瘡癬腫毒；食醋味酸，具有收斂之功。諸藥合用，祛風除濕、清熱止癢，能減少皮脂分泌，促進皮損癒合。現代醫學公認本病是由於皮脂分泌增多和化學成分改變，使寄存於皮膚上的正常菌群如卵圓形糠秕孢子菌等大量繁殖，並侵犯皮膚而致病變部位皮屑增多及瘙癢。而以上四藥均對多種致病真菌如董色毛癬菌、同心性毛癬菌均有不同程度的抑制作用。

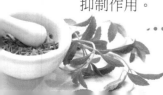

據此，採用四味湯洗劑治療脂溢性皮炎，取得滿意療效，其方法如下。

【方　　劑】白蘚皮50克，苦參30克，皂莢30克，透骨草30克。

【製用法】將上述諸藥用2000毫升水浸泡1小時後，煮沸持續30分鐘，過濾得藥液1500毫升，待藥液溫度降至45℃左右時，加入食醋150毫升，混勻。操作前應洗滌或濕敷患部，時間不少於30分鐘，洗後晾乾，每日1次，15次為1療程。若病變位於頭皮者應剃髮。

【療　　效】治癒：1個療程症狀及皮損消失，1年內不復發；

有效：症狀與皮損基本消失，1年內復發，需再次治療；

無效：經1個療程治療，症狀及皮損無明顯改善者。

37例全部有效，總有效率100%。

【典型病例】周小姐，22歲。患脂溢性皮炎半年餘，經西醫治療，效果欠佳，用此法治療15天後痊癒。

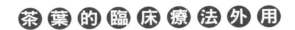

茶葉的臨床療法外用

【藥理介紹】

茶是我國人民喜愛的傳統飲品，有著非常悠久的歷史，現代藥理藥效學研究證明，茶除了它特殊的清醇鮮爽，更重要的是它富含營養物和藥效成分，被不少醫家用於消食、利尿、明目等方面。有專家在臨床實驗中屢用茶治療嬰幼兒紅臀和嬰幼兒眼部疾患，療效甚佳，其方法如下。

【方　　劑】茶葉3～5克。

【製用法】將茶葉放入200～300毫升開水浸泡20～30分鐘後，將消毒紗布放入茶水中，取出紗布擰至半乾，於手背上試其溫度，以不燙手為宜，治療嬰幼兒眼疾用敷法，治療嬰幼兒紅臀用洗法。

【療　　效】經治療者55例，全部痊癒。

【典型病例】1.茶水紗布外敷治療因高溫所致眼疾

某產婦生一可愛男嬰，所以，對孩子愛護有加，生怕著涼，包裹嚴密，外加熱水袋，5天後孩子有眼屎，量多，眼部無紅腫，因不屬細菌感染，不能用眼藥水治療，囑其用30℃左右的溫茶水紗布濕敷，每日4次，每次20分鐘，同時去除致熱源，3天後患兒痊癒。

2.茶水外洗治療嬰幼兒紅臀

患兒女嬰，出生兩週後，開始出現臀部肛門處輕度發紅，患兒哭鬧不止，

給予茶水外洗，每日2次，每次20分鐘，共洗5次，紅臀症狀消失，治癒。

泡足湯治糖尿病合併末梢神經炎

【病症及藥理介紹】

糖尿病是一種常見病，傳統中醫稱之為「消渴」病，發病日久後，氣陰為之耗傷，陰虛血稠，氣虛血滯，或脾虛不運，內生痰濕，成為有形之邪，痰濕瘀濁阻滯經絡，血脈經絡失於氣血濡養而生諸症。糖尿病併發末梢神經炎是糖尿病最多見的併發症之一，屬於中醫「消渴病併發麻木、痹症、痿症」範圍，有專家研製用足浴療法治療本病，取得較好療效，下方中黃芪、當歸益氣養血；桂枝溫經通絡；川芎為血中氣藥，活血化瘀通絡，與黃芪配伍益氣活血，推動血液運行；豨薟草、絲瓜絡祛濕散寒通絡。全方標本兼治、益氣養血活血、溫經祛濕通絡。泡足能夠加速局部血液循環，起到直達病所的作用，值得推廣應用。

【方　　劑】黃芪40g，桂枝15g，當歸15g，川芎12g，豨薟草30g，絲瓜絡20g。

【製用法】採用胰島素降糖治療，0.9%生理鹽水250毫升加入愛維治800mg靜脈點滴，每日一次，14天為1療程，共2個療程。

先用冷水2000毫升浸泡上藥，然後水煮沸10～15分鐘，先熏患肢，待水溫降至35～45℃，浸泡患病手足，每次30分鐘，每日2次，15天為1個療程，共2個療程。

【療　　效】治癒：運動及感覺症狀基本消失；

好轉：症狀改善，遺有不同程度的運動、感覺和自主神經功能障礙；

無效：各種運動及感覺無改善。

43例中，37例好轉，6例無效。

【典型病例】江女士，55歲，主訴雙足趾麻木、刺痛近2年，漸進加重，伴手足涼，得溫痛減，遇寒加重。曾至西醫醫院診治多次，無明顯效果，既往糖尿病史，平素口服格列本脲、甲福明，空腹血糖維持在10mmol／L。腦栓塞病史1年。查體，語言欠流利，五官端正，雙瞳孔等大等圓，對光反射存在，伸舌居中，雙肺呼吸音清，未聞及乾濕囉音，未聞及各瓣膜聽診區雜音，單雙足皮溫涼，膚色正常，足背動脈搏動正常。診斷：Ⅱ型糖尿病合併末梢神經炎，陳舊性腦栓塞。囑停用口服降糖藥，予以胰島素皮下注射，0.9%生理鹽水250毫升加入愛維治800mg靜脈點滴，每日1次，予泡足方每日1劑，每日2次。1週

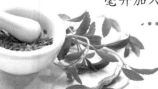

後自覺雙足涼較前好轉，繼前治療2個療程，雙足涼消失，足趾麻木、疼痛減輕，再治2個療程，症狀消失。

苦參茶液治腳氣

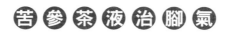

【病症與藥理介紹】

中國傳統中醫認為足受濕邪外侵，經氣不行，血脈不和而生腳氣。腳氣臨床上稱為足癬，它是真菌侵犯足部表皮引起的淺部感染，症狀分為三種類型：1.水皰型；2.糜爛型；3.角化過度型。本病發病率較高，男性多於女性，有傳染性，以集體宿舍發病最為集中，家庭、浴室、旅館等地常為傳染腳氣的場所。一般治療腳氣的藥均可控制，但復發率高，不易徹底治癒，一般夏季加重，冬季減輕。今採用苦參茶泡洗雙腳治療腳氣，溫燥除濕、解毒殺菌，療效確切、止癢快、方法簡單，人人都可做到，便於集體控制腳氣的傳染。

該方中苦參味苦燥濕、性寒除熱、治風殺蟲；花椒辛溫性燥，功能除濕散寒、活血通經、疏風止癢；綠茶含鞣質，可收斂及增強微血管的抵抗力；陳醋味酸，可抑制真菌的生長，可止汗止癢、軟化皮膚。以上藥物組方泡水外洗，共奏除濕、止癢、抗真菌、保護皮膚的作用，堅持應用腳氣自除。

【方　　劑】苦參15g，花椒10g，綠茶10g，陳醋50毫升。

【製用法】將上藥加熱開水2500ml，浸泡2小時。晚上睡覺前把藥液倒入盆內，泡洗雙腳30分鐘，然後用乾淨毛巾擦乾雙腳，襪子用此藥液浸泡後，用清水洗淨曬乾，連續泡洗1週為1療程。對於預防者可以連續或間斷泡洗雙腳，以達預防之目的。

每天用新腳氣膏外搽雙腳患處，3次／日，連續7天為1療程，也可連續應用治療。

【療　　效】治癒：症狀及體徵消失，每週1次鏡檢真菌，連續2週陰性；

好轉：症狀及體徵明顯減輕，鏡檢真菌陽性；

無效：症狀及體徵無變化。

用該法治療87例，49例好轉，5例治癒，33例無效。

【典型病例】聞先生，71歲。自述雙腳趾、足底皮膚奇癢10餘年。10餘年來應用多種方法治療，腳癢一直未得到徹底控制，喝酒，吃絲瓜、辣椒後加重，夜間奇癢難忍，冬季減輕，夏季加重。查看雙足，趾及趾間糜爛、皸裂，足底皮膚脫屑，鏡檢脫屑皮膚，真菌陽性。診斷為腳氣，給予新腳氣膏外搽，1週後

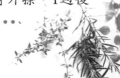

複診，自訴腳癢減輕，但足底脫屑、趾間皮膚糜爛無變化。於是改用苦參茶泡洗雙腳，每晚1次，連用1星期後，複診：雙腳皮膚光滑，皸裂已恢復，無瘙癢。連續2週鏡檢真菌陰性。

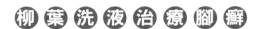

柳葉洗液治療腳癬

【病症及藥理介紹】

腳癬是一種常見多發病，應用中秋季節之柳葉熏洗治療腳癬，取得了較好的療效，柳葉具有抑真菌、止癢、止痛、下水氣的作用，既經濟又實用且易得，值得臨床廣泛推廣應用。

【方　　劑】柳葉250g。

【製用法】將中秋之柳葉250g洗淨，加水1000毫升，煮沸5～10分鐘。

【療　　效】男120例，女80例；年齡25～45歲；療程1星期（1星期為1個療程）；全部病例多在2個療程內痊癒。

【典型病例】辛小姐，31歲，患腳癬3年。採用西藥治療時常復發，囑患者將中秋之柳葉250g洗淨，加水1000毫升，煮沸5～10分鐘，先熏蒸患處，待水溫下降到能耐受時再浸泡30分鐘，每日早晚各1次，1個療程後痊癒。

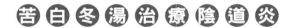

苦白冬湯治療陰道炎

【病症及藥理介紹】

陰道炎是女性常見的生殖器官炎症，女性在各個年齡層都可能患上這種病，陰道炎可分為以下幾種：如幼女性陰道炎、老年性陰道炎、月經性陰道炎、蜜月性陰道炎、化膿性陰道炎、單純性陰道炎、滴蟲性陰道炎、黴菌性陰道炎等，臨床上以後2種最為常見。這是因為陰道毛滴蟲的適應性很強，在半乾的毛巾中能夠生存1天，在3～5℃的溫度下能夠生存21天，即使在自來水中也能存活5天，所以此病在女性中是常見病，它既可以經由男性攜帶者在性交過程中直接傳染給女性，又可經由洗浴、游泳間接進行傳染，還可以經由醫療器具間接地進行傳染。而黴菌性陰道炎近年來也由於抗生素的濫用而多見，黴菌性陰道炎多由白色念珠菌感染而引起的，白色念珠菌在酸性環境中特別容易生長，亦可經由性接觸傳播。

傳統醫學認為，本症由於不注意衛生，外邪侵入，加之嗜食辛熱油膩之品，導

致濕熱下注,局部蘊結,生蟲腐爛而成。治療當清熱燥濕、殺蟲止癢。

　　苦白冬湯方中苦參味苦性寒,具有清熱燥濕的功效;白花蛇舌草具有解毒殺蟲的功效,對滴蟲及黴菌都有很好的抑制作用;忍冬藤,即金銀花的莖葉,味苦性平,具有清涼解毒、通絡化滯的作用,對於濕熱蘊結有很好的作用;其他幾種藥,如黃柏、蛇床子、花椒、冰片等,也具有清熱解毒、殺蟲的功效。只是花椒刺激性較大,若局部黏膜有破損者最好不用。

【方　　劑】苦參100g,白花蛇舌草100g,忍冬藤100g,黃柏15g,蛇床子20g,花椒10g,冰片3g(另包,沖用)。

【製用法】將上藥加溫水浸泡1小時,大火煎煮至水沸後再用小火煮30分鐘,雙層紗布過濾,沉澱取上清液,沖入冰片,先熏陰部,待水溫適度後坐浴,每次30分鐘,每日2次(第2次用前宜加熱藥液),15天為1療程。若陰部有破損者,可減花椒;若為黴菌性陰道炎,加百部30g,並每次在藥液中加入小蘇打(碳酸氫鈉)6片(每片0.5g);若為滴蟲性陰道炎,則加烏梅30g,苦楝樹皮30g,並在藥液中加入食醋100毫升。

　　另外需注意,患者在治療期間,嚴禁房事;忌辛辣刺激性食物;被服尤其是內褲要勤洗勤換,陽光曝曬或煮沸消毒;已婚者應檢查男方,若患有同樣病症者,應同時治療,以免女方治癒後反覆感染。

【療　　效】收治的85例中,痊癒69例,臨床症狀消失,複查白帶鏡檢,滴蟲、黴菌等陰性,追蹤3個月無復發;有效14例,臨床症狀消失或減輕,但複查白帶鏡檢,滴蟲、黴菌仍為弱陽性,繼續第2個療程,白帶鏡檢陰性,追蹤3個月無復發;無效2例(為淋病患者)。

【典型病例】陸小姐,29歲,已婚。因白帶增多、陰部瘙癢半個月,經某診所治療無效而求治。檢查:全身情況良好,無特殊發現。婦科檢查:白帶呈黃綠色,有泡沫,氣味臭穢。舌苔黃膩,脈滑數有力。白帶鏡檢:滴蟲陽性。症屬濕熱下注,蘊鬱生蟲。治宜清熱利濕、殺蟲止癢。予以苦白冬湯,加苦楝樹皮、烏梅各30g,煎取藥汁後,再加食醋100毫升,先熏後洗,先用藥7劑後,臨床症狀全部消失。複診取白帶鏡檢:陰性。繼續用藥7天,鏡檢仍為陰性,臨床痊癒,2個月後電話追蹤,未見復發。

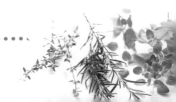

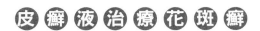

皮癬液治療花斑癬

【病症及藥理介紹】

花斑癬是由腐生的馬氏糠秕黴菌引起的一種慢性病。中醫學中屬於「紫癜風」範疇，俗稱「汗斑」，中國南方較多，近年來，北方也有所發生，夏重冬輕，有的多年不癒。由於天氣的濕熱，人體出汗過多，被褥、內衣不常洗曬，成為黴菌的溫床，加之沒有良好的衛生習慣者，易染此病。

皮癬液方中苦參、白蘚皮、黃芩、兒茶、野菊花、檳榔片、山豆根、大黃都屬於苦寒藥，體外試驗具有不同程度的抑真菌、黴菌作用；水楊酸屬於化學藥品，其有角質溶解，剝脫、抑菌、止癢作用。以上8味中藥協同，藥效增大，清熱、解毒、燥濕、涼血、抑菌，加之水楊酸溶解角質，剝脫表皮，清除病菌的滋生地，患者恢復快、無不良反應，不妨一試。

【方　　劑】 苦參15g，白蘚皮15g，黃芩15g，兒茶15g，野菊花10g，檳榔片10g，山豆根10g，大黃10g，水楊酸20g，酒精180毫升。

【製用法】 將八味中藥加水1500～2000毫升洗煎30分鐘，然後將藥及湯倒入盆水，再放入水楊酸和酒精，反覆搖動使其充分溶解混合，然後用軟毛巾浸藥液擦患處，每日1～2次，擦紅為佳。7天為1個療程。

【療　　效】 用本方治療全身性花斑癬患者23例，其中痊癒14例，顯效8例，無效1例，總有效率95.65%。

【典型病例】 劉先生，39歲，患全身性花斑癬4年餘。初期頰部有黃豆粒大小斑疹，上有細、微亮的鱗屑，呈皮色，或帶棕褐色、黑色，除去鱗屑，有褪色斑，伴輕癢，後蔓延至面、頰、胸背、腹部。由於長期對皮膚刺激，造成惡性循環，有的地方苔蘚化，出現條索狀，圓型，多角型，年年不癒，十分痛苦。曾服癬藥片、咪糠唑膏、克黴唑膏，硫代硫酸鈉液外塗，均時好時壞。後應用本方治療，患者用藥4天後病變即有好轉，5天後大部分痊癒，連用7天後全部治癒。

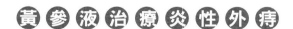

黃參液治療炎性外痔

【病症及藥理療法介紹】

所謂炎性外痔是指以肛緣發炎、疼痛、濕癢、充血、水腫為臨床表現的一種痔

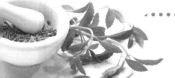

病。它的發病機制主要由於飲食不節，嗜食辛辣醇酒厚味，濕熱內生，下注肛門，以及負重遠行，久坐久蹲，便秘，妊娠生育，以致血行不暢，氣血瘀積，濕熱與氣血相搏結，筋脈阻滯，結聚不散而成。所以治療應以清熱利濕，消腫止痛為原則。黃參液中大黃、苦參、黃連清熱解毒，利濕消腫，有抗菌消炎作用；芒硝味鹹性寒，加上三藥清瀉火毒，並有軟堅散結之功；五倍子酸澀，含大量鞣酸，功擅收濕止癢，可使炎症創面組織蛋白凝固，分泌物減少；薑黃行血中之氣，乳香化血中之瘀，兩藥相輔相成，可起活血鎮痛之效；細辛其香走竄，《本草正義》言其「善開結氣，宣洩鬱滯，內之宜脈絡而疏通百節，外之行空竅而直達肌膚」。全方配伍精當，藥切病機，所以能使濕熱除、氣血行、筋脈通、腫痛止，從而達到消核縮痔之治療目的。

中藥坐浴是治療肛腸疾病的傳統療法之一，《外科啟玄・明瘡瘍宜溻浴洗論》中稱：「凡治瘡腫，初起一二日之間，宜藥煎湯洗浴熏蒸，不過取其開通腠理，血脈調活，使無凝滯之意，免其痛苦，亦消毒耳」。坐浴時藉藥力和熱力直接作用於病變部位，濕潤蒸騰的熱氣，可使皮膚溫度升高，肛門括約肌鬆弛，微血管擴張，血液和淋巴循環加快，毛孔開放，淋巴管、痔靜脈回流暢通，藥液中的有效成分就容易透過皮膚和創面組織吸收，從而發揮最佳治療效應，此即坐浴之諸多益處。

因為炎性外痔是肛腸科常見急症之一，該病嚴重影響患者的生活和工作，以往多採用手術治療，但由於手術創傷大、恢復慢、併發症多而難為患者所接受。而中藥坐浴以其良好的療效和實用性已逐步成為炎性外痔的主要治療手段。

【方　　劑】大黃30g，黃柏20g，苦參20g，芒硝30g，五倍子20g，薑黃20g，乳香15g，細辛15g。

【製用法】將上藥分2次熱沸，去渣取汁600毫升備用。治療時取汁300毫升，加溫開水稀釋至1500毫升，先熏洗後坐浴，每次15分鐘～20分鐘，每日2次，7天為1療程。

【療　　效】痊癒：臨床症狀消失，檢查時見痔核消失；

顯效：臨床症狀消失，檢查時見痔核明顯縮小；

有效：臨床症狀改善，檢查時見痔核有縮小；

無效：臨床症狀及檢查見痔核均無變化。

53例中，12例治癒，有效30例，無效11例。

【典型病例】王先生，39歲。自述平素喜飲酒，食辛辣炙烤之品，大便秘結。3天前肛門突起一腫物，灼痛濕癢，墜脹不適，尤以排便或活動時明顯。經外敷痔瘡膏，服痔根斷片皆無效。檢查可見截石位7點～9點肛門邊緣處有一橢圓形隆起，充血、腫脹、潮濕、觸痛明顯，舌質紅，苔黃膩，脈弦滑。診斷為炎

性外痔。此乃濕熱下注、肛絡瘀阻。治宜清熱利濕、活血消腫、通絡止痛。予黃參液熏洗坐浴。次日腫痛已減大半，繼續治療3天，諸症皆癒，痔核消失。

艾葉透骨液治療小兒腹瀉

【病症及藥理介紹】

腹瀉是小兒常見病，尤以2歲以下小兒多發。每年約有500萬小兒死於腹瀉病，故及時有效控制小兒腹瀉，對降低小兒死亡率尤為關鍵。

小兒腹瀉之所以難治，是因為腹瀉小兒多伴嘔吐，且服藥更難，因此洗足法為此症的治療提供了很好的給藥途徑。

嬰幼兒腹瀉多因飲食不節、餵養刁；當有時外感寒濕之邪內困脾陽，致脾胃損傷、升降失調、運化失職、水濕下趨腸道而發病。因此，治當以溫中散寒、利濕止瀉、調理脾胃氣機為原則。而艾葉洗足方由艾葉、白胡椒、豬苓、透骨草組成，具有溫裏利濕止瀉之功，透過煎劑熏洗雙足，輔以穴位按摩，達調理經絡、補虛瀉實、溫中止瀉，促進陰陽平衡，調節機體免疫狀態之功。三陰交乃足少陰脾經穴，主治腸鳴腹脹泄瀉；足三里為足陽明經穴位，主治胃痛止瀉，刺激該穴位可使胃消化酶迅速升高，可滅細菌病毒，提高免疫力；湧泉乃腎之井穴，「腎者，胃之關」，藥物透過此穴吸收入絡達胃、溫中散寒止瀉。故本法集物理療法、藥物滲透、穴位循經以安腸胃為一體，可達溫中利濕止瀉之目的。

【方　　劑】艾葉、白胡椒、豬苓、透骨草各15g。

【製用法】每日1劑，水煎30分鐘，置溫後外洗雙足。

將上述藥液備好，使溫度達到42℃左右，將雙足浸入盆中液內，以擦拭器蘸液反覆擦洗膝關節以下部位，並按摩足三里、三陰交、止瀉穴（外踝垂線與足蹠底皮膚相交處）、湧泉穴等，每次15分鐘～20分鐘，每日3次，療程5天。

【療　　效】治癒：大便成形，便次恢復正常，臨床症狀消失，大便鏡檢無異常；

好轉：大便次數及水分減少，但大便不成形，全身症狀改善，大便鏡檢可見脂肪球或偶見白血球；

無效：治療後大便次數及水分未改善。

治療342例中，治癒288例，好轉41例，無效13例。有效病例多在用藥次日起症狀改善，便次及水分漸減少，3天～5天達到痊癒。

【典型病例】趙先生，10個月，家長述患兒生後2個月起腹瀉至今，時輕時

重，從未間斷，每於腹部受涼加重，大便呈黃稀水樣，夾有泡沫，每日5～10次，腹瀉重時伴有尿量減少，曾服思密達、嗎咪愛及健脾消食止瀉中成藥多日，均收效欠佳。經檢：精神好，呼吸平穩，無脫水症狀，皮膚彈性好，兩肺呼吸音清，心音有力、律齊、腹軟、腸鳴音稍亢進。大便鏡檢：脂肪球++。予艾葉洗足方外用，停用其他藥物，2天後便次減少，大便成形，日1～2次，大便鏡檢正常，繼鞏固3天痊癒停藥。

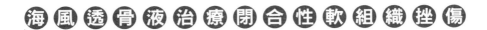

海風透骨液治療閉合性軟組織挫傷

【病症及藥理介紹】

所謂閉合性軟組織損挫傷屬於中國傳統中醫學跌打損傷而致瘀症範疇。由於長期高強度活動或外傷等而致局部氣血運行障礙、經脈瘀阻而出現腫脹、疼痛、功能障礙。根據「外治之理即內治之理」之學說，熏洗療法的作用原理是在皮膚患處進行熏洗時，由於濕熱和藥物作用，能刺激神經系統和血管系統達到疏通經絡、調和氣血、促進血液循環、增強藥物的吸收滲透力、改善局部營養狀況。

海風透骨液方中透骨草、蘇木、川芎、紅花、乳香、沒藥有通透皮肉，活血化瘀止痛之功效；大黃、生山梔、海風藤瀉利濕熱，止血通瘀通經；佐以海桐皮、艾葉、桑枝、木瓜等除濁，宣散瘀痹；再加劉寄奴能除陳積瘀阻。共奏活血化瘀、疏通經絡、行氣止痛、利濕消腫的作用，諸藥協同，使藥力布於全身而發揮作用。

【方　　劑】透骨草30g，蘇木30g，紅花20g，沒藥15g，乳香15g，生山梔15g，生大黃15g，海風藤30g，海桐皮12g，艾葉1.5g，桑枝12g，劉寄奴10g，木瓜10g，川芎15g。

【製用法】上藥入水浸泡3個小時，上火煎熬，水開後再熬25分鐘，去渣留液。

使用全封閉高壓煎煮藥灌裝袋機，既可保證有效成份的充分浸出，又可防止有效成份的揮發。自動的塑膠袋包裝乾淨、衛生、整潔，劑量準確，保存時間長，便於攜帶，適於使用。臨用時，剪開塑膠袋，每劑藥汁300毫升，把藥汁倒入搪瓷臉盆內加水約3000毫升，然後將其加熱煮沸離火，待溫洗患處，每日洗1～2次，可重複加溫至所需溫度，每300毫升藥汁可連續應用2天。

【療　　效】痊癒：症狀完全消失，活動能力恢復到傷前水準；

顯效：症狀大部分消失或明顯減輕，活動能力基本恢復；

有效：症狀有所改善，但仍殘留某種痛苦或不適；

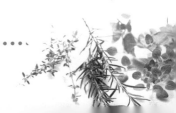

223

無效：症狀無改善或病情加重。

77例，顯效41例，治癒14例，無效22例。

【典型病例】李小弟，16歲。因跌打損傷，用此法治療，痊癒。

止癢湯槿楓酒治療老年性皮膚瘙癢

【病症及藥理介紹】

老年性皮膚瘙癢症是一種無原發性皮膚損害，而僅有自覺症狀的一種疾病。嚴重時可影響病人休息或睡眠，該病多由血虛風燥或陰虛血不能滋潤肌膚所致。故臨床上多採用清熱燥濕、祛風止癢、滋潤肌膚的藥物治療。止癢湯正是根據這一原理，其熱力作用，使藥物經過肌膚、穴位直接吸收入血，再經脈絡進入全身發揮藥理效應。早上4～5點鐘用藥效最好，因此時正是開肺經的時間。古醫典有之「以旦未食敷藥」，即在清晨未進食前敷用，這句話提供了治療皮膚病用藥宜在晨（旦時）內服外敷的經驗……均意藉用人體且此時陽氣通作用，使藥物直達病所。再加槿楓酒外擦從而達到疏風活絡、殺蟲止癢的目的，使疾病得以痊癒。且外用藥物直接作用於患處，遠比內服經腸道吸收，然後經血流作用於患處的藥效集中。本方止癢效果明顯，且經濟實惠，病人樂意接受，值得推廣。

【方　　劑】(1)止癢湯的藥物組成：黃柏15g，川槿皮15g，蒲公英15g，蛇床子15g，川椒15g，明礬15g，苦參20g，地膚子10g。

(2)槿楓酒：苦參24g，白蘚皮36g，大黃24g，蛇床子24g，川槿皮30g，黃連10g，百部30g，大楓子仁15g，好白酒1500毫升。

【製用法】將方劑(1)中諸藥加水2000毫升，浸泡30分鐘，煎開20分鐘後，過濾，待水溫合適時用毛巾蘸藥擦洗患處30分鐘，每天1～2次。以早晨的一次最為重要，最好在早4～5點進行。注意保溫，防止感冒，7天為1個療程。

將方劑(2)中諸藥浸泡於白酒中，共入容器內密封10天後，取濾液外用，每日早晚2次外擦患處，7天為1個療程，以上二藥聯合應用。

【療　　效】瘙癢消失，且半個月以上未見復發為治癒；

瘙癢明顯減輕為有效；

用藥7天未見減輕或自覺加重者為無效。

11例中，治癒7例，有效3例，無效1例。

【典型病例】莫女士，47歲，1987年11月4日來診。自述患全身皮膚瘙癢症多年，每逢冬季更甚，不分晝夜。曾注射苯海拉明注射液和靜脈滴注葡萄糖注射

液、內服潑尼松、外搽硫磺軟膏等，均不顯效。用該方治療，瘙癢消失，追蹤2年，未復發。

止癢湯治療瘙癢性皮膚病

【病症及藥理介紹】

瘙癢性皮膚病是總稱謂，它是指以瘙癢為主要症狀的綜合性皮膚病。臨床包括各類皮膚瘙癢症、濕疹、皮炎、手足癬伴感染、疥瘡、丘疹性蕁麻疹、結節性癢疹等。

止癢湯是純中藥製劑，方中苦參、白蘚皮、地膚子可清熱疏風，燥濕止癢；枯礬、川椒、蛇床子能殺蟲止癢；蒼耳子、蟬蛻可疏風止癢；黃柏能清熱解毒止癢。全方共奏清熱燥濕、疏風止癢和殺蟲之功能。對瘙癢性皮膚病，尤其是急性濕疹、皮膚瘙癢症、蟲咬皮炎及手足癬感染等效果更好。病人大多3劑藥外洗即可止癢。

【方　　劑】苦參15g，地膚子12g，蛇床子12g，黃柏10g，蟬蛻10g，蒼耳子12g，白蘚皮12g，川椒10g，枯礬9g。

【製用法】 水煎2次混合，外洗患部，早晚各1次，每劑藥可用3天，9天為1個療程，小兒用量酌減。

【療　　效】治癒：皮損完全消退，瘙癢症狀消失；

顯效：皮損消退達70%以上，有輕微癢感；

好轉：皮損消退達30%以上，有部分瘙癢感；

無效：治療前後皮損變化不大，不能止癢。

33例中，好轉27例，6例無效。

【典型病例】吳先生，27歲，自述患肛周濕疹3年，時輕時重，遍用潑尼松、氯苯那敏、氟輕鬆軟膏、尿素軟膏、達克寧等內服外用藥，病情未見好轉，且愈來愈嚴重。經查肛門周圍紅腫、糜爛、滲液、瘙癢難忍，夜不能眠，痛苦異常。用止癢湯加土茯苓15g，3劑藥外洗後，腫消癢輕，已不滲液，繼用3劑痊癒而癢止。

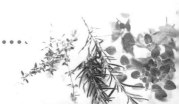

蛇參龍膽液治療外陰瘙癢症

【病症及藥理介紹】

外陰瘙癢症是較常見的皮膚病，多種原因均可引起且易患人群十分廣泛，可見於各種年齡層的男性和女性。陰部為濕邪之出口，是濕邪最易發洩的部位，濕熱蘊結皮膚，淫氣妄行而瘙癢。

據此理選藥組成了蛇參龍膽洗劑，功能清熱利濕、祛風殺蟲止癢。並且是一種無毒、無刺激、無過敏的外用藥，安全可靠，並有潔陰的作用，適用於任何年齡的患者，可連續使用至症狀消失為止，孕婦及經期婦女也照常可用。該方中蒼朮、黃柏可清利下焦濕熱；龍膽草可清瀉肝經濕熱；苦參、白蘚皮、蛇床子、地膚子、白礬等燥濕止癢；土茯苓、貫眾清熱解毒；丹參、當歸涼血活血祛瘀；百部、苦楝皮、花椒殺蟲止癢；防風、艾葉祛風止癢。有研究證明：苦參、百部、苦楝皮對陰道滴蟲有殺滅作用；白蘚皮、地膚子、苦參、花椒、百部等對金黃色葡萄球菌及某些皮膚真菌有明顯的殺滅和抑制作用。因此該藥治療外陰瘙癢症收到了顯著療效。

【方　　劑】 蒼朮10g，黃柏15g，苦參18g，蛇床子20g，龍膽草15g，地膚子15g，白蘚皮12g，白礬10g，防風10g，艾葉10g。

【製用法】 若係滴蟲引起者加生百部20g，苦楝皮15g；黴菌感染者龍膽草用量加倍；白帶量多、色黃、味腥臭者加土茯苓20g，貫眾15g；瘙癢較劇者加製蜈蚣1～2條，花椒5～10粒；局部皮膚呈瘀紫色者加丹參15g，當歸12g。

上藥加水1000毫升，煎成500毫升藥液，熏洗患處，1日3～5次，每日1劑。3劑為1個療程，用藥期間需保持局部衛生，防止搔抓，忌食辛辣，忌煙酒。

【療　　效】 痊癒：外陰瘙癢消失，局部皮膚或黏膜光潔如初，患處無疼痛及不適感；

好轉：外陰瘙癢消失，偶有不適感；

無效：臨床症狀無任何改善。

19例患者，痊癒4例，好轉11例，無效4例。

【典型病例】 韓小姐，32歲。主訴：外陰瘙癢3天。婦檢：外陰皮膚呈紅色，局部有抓痕，無糜爛及滲出液、膿性分泌物等，無皮疹等原發性損害。自訴平時白帶量多，色微黃，有腥臭味。經化驗室檢查滴蟲（＋）。苔白膩微黃，脈弦濡數。診斷為外陰瘙癢症，係滴蟲性陰道炎引起。治宜清熱利濕，祛風殺蟲止癢。用上方加生百部20g，苦楝皮15g，花椒6粒，土茯苓20g，貫眾15g。煎液熏洗，每日1劑，用藥4劑而癒。

紫草紅花液治療面部化妝品皮炎

【病症及藥理介紹】

化妝品皮炎是因化妝品極為廣泛的使用，引起不良反應的臨床常見病，且隨著化妝品品種的增多，其造成的皮膚損傷及不良反應已成為突出問題，引起人們的廣泛重視。發病機制是原發性刺激及變應原引起。中醫認為其為風熱外襲，與氣血相搏、鬱於肌膚而發病。治宜清熱散風、行氣活血。《醫說源流》曰：「外科之症，最重外治」。且《醫宗金鑒》認為中藥外用時：「借濕以通竅，乾則藥氣不入。」所以中藥洗浴、濕敷較其他外治法更有重要意義。

純中藥製劑紫草紅花液方中紫草、茜草、赤芍涼血活血，其中紫草還有透疹解毒療瘡之功，現代藥理研究紫草中含有紫草素，有很強的抑菌作用，其他成份有促進外周血液循環、促進毒素排泄的作用，對急性滲出及慢性炎症增生均可起到抑制作用；白芷祛風消斑；蘇木、紅花活血祛瘀；厚朴、絲瓜絡、木通行氣活血通絡。諸藥合用共奏清熱散風、行氣活血之功效。臨床配以生地清熱涼血潤膚；金銀花清熱解毒；白附子為祛風白面之要藥；枳殼祛風止癢。若諸藥合用洗浴、濕敷於面部，就可改善面部血液循環，消除灼熱瘙癢，透疹祛斑潤膚。並且本藥對面部黃褐斑亦有很好的治療作用。

【方　　劑】紫草30g，赤芍、蘇木、茜草、白芷、絲瓜絡、南紅花、厚朴、木通各15g。

【製用法】上藥加水1500毫升，煮沸15～20分鐘，待溫後作面部洗浴或濕敷，每日2～3次，每次20分鐘，每劑可用3天，3天為1個療程。

急性皮炎型加生地15g；色素沉澱型加白附子15g；痤瘡樣變型加金銀花15g；瘙癢症型加枳殼15g。

【療　　效】痊癒：自覺症狀及皮疹全部消失；

好轉：自覺症狀消失，僅遺少量皮損；

無效：治療前後無改變。

24例，好轉21例，無效3例。

【典型病例】鄭小姐，20歲。因用化妝品不適，引起皮膚損傷。多方治療無效。用此法治療，逐漸好轉，最終獲得痊癒。

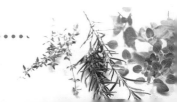

四味浸泡液治療手足癬

【病症及藥理介紹】

手足癬蓋因黴菌侵犯表皮所引起的傳染性皮膚病，為皮膚科最常見之疾病。傳統中醫認為本病的致病因素主要是「蟲」，但與風、熱、濕諸邪的侵襲均有聯繫，病蟲及外邪侵入皮膚，與衛氣津液搏結，聚而不散，發為癬症。治療以殺蟲燥濕為主，四味浸泡液中的藥物苦參、地膚子、黃柏、藿香具有清熱燥濕，祛風殺蟲之功效。現代藥理研究證明，四味中藥的水浸劑在試管中對皮膚真菌均有抑制作用。中藥浸泡劑可以使藥物充分滲透皮膚角質層，直接附著在皮膚上而發揮作用，可有效抑制真菌生長，達到治療目的。

需指出的是，以皮膚肥厚、脫屑、起水皰為主要症狀的癬症浸泡效果較好，而皮膚浸漬，繼發感染的則應禁止使用該法。

【方　　劑】苦參30g，藿香30g，地膚子20g，黃柏20g。

【製用法】將上述諸藥用750毫升食用醋浸泡1週，去藥渣留醋。

將手足清洗乾淨，然後用藥醋浸泡，每日1次，每次2小時。用藥液浸泡時停用其他抗真菌藥物，30天後評定療效。

【療　　效】痊癒：臨床症狀消失，真菌鏡檢陰性；

好轉：臨床症狀減輕，真菌鏡檢偶見菌絲；

無效：用藥30天後，皮損未見好轉，甚至擴展，真菌鏡檢陽性。

13例，好轉9例，4例無效。

【典型病例】鄭女士，52歲。主訴：雙手起水皰，脫屑、瘙癢，冬季開裂5～6年。曾用過多種抗真菌藥膏，未見明顯好轉。檢查：兩手掌皮膚粗糙、乾燥、角化過度，指間見粟粒大小水皰，可見環狀鱗屑，鏡檢真菌陽性。給予上方藥浸泡，2週後，水皰消失。4週後，皮膚趨於正常，真菌鏡檢陰性，臨床痊癒。

茰藜液治療輕中度高血壓

【病症及藥理介紹】

高血壓病屬於傳統中醫之「眩暈」、「肝陽」、「頭痛」等範疇，病位在肝腎兩臟，病機為上實下虛，上實為肝鬱氣滯，鬱而化火，上擾清竅，火盛傷陰，引動肝風，挾血並走於上；下虛為腎陰虛損，水不涵木，則肝陽更亢。《靈樞·經

脈》：「肝足厥陰之脈，起於大趾叢毛之際，上循足跗上廉，去內踝一寸，上踝八寸……。」「腎足少陰之脈，起於小趾之下，邪走足心，出於然骨，循內踝之後，別入跟中……。」可見足與肝經、腎經相通。

　　萸藜液泡腳方中吳茱萸可潤肝燥脾，治厥陰痰涎頭痛；現代藥理研究證實，其降壓機制主要是使外周血管擴張，從而降低了外周血管的阻力，刺蒺藜入肝經以鎮肝風、瀉肝火；夏枯草歸肝經以袪肝風、行肝氣、開肝鬱；茺蔚子滋陰活血。諸藥合用煎湯泡腳，滋陰柔肝、平肝降逆，眩暈、頭痛平矣。

　　用以上4味藥煎湯泡腳治療高血壓病，總有效率達71.43％，治療前後降壓幅度明顯，治療過程中未發現任何不良反應。說明本治療方法安全而療效確切，值得推廣應用。

【方　　劑】吳茱萸30g，刺蒺藜20g，茺蔚子15g，夏枯草15g。

【製 用 法】水煎取汁200毫升，以1：10的比例兌入溫水中，每日早、晚2次泡腳，各30～50分鐘，每日1劑。

【療　　效】顯效：舒張壓下降≥1.3KPa，並達到正常範圍，收縮壓雖未降至正常，但已下降≥2.6KPa；

　　有效：舒張壓下降<1.3KPa，但已達到正常範圍，收縮壓下降1.3KPa～2.34KPa，但未達到正常範圍；

　　無效：治療後未達到上述標準。治療4週後進行療效判定。

　　顯效28例，有效22例，無效20例，總有效率71.43％；降壓幅度：治療4週後，降壓明顯。

【典型病例】劉女士，47歲。患者自訴患高血壓，長期服用降壓藥，藥效不佳。用此法治療，效果明顯。

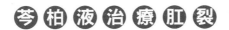

芩柏液治療肛裂

【病症及藥理介紹】

　　中國傳統中醫學認為，肛裂多由血熱腸燥或者陰虛津乏或者過食辛辣、濕熱之邪壅積，至大便秘結，排便努掙，引起肛門皮膚裂傷，濕熱之邪入侵皮膚經絡，局部氣血瘀滯，運行不暢，破裂處缺乏氣血營養，經久不斂而發病。現代醫學認為，肛裂是由於大便秘結，排便過度用力，引起齒線以下的肛管皮膚破裂，或因肛管狹窄等造成損傷，繼發感染，逐漸形成慢性潰瘍而致病。

　　治療應以清熱燥濕、活血行氣為主，輔以生肌止痛之藥，純中藥浴劑芩柏液即

按以上原則，重用清熱燥濕、活血行氣之藥，如黃芩、黃柏、蒼朮清熱燥濕；當歸、川芎、丹參、制乳香、沒藥活血化瘀，消腫止痛，改善局部血液循環；地榆、槐花涼血止血；元胡行氣止痛；黃芪、當歸、白芷補益氣血，祛腐生肌。諸藥合用，可清熱解毒、活血止痛、祛腐生肌，從而促進組織恢復，使肛裂癒合。

肛裂的疼痛是由於肛裂潰瘍刺激肛門內括約肌，使內括約肌痙攣所致，而內括約肌痙攣，導致肛門局部血運不良，同時便秘加重，是肛裂不易癒合的原因。本療法以藥水熏浴，局部加熱，緩解痙攣，減緩疼痛，再加以大量活血化瘀藥物的應用，使局部血液循環改善，打破了肛裂致病的鏈條，這是本療法的優點。便秘是導致肛裂發病的重要原因，本療法尚注重透過飲食療法，多吃蔬菜、水果、多飲水、多活動、定時排便，保持大便通暢，去除致病因素，必要時可口服麻仁滋脾丸等潤腸藥，務必使大便通暢，才是治癒肛裂的關鍵。注意勿使用過量，導致腹瀉，增加患者痛苦，同時也不利於疾病恢復。

本療法避免了口服藥物的不良反應和對胃腸道的刺激，避免直腸內給藥對肛裂的刺激，簡化用藥過程，方便了患者，也避免了手術損傷和對病人造成的心理恐懼。

【方　　劑】黃芩20g，黃柏20g，蒼朮20g，川芎20g，當歸20g，黃芪20g，丹參20g，元胡20g，白芷20g，地榆15g，槐花15g，制乳香，沒藥各10g，冰片3g（後下）。

【製用法】將以上藥（除冰片外）置於瓷盆中加水4000毫升，煎半小時左右後下冰片，坐浴至藥涼，下次加水加熱再坐浴。每日2次，每劑藥可用2～4次，一般3～5劑可癒。另外，調整飲食結構，必要時口服麻仁滋脾丸，保持大便通暢。

【療　　效】治療1週為1療程，觀察結果以2個療程為準。

痊癒：症狀消失，肛裂癒合；

顯效：症狀減輕，肛裂縮小；

無效：症狀及體徵無改變。

中藥坐浴治療一、二期肛裂效果最佳，有效率100%，三期肛裂為73.77%，總顯效率為96.88%。

【典型病例】張先生，40歲。患肛裂，大便出血，疼痛。經多方治療效果均不佳。用此法治療，疼痛消失，肛裂癒合，效果滿意。追蹤無復發。

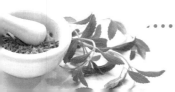

丹參醋墊治療頸椎病

【病症及藥理介紹】

現代醫學所講的頸椎病是指老年性退化性病變，由於骨質增生壓迫神經，導致神經纖維水腫。傳統中醫認為久痛入絡，係血瘀所致。

丹參醋墊方由古代之活絡效靈丹合張仲景芍藥甘草湯組成。活絡效靈丹可治一切經絡濕瘀；芍藥甘草湯可緩急止痛；加入醋和蔥鬚使之更具有滲透力。現代醫學研究證實，活血化瘀藥物有改善微循環、增加血流量的作用，並能減少局部炎性滲出，治療神經纖維水腫，可祛疾癒病。

【方　　劑】丹參20g，當歸20g，制沒藥15g，制乳香15g，白芍30g，甘草10g，醋1000毫升，蔥鬚15g。

【製用法】將藥物中加入5cm×5cm棉布墊同煎30分鐘時，待冷卻至42℃左右取出棉布墊，敷於頸椎骨質增生處，每次局部外敷30分鐘，每日2次，10天為1療程。

【療　　效】顯效：臨床症狀消失，半年以上未見復發；

有效：臨床症狀明顯改善，或症狀消失後，停藥不久又復發，但較前為輕；

無效：使用本法3個療程，症狀改善不明顯。

14例中，有效8例，無效6例。

【典型病例】趙先生，64歲。罹患頸椎病多年，自述右上臂麻木疼痛，並有逐步加劇之趨勢。經X光片證實第5、第6頸椎骨質增生。經牽引、推拿治療效果不顯，服用布洛芬等藥，可減輕疼痛，但麻木依舊，使用中藥濕敷，2個療程症狀消失，後再未復發。

藜荷液治療指掌脫皮

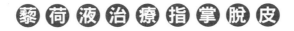

【病症及藥理介紹】

指掌脫皮是一種常見的皮膚病變，起初掌指處生有白點，形若針尖、蚊喙，少則數個、散在，多者數十個或成群集簇，逐漸向四周擴散如乾涸水泡，中央破裂，淺表脫屑或狀如薄紙融合，大片剝落。該症相當於西醫的「角質鬆解症」、「剝脫性角質鬆解症」，因發病以手掌、足部表淺脫皮為特徵因此得名。現代醫學認為該病的發作與真菌、黴菌等病原微生物有關。

　　根據其發病特點，中國傳統中醫學文獻中又有「手足皮剝」之名。中國醫學認為本病多因飲食失節，脾胃不調而致，濕邪內蘊，鬱久化熱，復受風寒外襲，濕熱閉阻於內，則膚腠失養；或因熱體涉水，或因肌熱當風，而致冷氣鬱閉，濕邪阻遏皆能致病。

　　純中藥製劑藜荷液治療指掌脫皮頗為應驗。其中夏枯草性味苦辛寒，清熱散結消腫，據現代藥理研究有抑制細菌生長作用；車前草苦微寒，能清熱解毒涼血，現代藥理研究有抗病原微生物作用；薄荷辛涼，有疏風散寒、清熱解毒止癢之功，現代藥理研究該藥含揮發油能使皮膚微血管擴張，促進汗腺分泌，有發汗解熱作用；蒺藜苦辛平，有祛風清熱之效。四味尋常之藥，苦寒相配，有清熱燥濕、祛風止癢之效，正與該病病機相合，故在臨床中能取得較好的療效。

　　【方　　劑】夏枯草50g，車前草30g，蒺藜30g，薄荷20g。新起水泡者加茵陳20g；潮紅瘙癢者加防風15g，荊芥15g。

　　【製用法】將上藥盛入瓷盆內，加水適量，浸泡40分鐘，武火煎沸，改文火煎30分鐘，待水溫適宜後浸泡患處，每次30分鐘～1小時。早、晚各1次，7天為1療程，一般應用1個～2個療程。除治療外，應避免用肥皂、及鹼性洗滌物洗手，切勿用手撕皮或塗擦護膚油脂，少食辛辣炙燥之品。

　　【療　　效】痊癒：治療1個療程，局部症狀完全消失，皮膚柔軟，無皮膚剝脫，癢感消失；

　　顯效：使用1～2個療程，皮膚剝脫明顯減輕，局部潮紅、癢感明顯好轉；

　　無效：使用3個療程後，症狀無改變。

　　33例全部有效。

　　【典型病例】張小姐，28歲。手指掌脫皮，經多種方法治療和口服多種藥物效果均不佳。用此法治療，痊癒。追蹤無再復發。

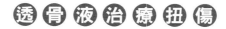

透骨液治療扭傷

【病症及藥理介紹】

　　扭傷是由肌肉、韌帶受損而使小關節錯位等病變引起的局部水腫、發炎、瘀血所致。中醫認為是脈絡損傷，瘀血阻滯。治療以活血消腫止痛為主。

　　純中藥製劑透骨液治療扭傷取得較高療效。方中劉寄奴、蘇木、沒藥、乳香、土元活血化瘀；大黃、梔子、土茯苓、人中白消腫止痛；透骨草引藥直達筋骨。諸藥合用，共奏消腫止痛之效。

【方　　劑】劉寄奴30g，蘇木30g，大黃10g，土茯苓10g，梔子10g，沒藥10g，乳香10g，土元10g，人中白10g，透骨草15g。

【製用法】將以上藥物先浸泡於1000～2000毫升水中30分鐘，煮沸後用文火煎20分鐘。趁熱熏患處，待藥液溫度適中時，將患處浸入藥液中浸泡。若藥液冷涼，可加熱後再洗，每次浸泡時間30～50分鐘，次煎同先煎，先熏後洗，泡洗完畢，可用藥液紗布覆蓋患處，每日熏洗2次，藥可重複使用1次，3天為1個療程，一般熏洗1個療程。

注意事項：皮膚有傷口時不宜用。

【療　　效】痊癒：疼痛、腫脹消失，皮色正常，活動正常；

好轉：治療後部分症狀消失者；

無效：透過治療3天後無症狀改變者。

12例全部好轉。

【典型病例】朱先生，20歲，因打籃球扭傷右踝關節，右足不敢落地。查：右踝關節前外側腫脹、觸疼，有波動感，用上方治療，3天後痊癒，恢復日常工作。

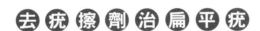

去疣擦劑治扁平疣

【病症及藥理介紹】

所謂扁平疣就是由乳頭瘤病毒選擇性感染皮膚或黏膜上皮引起的表皮良性贅生物。中醫認為多係風熱之邪搏於肌膚或肝氣鬱結，氣血凝滯，發於肌膚而成。據此應以清熱涼血、消腫散結為治則。針對此況，板藍根、黃芩、馬齒莧清熱解毒，涼血；蒲公英、紫草消腫散結透疹；薏苡仁、蜂房、白芷消腫排膿毒。諸藥合用，達到清熱解毒、消腫散結、透疹之功效，因此療效好，有推廣應用之價值。

【方　　劑】板藍根、黃芩各30g，馬齒莧、蒲公英、紫草各60g，薏苡仁、蜂房、白芷各15g。

【製用法】將諸藥用紗布包好，加水2500～3000毫升，水煎至300～400毫升，用時須加溫，用藥棉或紗布在病變部位用力塗擦約20～30分鐘，使局部感灼熱及微痛為度，每日3次。每1劑溶液用3～5天。15天為1個療程。

【療　　效】治癒：皮疹全部消退；

顯效：皮疹消退70%以上。

治癒180例，顯效46例，總有效率為99.33%。

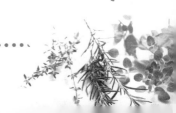

【典型病例】黃小弟，16歲，學生，患者自訴半月前面部、手背出現扁平丘疹，微感癢，查：丘疹呈淺褐色，大小呈豆粒大。診斷：扁平疣。治法：清熱解毒、消腫透疹，局部一般清洗後，用去疣擦劑外敷，每日2～3次，半月後皮疹全部消退。

足癬散治療足癬

【病症及藥理介紹】

足癬是一種比較特殊的皮膚病是致病真菌侵入足部表皮感染所致，傳統醫學稱為「臭田螺」。現代醫學稱為足癬，喜發生於成年人，兒童較少，以夏秋季節為重，春冬為輕，尤以穿膠鞋、球鞋、塑膠鞋最易發生。此病西醫無特效療法，病人痛苦不堪，治療頗為棘手。

針對病情概況，有關醫家研製了腳氣膏，其中藥性藥理為：芒硝外用清熱消腫；鴨蛋子為涼血解毒之要藥；冰片清熱解毒、消腫止痛、祛腐生新、消炎止痛；白礬燥濕解毒、止血定痛、善治癰疽，療毒惡瘡；雄黃解毒療瘡、殺蟲止癢；爐甘石收濕止癢、防腐生肌；凡士林潤燥養膚。諸藥合用共奏清熱解毒、消腫止痛、殺蟲止癢、燥濕防腐、潤膚生肌之效，因此能藥到病除。

【方　　劑】白礬50g，芒硝30g，鴨蛋子30g，冰片30g，雄黃30g，煅爐甘石30g，凡士林500g。

【製用法】將前6味藥碾成細粉，過120目篩。再把藥粉同500g凡士林調和均勻，裝瓶備用。治前把1000毫升開水倒入臉盆，放20g食鹽待溶化，等水溫適宜，放進患腳泡洗30分鐘左右。擦乾後再塗藥膏，用手反覆揉擦，以疏通汗腺。使藥力直達病所。此法多適合乾燥脫屑型和水泡型足癬。若遇有濕性滲出糜爛感染者，照上方去掉凡士林，製成散劑。取藥粉30g，放入臉盆，倒入1000毫升開水沖化，待水溫適宜。放進患腳浸泡30分鐘左右，擦乾後，取適量藥粉均勻撒在糜爛面上即可，以上用藥每天2次，7日為1個療程。期間忌飲酒和辛辣食物。

【療　　效】37例患者，輕者治療1週，重者治療半月而癒，有效率達100%。（繼發都除外）

【典型病例】尚先生，66歲，兩腳患糜爛型足癬多年。曾多方治療無效。見雙足趾糜爛，覆以白皮，滲液黏稠。將表皮揭去，基底呈鮮紅色，密佈針尖大小孔，滲液腥臭，痛癢鑽心，時抓出血，寢不安寧。先用散劑泡洗和外上藥1

週。後以膏劑治療，每日2次用藥，半月即告康復。

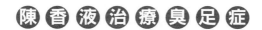

陳香液治療臭足症

【病症及藥理介紹】

　　所謂臭足症多是由於足部多汗而使皮膚角質層浸軟，促使細菌分解而形成的腳臭氣，臭足症雖然不影響生命，但在生活中卻帶給患者很多不便，很多患者因臭足而感到自卑。

　　為治療此疾，有醫家研製成了陳香液療效理想，其方中藥性為：藿香芳香化濁，對真菌有抑制作用；香薷發汗解表、化濕利水；茵陳、枯礬可清熱利濕，收斂止癢；密陀僧為除臭之要藥，有收斂消炎之作用。對多種真菌有抑制作用。諸藥合用，共奏芳香化濕、清熱利濕、收斂止癢、除臭之效，從而達到治療目的。

　　【方　　劑】茵陳30g，枯礬30g，藿香30g，香薷30g，密陀僧30g。

　　【製用法】將上藥碾為粗末，裝入布袋內，用冷水浸泡30分鐘左右後武火煮沸7分，共取藥液1000毫升左右，待溫度適中，用藥液泡洗患足15～25分鐘，每日1次，同時囑患者晾洗勤換鞋襪。每藥可連續用3天，15天1個療程。

　　【療　　效】如果沒有其他合併症，治癒率可達100%。

　　【典型病例】張先生，45歲。患臭足症多年，多方治療，效果不佳，用此法治療，痊癒。

消疽湯治療糖尿病壞疽

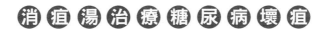

【病症及藥理介紹】

　　所謂糖尿病壞疽，屬於中國傳統中醫「脫疽」範疇，其發病原因大多過食膏粱厚味、辛辣炙火以致腸胃功能失調所致。火毒蘊結於肌膚，筋脈阻塞，氣血凝滯而成此病。發病多為老人，好發於四肢末端，以足為多見。糖尿病壞疽是糖尿病人的常見併發症。病程纏綿，任其發展有導致肉腐骨脫或敗血症的危險。所以治療糖尿病壞疽，首先要內控血糖，外控感染。在此基礎上再利用消疽湯治療，效果才會十分理想。

　　消疽湯中黃芪、當歸補氣養血；赤白芍、皂刺、炮山甲、川牛膝、香白芷化瘀通絡止痛；金銀花、紫花地丁、蒲公英、連翹清熱解毒；天花粉、生地黃養陰清

熱；陳皮、甘草健脾和胃。用藥渣煎水，放入潔黴素浸泡外洗，內外同治，祛腐生新，而使創面告癒，療效滿意。

【方　　劑】當歸尾15g，赤芍、白芍各15g，金銀花15g，紫花地丁15g，蒲公英15g，淨連翹15g，潞黨參20g，生黃芪20g，香白芷15g，皂角刺10g，炮山甲10g，川牛膝15g，天花粉20g，生地黃20g，廣陳皮10g，生甘草10g。

【製用法】將上藥煎服，其藥渣再煎洗足。

　　每日1劑。用完1次藥後將藥渣再煎一次，約半臉盆藥液，待稍溫後，將注射用的潔黴素3g加入湯藥中，將患足浸洗20分鐘，洗淨後用消毒紗布將患足包紮以防感染。10天為1療程，在治療期間，降血糖藥不停，一般將空腹血糖控制在6.5 mmol／L以下。

【療　　效】2個月內足部腐肉漸除，肉芽生長，逐步結痂者為治癒。33例全部有效。

【典型病例】趙女士，73歲，患五級糖尿病多年，時血糖6.7mmol／L，右下足部潰爛不收口，右小趾末節趾骨已脫落，使用阿司米星、頭孢呱酮鈉等抗生素近1個月均未奏效。時值春節，故出院回家治療，後邀診治。患者面色蒼白，右足部潰爛發黑、腐臭，舌質紅，苔薄黃脈細。症屬氣陰兩虛，火毒蘊結於肌膚。治擬補氣血、養陰、清熱解毒，服消疽湯每日1劑邊用藥渣液洗足，10日後，下床步行，回診未發。

透骨靈仙液治療骨折後期肢體腫脹

【病症及藥理介紹】

骨折後期因骨斷筋傷，脈絡受損而使氣滯血瘀，血瘀而不能生新，血瘀而阻滯脈絡。氣道不通則氣機不行，舊血不去則新血難生，血滯日久則成瘀，不能消除，聚而成濕，瘀滯濕合而為病，使骨折後期腫脹不退，中藥熏洗方遵活血通絡、行氣、祛濕、引經消腫法則，再加主、被動功能鍛鍊、按摩。可改善局部循環，促進有氧代謝，從而達到治療效果。但應指出骨骼的形態學恢復是腫脹消退的基礎，例如跟骨的畸形癒合，跟骨增寬中藥洗劑只能緩解症狀。

有專家採用中藥製成中藥洗劑透骨靈仙液治療四肢骨折後期肢體腫脹，取得較好療效，其方如下。

【方　　劑】透骨草30g，伸筋草30g，海桐皮30g，威靈仙30g。莪朮15g，牛膝15g，三稜15g，桂枝15g，澤瀉10g，麻黃10g。

【製用法】將諸藥放入瓷盆中，加水至淹沒並浸泡20分鐘左右，武火煎沸20

分鐘左右，以蒸氣先熏患處。待水溫適宜後浸泡並按摩患處，同時作關節的主被動功能鍛鍊。每次60分鐘，藥液放涼後可以重複加溫。每天2次。每劑藥可用2天，15天為1個療程。

應注意洗液溫度，以免燙傷皮膚。皮膚破潰未癒者禁用，熏洗過程中皮膚發紅甚至局部輕度憋脹感、蟻行感，此乃藥物的活血通絡作用，屬正常反應。

【療　　效】未合併其他症狀者皆有效。96例患者中腫脹完全消退者89例，6例骨折畸形癒合者腫脹消退，但活動後再腫脹，1例脛腓骨骨折延遲癒合，老年患者應用本洗劑8劑後腫脹消退，堅持應用20劑後X光檢查有明顯骨癡生成。

【典型病例】李先生，53歲。不慎摔倒，腿部骨折，後期腫脹不退。用透骨靈仙液熏洗15天後，痊癒。

催眠液治療失眠

【病症與藥理介紹】

傳統中醫稱失眠為「不寐」，病因多且複雜，歸納起來不外乎虛實兩種。失眠是常見的病，任何年齡的人均可發生。輕者入寐困難，醒後不能再寐；重者可致頑固性失眠，給病人心理上造成很大負擔，甚至影響學習和工作。

根據中醫經絡學原理，足部許多穴位與五臟六腑聯繫密切，用催眠藥液足浴這些穴位，使其毛孔開放，藥液直接透皮入穴，進入組織、體液、經脈、體循環而輸佈全身，發揮藥理效應，或直接作用於穴位、經絡、神經等起到整體效應，發揮其藥物的歸經功效；促進氣血運行，直達病所，祛邪療疾，達到防病治病的目的。古語有云：「外治之理，亦即內治之理，外治之藥，亦即內治之藥，所異者法耳」。據此，浴足療法，調節臟腑功能，使機體內、外環境趨向平衡，如果陰陽調和，則神安而眠。

治療失眠的藥物和方法很多，但病人服藥多不易堅持，採用中藥浴足法簡效宏，療效頗佳。

【方　　劑】蘇芪50g，遠志20g，龍骨20g，川芎20g，牡蠣20g，合歡20g，菖蒲20g，梔子20g，香豉10g。

【製用法】諸藥共研為末，每晚睡前用50g藥末兌水5升煎至4升，浸泡雙足，保持溫度浸泡20分鐘。溫度保持50℃左右，每日1劑，7天為1療程。

【療　　效】顯著好轉：1～2個療程後恢復正常睡眠；

好轉：1～2個療程後基本能正常睡眠；

237

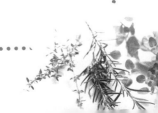

無效：1～2個療程後仍失眠（治療前後病情無變化）。

57例，好轉56例，1例無效。

【典型病例】程小弟，17歲。主訴：失眠4個月。患者平素成績很好。高三開始，失眠多夢，驚悸怔忡，心虛膽怯，精力不集中，眼神焦慮，煩躁，舌質淡紅，脈弦細。曾服穀維素、安神補腦液、地西泮，服藥後方可睡眠3小時，因家人擔心其對鎮靜藥產生依賴性而尋別方。辨證：心膽氣虛型失眠。用上方治2個療程後，患者能正常睡眠（6小時）。並囑其高考前1個月再照上法浴足半個月，痊癒追蹤該生已考上大學。

活絡止痛濯足湯治療跟痛症

【病症與藥理介紹】

所謂跟痛症屬中醫「痺症」範疇，多為風、寒、濕等外邪侵襲人體，閉阻經絡，氣血運行不暢所致。根據此症的特徵，有醫家製成濯足湯治療，其中透骨草辛散溫通、舒筋活絡、活血止痛，水煎劑的鎮痛及抗風濕作用與水楊酸類藥物相似。《海藥本草》曰：「海桐皮，主腰腳不遂，頑痺腳疼，疼痛……」。威靈仙辛鹹溫，辛能走散，鹹能軟堅，溫能通絡，《藥品化義》：「因其力猛，亦能軟骨」。《長沙藥解》：「烏頭，溫燥下行，其性疏利迅速，開通關腠，驅逐寒濕之力甚捷，凡曆節、腳氣……疼痛之類並有良功」。川椒辛溫，活血通脈、蠲痺止痛，川烏和花椒均有局麻作用。土牛膝，《福建民間草藥》：「散瘀血、強足膝，引藥下行」。當歸有良好的活血止痛作用。絲瓜絡為通經活絡之佳品。

濯足湯是中藥外治法中浸法與洗法的結合。本法使藥物較長時間地作用於患部皮膚，通過皮毛、經絡、腧穴，由表及裏，直達病所，並藉熏蒸、浸洗時藥液的溫熱之力和藥物本身的作用，而發揮通絡和營止痛之功效。

【方　　劑】透骨草30g，威靈仙30g，海桐皮30g，川椒10g，制川烏10g，土牛膝30g，當歸15g，絲瓜絡10g。

【製用法】將上藥加水1500毫升，煮沸後把藥液濾入足盆中，趁熱氣時熏蒸患足跟部，待藥液變溫，以病人能耐受為度，浸洗患足跟部，每次10～20分鐘，每天2次，每日1劑，7天為1個療程，連續1～3個療程。一般使用1～2個療程獲效。

【療　　效】治癒：足跟痛消失，行走站立如常；

好轉：足跟痛減輕，行走站立無明顯不適；

未癒：足跟痛無減輕。

33例，治癒17例，好轉11例，無效4例。

【典型病例】張女士。自述：左足跟痛2個月，曾在多家醫院治療，服用中西藥效果欠佳遂來診。患者左足跟疼痛，每當行走著力時疼痛加重如針刺感。查體：跟骨蹠面的跟骨結節部壓痛，外觀正常，無紅腫，未觸及骨性隆起。X光片：左跟骨結節前緣骨質增生。診斷：痺症、跟痛症。給予上方7劑外用，疼痛逐漸減輕，續用7劑鞏固療效，痊癒。

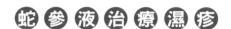

蛇參液治療濕疹

【病症及藥理介紹】

濕疹是一種常見的皮膚病，病因比較複雜，一般認為和皮膚細菌變態反應有密切的關係，中醫謂之熱毒風濕所致。主要特點是有劇烈的瘙癢，多形成皮疹。有滲透性傾向，對稱分佈，易於復發和慢性化，中醫的「浸淫瘡」，「旋耳瘡」、「繡球風」等屬於本病範圍，用中藥外洗治療此症，療效較好。

苦參、白蘚皮清熱解毒，祛風除濕；蛇床子、艾葉散寒除濕。這四味藥合用共奏清熱解毒、祛風散寒除濕的功效。

【方　　劑】蛇床子、艾葉、苦參、白蘚皮各20g。

【製用法】將上述中藥水煎後熏洗患處，每日1～2次，每劑可用2天，1週為1個療程。

【療　　效】只要不合併其他病症，此方有效率100%。

【典型病例】吳先生，25歲。患濕疹，打針、塗藥膏效果不佳，用此法治療7天後痊癒。

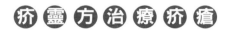

疥靈方治療疥瘡

【病症及藥理介紹】

疥瘡又稱為「蟲疥」、「濕疥」，症狀較重者稱「膿窩疥」等。此症是疥蟲引起的接觸性傳染性皮膚病。患者常表現為全身奇癢難忍。常在集體生活中造成流行，此症常纏綿難癒，且易復發。中醫文獻《諸病源候論・疥候》中說：「疥者，有數種，有大疥，有馬疥，有水疥，有子疥，有濕疥。多生手足，及至遍體。……

此係因皮膚受風熱邪氣所致也。」現代醫學認為本病是感染疥蟲而發病，中醫辨證多為風濕熱毒浸淫於肌膚所致，其中濕熱為生蟲之源。治應以殺蟲止癢、祛風清熱、解毒燥濕為原則。疥靈方中苦參味苦性寒；硫磺味苦性溫；蒼耳子味苦甘辛；三藥均為味苦有毒之品，與味苦性寒之炒白蘚皮相配而達殺蟲止癢之功；方中黃連、黃芩、黃柏、梔子四藥苦寒。相配後具有清熱燥濕、瀉火解毒之功。綜上祛風清熱燥濕，瀉火解毒以去生蟲之源，殺蟲止癢以絕其蟲。諸藥合用，直達病所，以取殺蟲止癢、透解體表之風濕熱毒邪之力，且供外用，故能收到滿意療效。

【方　　劑】硫磺15～30g，炒白蘚皮20g，黃芩10g，黃連10g，苦參30g，蒼耳子（搗爛）30g，梔子10g。

【製用法】將上述諸藥煎湯，先以溫水清洗全身後，再用藥湯熏洗，一般先擦洗病發部位，再擦洗全身，順序應由上至下。每天洗1次，每劑藥可連用3天，3天為1個療程。

【療　　效】無繼發感染者1個療程後即可痊癒。

繼發感染而症狀較輕者，治療2～3個療程後痊癒。

【典型病例】耿小姐，18歲。2月前手指縫出現針頭大小水泡，逐漸遍及乳房下、外陰、臀溝、大腿內側，瘙癢難忍。用硫黃軟膏、苦參片等治療後症狀減輕，但時好時壞，纏綿難癒。近來加重，自覺奇癢，延及面部，遇熱及夜間尤甚。全身繼發感染，出現膿瘡，遍佈抓痕、結痂、黑色斑點。影響正常生活，患者精神痛苦，檢查發現疥蟲。本病屬疥瘡日久不癒，繼發感染而成膿窩疥。經用疥靈方煎湯熏洗3劑。3日後全身瘙癢消失，舊皮損脫落，膿瘡消失。1週後有新皮出現。追蹤1年未見復發。

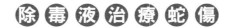

除毒液治療蛇傷

【病症及藥理介紹】

中醫稱烙鐵頭毒蛇咬傷屬血循毒，辨證「火毒」型，毒蛇咬傷人體，不論風毒和火毒，以及風火毒型，都是火毒，毒勢囂張，局部紅腫灼痛。用中藥清熱養陰、涼血解毒，局部浸泡可使蛇毒素和酶在低溫下減緩對組織的損害作用。因為蛇毒中的酶只有在相當於正常體溫範圍內才最具有活性，溫度過高或過低，都能使酶活性大為降低，故低溫有利於保護組織，減輕蛇毒的損害，因此用稍冷藥水浸泡，可減少微血管擴張和淋巴循環障礙。本方用黃柏、龍膽草清熱利濕；白茅根、茜草、敗醬草、地榆清熱涼血；虎杖解毒化瘀；蚤休、半邊蓮重用清熱解毒利尿；白芷味薄

氣浮，辛香達表，為疏解蛇毒的要藥；玄參養陰清熱。此方中苦寒藥與甘寒藥同用，可清熱解毒而不傷陰並能抑制毒素的囂張，改善微循環。

【方　　劑】茜草15g，敗醬草30g，虎杖20g，大黃30g，黃柏20g，蚤休30g，白茅根30g，地榆30g，半邊蓮30g，龍膽草20g，玄參30g，白芷15g。

【製用法】將上藥加水3000毫升，先浸泡20分鐘，再煎煮待開後，文火再煎煮30分鐘，過濾去渣，待藥稍冷後將患肢在藥汁裏浸泡，每次30分鐘，每天1～2次，每劑藥用一天，5天為1個療程。

【療　　效】痊癒：局部腫脹、灼痛消退；

好轉：腫脹、灼痛減輕；

無效：症狀、體徵無改變。

11例全部好轉

【典型病例】于小弟，8歲。右外踝關節被毒蛇咬傷。檢查：右外踝腫脹至脛骨皮膚，灼痛如刀割，牙痕0.8～1.6cm，局部瘀斑，診斷為烙鐵頭毒蛇咬傷，予中藥浸泡，用藥10劑而痊癒。

複方中藥湯治療膝關節滑膜炎

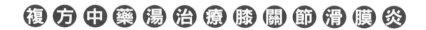

【病症及藥理介紹】

膝關節囊的滑膜層血運豐富，分佈範圍較大，是膝關節的重要結構之一，滑膜細胞能分泌滑液，保持關節面的潤滑，膝關節滑膜炎的發生，多因外傷或慢性勞損致滑膜水腫，滑膜血管擴張。滑膜細胞分泌異常旺盛，血細胞及膠元細胞滲出，關節腔積液，關節腔內壓力增高，阻礙淋巴系統循環，使關節內酸性代謝物堆積，加重滑膜炎症，如此惡性循環，使滑膜逐漸增厚，纖維機化，從而引起黏連，影響膝關節正常活動。中醫認為「膝為筋之府」，膝關節滑膜炎屬「筋傷」、「痹症」範圍，膝關節損傷後，血瘀氣滯，風寒濕邪乘虛侵襲，痹阻於膝關節，使津液失佈，水濕流注，化濕化熱。而出現膝關節腫脹、疼痛，局部發熱，活動功能障礙，治則從清熱利濕、舒筋活絡、消腫止痛為主。本方中蒲公英、地丁、黃柏清熱除濕消腫；威靈仙、桑枝、木通、澤瀉、伸筋草、透骨草祛風除濕，舒筋活絡；乳香、沒藥、蘇木活血止痛消腫；牛膝、雞血藤補肝腎，強筋骨，行血補血；桂枝、艾葉溫經通陽。此16味藥合用，去瘀、除濕。因此腫脹、疼痛消退，關節活動功能得以恢復。透過局部熏蒸、擦洗，使藥力直達病所，故能取得良好療效。

【方　　劑】桑枝15g，木通15g，澤瀉15g，蒲公英20g，地丁20g，黃柏15g，

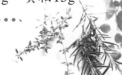

威靈仙18g，伸筋草15g，透骨草15g，牛膝15g，雞血藤30g，乳香15g，沒藥15g，蘇木20g，桂枝12g，艾葉6g。

【製用法】將上藥置於藥鍋內加水3000毫升，煮沸20分鐘。端下放在膝關節下面，上方用浴巾覆蓋，利用蒸氣熏蒸約20分鐘。水溫適宜後改用毛巾濕敷患膝20分鐘，每日2次，每劑藥可洗2天，10天為1個療程，在治療期間需臥床休息，儘量避免負重活動。

【療　效】痊癒：腫脹、疼痛完全消失，關節活動功能正常，半年內無復發；

有效：腫脹、疼痛消退，關節活動功能正常，勞累後仍有疼痛，休息後緩解；

顯效：腫脹基本消失。疼痛減輕，活動、勞累後出現腫脹、疼痛；

無效：症狀無明顯改善或反覆發作。

15例，有效11例，無效4例。

【典型病例】李先生，45歲。患膝關節滑膜炎，多方治療，效果不佳，用此法治療2個療程後痊癒。1年後追蹤無復發。

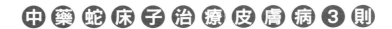

中藥蛇床子治療皮膚病3則

【病症及藥理介紹】

陰癢症、足癬濕疹、生殖器皰疹，均係皮膚性病中頑固難癒之疾。經由接觸後感染者居多。中醫認為其發病機制肝膽濕熱下注，外染穢毒侵襲於手足、外陰、肛周等處而致病。藥用蛇床子方，以蛇床子為主藥，取其祛風燥濕、殺蟲止癢之功與諸藥相伍，運用在皮膚性病中收效甚捷。正如《本經》對蛇床子功能指出：「又主惡瘡，則外治之藥也。外瘍濕熱痛癢，浸淫諸瘡，可作湯洗，可為末敷，收效甚捷，不得以賤品而忽之。」

《本草新編》指出：「蛇床子，功用頗奇，內外俱可施治，而外治尤良。」現將其獨特的藥用功能，外治男女皮膚性病方法簡述如下。

1.煎湯熏洗頑固性陰癢

【方　劑】蛇床子50g，苦參40g，龍膽草40g，白礬（打碎）20g，豬膽（取汁）2枚。

【製用法】將前4味置耐火瓷缸（口徑10cm左右）內加水適量，文火煎沸半小時後加入膽汁攪拌均勻，再離火將瓷缸放置平穩處熏蒸患部。受熱度以患部

離靠缸口遠近而自行調節，蒸氣過弱再繼續加熱。熏蒸半小時許，再用棉球蘸藥汁溫洗患部，每日2次。洗畢用棉球蘸藥汁封塞外陰以保持藥汁濕性。衛生帶繫緊，小便時更換。翌日再用原藥汁煎熱煮沸。用法如前，如此1劑熏洗2天，連用3劑即可痊癒。

【療　　效】效果較好，治癒達97%。

【典型病例】李小姐，30歲。患陰癢多年多方求醫無果，用此法治療，效果較好。

2.煎湯熏洗足癬濕疹

【方　　劑】取蛇床子30g，苦楝皮30g，苦參25g，地膚子25g，魚腥草20g，臭牡丹葉20g。

【製用法】將上藥置藥鍋內加水適量，文火煎沸半小時即可將患部靠近缸口熏蒸，蒸氣愈大，熏治的效果愈佳。每次熏蒸半小時許，離火後待藥液降到適宜溫度，再將患部放入藥液中沖洗。每日2次，每劑熏洗2天。1劑即效，連用1週即可治癒。

【療　　效】治癒效果很好，如無其他併發症治癒率達100%。

【典型病例】張先生，40歲，患足症濕疹，囑用此法治療後，痊癒。

3.研膠塗治生殖器皰疹

【方　　劑】蛇床子20g，黃柏10g，青黛5g，輕粉5g，獨頭蒜5枚，鮮馬齒莧50g，蚯蚓70條，白糖50g。

【製用法】以蛇床子20g，黃柏10g，青黛5g，輕粉5g共研極細粉末；獨頭蒜（去皮）5枚，鮮馬齒莧（全草）50g共搗成泥，蚯蚓30條，洗淨泥土放入瓶中，加白糖50g溶化成液體，取汁與藥粉，藥泥一起研勻成膠狀，用時塗搽患部，每日2次。首次感染者用藥2～3週可見痊癒，如經年不癒而反覆發作者，療程還須增長。治療期間忌行房事，少飲酒，禁食腥羶、辛辣、油炸、燥烈食品。

【療　　效】治療效果滿意，治癒率達96%。

【典型病例】王先生，42歲。患生殖器皰疹3年餘，用此法治療1月後痊癒。

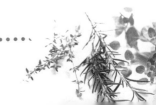

五倍子湯配合肛散治療肛管直腸脫垂

【病症及藥理介紹】

　　肛管直腸脫垂是肛腸科常見疾病之一，中醫稱之為「脫肛」、「盤腸痔」。中醫理論認為，脫肛屬「截腸」範疇，多因氣虛下陷或濕熱下注大腸而致肛頭脫出肛門所致。治療取其「酸能收斂、澀能固脫」之理論。五倍子、石榴皮味酸澀，入肺、大腸經，具有斂肺、澀腸止瀉、止血之功效；明礬味酸，歸肺、大腸經，具有收斂止血、燥濕止癢之功效；蓮房味苦澀，具有收斂止血功效；黃連、黃芩味苦寒，歸大腸經，具有清熱燥濕，瀉火解毒功效；苦參清熱燥濕；蒲公英解毒利濕；以升麻協助諸藥達到升提固脫，清熱燥濕之效。加之外敷訶子、赤石脂、煅龍骨之品，加強收斂固澀。現代醫學研究認為，外敷可刺激局部組織產生無菌增生性反應。使脫出黏膜復位後與深層組織黏連固定而不易脫出，透過中藥熏洗外敷從而達到治療目的。該療法簡、廉、便、驗，安全無痛苦，易為患者接受，值得推廣應用。

【方　　劑】(1)五倍子湯：五倍子30g，蓮房15g，升麻30g，苦參30g，白礬15g，黃芩15g，黃連15g，蒲公英15g。

(2)收肛散：訶子15g，赤石脂15g，煅龍骨15g。

【製用法】 共為粉末，密封備用。

　　將五倍子湯加水1000毫升文火煎煮30分鐘去藥渣，趁熱先熏，待藥降溫至32～36℃（防燙傷直腸黏膜）時，讓患者下蹲於藥內泡洗15分鐘左右，（對於小兒不配合者用紗布浸泡藥液，連續數次外敷脫出物）。然後將收肛散均勻地噴灑於患部，之後用紗布輕輕將脫出直肛黏膜還納肛內，外用紗布墊加壓固定肛門兩側，使肛門緊閉，防止再度脫出。囑病人臥床休息20分鐘，作提肛運動100次，當日不大便。I度脫垂每日1次，II度、III度脫垂每日早晚各1次，7天為1個療程。對於年老體弱者加補中益氣丸。

【療　　效】治癒：症狀及體徵消失，肛門括約功能良好；

好轉：症狀及體徵改善；

未癒：症狀及體徵均無變化。

51例，治癒28例，好轉13例，總有效率100%。

【典型病例】趙先生，52歲，患有嵌頓性直腸全層脫垂。患者主訴有大便後直腸脫垂史30年，便後能自行復位。就診前5天，因飲酒致大便秘結努掙，排便時直腸黏膜脫出不能復位，伴肛門脹痛，小便困難，發熱微冷及胃納差。檢

查：直腸黏膜全層脫出，脫出長度達12cm，呈圓錐狀黏膜水腫，皺襞消失，局部黏膜糜爛，分泌物多而臭。用五倍子湯坐浴熏洗，外敷收肛散1個療程後，症狀全部消失，脫出物減少為4cm，2個療程後，脫出物完全縮回，達到痊癒。

補陽湯治療老年性嵌頓痔

【病症及藥理介紹】

關於嵌頓痔是中醫肛腸科常見病之一，為肛腸科急症。患者大多有痔瘡史，常因飲酒、便秘或旅途勞累等誘因，突發肛旁異物，腫痛，不能還納為其主要症狀，發作時痛苦難忍，行走坐臥不便。痔的病因，《內經》有「經脈橫解，腸癖為痔」的記載。首先提出痔是血管弛緩、血液瘀滯游積的見解。《外科正宗》云：「濁氣瘀血流注肛門，俱能發痔。」說明痔核的發生是氣血運行不暢、結聚瘀積肛門所致。現代醫學研究認為，痔病的發生主要因襯墊下移，靜脈曲張，痔靜脈泵功能下降，肛管狹窄等因素，使血液瘀滯、循環障礙所致。

中醫認為，氣血互根，氣能行血攝血，氣虛則血行無力，易致血瘀，血瘀脈中致血行不暢。《靈樞・營衛生會篇》云：「老年氣血衰，其肌肉枯，氣道澀。」老年人由於氣血衰退，脾虛氣陷，中氣不足，往往無力攝納以致痔脫出不能回納，甚至嵌頓；氣虛無力攝血，血不循經，致便血、血栓形成，出現痔核嵌頓而疼痛腫脹。補陽湯乃是著名的補氣活血方劑。由於老年人多伴有心腦血管等疾患，或對手術恐懼，願意保守治療。以補陽湯為主，治療老年性嵌頓痔，收到較好的療效。方中重用黃芪補氣通經脈，使氣旺血行；當歸、赤芍、川芎、桃仁、紅花、地龍活血祛瘀，改善痔核局部血液循環，促進血栓吸收和水腫消退；配合明礬、芒硝等酸澀收斂，使嵌頓痔核及早消腫回納。應用補陽還五湯治療老年性嵌頓痔安全有效。

【方　　劑】(1)補陽還五湯：黃芪45g，桃仁、紅花、地龍各9g，赤芍、當歸、川芎各12g。

(2)熏洗方：將明礬、芒硝、樟腦各15g，冰片3g。

【製用法】肛門墜脹較重者加黨參15g，升麻12g，炒枳殼30g；便秘者加火麻仁30g，熟大黃12g；便血多者加地榆炭、槐花各12g。每日1劑，水煎服，每10天為1療程。

將熏洗方四藥和開水溶化熏洗肛門15分鐘，並外搽與應龍痔瘡膏。

【療　　效】治癒：在1個療程內，症狀消失，肛緣水腫消退及血栓吸收，嵌頓痔回縮；

顯效：在1個療程內腫痛明顯減輕，嵌頓痔縮小；

無效：1個療程內，嵌頓痔及水腫、血栓均無明顯變化。

30例，顯效17例，無效13例。

【典型病例】楊小姐，35歲。患痔瘡久治不癒，用本法治療，逐漸痊癒。

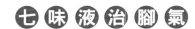

七味液治腳氣

【病症及藥理介紹】

腳氣，中醫稱為足癬，多為癬菌感染所致，穿不透氣鞋和潮濕環境是發病和病情加重的重要因素。下方中諸藥共具祛濕止癢和抗菌之功，醋酸對細菌、真菌等有很強的殺滅作用。本方法操作簡便，療效顯著。

【方　　劑】白蘚皮30g，蛇床子30g，地膚子30g，藿香30g，苦參30g，白礬15g，醋酸1500g。

【製用法】將上藥浸泡1天，每晚用其泡液泡腳30分鐘，每藥可用3天，3天為1個療程。

【療　　效】經治療者全部治癒，其中3天內治癒者6例，1週內治癒者20例，2週內治癒者6例。

【典型病例】李先生，40歲。自述患足癬20年，多方治療無效。每到深秋，腳跟皮膚出現皺裂，疼痛難忍，不敢著地。用七味液治療，竟獲痊癒。

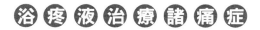

浴疼液治療諸痛症

【病症及療法介紹】

腕管綜合徵、網球肘、腱鞘炎、跟腱炎、跟脂肪墊炎等，均為以疼痛功能障礙為主的疾病。在骨科疾病中佔有相當大的比例，西醫的經典治療方法多為理療封閉等，但對有些病人則難以實施，如藥物過敏、暈針，無時間進行系統理療等，為此採用中藥熏洗治療此類痛症療效顯著。

【方　　劑】秦艽30g，當歸40g，赤芍40g，川芎30g，上肢加桂枝、制馬錢子各30g，下肢加牛膝20g。

【製用法】將上藥放入盆中加冷水一半，煮沸30分鐘後端下，以不燙傷皮膚為度，每天熏洗1～2次，每次30～60分鐘，先以其熱氣熏蒸患處，如室溫較低

可在中間重複加熱1次。3劑藥為1個療程，每劑藥用2天。

【療　　效】治癒：1個療程腫痛消失，功能基本恢復正常活動，不再受限。

顯效：其中用藥3～9劑不等，3個療程後，腫痛基本消失。

無效：由於病情有其他原因，症狀略有緩解但不明顯。

59例，顯效32例，無效27例。

【典型病例】趙女士，41歲。主訴：左手腕部疼痛2個月，活動或工作時加重。檢查：左手橈骨莖突部腫脹，壓痛，屈曲拇指試驗陽性。診斷：左手莖突部狹窄性腱鞘炎。曾用多種方法治療均無效，用上方1劑熏洗，2天後復診腫痛減輕，再予1劑熏洗，復診，拇指活動已正常，活動時無痛感，但局部輕度壓痛，經3劑熏洗後疼痛消失即告痊癒。

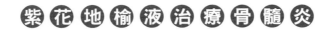

紫花地榆液治療骨髓炎

【病症及藥理介紹】

骨髓炎相當於中醫附骨疽或附骨流毒等範疇。可發生於全身，但尤以四肢之長管狀骨為多。本記雖屬陰寒入骨之記，但可鬱久化熱，而致熱鬱肉腐化膿，蝕傷骨質，經久不癒，成為頑疾。

按以清熱解毒、活血化瘀、生肌斂瘡藥泡洗患足。擴大施治面積，增強了患足的血液循環，提高受損組織的生肌功能；雲南白藥是歷史悠久的外傷藥物，有消炎、生肌、止痛之良效；開塞露是加了水的甘油，甘油有重要的扶正作用，起保護、促進表皮細胞生發之功。

【方　　劑】生地榆40g，紫花地丁40g，忍冬花40g，黃連30g，黃柏30g，乳香20g，白及20g，川芎20g，紅花20g，五劑。

【製用法】每天1劑，煎汁2000毫升，水溫在40℃時泡洗患足，每次泡20分鐘，每天泡2次，1劑藥用2天；雲南白藥3瓶，開塞露2支，用開塞露調雲南白藥，塗於患處，藥膏約0.3釐米厚，上蓋消毒紗布包紮。每洗泡1次換1次。

【療　　效】痊癒：經5天治療，瘡面癒合者，12例。

有效：經10天治療，傷口紅潤，無滲出液者，19例。

無效：經10天治療，病症沒有明顯改變或改變不明顯者，7例。

【典型病例】韓先生，40歲，起病源於1997年左足大趾外傷後引發骨髓炎，1998年因病甚開刀後來未癒。2000年再次手術，2002年病灶處流稀膿，久治不能收口。檢查患趾有1釐米左右的瘡面，可見有稀膿液滲出。診斷為骨髓炎。

經用藥治療5天後，傷口紅潤，8天後痛疼消失，10日後查見瘡面已癒合，視為痊癒，後無復發。

桃枝灸法治療下肢癱瘓

【病症及療法介紹】

下肢癱瘓是下肢失去生理功能之症。中醫認為該症以寒濕凝結經絡，至使氣血失調所致。病程較短者可醫治，久者則較難治癒。

據此症原因，應以祛除風濕寒痺通脈和血為治則。

桃枝灸法又名桃枝熏療法，在《本草綱目》中稱「神針火」。桃枝有祛除風寒濕痺、治療四肢麻木寒冷陰疽等症之功。

受寒濕深痼，非用大火無能為力以祛寒邪。桃枝灸法能祛風寒濕痺、麻木寒冷陰疾，用大火通調陰陽氣血，使陰平陽秘、經絡氣血暢通、寒邪去除，故能恢復活動，痼疾痊癒。

【方　　劑】桃枝適量。

【製用法】將乾枯桃枝截成八九寸長，將一頭點燃向患處灸之，以皮膚熏灼成桃紅色，且有溫熱感為度。

【療　　效】治癒：症狀完全消失，功能恢復正常；

顯效：症狀消失，部分體徵消除；

無效：症狀無改變。

13例，5例治癒，2例顯效，6例無效。

【典型病例】姚先生，52歲。患者於數日前突然兩下肢痿軟麻木無力，不能舉步行走，雙腿似木雞一般，上肢良好，臟腑亦無異常，飲食與大小便均正常。經多方治療未見好轉，終日臥床不能動。患者自述平時整天在湖泊河塘捕魚捉蝦，考慮為寒濕凝結經絡，以致氣血失調而成下肢癱瘓，針藥無力疏通經絡氣血之邪。因針藥力弱，宜大火攻之，方能療其痼疾，促使溫熱，以通經絡、血脈也。遂令患者平臥，兩腿腳擱在長凳上，凳下置兩隻舊缸盆，將枯乾桃枝鋸至5～6寸長，燒灼熏熱兩腿、膝、腓骨等處，火力上升，灼熱直達患處（以下肢熏灼發熱為度）。每日熏療2次，治療7日後，兩腿、腳及腰部都有溫熱感覺，能手扶桌子輕移走動。遂改為每日熏療1次，2週後，能自己扶杖行走矣。

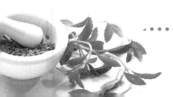

白芷蘇梗散治療慢性鼻竇炎

【病症及藥理介紹】

中國傳統中醫學認為慢性鼻竇炎多因肺經有熱，犯結鼻竇，皆因風邪外侵而加重病情。白芷蘇梗散方中白芷、蘇梗、薄荷、蒼耳子、辛荑發散祛濕，通竅，祛除外風，疏達鼻肺，共奏清熱散風、通竅止痛之功效。

鼻子居面部中央，是氣機出入之門，鼻子通過經絡與五臟六腑相連接，其中與肺的關係最為密切。外治療法使藥氣通過鼻子直達肺部，不僅收到局部治療作用，並且經由血液循環起到全身治療作用。鼻腔黏膜下血管較為豐富，黏膜極薄，藥物可迅速經鼻腔黏膜進入大循環，這樣大大提高了藥物利用度。藥理研究發現，白芷、薄荷含較多的揮發油，具有辛香走竄之性；白芷、蒼耳子具有抗炎，解痙，解熱作用；辛荑具有收斂和麻醉作用，能夠使結膜血管擴張，且微血管擴張尤為明顯，新鮮的藥材往往很快取得較理想的療效，放置太久，特別是薄荷、辛荑、白芷等含揮發油的藥材，由於揮發油的揮發，致使藥物藥理作用降低，療效也大大降低，據此，應盡可能選用上等新鮮之藥。

【方　　劑】白芷30g，薄荷30g，蘇梗30g，蒼耳子30g，辛荑30g。

【製用法】採用白芷香散熏蒸，將上述水煎時以鼻吸收熱蒸汽治療鼻竇的方法，每天聞熏2～3次，每次20分鐘，聞熏後避免立即受寒刺激。治療期間觀察局部及全身症狀，並進行鼻腔及鼻竇檢查，每劑藥可用2日，6日為1個療程。

【療　　效】臨床痊癒：臨床症狀和體徵消失，追蹤3個月無復發；

顯效：主要症狀和體徵減輕2／3；

有效：主要症狀和體徵減輕1／3；

無效：未達到有效標準。

17例全部有效。

【典型病例】呂女士，40歲。鼻塞、頭痛、語音重濁10餘年，經多方治療無效，用此法治療2個療程，當即顯效，鼻腔通暢，頭痛明顯好轉，堅持用藥，獲得痊癒。

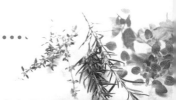

歸防五倍子液治療內痔

【病症及藥理介紹】

內痔嵌頓水腫是痔科的常見病症，臨床上不論男女老幼均可發病，《醫宗金鑑》指出：「痔瘡形名亦多般，不外風熱燥熱源」。由此可見，風、濕、燥、熱四氣，是其主要發病凶索，氣血虛損，陰陽失調是內因。氣為血之帥，血為氣之母，氣行則血行，氣虛則血瘀，血瘀則氣滯，血虛氣不足，氣血虛損，則四氣相合，乘虛而入而發病。這些致病因素，有時單獨致病，有時相合而成，故治療上宜收斂固澀、勝濕止痛、活血化瘀為主，用歸防五倍子煎劑作局部熏浴治療。

【方　　劑】 防風50g，當歸100g，五倍子30g。

【製用法】 將上述3味共煎沸30分鐘後，過濾，取2000毫升左右，盛在浴盆內先熏15分鐘，待藥液溫度適宜後再坐浴10～15分鐘即可。每日1劑，日熏浴3～4次。另，治療期間，患者多平持平臥，症狀減輕後可適當活動。此法經濟簡便，值得一試。

【療　　效】 治癒：疼痛消失，內痔嵌頓自收復位，各種症狀消失；好轉：疼痛消失，內痔嵌頓水腫消退，可手法復位，症狀明顯改善；無效：疼痛不消失，嵌頓水腫未見消退，症狀無明顯改善。

17例治癒6例，好轉8例，2例無效。

【典型病例】 蘇女士，45歲，患內外痔及混合痔20餘年。行部分外痔及混合痔結紮術，術後第1天未結紮的內痔翻出，多次復位失敗，痔核嵌頓水腫，大如雞蛋，色紫暗，疼痛難忍，煩躁不安，難以入睡，觸之疼痛加劇，診斷為內痔嵌頓水腫，治療以歸防五倍子煎劑局部熏浴治療，每日1劑，每日3次，1次後疼痛明顯減輕，自然入睡，4次後水腫明顯消退，症狀改善，連用3劑，嵌頓水腫消失二分之一左右，可手法復位，施藥6劑後，症狀痊癒。

中藥坐浴治慢性前列腺炎

因前列腺的組織結構與生理功能的特殊性；致病的外邪繁多，還有交叉感染；長期頻繁的性興奮造成內損；用抗生素時間久而量大，非但未能抑邪，反而傷正；來自女方的傳染源未斷，常見的女性由滴蟲、黴菌及其他化膿性陰道炎，每同房後都加重尿道炎症狀；只針對前列腺炎治療，而忽視併發症的治療；個人的保健護理不夠，並常自購壯陽藥等加重病情；忽視心理治療，本病患者的精神壓力極大。

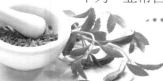

本病治療之難，實屬醫學難題，故而要身心同治、正邪兼顧、辨證施治、綜合用藥。其中坐浴是重要治法之一。以下介紹四種坐浴法。

(1)氣滯血瘀型以痛為主，常為脹痛，疼點有會陰、恥骨上、兩腹股溝或睾丸等處。治以行氣活血、散瘀止痛。用生香附50g打碎，川芎50g，白芷50g，馬鞭草100g。將上藥放入洗腳盆內，用煮沸開水3000毫升，沖泡10分鐘，加適當冷水，水溫40℃時，坐於水盆中，每次約坐30分鐘（水涼為止），早晚各坐1次，第2次需加溫，1劑藥可用2天，5劑10天為1療程。

(2)濕熱互結型以陰囊、會陰潮濕、發癢、汗出為主。治以清熱、燥濕、止癢為法。用魚腥草200g，黃柏30g，蒼朮50g，蛇床子30g，防風50g。用法同上。

(3)下焦虛冷型以會陰、小腹陰冷為主，氣溫高時症狀減，陰雨天加重。治當溫經散寒、升陽通脈，用桂枝50g，小茴香50g，艾葉50g，熟附片30g，徐長卿30g。用法同上。

(4)氣虛下陷型，會陰墜脹，不能久坐，久立亦不適，排便無力，盆腔組織無名的不適。治以升陽舉陷。方用升麻60g，青皮60g，柴胡50g，澤蘭50g，麻黃20g，細辛10g。用法同上。

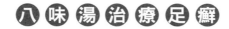

八味湯治療足癬

【病症及藥理介紹】

足癬屬於皮膚癬菌侵犯趾縫間表皮所引起的淺部真菌感染性疾病。常見於中國南方潮濕溫暖地區，在真菌病中發病率最高，夏秋季節成人患病率高達50%～60%以上，傳染性極強，它是手癬、體癬、股癬和甲癬的根源。穿不透氣鞋，足汗難以蒸發致使足部潮濕，有利於癬菌生長繁殖。公共場所中，如浴池、游泳池，在家庭中共用拖鞋，洗腳盆，擦腳毛巾等物，都會引起本病傳染，因此要保持公共和個人衛生習慣，以利於預防病原菌的傳播。

中國醫學認為：因腳趾間糜爛流汁而伴有特殊氣味者叫「腳濕氣」、「臭田螺」等。此疾病多因脾胃濕熱下注，久居濕地，或感染濕毒所致。有專家採用八味湯治療足癬，療效好、安全、方法簡便，是目前治療腳癬值得推廣應用的良法之一。方中苦參、土槿皮、白蘚皮、黃柏、枯礬五味能清熱燥濕，解毒；荊芥、蛇床子、白蒺藜三味能祛風止癢；冰片走竄十二經為引藥，使藥效直達病所。全方共奏清熱燥濕，解毒，祛風止癢之功。臨床應隨症加減，用藥期間忌食辛味及海鮮之品特別重要，這是療效中不可忽視的一個重要環節。

益康唑軟膏中的二烷衍生物，具有極強的抑菌和殺菌作用，它可抑制真菌甾醇生物的合成和改變細胞類化合物的組成，目前尚未發現耐藥現象，且皮膚和黏膜表現為吸收好，是比較理想的外治真菌藥物。

【方　　劑】土槿皮50g，白蘚皮50g，苦參50g，荊芥30g，蛇床子30g，黃柏30g，冰片3g（後下），枯礬10g（後下）。

【製用法】上方為成人用藥，小兒用量酌減。將藥水煎，先熏後浸，每次浸0.5～1小時，待涼乾後在病灶處外塗1%益康唑軟膏，日塗2次，1個月為1療程。八味湯浸泡，每天1劑，連續用藥15天，後改為隔日1劑。連用1個月為1療程。

【療　　效】痊癒：臨床症狀及局部皮疹全部消退，患處以0.9%生理鹽水塗擦，鏡檢真菌陰性；

顯效：臨床症狀及皮損明顯改善達70%，塗片鏡檢真菌菌絲減少；

好轉：臨床症狀及皮損有所改善達50%，真菌學檢查陽性；

無效：臨床症狀、體徵及真菌學檢查均無明顯變化。

33例治癒12例，顯效5例，好轉11例，無效4例。

【典型病例】王先生，42歲，自訴：雙腳第3～5趾間瘙癢2月餘，近1週來瘙癢加劇難忍，遂以刀刮導致發炎，趾縫滲出物異臭難聞。曾在當地醫院靜點頭孢氨苄、激素，口服中西藥治療1週，未果。查見：趾縫間糜爛，部分皮膚潰破有滲出物溢出，異臭，用棉籤輕輕撥開潰爛面，顏色鮮紅，趾縫間趾腹與足底交界處皮膚均增厚腫脹。取滲出物塗片鏡檢真菌陽性。舌質邊尖紅，苔黃膩，脈弦濡數。診斷：糜爛型足癬（濕熱下注）。治療方法：5%葡萄糖250毫升加青黴素720×10^4靜點，連用7天。並用前述的八味湯浸泡配1%的益康唑軟膏外塗，治療期間忌辛辣腥味之品，1月為1個療程。經1個療程治療後，患者趾縫皮損症狀消退，塗片鏡檢真菌陰性，痊癒，無任何後遺症。

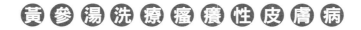

黃參湯洗療瘙癢性皮膚病

【病症及藥理介紹】

瘙癢是各類皮膚病的共有特徵，其病因主要是熱、毒、濕、蟲、風所致。熱鬱肌膚致皮色紅腫糜爛，流液痛癢；致敏物質的入侵，皮色紅腫起疹，丘疹糜爛；蟲類侵襲易致疥瘡、皮炎、蕁麻疹；濕鬱肌膚多致水泡、發疹、瘙癢、糜爛，易擴散；風為百病之長，善行數變，起病急，易遊走，瘙癢無度。

以苦參大黃洗劑治療，可起到祛風、殺蟲、清熱、解毒、燥濕、止癢的功能。

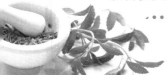

其方中苦參、大黃為主，清熱解毒，燥濕殺蟲止癢；防風為輔，係風中要藥，祛風止癢；佐以花椒、乾薑殺蟲止癢，配細辛共奏祛風止痛之功；川芎為理血要藥，血中氣藥，既活血止痛，又助防風行氣止痛；木通性苦寒，既能清熱解毒，又能殺蟲止癢，諸藥配伍，相得益彰。現代醫學認為，瘙癢性皮膚病多由黴菌、真菌所致，而方中諸藥均有抗真菌、黴菌之效。加之藥液煎至50℃左右浸洗，可滲入皮內，局部用藥，從而增強療效，達到治療目的。藥理研究證實苦參能抑制皮膚真菌，體外抗滴蟲、抗炎及減輕炎性滲出，抑制皮膚過敏反應等功能；大黃有抗皮膚真菌、陰道滴蟲等作用，亦具有抗炎、減少滲出的功效；細辛具有抗炎止痛、抗真菌的作用；木通對致病性皮膚癬菌及真菌均有抑制作用；川芎不但抗真菌，還可輔助他藥發揮作用等。

【方　　劑】苦參15g，大黃15g，防風、川芎、花椒、乾薑、木通各10g，細辛6g。

【製用法】將上述藥劑加水1500毫升，煎熱20分鐘，待藥溫降至50℃左右時，浸洗病患處30分鐘，有角化層者，經浸洗軟化後，以利刀切除角化層，每日浸洗2次，7天為1個療程。

【療　　效】痊癒：用藥後症狀及體徵消失，半年無復發；

顯效：症狀及體徵消失，半年內有復發傾向；

有效：症狀及體徵減輕；

無效：經治療後症狀無改變。

71例中，治癒35例，顯效11例，有效16例，無效9例。

【典型病例】趙先生，58歲。雙膝下至足背皮膚呈黑暗褐色，表面粗糙，覆有乾痂皺皮，下腿緊脹刺癢。經中西醫調治，療效不顯。用此法治療痊癒，追蹤無復發。

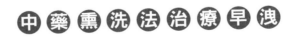

中藥熏洗法治療早洩

【病症及藥理介紹】

早洩是臨床常見的男性性功能障礙，中醫治療早洩，由於煎服方法複雜，限制了其普遍應用。西醫在治療早洩時應用Semans法或捏擠法，多有不便和不良反應。明‧龔廷賢《萬病回春》中的九天靈應散對腎氣不足的早洩，具有明顯的療效。將九天靈應散加減，外用熏洗可治療早洩。方中蛇床子溫腎壯陽、燥濕殺蟲，五倍子澀精止瀉，共為主藥；炮附子、露蜂房、公丁香等為輔藥。全方溫腎益氣，除濕殺

蟲，進而促進性欲，延長陰莖勃起時間，以達到治療早洩的目的。實際應用中，可結合Semans法，融中西醫之特長，取得較好的療效。

【方　　劑】 蛇床子15g，五倍子10g，炮附子10g，露蜂房10g，公丁香5g，遠志10g，石菖蒲10g，冰片3g。

【製用法】 將上述諸藥水煎後趁熱熏洗陰莖，刺激陰莖時可應用Semans法。刺激陰莖至快要射精的程度，然後停止刺激，直到興奮高潮減退再刺激陰莖，如此反覆進行。刺激過程在藥液中進行。若性交時，開始階段外用避孕套。治療2週為1個療程。

【療　　效】 治癒：治療後3個月內，性交均能成功；

顯效：75%以上的性交機會有成功的性生活，射精時間均在性交1分鐘以後；

有效：性交時能插入陰道，部分情況下射精在性交1分鐘以後；

無效：治療前後，諸症未變。

17例中有效11例，無效6例。

【典型病例】 張先生，33歲。每當房事即早洩，已半年。心煩眼差，多夢，腎陰不足，精關不固。用上述方法治療痊癒，追蹤無再復發。

消刺湯治療足跟骨刺

【病症及藥理介紹】

足跟骨刺屬於中醫「痹症」範疇，《素問‧痹症篇》有「風寒濕三氣雜至合而為痹」的論述。人到中年，肝血腎精漸虧，氣血不足致筋膜失養，形體疲極，因而易受風寒濕邪的侵入。外邪客於足部，導致本病發生。治則以溫經祛濕止痛為原則。

中藥製劑消刺湯方中，伸筋草主司祛風通絡，用於風濕痹痛、四肢關節酸痛、氣力衰弱、皮膚不仁等症；透骨草活血止痛，軟堅消痞，用於積瘕痞塊，風濕筋骨疼痛；卷柏破瘀行血，又能通經散結；雞血藤補血行血，舒筋活絡，用於風濕痹痛、筋骨麻木等症，是本症帶用配伍之品；木瓜祛風舒筋，用於濕痹，筋軟足痿等症，《症治準繩》記載，本品用於筋失營養，又為治一切筋軟足痛要；蒼朮祛風勝濕，主要用於寒濕引起的肢體麻木疼痛等症，對風寒痹痛有較好的療效。川黃柏苦寒沉降清熱散火，用於陰虛火旺，潮熱骨蒸等症；當歸配乳香活血止痛，能補血又能活血；川草烏，祛寒止痛，主要用於風寒濕邪而致的骨節疼痛。消刺散湯劑配方綜觀諸藥，具有祛風除濕、溫經通絡、採用行氣止痛等功效，局部外洗可使藥力直

達病所，改善局部血液循環，促進炎性介質的吸收和運轉，使風濕病邪之處氣血調和，其病自癒。

【方　　劑】透骨草40g，雞血藤30g，伸筋草50g，卷柏40g，木瓜30g，川黃柏30g，乳香20g，當歸30g，川草烏各10g，蒼朮10g。

【製用法】將以上諸藥，放入鍋內，加水3000毫升，煮沸30分鐘，待水降到45℃時，將足部放入盆內浸洗。每日2次。每劑藥液可洗2天，第2次可用原藥加熱再洗。10天為1個療程。

【療　　效】用藥1療程後，疼痛消失，行走自如，拍片示骨刺消失為痊癒；
顯效：用藥1療程後，局部疼痛消除，行走不痛，活動自如，拍片示骨刺基本消失；
有效：用藥1療程後，疼痛緩解，行走時疼痛，拍片示骨刺略有減小；
無效：用藥1療程後，治療前後無改變。
41例患者中，有效29例，無效12例。

【典型病例】徐先生，45歲，右足跟疼痛、活動受限，加重3天。查：足跟壓痛。拍片示：足跟骨質增生硬化，丁字樣增生。查血RT、SER、RF、ASO均為陰性。予以消刺湯外洗，1週後疼痛消失，行走自如。

消疣洗劑治肛門尖銳濕疣

【病症及藥理介紹】

尖銳濕疣是一種由人乳頭瘤病毒感染後發生於肛門周圍、會陰、陰部的皮膚病。中醫認為本病為濕熱下注，氣血失和，復感邪毒，致氣血失暢，氣血瘀滯，凝聚肌膚，蘊久成毒而成。

消疣方中苦參、黃柏、土茯苓清熱燥濕解毒；板藍根、金銀花、蒲公英清熱解毒，抗病毒；地膚子、蛇床子除濕止癢；白蒺藜善行善破；丹參、莪朮活血化瘀，止痛消腫，對疣體有抑制作用；白礬收斂抗菌，吸收細胞中的水分，使細胞脫水收縮，減少腺體分泌和炎症滲出，使疣體脫落。此方具有清熱解毒、活血化瘀燥濕止癢、消腫止痛、收斂之功。5-Fu是嘧啶類氟化物，可阻斷尖銳濕疣病毒核苷酸合成酶，從而消滅病毒。臨床中西藥物合用起到了明顯效果，又避免了鐳射、電灼、冷凍、手術等治療造成的創面大、局部不易癒合、易感染的缺點。

【方　　劑】蒲公英30g，金銀花30g，苦參30g，黃柏15g，板藍根30g，地膚子15g，白蒺藜30g，蛇床子15g，土茯苓20g，丹參20g，白礬15g，莪朮15g。

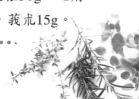

【製用法】上藥加水煮沸30分鐘，去渣取汁，先熏後洗，每次半小時，每日2次。

中藥坐浴後，取棉棒蘸2.5% 5-Fu液，塗擦疣體局部，每日2次。1週為1個療程。

【療　　效】治癒：疣體消失，皮膚黏膜恢復正常；

好轉：皮損縮小，疣體萎縮、數目減少。

15例患者中，治癒9例，6例全好轉。

【典型病例】郭先生，41歲，自述5個月前肛門周圍出現乳頭狀突起物且皮膚潮濕糜爛經多方治療無效，診為肛門類銳爆粗疣，用上方治療3週症狀基本痊癒，追蹤半年無復發。

中藥消刺湯治療跟骨骨質增生

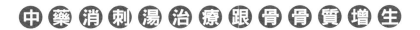

【病症及藥理介紹】

　　跟骨骨質增生又名跟骨骨刺，是一種退行性無炎症性疾病，屬中醫學「骨痹」範疇，常見於中老年人，尤以45歲～60歲發病最多。患者主要表現為腳跟部疼痛，行走艱難，給日常生活帶來極大的困難。此病多由年老體弱、肝腎虧虛、氣血不足或外傷勞損，風寒濕邪侵襲人體，引起經絡閉阻，氣血運行不暢，導致氣滯血瘀，經脈失養，瘀久成痰，凝結於跟骨肌筋，日久則局部退變，機化鈣鹽沉積，逐漸形成骨性贅物，表現出由增生為主所致之諸多痹痛之症狀。依據中國醫學「痛則不通，通則不痛」之理論，本病治則宜以溫經通絡、活血化瘀、祛風止痛、補益肝腎為主。

　　方用創通痹定痛消刺湯熱浴患部治之，效果頗為應驗，該方藥用當歸、黃芪活血養血，益氣補虛；川芎能行氣活血，輔助當歸、黃芪利氣通痹，散瘀定痛；桑寄生、續斷、杜仲補益肝腎，強筋壯骨；紅花、丹參活血化瘀；蜈蚣、全蠍穿筋透骨，鎮痛止痙，透骨草、威靈仙、防風、細辛能溫經散寒通絡，祛風勝濕止痛；獨活、桂枝、乾薑溫經散寒，解肌祛風止痛；冰片芳香開腠，功通諸竅，散鬱止痛，具有促進諸藥的透皮吸收作用。上述諸藥配合使用，熱浴患處，引其藥力過肌腠、傳經絡、入筋骨，直達病所，更對跟骨周邊穴位按摩，以激發經氣疏通，協調陰陽，運行氣血，改善局部血液循環，解除增生部位肌筋痙攣和黏連。消除和緩解增生所壓迫神經、血管引起的各種症狀，建立新的平衡機制，從而達到經絡疏通、氣血調和、邪祛正安、痛止痹通、病癒之目的。本法標本兼治、簡便易行、療效高、

簡便易行、無痛苦、無毒副反應，具有推廣應用價值。

【方　　劑】杜仲30g，桑寄生30g，續斷30g，當歸30g，川芎30g，黃芪30g，紅花30g，丹參30g，威靈仙30g，防風20g，蜈蚣2條，全蠍10g，獨活20g，桂枝20g，細辛10g，透骨草30g，乾薑10g，冰片2g。

【製用法】將上藥（除冰片外）共置大沙鍋內，加水3000～4000毫升，浸泡10分鐘後，文火煎沸5分鐘，即可將藥液倒入乾淨搪瓷盆內，加入冰片2g（以後每次均入同量）攪勻，可將藥液先熏蒸患腳，待藥溫降至不燙皮膚時，將患腳放入盆內浴洗，並按摩跟骨與內外踝周邊穴位（丘墟、足臨泣、水泉、大鍾、崑崙、僕參、申脈、太溪、照海、然谷等），按摩時手法動作宜輕柔，勿施暴力，以防皮膚挫傷。如此邊浴洗邊按摩，每次40～60分鐘。如藥溫降低時，可隨時置火上加溫。浴洗畢，將藥液回倒入藥鍋內，並加適量涼水，下次置火上加熱稍沸後即可應用。用法、時間均同第1次，每天2次，每劑藥可連用5天。10日為1個療程。

【療　　效】治癒：跟骨於開始行走時疼痛及休息痛均消失，原疼痛部位無壓痛。行走如常人，追蹤1年無復發；

顯效：行走基本無痛，休息痛偶發，局部壓痛明顯減輕；

有效：行走痛減輕，休息痛減輕且次數減少，局部壓痛輕微；

無效：經本法治療20天，疼痛如故，甚或加重。

39例，有效28例，無效11例。

【典型病例】潘女士，42歲。自述右腳跟時痛近1年，早晨起床站立時疼痛加重，腳跟不敢著地，每次走路前須試行幾步後方可行走。查：BP16.7／10.7kPa。心肺聽診均正常，右腳跟骨處無腫脹，跟骨壓痛明顯，X光片示跟骨結節部前緣骨刺形成，診為跟骨骨質增生（右），治則溫經通絡、補益肝腎、活血止痛。經用上藥浴洗配合按摩治療5天。疼痛明顯減輕，行走基本正常，治療15天後，症狀消失。行走如常人。追蹤1年，疼痛未復發。

洗塗兩方合治鵝掌風

【病症及藥理介紹】

鵝掌風又名「掌心風」，因手掌粗糙乾裂、形如鵝掌而得名，與現代醫學的「手癬」、「汗皰疹」、「掌蹠角化症」、「手部皸裂性濕疹」等相類似。本病主要由於外感濕熱之毒，蘊積皮膚；或由相互接觸，毒邪互染而成，病程日久則氣血

不足，肌膚失其濡潤而致皮膚增厚、燥裂而形如鵝掌。故在治療上應以祛風溫經、殺蟲解毒、潤燥止癢為其主要治則。

因鵝掌風其位在體表，多為局限性，因此治療應以外治為主。在洗劑中，花椒、百部、苦參、蛇床子除風止癢，理血解毒；花椒配紅花具有溫經以及促使局部血液循環之功；大楓子仁、杏仁富含油脂，殺蟲止癢、潤膚除風；荊芥、防風辛溫發散，促進汗液的排泄，可潤膚止癢；生甘草洩火解毒、潤膚止癢，據臨床觀察驗證是治療手足皸裂的首選藥物之一；醋有軟化皮膚、殺蟲止癢、解毒之功，可以引藥力入肌腠，常為外治方中的引藥，用後可增加藥物的滲透力，使藥物的有效成分能充分逸出。上述諸藥合用可殺蟲止癢、潤燥除風、理血解毒，並能擴張血管，促進血液循環，及汗腺分泌，增加藥物吸收之功。

而鵝掌風軟膏中，地榆涼血清熱；當歸養血活血、濡潤肌膚；紫草涼血活血、殺蟲療癬、潤膚止癢；大楓子仁、杏仁、百部殺蟲止癢，潤膚除風；麻油、黃蠟潤滑肌膚，殺蟲止癢，軟化角質。諸藥合用具有養血和血、潤燥殺蟲之功。但運用此膏外敷須用密封療法，並配合熱烘，以溫經通絡，促使局部血液循環，增強汗腺分泌，使藥效滲透肌膚，充分吸收。在治療期間，禁用肥皂、洗衣粉或鹼水洗手，此外如果患者的鵝掌風是因真菌所致，在治療結束後，可用「克黴唑軟膏」、「達克寧軟膏」等繼續治療1個～2個月，以徹底殺死真菌，杜絕其復發。

【方　　劑】大楓子仁100g，生甘草60g，百部、蛇床子、苦參、杏仁各30g，花椒、防風、荊芥、紅花各15g，陳醋1瓶。

【製用法】將上述諸藥加水3000毫升，醋300毫升，放入盆內泡2小時左右，入沙鍋內煎至1500毫升左右，將患手先熏後泡，每日1次，每次30～60分鐘，用後保留藥液，可加熱，重複使用。每副藥可用3次，9次為1個療程。

鵝掌風軟膏製用法：杏仁、大楓子仁、生地榆、紫草各30g、當歸、百部各15g、黃蠟70g、麻油500毫升。先將前6味藥用麻油文火熬枯後過濾去渣，加入黃蠟即可。

【療　　效】痊癒：臨床症狀及皮損完全消失；

顯效：症狀消失，皮損消失在75%以上；

有效：症狀明顯減輕，皮損消失在30%以上，並且無新發皮損；

無效：症狀及皮損無明顯改善。

14例，治癒13例，1例無效。

【典型病例】吳先生，40歲。有「足癬」病史20餘年，4年前右手起皰疹，皮膚逐漸增厚，有鱗屑，伴劇癢，曾到多家醫院求治，診為「手癬」。經用「土槿皮酊」、「華佗膏」、「克黴唑軟膏」等治療均效果欠佳。近階段自感右手

瘙癢，其癢呈陣發性發作，伴五心煩熱，睡眠欠佳。檢查：右手指間皮膚乾燥脫屑，手掌皮膚角化，沿掌紋有皸裂，觸之皮膚肥厚粗糙，舌質紅、舌苔白，脈弦細。診斷：鵝掌風。經用上方治療半月餘，皸裂癒合，鱗屑消退，皮膚變軟、光滑而癒。

中藥清洗劑治療濕疹

【病症及藥理介紹】

我們所提到的濕疹就是一種極為常見的過敏性、炎性皮膚病，病因複雜，其特徵是皮疹具有多形性，易滲出，皮損往往呈對稱分佈，有劇烈瘙癢、慢性病程、反覆發作與難於治癒等特點。按炎症的情況可分為急性、亞急性和慢性三種。西藥治療效果大多不理想，內服中藥治療，病人又大多不願接受。

《外科正宗・論血風瘡》說：「（濕疹）乃風熱、濕熱、血熱三者交感而發」。故本病的發生與風、濕、熱邪阻於肌膚有關，治療應祛風、清熱、燥濕。

中藥清洗劑方中苦參、黃柏清熱燥濕，且苦參能祛風殺蟲；防風、荊芥、地膚子、白蘚皮祛風止癢，且地膚子、白蘚皮又能祛濕；稀薟草祛風除濕、清熱解毒；馬齒莧清熱利濕，且能解毒療瘡；白礬燥濕；滑石清熱，且能利毛腠之竅；透骨草配桑葉外洗有引藥透入的作用。水煎溫洗並濕敷，可使藥物有效成分直達病變部位，促進炎症消散，減少滲出，從而迅速發揮治療作用。《瘍科綱要・論外治之藥》說：「瘡瘍之病發見於外，外治之藥物，尤為重要。凡輕淺之症，專持外治，固可以收全功，而危險之大瘍，尤必賴外治得宜」。這充分說明外治法在中醫外科中具有非常重要地位。經多例臨床驗證在應用濕疹清洗劑過程中未見不良反應。

【方　　劑】苦參30g，地膚子30g，白蘚皮20g，防風10g，荊芥10g，黃柏10g，桑葉20g，透骨草30g，稀薟草30g，滑石15g，白礬10g，馬齒莧30g（鮮品用50g）。

【製用法】藥物劑量可視病變範圍而適當增減，將全部藥物用紗布包在一起，加水適量，開鍋後煎15分鐘，待溫度降至溫和時，用紗布蘸藥液洗患處，滲出較重部位可做濕敷，每日洗1～2次，每劑可用2天，1週為1療程，急性濕疹2～3個療程可癒，亞急性濕疹需延長1～2個療程。

【療　　效】治癒：皮疹全部消退，瘙癢症狀消失；

顯效：皮疹80%以上消退，瘙癢症狀明顯減輕；

好轉：皮疹消退50%，瘙癢症狀減輕；

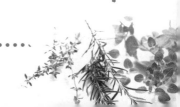

無效：皮疹消退不明顯，瘙癢症狀減輕或無效。

19例患者中，治癒9例，好轉4例，無效6例。

【典型病例】申小妹，15歲，患者起初全身皮膚起小紅斑，繼以發生米粒大丘疹及丘皰疹，瘙癢劇烈3天，在家外搽皮炎平及口服氯苯那敏、維生素C、葡萄糖酸鈣等藥，效果均不佳。查：全身皮膚密佈丘皰疹及小水皰，周圍皮膚潮紅、腫脹，有的已破潰連成一片，瘡面時有滲出，瘙癢劇烈。診斷為急性濕疹，用上方加稀薟草50g、桑葉30g，水煎洗，每日2次，用藥1週後來診，皮滲消失，皮膚潮紅、腫脹明顯消退，繼用藥3劑，病告痊癒，追蹤至今未復發。

克疣湯治療尖銳濕疣

【病症及藥理介紹】

中醫以為尖銳濕疣是由人類乳頭瘤病毒引起的，主要經過性傳播，多發生於外陰生殖器、肛門的皮膚黏膜乳瘤。尖銳濕疣發生的主要病機是由於房事不潔或間接接觸污穢之品，濕熱毒邪從外侵入外陰皮膚黏膜，導致肝經鬱熱，氣血不和，濕熱毒邪充斥外陰生殖器部位而成腺疣。

應用中藥湯劑克疣湯熏洗治療尖銳濕疣，具有良效。馬齒莧、七葉一枝花、板藍根清熱解毒；木賊草、苦參、蒼耳子清熱燥濕，祛風止癢；赤芍、莪朮、大黃、紫草活血、消腫、散結；冰片、白礬燥濕殺蟲，祛除濁穢之邪。全方共用具有清熱解毒、祛風燥濕、活血化瘀、軟堅消疣之功。近代藥理實驗證明可有效抗乳頭瘤病毒、抑菌、抗炎等。在治療過程中未發現明顯不良反應，治癒後不留色素沉澱，醋酸白反應顯陰性，且病程短、療效好、痛苦小、經濟價廉、患者易接受。若堅持2～4個療程以上治療追蹤觀察，1年內無復發，若無再感染者，表明已基本根治。

【方　　劑】板藍根30g，七葉一枝花30g，木賊草20g，苦參30g，馬齒莧45g，蒼耳子20g，赤芍20g，紫草20g，白礬20g，冰片5g，莪朮15g，皂角15g，大黃30g。

【製用法】將上述諸藥配製加工成500毫升藥液，加熱後趁熱熏洗，並用棉籤擦疣體至變色，約半小時。再用時加熱再洗，每日一劑，早晚各洗1次，連續使用2週為1個療程，若疣體較大時可於熏洗1週後鐳射祛除，再熏洗。初診者1個療程即可，復發者2～3個療程即可。以治療2個療程觀察結果。

【療　　效】痊癒：疣體全部消失，醋酸白反應（－）；

顯效：疣體比原來縮小、低平、部分消失，醋酸白反應（＋）；

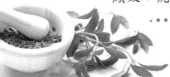

261

無效：疣體無明顯變化。

18例中，痊癒4例，顯效7例，無效7例。

【典型病例】李先生，30歲。患尖銳濕疣多年，用西醫治療，效果欠佳，用此法治療痊癒。追蹤無再復發。

荊防洗劑治療外陰白斑

【病症及藥理介紹】

所謂的外陰白斑是指一組女陰皮膚、黏膜表面障礙而致的組織變性及色素改變的疾病。本病屬中醫「陰瘡」範疇，《外科正宗》注有：「婦人陰瘡，乃濕熱下注為患，其病因不一，總由邪火熱毒所化也。」其治療在《瘍科心得集》中云：「在皮膚腠理間者，可從表而散。若怫鬱氣血在肌肉之分，外達皮膚，皆宜解內熱，外以殺蟲潤燥。」據此，自擬方中荊芥、防風能祛風殺蟲止癢；仙靈脾清熱利濕；菊花清熱解毒；苦參清熱燥濕、殺蟲止癢；透骨草清熱解毒、腐蝕贅疣。上述諸藥合用既能清熱解毒、殺蟲止癢，又能散結消腫、收斂止痛，故臨床療效較好。

【方　　劑】荊芥30g，透骨草30g，仙靈脾20g，防風30g，菊花30g，苦參20g。

【製用法】將以上諸藥水煎外用熏洗，每日1劑，每劑熏洗2次，第1次水煎400毫升，坐浴熏洗，第2次濃煎100毫升，用無菌紗布濕熱外敷患處皮膚，每3～5分鐘更換一次，5天為1個療程。

【療　　效】治癒：臨床症狀和局部體徵消失，皮損面恢復正常；

有效：臨床症狀基本消失，白色斑塊基本減退；

無效：臨床症狀和體徵無變化。

22例，治癒7例，有效9例，無效6例。

【典型病例】李小姐，35歲。外陰瘙癢，呈白斑。用荊防洗劑治療，共用3個療程痊癒。追蹤無再復發。

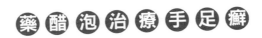

藥醋泡治療手足癬

【病症及藥理介紹】

手足癬是皮膚科常見病，主要是由於手足部感染淺表真菌而致瘙癢、水泡、糜

爛、脫屑，反覆發作可致皮膚粗厚、皸裂、疼痛，手癬冬重夏輕，足癬則冬輕夏重，中國醫學認為外受風毒，內為血燥，凝聚皮膚，以致氣血阻於脈絡，皮膚失其所養而發。

而藥醋泡洗方中苦參清熱燥濕、祛風殺蟲；黃柏清熱瀉火、燥濕殺蟲消炎；百部殺蟲止癢；水楊酸為療癬之要藥；樟腦芳香走竄、消炎止痛止癢，並有促進藥物透皮吸收之功效。現代藥理研究證明苦參、百部對皮膚多種真菌有抑制作用；醋有收斂活血、抑制真菌之功。上述諸藥合用，清熱解毒、除濕殺蟲止癢，對皮膚真菌有較強的抑制作用。由於本方有清熱解毒、除濕殺蟲止癢之功效，故而對於手足慢性濕疹、手足角化症、手足皸裂等所致的手足鱗屑、肥厚之皮膚病同樣獲得良效。此外本方還治療甲癬，若堅持長期長時間浸泡，可使病甲恢復正常或改善。

【方　　劑】苦參50g，水楊酸45g，百部50g，黃柏50g，樟腦10g，陳醋適量。

【製用法】將上藥共研為細末，分裝塑膠袋（每袋40g，為一手用量）。

治療手癬時，把食用醋400毫升倒入裝有上述藥物的塑膠袋內，攪勻，將患手浸泡於藥醋袋內，袋口於手腕處紮緊紮嚴，約浸泡5小時即可，治療足癬時則藥粉為60g，陳醋600毫升，浸泡約6小時即可。也可每次浸泡1～2小時，連續浸泡5～6次也可。

本方適宜於秋季治療；使用此方浸泡手足1週內即可恢復正常；本方浸泡後半個月內不得用鹼水洗手足，治療前穿用的手套、鞋襪需用開水刷洗，曝曬後方可使用；濕疹嚴重潰爛者慎用，皸裂者可用溫水浸泡，塗抹雄黃膏，待皸裂癒合後再用本方。

【療　　效】治癒：水泡、鱗屑、瘙癢、裂口消失，皮膚恢復正常，活動自如。

好轉：水泡、鱗屑、瘙癢消失，裂口變淺，角化減輕，能屈伸活動。

11例患者中，治癒4例，好轉7例。

【典型病例】孫先生，52歲。雙手掌指瘙癢、水皰、脫屑，皸裂，冬季嚴重時疼痛出血，經多方治療無效，真菌直接鏡檢陽性，被確診為手癬。用本方浸泡後症狀消失，掌指紋清晰，追蹤3年未見復發。

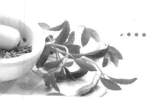

七味湯治療肛門濕瘍

【病症及藥理介紹】

肛門濕瘍是一種常見的非傳染性皮膚病，病變多局限於肛門周圍皮膚，常見紅斑、糜爛、結痂、脫屑、皮膚苔蘚樣變、彈性減弱以及肛門瘙癢難耐等，也稱為肛門濕疹。多由濕熱下注、血虛風燥所致，也有認為「蟲」症也能引發濕瘍。

七味湯方中紫草、黃連清熱解毒燥濕；百部、苦參燥濕殺蟲；地膚子、防風止癢祛風；薄荷辟穢解毒；紫草、黃連油更具抗菌消炎，促進創傷癒合之功。

【方　　劑】紫草10g，苦參20g，黃連10g，百部20g，地膚子20g，防風20g，薄荷30g。

【製用法】方劑中藥量為1劑用量，患者首次加水800～1000毫升。浸泡20分鐘，文火煎沸5分鐘後倒出藥液約250毫升於杯中。待溫熱不燙皮膚時，將藥液慢慢倒在專用的紗布墊上浸透。以不滴藥液為度，用濕透藥液的紗布墊在患部擦拭按摩約1分鐘，擠出紗布墊中的藥液棄之。再用杯中藥液倒在紗布墊上使其再次浸透，再次擦拭按摩患部1分鐘後擠出藥液棄之。如此反覆數次，直至杯中藥液用完為止，清水洗淨紗布墊備用。每日下午1次，晚間入睡前1次。剩餘藥渣下次應用時，以清水加至淹沒諸藥約1指厚，文火煎至沸即可。每劑藥可用2天，6天為1個療程。

【療　　效】治癒：皮膚皸裂消失，病情痊癒。

好轉：病狀有所改善。

經用該方治療27例，治癒21例，6例好轉。

【典型病例】陳先生，51歲。患者肛門濕癢且表現為陣發，食用海鮮類加重，外塗醋酸氟輕鬆軟膏可緩解，停藥即復發。查體：肛周皮膚增厚粗糙，彈性減弱，伴有皸裂，色灰白，局部有糜爛、脫屑。診斷肛門濕瘍。忌食海鮮之品後，用上法治療3天肛門糜爛、脫屑消失，皮膚色澤恢復，癢症明顯減輕。治療6天後皮膚皸裂消失，彈性恢復而癒。再堅持外洗3劑後，病情痊癒，追蹤2年未復發。

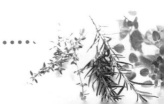

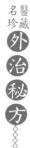

無花果葉熏洗治療痔瘡

【病症及藥理介紹】

俗語說「十人九痔」，目前痔瘡的發病率特別高。用無花果葉熏洗治療痔瘡的方法在臨床上具有較滿意的療效。無花果葉具有驅蟲、殺菌作用，對患有肛門紅腫、膿腫等外痔患者療效最佳，值得臨床推廣應用。

【方　　劑】無藥果葉250g，水1000毫升。

【製用法】用新鮮的無花果葉250g，加水1000毫升，煮沸5分鐘，置於患處下方熏蒸，待液體溫度下降至能耐受時，用以外洗肛門。早晚各1次。

【療　　效】治癒：症狀消失，痊癒。

顯效：症狀好轉，較前有所改善。

27例，治癒14例，13例顯效。

【典型病例】丁先生，45歲，因平時喜歡喝酒、吃辣椒，尤其在南方潮濕的環境中得了內痔，有時肛周膿腫，不敢坐。讓患者加服牛黃解毒片，每日3次，每次2片，同時用無花果葉熏洗治療患處，4天後痊癒。

中西醫配合治療肛門瘙癢症

【病症及藥理介紹】

肛門瘙癢症是肛腸科常見病，此症由多種內外因素所致，現代醫學認為是由肛周皮內神經末梢感受器受到刺激所致。亞甲蘭屬神經毒性藥，與神經組織有較強的親和力。注藥後可使神經末梢纖維麻木或失去感覺，而達到止癢的目的。中國醫學認為其多由風、濕、熱邪滯留肌膚，或血虛生風化燥，肌膚失養所致。

熏洗方中苦參、黃柏有清熱燥濕、瀉火解毒之功效；蛇床子、地膚子、五倍子、百部具有燥濕消腫，殺蟲止癢，抑制滲出的作用；白蘚皮能祛風止癢。上述諸藥合用，具有清熱燥濕、祛風止癢、瀉火解毒、消腫殺蟲之功。故此中西醫配合綜合治療，是治療肛門瘙癢症的良好方法。

【方　　劑】五倍子，百部，蛇床子，地膚子，白蘚皮，苦參，黃柏各20g。

【製用法】1%亞甲蘭注射液20 mg，0.5%布比卡因注射液8毫升，混合備用。

患者取右側臥位，常規消毒，抽取藥液，用5號針頭在病變部位作均勻皮

內封閉注射。緩慢推藥，使局部皮膚輕度充盈腫脹為度，注藥完畢，輕輕按摩注藥部位。注射次日將中藥熏洗方1劑放入盆中，加開水3000毫升，先熏後洗。每次約30分鐘，每日3～4次，此藥加溫後即可重複使用5～6次。

注藥時要做到宜淺不宜深，否則收效不佳。一般注射一次即可收效。再次出現癢感時，可繼續封閉治療。直至痊癒為止。

治療期間，患者忌食辛辣食物，如酒、濃茶、辣椒、鹹魚等。避免搔抓、摩擦。

如患者同時患有肛瘻、肛裂、腸寄生蟲及胃腸疾病者，應採用各種治療措施積極處理。

【療　　效】治癒：症狀消失，痊癒。

顯效：症狀好轉。

無效：症狀無改善。

54例，治癒31例，顯效16例，無效7例。

【典型病例】張先生，40歲。自述肛門瘙癢，多處治療，效果不明顯，用此法治療，痊癒。追蹤半年，無再復發。

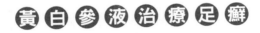

黃白參液治療足癬

【病症及藥理介紹】

足癬是一種常見皮膚病，現代醫學認為主要是由真菌感染所致。中醫稱「腳濕氣」、「臭田螺」，主要病機係濕邪外侵，內濕下注，凝集皮膚而致。

運用中藥製劑黃白參液治療足癬，功效獨到。該方中，白蘚皮、土槿皮、苦參、蛇床子、大楓子有除濕、殺蟲、止癢功效，蒼耳子、黃柏、大黃、劉寄奴能燥濕收斂，化瘀消腫；加枯礬含硫酸鋁鉀，能與蛋白化合成難溶於水的複合物，對滲出糜爛者，起保護創面作用；白及能軟化角質、收斂生肌。此方簡便且效驗，臨床可試用之。

【方　　劑】蛇床子、大楓子、黃柏、大黃、白蘚皮、蒼耳子各20g，苦參、土槿皮各30g，劉寄奴15g，白及10g。

【製用法】將上藥加水適量，文火煎45分鐘，將藥液傾入盆中，待溫度適當後，浸泡患足，洗45分鐘。每劑藥煎液洗2次，早晚各1次，1週為1個療程。

【療　　效】治癒：臨床症狀、體徵完全消失；

好轉：症狀及體徵改善；

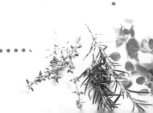

無效：臨床症狀及體徵無變化。

13例，治癒6例，好轉5例，無效2例。

【典型病例】王先生，65歲。患足癬15年，多方治療無效。每到深秋，腳跟皮膚便出現皸裂，疼痛難忍。用上方治療，獲得痊癒，至今1年未發。

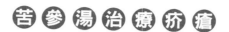

苦參湯治療疥瘡

【病症及藥理介紹】

疥瘡是一種常見皮膚病，傳染性較強，易在家庭、學校及人群密集的地方傳播。現代醫學認為由疥蟲所致。「疥者，小瘡皮薄，常有汁出，並皆有蟲……」，「濕熱生蟲，蟲淫作癢」，可見在古代，醫學家就對疥瘡病因病機有明確認識。

此症治療以殺滅疥蟲為主，苦參湯方應用苦參、硫磺、大楓子、百部殺蟲燥濕，皰屙盡掃；五倍子、蛇床子、地膚子、蒼耳子、白蘚皮解毒殺蟲。除濕止癢；地丁、公英、大黃清熱解毒。上述諸藥配伍，標本兼治，療效顯著。

【方　　劑】五倍子、地膚子、蒼耳子、白蘚皮、地丁、公英、大黃各20g、苦參、硫磺各40g、大楓子、蛇床子、百部各30g。

【製用法】將上述中藥加清水3000毫升煎至1500毫升，除去藥渣，待涼至溫後，用藥液擦洗全身，除頭、面部外，患病的皮膚著重擦洗，每日1劑，分早、晚2次用。

【療　　效】痊癒：皮疹消失或僅留小的結痂，無新疹發生，瘙癢消失；

好轉：皮疹減退，瘙癢減輕；

無效：皮疹不減，新疹繼續發生，瘙癢不減或加劇。

41例全部好轉。

【典型病例】孫小姐，32歲。皮膚瘙癢10多天，夜間加劇。查：指縫、下腹部、臀部、大腿內側皮膚可見散在米粒大小丘疹，間有小水皰、抓痕和血痂，診斷為疥瘡。用苦參湯熏洗治療1週後，基本痊癒。1個月後追蹤未復發。

芷芎液熏洗治療跟痛症

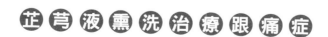

【病症及藥理介紹】

跟痛症是以足跟疼痛為主要臨床症狀的疾病，其外觀無異常，局部有壓痛，久

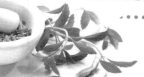

立久行或負重時加重，休息後則疼痛多減輕或消失，晨起常明顯，多發於中老年人，體胖者居多。其病因迄今尚不清楚，可能與骨刺、類風濕性關節炎或工作為久站久行、長期負重等引起足跟部骨膜及軟組織勞傷等因素有關。中醫認為跟痛症屬「痺症」範疇，辨證為「痛痺」。人到中老年時期，腎氣漸衰，如腎氣素虛，加之經年勞累，精血勞傷，或房事過度，耗氣損精，致腎精虧虛。腎藏精，肝藏血，肝腎同源，亦即精血同源，腎精虧而及肝血虛。腎主骨，肝主筋，肝腎不足，骨髓空虛，筋脈失養為病之根本。復因久居濕地，或冒雨涉水，感受寒濕之邪，注於筋脈，閉阻經絡，氣血瘀阻，脈絡不通，「不通則痛」。足跟為全身負重之處，久行久立，必先傷之，又寒濕重濁，先傷其下，發為跟痛之症。寒為陰邪，故不腫不紅，觸之不熱。其性凝滯，故痛有定處，疼痛較劇。症屬本虛標實。治則溫經散寒、祛風除濕。

芷芎液方中諸藥均為辛溫之品，其中川芎行氣開鬱、祛風除濕、活血止痛。《日華子本草》稱能「補五勞、壯筋骨、調筋脈、破癥結宿血、養新血」。白芷祛風除濕、消腫止痛，其性溫氣厚，其香氣烈，亦稱芳草，走氣分，亦走血分。《本草經集注》謂「川芎、白芷為之使」，故此兩藥合用，相得益彰。透骨草能祛風除濕、舒筋活血止痛，《本草綱目》稱其能「治一切風濕疼痛攣縮，寒濕腳氣」。此三藥合用，共奏辛溫散寒、祛風除濕、舒筋通絡、活血止痛之功。外用熏洗，局部治療，使藥性直達病所。洗後按摩促其藥效發揮，助其活血通絡之功。本法簡便易行，臨床每用必效，尤以無骨刺者效果更佳，值得推廣。

【方　　劑】白芷30g，川芎30g，透骨草30g。

【製用法】將藥煎沸10分鐘後倒入盆中，兩腳置於盆上，足跟接近藥液面以熏蒸患處。待藥液溫度降至皮膚能耐受時將腳放入藥液中，先浸泡後揉洗共30分中，熏洗後足跟局部按摩10分鐘，每日用藥1劑，分早晚2次治療，10天為1個療程，病情重或療效差者連續治療3個療程。

【療　　效】經治療後症狀完全消失者為治癒；

功能恢復，但負重或久行後仍有輕微疼痛者為有效；

以治3個療程症狀無改變者為無效。

19例，治癒7例，有效6例，無效6例。

【典型病例】鄭先生，50歲。患右足跟痛1年餘，求治均無效。痛肢無任何骨質改變，跛行，步履艱難，且體腰膝酸，頭暈耳鳴，健忘失眠等症，用此法治療痊癒。

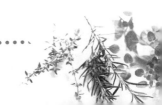

伸筋透骨散治療中風併發肢體疼痛

【病症及藥理介紹】

中醫認為中風後併發肢體疼痛主要是由於中風患者度過急性期進入恢復期後，偏癱肢體因活動受到限制，運動不足，血液循環障礙，引起關節囊、韌帶、肌肉、肌腱的攣縮，以及對麻痹肌的過度牽拉而造成。因為疼痛，很大程度妨礙患病肢體功能鍛鍊，對偏癱肢體的功能恢復很不利，況且對患者心理也產生不良影響，所以，對中風病人併發的肢體疼痛進行有效治療，對中風病的恢復有著非常重要的作用。中風後出現肢體疼痛，主要是由於中風後脈絡痹阻不通，氣血運行失暢，不通則痛所致，所以治療應當以通絡活血止痛為原則。

採用透骨散熏洗治療，在於藉助藥液溫度和作用，對機體產生熱效能，擴張微血管，改善微循環，降低感覺神經的興奮性而達到止痛效果。

伸筋透骨草方中透骨草具有舒筋活血止痛的功效，該藥主要成分水楊酸甲脂，具有消腫、鎮痛、解熱、抗風濕作用；桑枝止痛祛風通絡；赤芍、丹皮、伸筋草、劉寄奴均有活血化瘀通絡作用，其中劉寄奴氣味芳香走竄，作為引經藥，引導和幫助諸藥穿皮膚、入經絡；配以艾葉透達經絡、溫煦氣血。全方合用，藥乘熱力，透達患肢，通絡止痛、活血祛瘀之功。

【方　　劑】伸筋草30g，透骨草30g，桑枝15g，赤芍10g，丹皮10g，劉寄奴15g，艾葉10g。

【製用法】將上述藥物加水2000毫升，煎煮20分鐘。濾取藥液倒入盆中，然後將患肢放在盆上熏蒸，等到溫度低後再洗患肢，每日2次，7天為1個療程。

【療　　效】治癒：患肢疼痛完全消失未復發；

有效：患肢疼痛減輕但未完全消失；

無效：患肢疼痛未見改善或加重。

經用本法治療22例，17例有效，5例無效。

【典型病例】李先生，61歲。因右側肢體偏癱CT診斷為：「左側基底節區腦梗死」。中西醫藥治療後症狀好轉，肢體功能有所恢復。入院20天左右出現右上肢疼痛，功能鍛鍊明顯受限，經用靜脈及口服中西藥均未見疼痛改善，故予以透骨散熏洗治療。每日2次，3天後便覺右上肢疼痛明顯減輕，第6天疼痛消失。追蹤8個月，疼痛未見復發。

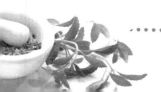

甘草苦參湯治療鵝掌風

【病症及藥理介紹】

鵝掌風因手掌粗糙開裂狀如鵝掌而得名。鵝掌風大多是由於外感濕熱之毒，蘊積皮膚，或由相互接觸，毒邪相染而成。病久濕熱化燥傷血，則氣血不能來潮，皮膚失於營養，以致皮厚燥裂，形如鵝掌。

甘草苦參液方中甘草甘平，清火解毒、緩急甘潤，為治手足皸裂之良藥；苦參苦寒，清熱燥濕、祛風殺蟲；地膚子苦寒，清熱利水、止癢；冰片辛苦微寒，清熱止痛止癢。四味尋常之藥，但甘苦相配，潤燥相濟，清熱解毒燥濕，潤膚殺蟲止癢，緊扣該病病機，所以療效甚好。

【方　　劑】甘草30g、苦參30g、地膚子10g、冰片5g～10g。（粗糙皸裂者，加白及15g；潮紅濕潤腫脹者加山慈菇10g。）

【製用法】除冰片外，將其餘中藥加水適量，入鍋中煎沸30分鐘，停火後加入冰片，癢輕者加入5g，癢甚者冰片加入10g。待溫後，泡洗患處，每次30分鐘，早、晚各1次，5天為1個療程。

【療　　效】痊癒：局部症狀完全消失，痛癢消失，皮膚柔軟；

顯效：癢感明顯減輕，局部水泡、皸裂、紅潤腫脹明顯好轉；

無效：用藥前後症狀無改變。

7例患者全部治癒。

【典型病例】鄭女士，60歲。就診前雙手皮膚肥厚、粗糙四年，在夏季也發生疼痛、皸裂，冬季裂口更深，經常引起化膿而腫痛。曾多處求治，應用各種中西藥物，均顯著無療效，雙手皮膚皸裂、疼痛、紅腫、瘙癢、舌紅、脈數。用甘草苦參湯泡洗劑加白及15g。1個療程後，皮膚已變柔軟，皸裂、疼痛、腫脹明顯減輕。又給予1個療程治療痊癒。

絡石藤治療小兒腹瀉

【病症及藥理介紹】

小兒腹瀉是兒科一種常見病，多發病，尤以二歲以下的嬰幼兒為多見，年齡愈小，發病率愈高。本病雖四季均可發生，但以夏、秋季節較多，在南方冬季亦可發生，且往往引起流行。小兒脾胃薄弱，無論感受外邪、內傷乳食或脾腎虛寒均可導

致脾胃運化功能失調而發生腹瀉。發病後易耗傷氣液，如治療不當可轉成慢性，出現傷陰傷陽或陰陽兩傷等危重病症，甚至氣脫液竭而死亡；遷延不癒者，可引起營養不良，影響生長發育，成為痼症。故小兒腹瀉在臨床上較成人多見，其症狀的表現亦較成人複雜，所以格外引起重視。

使用絡石藤煎液外洗，對小兒皮膚無刺激性。絡石藤又名爬牆虎，亦名扶芳藤，其味苦性平，有祛風通絡、活血止痛之效，因絡石藤乃平性無毒；另外，洗雙膝以下不會出現不配合的不良反應，家長、孩子都易接受，且簡單經濟易行。

【方　　劑】絡石藤鮮品200g，加水2500毫升。

【製用法】煎煮至沸後，用溫火維持15分鐘，去渣留汁，待溫外洗，外洗部位為小兒雙膝以下。輕者1天1次，略重者1天2次，早晚分洗，危重有脫水及酸中毒者。應及時補液，糾正酸鹼失調，配合應用抗生素。

【療　　效】外洗輕者1次即癒，重者2～3次痊癒，較重者每日2次，連續3～4天痊癒。極重者15例，因出現脫水現象，採用補液的方法治療最終也都痊癒。14例患者，全部治癒。

【典型病例】吳小妹，2歲，哭鬧不止，大便稀溏，半日內大便7次之多，T36.5℃，查大便：OB（-）、無痢疾桿菌，未有異常飲食，觀察無脫水現象。診斷：小兒腹瀉。囑用絡石藤鮮品200g，水煎外洗患兒雙膝以下，每日1次，用2次痊癒，囑調飲食、防暑濕，可複洗一兩次，以鞏固療效。後追蹤3個月未再見腹瀉。

苦參防風液治療肛門皮膚癬

【病症及藥理介紹】

肛門皮膚癬主要是由黴菌感染引起的肛門皮膚病，不論男女老幼，均可發病。

該病的發病機制與肛周局部潮濕、多汗、溫暖有關。本病主要是由黴菌侵入肛周皮膚，首先損害毛囊及汗腺組織而引起肛門部瘙癢，皮膚變灰白色，彈性降低，皮膚粗糙、乾裂，可見脫屑、脫毛等臨床表現。本病可能出現多個併發症，如由於局部瘙癢影響患者休息和睡眠，導致神經衰弱；由於肛門皮膚彈性低，乾燥易併發皸裂；由於瘙癢和裂傷，併發感染和化膿，甚至形成潰瘍或肛裂。臨床多採用口服及外用抗真菌藥物，但復發率高。

由於歷史條件限制，中國古代文獻將本病的致病因素歸於「蟲」，「蟲」的滋生與周圍環境密切相關，因肛周常為濕邪所著，濕邪久鬱化熱，而濕熱鬱久而成

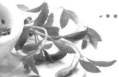

瘀，故治療以殺蟲止癢、清熱燥濕為主。

苦參防風液方中苦參、百部、地膚子、蛇床子殺蟲止癢；防風、白蘚皮、川椒清熱燥濕；丹參、紅花活血化瘀。如兼滲出多者加蒼朮以祛濕；如苔蘚樣變且癢劇者為血虛，加當歸以補血活血止癢。現代醫學證實：百部、地膚子、蛇床子、白蘚皮、防風、川椒對多種真菌有較強的抑制和殺滅作用。

【方　劑】 百部30g，蛇床子30g，地膚子30g，苦參20g，白蘚皮30g，防風15g，川椒15g，丹參20g，紅花15g。兼有皮膚皸裂，有滲出者加蒼朮15g；兼有皮膚苔蘚樣變者加當歸30g。

【製用法】 以上諸藥先加水1000毫升置火上煎，水沸後文火煎15分鐘，趁熱熏洗患處，同時用紗布蘸藥液洗患處，待藥液溫度適中時，將皮損處浸入藥液中浸泡。次煎同先煎，先熏後洗，每日熏洗2次，10天為1個療程，一般熏洗3個療程。

囑患者需保持肛周清潔；內褲要定期消毒，及時更換；禁食辛辣之品；注意堅持用藥，每次熏洗時間應在30分鐘左右。

【療　效】 治癒：症狀和體徵消失，肛門拔毛真菌鏡檢呈陰性；

有效：症狀和體徵消失，肛門拔毛真菌鏡檢呈陰性；

無效：症狀和體徵無改善，肛門拔毛真菌鏡檢呈陽性。

61例，治癒27例，好轉31例，3例無效。

【典型病例】 李先生，38歲。肛門皮膚粗糙，乾裂瘙癢失眠，多方治療無效，用本法治療，痊癒。追蹤無復發。

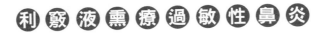

利竅液熏療過敏性鼻炎

【病症及藥理介紹】

過敏性鼻炎，在傳統醫學屬「鼻鼽」範疇。主要病因病機為肺氣虛，衛表不固，腠理疏鬆，風寒乘虛而入，犯及鼻竅，邪正相搏，肺氣不得通調，水液停聚，鼻竅壅塞，遂致噴嚏流清涕。《整治要訣》說：「清涕者，腦冷肺寒所致」。肺氣充實，有賴於脾氣的輸佈，而氣之根在腎。《素問・宣明五氣論》說：「五氣所病⋯⋯腎為欠，為嚏」。故本病表現在肺，其病理變化與脾腎有一定的關係。

利竅液方中無花果有健胃清腸，消腫解毒之效，藥理研究又有抗腫瘤作用；無花果葉為治咽喉腫痛之良藥；鵝不食草辛散溫通，通鼻利竅；蜂房解毒，消腫止痛，祛風除痹。全方能夠宣肺通鼻，清熱解毒，外用熏法直達病所，驅邪通竅，收

到事半功倍之效。

【方　　劑】無花果30g，無花果葉10g，鵝不食草15g，蜂房15g。

【製用法】煮沸10分鐘後熏鼻，每次30分鐘，7次為1療程。

【療　　效】顯效用藥後症狀消失，追蹤一年未復發；

有效，臨床症狀好轉，症狀穩定。

13例全部有效。

【典型病例】楊女士，50歲，經常鼻腔發癢，酸脹不適，繼則噴嚏頻作，鼻塞不通，流涕清稀量多，嗅覺暫時減退，並有耳鳴、頭痛。症狀來去迅速。消失後則如常態，多方治療未見效。查舌質淡。脈沉細，苔白潤。耳鼻喉科檢查：鼻內肌膜腫脹濕潤，其色淡白，鼻流清涕。本方熏鼻2個療程，症狀完全消失，追蹤1年未見復發。

腳氣液治療腳氣

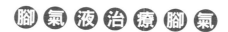

【病症及藥理介紹】

腳氣病臨床常見，發病率高，痛苦大，現代醫學稱為足癬，多伴甲癬，為黴菌感染所致。用香港腳氣水、腳癬一次淨、腳癬一次靈等藥治療，療效多不滿意，且腐蝕性強，皮膚損害大，易復發。腳氣病中醫稱為腳濕氣，是感染濕熱邪氣，或邪自內發，下注於雙足，經脈不暢，氣血不和，邪氣久戀，凝結不散而致。

腳氣液方中黃柏、苦參、土茯苓消腫止癢，苦寒燥濕；地膚子、蛇床子、白蘚皮、百部、威靈仙殺蟲止癢，滲濕消腫；木槿皮燥濕祛邪是治療疥癬之要藥。諸藥同用以殺蟲止癢見功。

【方　　劑】黃柏30g，苦參30g，土茯苓30g，地膚子30g，蛇床子30g，白蘚皮30g，百部20g，威靈仙15g，木槿皮20g。

【製用法】以上藥物水浸2小時，以文火煎之，取汁500毫升。待溫後外洗患足，早晚各1次，每次半小時，藥液重複使用，每日1劑，10天為1療程。治療期間。宜著純棉布鞋，保持乾燥清潔。

【療　　效】療程結束後觀察效果。

痊癒：奇癢消失，脫屑、皮膚潰爛修復，流水不作；

顯效：奇癢消失，脫屑、皮膚潰爛部分修復，不流水；

有效：奇癢減輕，脫屑、皮膚潰爛開始修復，尚流水。有效率達100%，且追蹤半年內無復發。

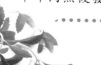

23例全部有效。

【典型病例】吳先生，52歲，雙足趾奇癢、起小皰、潰爛、流水、脫屑8年，曾先後使用香港腳氣水、腳癬一次淨、腳癬一次靈外洗，效果不持久，刻診見：雙足趾、趾蹼流水，潰爛，奇癢難忍，常抓破皮膚出血後而癢不止，脫屑，舌質紅，苔黃膩，脈濡數，症屬濕熱下注，遂用腳氣液之方外洗10天，癢止，不流水，皮膚逐漸修復，囑其穿純棉布鞋，保持乾燥，禁用公共拖鞋、浴盆，追蹤半年內未復發。

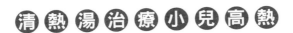

清熱湯治療小兒高熱

【病症及療法介紹】

發熱是兒科急症中常見症狀之一，引起高熱的原因很多，若不及時確診處理，往往可危及小兒的生命。以往處理小兒高熱症，常常採用西藥退熱針（片）劑，而對高熱持續不退的患兒治療上比較棘手。中藥外洗治療小兒外感高熱有優勢，且其退熱快，體質恢復快。

中藥外洗治療兒科疾病，在歷代文獻中早有記載。吳師機《理瀹駢文》中有用中藥外洗治療小兒發熱之記載。繼《千金要方》、《五十二病方》、《幼科發揮》均有類似的論述，隨著醫學科學的發展，中藥外洗已廣泛用於臨床。

用中醫外洗治療流感、小兒感冒、痢疾、腮腺炎所致的高熱，經由體表循環傳導，透達內裏而發揮作用。發揮了體表、皮膚、穴位治療的效果。具有簡、便、廉、藥源廣、療效快、無不良反應、無痛苦的優點，解決了小兒不能接受內服藥的困難，彌補了湯劑之不足，臨床上易被患兒家長接受。

對感冒發熱，單用清熱湯可迅速治癒，體溫下降後很少復升。對風寒、風熱型均有療效。如有合併症，適當配合西藥對症治療，對流行性腮腺炎所致的高熱，用本法療效頗佳，若配合局部用藥可縮短療程，提高療效。

本法所用各藥物均為常用內服清熱解毒藥，改變給藥途徑，能提高療效。用藥液擦洗全身，藥力透過開啟的汗孔透入肌膚腠理，發揮其解表退熱的作用。一般洗後即有微汗，可促使侵入肌表的外邪隨汗而瀉，從而發熱患兒體溫迅速下降，所兼見的其他症狀隨之消失。

採用中藥外洗治療小兒高熱症時間較短。觀察項目尚不夠完善，還有待於今後在開展這項內病外治療法中不斷完善和提高，外治法是兒科急症治療中不可缺少的一環，也是劑型改革的一個主要方面，有待於我們在今後的內病外治工作中不斷挖

掘、整理、提高、改進。

【方　　劑】黃芩、防風、柴胡、蟬衣、蘇葉各20g，金銀花、大青葉、生甘草、荊芥、板藍根、薄荷各30g。

【製用法】將藥加水至浸沒藥面後置旺火煎開。文火煎約半小時，待藥汁耗至30～50毫升，濾出裝瓶；將藥渣繼加水1000毫升煎熬半小時濾出，同先煎好的藥液共同倒入浴盆。與備好的洗澡水混勻。關閉門窗，脫去患兒衣褲，用毛巾蘸浸藥液。首先擦洗太陽、曲池、大椎、頸部、腋下、腹股溝等穴位及大血管走向處，繼而反覆擦洗全身。藥溫以患兒能耐受為度，不可過熱或過冷。每次擦洗15～20分鐘，洗畢擦乾身上藥液，穿上衣服，保溫休息，夏天一般每日可洗2～3次。

注意事項：伴高熱時，應給予適當的抗菌藥或清熱解毒中藥內服；洗浴前首先注意適當的水溫，以身體能適應為宜；如果有膿皰瘡、濕疹及皮膚潰爛者不宜洗浴。

【療　　效】體溫39℃以下者，一般洗2次發熱即退，繼洗1～2次可獲痊癒；體溫在39℃以上者每隔3～5小時洗1次，2～3次後體溫漸降，一般3天後體溫可恢復正常。

18例全部治癒。

【典型病例】郭小妹，5歲，患兒發熱3天，伴頭痛，汗出熱不解，煩渴引飲，不惡寒反惡熱，鼻塞流涕，時有呻吟，溲黃量少，就診前曾在外院肌注青黴素及退熱針，口服VC銀翹片、抗病毒口服液，症情未見明顯好轉。查體：T 40℃，發育、營養中等，呼吸氣粗，面赤唇紅。咽部充血明顯，心率132次／分，苔黃厚，脈浮數、舌質紅。實驗室檢查：白血球$10×10^9$／L，中性細胞68%，淋巴細胞32%。經用清熱湯外洗後，發熱大減，3小時後又洗一次，連續3次。12小時後體溫降至38.4℃。一天以後體溫降至37.5℃。經上藥外洗後體溫未見升高，頭痛、流涕等症狀隨之減輕，故囑患兒回家後繼服抗病毒口服液鞏固治療。

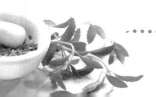

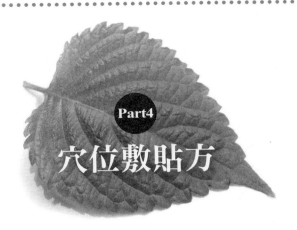

Part4 穴位敷貼方

雙仁散敷貼治療小兒百日咳

【病症及藥理介紹】

穴位敷貼療法是根據清·吳師機《理瀹駢文》「外治之理即內治之理，外治之藥亦即內治之藥，所異者法耳。」中藥製劑敷貼後刺激局部皮膚，促使藥物經穴位由表入裏，循經絡直達臟腑，以調節氣血陰陽，從而達到治療疾病的目的。

小兒百日咳是臨床上常見的一種小兒科症狀。是由於小兒咳嗽未得到及時治療而產生，因其咳嗽時間長而得名。中醫理論認為咳嗽與肺臟關係最密切，肺主呼吸，為五臟之華蓋，上通口鼻，外合皮毛。因此外邪侵入體肺易受邪，小兒肺臟嬌嫩、形氣未充、故咳嗽最易發生。中醫認為，風寒襲肺、風熱犯肺、風燥傷肺、痰熱鬱治、肺火傷肺、肺陰虧耗均可導致咳嗽，故應以清熱解毒，散邪化痰，利竅散寒為治則。

從藥物配伍來看，雙仁散兩方劑中均以桃仁、杏仁為主藥，桃仁既可活血化瘀、促進局部血液循環，還可治咳嗽。《別錄》云：「止咳逆上氣」，杏仁為治咳嗽氣喘之要藥。風寒型方中加麻黃可疏風散寒、止咳平喘；細辛溫肺化痰。風熱型方中加柴胡疏風散熱；黃芩清肺散邪；膽南星清熱化痰。從取穴來看，膻中為氣之會穴。豁痰利竅、調氣降逆；肺俞是肺之背俞穴，肺之募穴，乃治咳嗽之要穴。本療法一方面刺激穴位、疏通經絡、調理氣血、協調陰陽、抗禦病邪；另一方面，由於藥物的發散，經皮膚吸收發揮了藥理作用，使藥物直達病灶，藥力專而療效鞏固。本療法無痛苦、兒童樂於接受、安全穩妥、不良反應小、療效迅速、適應症廣，適宜於推廣使用。

【方　　劑】(1)風寒型：桃仁、杏仁、細辛、麻黃各適量。

(2)風熱型：桃仁、杏仁、柴胡、黃芩、膽南星各適量。

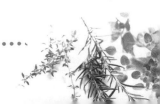

【製用法】將上述諸藥分別烘乾，研末備用，使用時取上藥各等份混合後，用醋調成直徑約1cm大小圓餅狀，敷貼於膻中、雙肺俞穴，外用麝香追風膏固定，每日1次，3次為1個療程。

【療　　效】痊癒：咳嗽消失，無喉間痰鳴聲。雙肺無乾濕囉音；

好轉：咳嗽減輕，喉間少量痰鳴，雙肺呼吸音粗或偶聞痰鳴音；

無效：咳嗽不減，喉間痰鳴漉漉，雙肺聞及乾濕囉音。

51例全部治癒或好轉，總有效率100%。

【典型病例】史小妹，7個月。患兒咳嗽20餘天，呈陣發性劇咳，喉有痰鳴，鼻塞，流濁涕，稍發熱，舌質紅，苔薄黃，示指絡脈淡紫，曾經多種方法治療（推拿，口服阿司米星、小兒止咳糖漿等），未見明顯好轉，採用敷貼療法，予風熱型方外治3天而獲癒。

六神丸貼壓耳穴治療痤瘡

【病症及療法介紹】

痤瘡是青少年中的常見病、多發病，影響美觀，中醫認為青年痤瘡主要與肺火過盛有關，現代醫學認為其與雄性激素分泌過多有關。用六神丸貼壓耳穴治療痤瘡療效突出。六神丸有清熱解毒、消癰癤的功效；耳穴用肺，因肺主皮毛，與內分泌、神門穴合用，可控制雄性激素的過量分泌；加配交感、額、顳可使各臟腑功能陰陽恢復平衡，顏面皮膚的功能恢復正常；配耳尖、腎上腺可清肺火、消炎消腫、活血化瘀，以消除面部的炎性丘疹。

【方　　劑】六神丸（市售）

【製用法】取穴：雙肺、內分泌、交感、神門、顳、額。配穴：紅腫甚者加耳尖、腎上腺；油脂多者加膽、交感、脾。

治療時，先用圓珠筆在所選穴區探尋壓痛反應點，找到後畫點為號，然後把藥粒黏貼在0.4cm見方的膠布上，藥對點用膠布準確地把藥粒固定在耳穴上，每穴每次按壓5分鐘，每天按壓5次，7次為1個療程，1個療程未癒，間隔1週再進行第2個療程。

【療　　效】面部丘疹完全消失為痊癒；

面部丘疹大部分變小、消失為顯效；

面部丘疹部分變小、消失為有效；

面部丘疹與治療前無變化為無效。

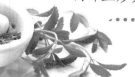

有效率達80%。

【典型病例】鄧先生，19歲。主訴患痤瘡2年，加劇2個月。面部滿布淡紅色和深紅色豆大丘疹，中心可擠出白色脂肪栓，有癢感，面部油脂多，尤以額、顳、上下唇周最甚，久治無效。用六神丸貼壓雙肺、內分泌、交感、神門、額、顳、耳尖進行治療，1個療程後丘疹變小，堅持治療3個療程，面部、前胸、上背丘疹完全消失；第4個療程只做為鞏固治療1次，後追蹤1年未再復發。

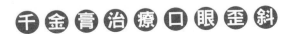

千金膏治療口眼歪斜

【病症及療法介紹】

口眼歪斜症任何年齡均可發生。主要表現為口眼歪斜，乳突處常有壓痛，主要病因多數為氣虛，機體虛弱，衛陽不固，風寒之邪侵入經絡，氣機瘀滯，經絡受阻所致。中醫辨證分為風襲面絡型和氣虛夾瘀型。臨床上以風襲面絡型病例居多，患者突然口眼歪斜，患側面部表情消失，眼裂擴大、露白，鼻翼不能翕動，鼻唇溝變淺，面肌牽向一側，口角下垂而流涎，苔薄白，脈細弦。氣虛夾瘀型患者除上述症狀外，口眼歪斜日久不癒，面部抽搐，舌質黯，苔白或薄黃，脈弦數。採用千金膏外敷治療經濟，方便，療效高，值得推廣應用。

1.外敷法方劑：

千金子50g，冰片10g。

2.內服法方劑：

(1)風襲面絡型：治以疏風散寒，活血通絡。方用牽正散加味：僵蠶12g，白附子10g，全蠍6g，防風5g，黃芪15g，川芎6g，鉤藤10g，地龍10g，當歸6g，海風藤10g，蜈蚣3條。

(2)氣虛夾瘀型：治以益氣活血，祛風通絡。方用補陽還五湯加減方：生黃芪30g，當歸10g，川芎10g，生地12g，鉤藤12g，羌活10g，白附子15g，僵蠶10g，地龍10g，紅花10g，全蠍6g。

(3)肝火旺盛型：牽正散加杭菊15g，生杭芍15g，天麻10g，鉤藤10g，石決明10g（打碎）（另包後下）等。

【製用法】將千金子搗成泥狀，按5：1加入冰片，和勻，均勻攤於小圓布

上，左歪敷右，右歪敷左，貼敷健側太陽穴、下關穴及頰車、地倉等穴，若見矯正即速取下藥物，勿讓矯正太過。早期治療一般1～3次即可矯正，隔日換藥1次。同時還應囑患者隨時觀察病情轉歸進程，結合辨證採用中藥內服適應整方劑，一般7～14天即可痊癒。

【療　　效】以面部活動功能恢復如常，不留後遺症為痊癒。

連續貼敷14天未見好轉為無效（無效者為合併其他病症）。

9例，4例痊癒，5例無效。

【典型病例】吳女士，49歲。數日前因瑣事與家人生氣，含怒而睡，未以蓋被。待起後發現口眼歪斜，眼裂擴大，露白，鼻唇溝變淺，面肌牽向右側。診為氣虛夾瘀型。予以千金雙膏方敷於左側，並配合內服補陽還五湯治療8天即痊癒。

降壓粉外敷湧泉穴治療腎性高血壓

【病症及藥理介紹】

腎臟病患者大多伴見高血壓。在臨床上，許多腎性高血壓患者，不同程度地存在頭昏、頭痛、目眩、失眠、急躁易怒、下肢不溫、下肢乏力等症狀，中醫將其病機歸結為上熱下寒、上盛下虛等。現代醫學認為，腎性高血壓的原因，一是水鈉瀦留，血容量增多；二是腎素—血管緊張素—醛固酮系統活性增高引起血管收縮。隨著降壓藥的開發研究，腎性高血壓的治療已經取得了長足的進步。但是仍有部分患者或因病情複雜選擇降壓藥有困難，或接受了各種治療而效果不理想，建議這部分患者採用茱萸粉外敷治療。

吳茱萸性味辛溫、有小毒，入足太陰經血分。能溫中下氣，止痛，逐風邪、開腠理。《日華諸家本草》記載：治腎氣、通關節，起陽健脾。現代藥理研究證明，吳茱萸具有鎮痛和降血壓等作用，可用治高血壓病。對於這部分患者，我們應用降壓粉外敷湧泉穴，降壓效果十分明顯，並且未發現任何毒副作用，值得推廣。

【方　　劑】吳茱萸粉5g，食醋適量。

【製用法】將吳茱萸碾細末，過120目篩，備用。取吳茱萸粉5g，用食醋調敷湧泉穴，男左女右，以紗布固定，每日1次，5次為1個療程。原來使用的降壓藥不予加減。

【療　　效】顯效：舒張壓下降1.32 kPa，並達到正常範圍，舒張壓下降2.63 kPa，但未達到正常範圍；

有效：舒張壓下降不足1.32 kPa，但已達到正常範圍或舒張壓下降1.32 kPa，但未達到正常範圍，收縮壓較前下降3.95 kPa；

無效：未達到上述標準。

71例全部有效。

【典型病例】張女士，54歲。患高血壓3年，長期服降壓藥效果均不佳，自感頭昏腦脹，手足心熱，查：血壓22.7/14.7 kPa、舌紅，苔薄白，脈弦細。予以本法治療5次後，血壓21.4/12.1 kPa。繼用1週後，血壓轉為正常。

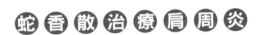

蛇香散治療肩周炎

【病症及療法介紹】

肩周炎，俗稱「漏肩風」、「凝結肩」，在傳統醫學中屬「痹症」範疇。該病的致病機制是由於腠理空虛，風寒濕之邪侵襲，邪氣留滯於經絡腠理之間，邪氣鬱閉，經氣不通，不通則痛。所以治療多以祛風、散寒、除濕、溫經通絡、活血化瘀為主則。臨床應用蛇香散治療肩周炎具有簡單、方便、實用、有效，無不良反應，易於被患者接受等特點，值得臨床推廣。

【方　　劑】麝香1.5g，乳香6g，白花蛇1條，沒藥6g，肉桂30g，冰片6g。

【製用法】配製時先將白花蛇、乳香、沒藥、肉桂焙黃，研細為粉，再加入冰片、麝香，混勻後裝入乾淨瓶內密封以備用。

將患者肩部擦洗乾淨，取蛇香散適量撒在肩井、肩髃、中府或阿是穴位上（直徑約1.5cm～2cm，厚度約3 mm～4 mm），用傷濕止痛膏固定，每2～3天換藥1次，5次為1個療程。

【療　　效】顯效：用藥後，患部疼痛消失。肩關節活動恢復正常；

有效：正規用藥後，患部疼痛減輕，肩關節活動度較治療前明顯增大，或用藥後效果明顯，但停藥後1個月內復發者；

無效：經多個療程正規用藥後疼痛無緩解或加重，肩關節活動度無明顯改善者。

27例，有效13例，14例無效。

【典型病例】李女士，52歲。患者自述右側肩部酸、重、疼，每遇濕冷天氣病情加重、時有劇疼2年，經多方治療未癒。現右肩關節活動受限，舉臂、穿衣、梳頭等均感困難，右上臂向左前旋轉疼痛加重，只能以左手進食。檢查：右側前臂不能平抬，肩部肌肉稍有萎縮，肩峰下及其後、肩胛骨內上角及內側

緣壓痛明顯。疼痛向上臂放射。舌淡，苔白、中心稍膩，脈沉緊。給予上方貼敷，半月顯效，3個療程痊癒。

白芥子外治小兒慢性支氣管感染

【病症及療法介紹】

小兒慢性支氣管感染為兒科常見病，多見於體弱病兒，外感後遷延不癒，易反覆外感，時有低熱、乾咳無痰或少痰。小兒慢性支氣管感染多由脾肺素虛，無力抗邪，衛陽不固，致外感後邪氣留戀所致。西藥用抗菌素治療往往收效不大。白芥子辛溫通絡、善逐外邪；足三里健脾益氣；膻中、肺俞益肺固表。因此，此法有益氣固表、理肺祛邪之效，且本法應用簡單、無痛苦，僅發泡處有輕微燒灼感，一般1天後即消失，因此，比較適用於小兒。

【方　　劑】 白芥子適量，研細末，裝瓶備用。

【製用法】 取穴：足三里（雙）、膻中、肺俞（雙）。

取白芥子末如綠豆大，食醋少許調成膏，放置穴位處，外以膠布固定，12小時後取下。取下後可見皮膚潮紅，甚至起泡，泡不必穿破，任其自然吸收，10天後可再用一次。

【療　　效】 顯效：無咳嗽，體溫正常連續3個月以上；

有效：有少量咳嗽，體溫正常，感冒次數減少一倍；

無效：治療前後病情無明顯改變。

28例，18例有效，10例無效。

【典型病例】 周小弟，2歲。患兒患支氣管炎半年多，近幾天因感受風寒誘發咳嗽。診見咳嗽，哮鳴，喉間痰壅，汗多，納差，神疲，腹脹，舌淡，苔薄白，脈沉緩。診為哮喘性支氣管炎。予以本法治療1次，諸症大部減輕，繼用1次獲癒。

王不留行貼壓耳穴治療功能性便秘

【病症及療法介紹】

便秘是指大便秘結不通、排便時間延長或欲排便而艱澀不暢，糞便乾燥難解造成的排便次數減少，一般3天以上無排便。便秘通常分為功能性和器質性兩類。

傳統醫學認為，便秘的病因病機為飲食不當形成燥熱，情志不暢引起氣鬱，或外邪暑濕燥火侵襲，致使肺、肝、胃、腎功能失調，氣血陰陽諸虛。現代醫學認為，經絡是貫通上下內外、運行氣血、調節人體的通道。肺與大腸，脾與胃相表裏，耳為宗脈之所聚，體內外病變均可在耳廓出現反應點。現代實驗研究也證實，耳與人體各部位存在著一種生理的內在聯繫，當機體有病時，耳廓皮膚有低電阻點出現。取耳穴治療胃、小腸、大腸等處疾患，就是刺激其反應點，通過經絡傳導，達到瀉胃腸實熱，促進氣機運行，因而療效顯著。結果表明，病程短的青年人療效最好。採用王不留行籽貼壓耳穴治療簡單、方便，且療效好、無任何不良反應，是治療便秘的有效方法之一，如再輔以中西藥物，並注意飲食結構，療效更好。

【方　　劑】王不留行籽適量。

【製用法】取耳穴：胃、大腸、小腸、交感。

　　將膠布製成0.5cm×0.5cm的小方塊，以75%的酒精棉球消毒耳廓，取王不留行籽1粒，黏於膠布正中，準確地貼壓在所選的一側耳穴上，雙耳交替，每週貼2次，10次為1個療程。囑患者每次按壓5分鐘。

【療　　效】糞便基本成形，排便困難，每日或隔日1次，無不適症狀為痊癒；

糞便偏乾，排便困難緩解，2～3天排便1次為好轉；

糞便乾燥難解，便秘無改善為無效。

9例，6例好轉，3例無效。

【典型病例】肖小姐，25歲，便秘半年。患者自訴：排便困難，糞便乾燥如羊糞，伴有腹脹、食欲欠佳、口乾渴等症狀，經耳壓治療10次後，每日排便1次，大便成形通暢。繼續治療3個療程痊癒。

定痛丸外敷治療痛症

【病症及療法介紹】

痛症，傳統中醫認為是氣血瘀阻所致，在病機上表現為一個「瘀」字。定痛丸由細辛、元胡、冰片、白芥子、甘遂等10餘味藥組成。其中白芥子溫肺祛痰、通絡止痛；甘遂瀉水逐飲、消腫散結；元胡行氣活血、逐瘀止痛；細辛溫肺化飲、散寒止痛；冰片味辛，開竅醒神以增加皮膚的通透性。全體現了行氣通絡散瘀以止痛的法則。故用定痛丸外敷可行氣活血以消除氣血不通之「瘀」。

定痛丸原本是主要用於治療慢性氣管炎和支氣管哮喘的外敷藥物。經10餘年防

治慢性氣管炎的臨床驗證，使用該藥治療腰痛、坐骨神經痛、肩周炎痛和膝關節痛等痛症，也每每奏效。

【方　　劑】細辛6g，甘遂6g，白芥子10g，元胡6g，安息香2g，冰片1g。

【製用法】諸藥研細過篩。臨用時以生薑汁調和做成1cm×1cm×1cm大小藥餅外敷。

治療前應首先對症選穴。急慢性腰痛選雙側腎俞、大腸俞、委中、腰痛穴；坐骨神經痛選腰部華佗夾脊、環跳、承扶、委中；肩周炎痛選天宗、肩三針、曲池、外關；膝關節痛選膝眼、足三里、陽陵泉、太沖等。

操作時根據不同病症及所選穴進行針刺，平補平瀉，留針20分鐘。出針後將藥糊擠1cm³在相關穴位上，以膠布固定，4～6小時後自行拔下。一般局部皮膚出現紅暈，交替出現小水泡，自擦少許紫藥水即可，每週貼藥1次，6次為1個療程。

【療　　效】患部疼痛消失，1年內無復發者為痊癒；

疼痛減輕，症狀改善者為有效；

疼痛無減輕，症狀無改善者為無效。

31例，7例痊癒，19例有效，5例無效。

【典型病例】崔先生，42歲。自述感冒後出現腰痛，夜晚較甚，活動後減輕，咳嗽、大便時痛甚。腰部活動受限並影響到右下肢，臀部和大腿後部有放射樣疼痛，自服解熱止痛藥無效，以致於每天早上4點被迫起來活動，否則就疼痛得無法動彈。檢查：直腿抬高試驗和加強試驗均為陽性，診斷為繼發性坐骨神經痛。針灸取穴：L3～L5、夾脊、環跳右、承扶右、委中右、承山右、崑崙右。平補平瀉，留針20分鐘，出針後將藥糊擠在夾脊穴和右側的環跳、承扶穴上，膠布固定，囑病人在6小時後將藥自行取下。治療一次後，病人自述疼痛明顯好轉，每天早上可睡到6點以後起床。治療1個療程而癒。

胡黃連散外敷湧泉穴治療腮腺炎

【病症及藥理介紹】

關於本病的發病機制，清代吳鞠通云：「溫毒咽喉腫，耳前耳後腫……」，「春夏地氣發洩故多是症；秋冬地氣間有不藏之氣時亦或有是症；人身之少陰素虛，不能上濟少陽，少陽升騰莫測亦多是症；小兒純陽之火，陰未充長亦多是症……」。據此用胡黃連散外敷湧泉穴以啟腎肅肺，循經清熱，實有存陰熱退之

效。方用胡黃連苦寒，入肝膽肺胃兼入心脾經，能清熱燥濕消疳，清導下焦濕熱較黃連之力強，獨入血分而清熱。吳茱萸辛溫，入肝脾腎經，降逆定痛，善解肝經之鬱滯，引熱下行。醋，古稱苦酒，入肝胃經，可引藥入肝（血），散鬱解毒，消壅腫，斂喉瘡。

應用本法價廉，方法簡便，可免除患兒服藥打針之苦，減少家長陪護，未見不良反應，治癒率高，見效快。說明流行性腮腺炎這種急症，用中藥外用治療是可以速癒的，值得推廣。

【方　　劑】 胡黃連、吳茱萸各等分，食醋適量。

【製用法】 將上藥共研細末，7.5g為1劑。用醋調成糊狀敷於雙足心（湧泉穴）傷濕止痛膏固定，每劑用量可連敷3宿，3劑為1個療程。

使用時單用此法療效不佳者，可配合普濟消毒飲口服；如遇急性化膿性腮腺炎，需結合外科處置，有助於早期恢復。

【療　　效】 以痛止、腫消、熱退，喉舌無異常為臨床治癒。

【典型病例】 劉小弟，3歲，初診日期：1992年3月，患兒因發熱，雙側耳下腮部腫脹疼痛來就診，經兒科診斷為急性腮腺炎，準備靜點抗生素治療，但幼兒拒絕因求外治之法，診見病兒急性病症，煩躁哭鬧不止，高熱，體溫達39.2℃，兩腮耳下部紅腫，觸之較硬、疼痛。舌質紅、苔薄黃、脈弦數。予以胡黃連散1劑，醋調成糊狀，敷雙足心湧泉穴。療程後復診，熱退、腮部明顯消腫。又予1劑外敷，再診已痊癒。

活血化瘀散外治冠心病

【病症及藥理介紹】

冠心病中醫歸屬「胸痺」，其病因是冠狀動脈疾病引起心肌缺血、缺氧而致心悸，心痛。

根據人體經絡能溝通內外，聯絡臟腑。體表穴位壓痛點便是內臟組織病變的反應點。臨床採用自製「活血化瘀散」外敷左膻中穴、左心俞穴和虛里穴治療冠心病，取得滿意療效。可用自配「活血化瘀散」外敷左膻中穴、左心俞穴、虛里穴和內關穴治療。方中川芎、丹參、三七、水蛭通絡止痛，活血化瘀；葛根化瘀通脈；麝香芳香開竅，引藥直達病位。藥物貼敷在有冠心病的體表反應點上，藥物通過皮膚的毛竅滲達血液淋巴。加之經絡的傳導，使藥物直達病處，迅速起到治療作用。

冠心病是中老年人最常見疾病，它嚴重地危害著人們的生命，應高度重視，予

以早期防治。中老年人自感有心悸、胸悶、心絞痛、胸痛，可採用點按左膻中、左心俞穴是否有明顯壓痛感，便可作出早期診斷及早期治療的依據。冠心病外治療法是目前給藥的較好途徑，它用藥準確可靠，藥物作用時間長久，用藥量少，既經濟又方便，更未見明顯毒副作用，易被接受，適合廣大患者應用。

臨床經驗：冠心病體表壓痛點在膻中穴和左側心俞穴偏左1.5cm處最為明顯，自稱左膻中和左心俞穴。體表反映壓痛點敷藥療效最佳。

【方　　劑】川芎1g、丹參1g、三七1g、水蛭0.8g、葛根1g、麝香0.2g。

【製用法】上藥研細為粉過篩裝瓶備用，治療時以取5g藥粉於穴位。紗布包貼敷左膻中、左心俞、虛里、內關等穴，外用關節止痛膏固定。5天換藥1次，5次為1個療程。

【療　　效】19例患者治療時顯效最快5分鐘，最慢12小時。

透過2～4個療程的治療，冠心病症狀消失，心電圖恢復正常為治癒；症狀減輕，心電圖無異常改變，點按左膻中穴和左心俞穴有明顯壓痛點為顯效。

【典型病例】曾女士，49歲。5年前起在勞累時引起胸痛、胸悶、氣短、心絞痛。曾3次到醫院作心電圖檢查均無異常改變，但點按左膻中、左心俞穴均有明顯壓痛，幾日後突然心絞痛、心悸、全身出冷汗，急送醫院心電圖檢查，心肌前壁梗塞。ST段下移，T波倒置。經醫院搶救治療1個月後出院。出院時仍有氣短、心悸、胸痛，心電圖也未恢復正常，點按左膻中和左心俞穴仍有明顯壓痛。「活血化瘀散」外敷左膻中、左心俞、虛里、內關等穴，治療一次自感症狀減輕，連續治療3個療程後症狀消失，心電圖檢查恢復正常。

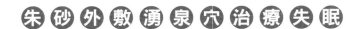

朱砂外敷湧泉穴治療失眠

【病症及藥理介紹】

失眠是一種常見病，以心腎不交型失眠較為多見。心為火臟，心火下溫腎水，使腎水不寒；腎為水臟，腎水上濟心火，使心火不亢。腎水虧於下，心火熾於上則致心腎不交。心陽偏亢，故心煩不寐、心悸；腎精虧虛、髓海失養故頭暈耳鳴；腰為腎府，腰失所養則腰酸。這裏介紹一種用朱砂外敷治療失眠的外治療法。方用朱砂微寒，入則少陰心經，具有安神定志之功；湧泉穴為足少陰腎經的首穴，是經絡氣血運行的起點。藥與穴相配，使心火下溫腎水，腎水上濟心火，心腎相交，水火即濟，其寐自安。

【方　　劑】朱砂3g～5g。

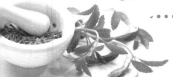

【**製用法**】將朱砂3g～5g，研成細麵。用乾淨白布一塊，塗漿糊少許，將朱砂均勻附於上，然後外敷湧泉穴，膠布固定，用前先用熱水泡腳，睡前貼敷，兩腳均貼。

次日早起去掉，每天1次，7天為1個療程。

【**療　　效**】用該方治療失眠58例，其中痊癒39例，有效15例，無效4例，總有效率為93.1%。

【**典型病例**】佟先生，44歲，設計師。患者自述因工作壓力失眠多年，常每晚只能睡3～4個小時，白天更難入睡。診見：神疲乏力，面色無華，舌淡苔白膩，脈沉緩。予以朱砂外敷湧泉穴貼敷治療1週後，晚間可睡5個小時，繼用1週，睡眠狀況已如常人。

溫經散外敷治療寒凝血瘀型原發性痛經

【病症及藥理介紹】

女性痛經，稱「經行腹痛」，是青春期女性最常見的疾病之一，發病率較高，嚴重影響青春期女性的身體健康、學習效率和生活品質。痛經雖然有寒熱虛實之分，但原發性痛經大多以寒凝血瘀型為主，尤其是重度痛經患者更加明顯。《諸病源候論》中說：「婦女月水來腹痛者，由勞傷氣血，以致體虛，受風冷之氣客於胞絡，損傷沖任之脈」。病變部位在沖任，導致胞宮排經血行不暢而致疼痛，局部病變引起全身反應。根據中醫「不通則痛」的病機及「欲其通之，必須溫之」的治療原則，以立溫沖任，化瘀止痛為原則，研究了外敷通經止痛方治療之法。

以溫經散外敷治療具有效果較好、經濟、簡單易行，護理中易於操作，且無任何不良反應等特點，因此是治療青春期痛經的較好方法。溫經散方中的肉桂溫壯陽氣，寒得溫則散，瘀得溫則化，血得溫則行，故為主藥；延胡索、乳香、沒藥、地鱉蟲散瘀行氣止痛，破血中之瘀；烏藥溫通散寒、行氣止痛；黃酒溫通血脈，以助藥力。全方共奏溫陽散寒、活血化瘀、調經止痛之效。現代醫學研究理論認為，原發性痛經的重要因素是子宮內膜和血內前列腺素（PGF2a）含量增高引起。國內有學者認為，乳香、沒藥、延胡索等藥所以能止痛，是有程度不同的降低前列腺素的作用，溫經活血化瘀藥有明顯抑制PGF2a的活性和解痙作用，能增加血液灌流量，改善微循環。

本方對寒凝血瘀型原發性痛經療效滿意，尤對重、中度痛經療效甚佳。作用機

制是有效地降低子宮內膜和血中的PGF2a含量或抑制其活性,增加了盆腔的血液灌流量。取本方等份20g,用黃酒調成糊狀,外敷關元穴,關元穴屬於任脈,是腎經與任脈交會之處。腎主胞宮,任脈主月經,腎氣盛,任脈通,月事暢通。用電磁波治療器(TDP)照射,可使局部血液循環加快,促使藥物吸收,增加藥物療效。

【方　　劑】肉桂、延胡索、乳香、沒藥、地鱉蟲、烏藥各30g。

【製用法】將上述諸藥焙乾後研細末備用。使用時每次取20g,用黃酒調成糊狀外敷關元穴,上覆1層油紙或塑膠薄膜,再用膠布固定,每天用特定電磁波治療器(TDP)照射10分鐘～20分鐘。每天換藥1次,每個月經週期自經前3天開始,連用5天至經潮第2天,連續治療3個月經週期為1個療程。

【療　　效】痊癒:用藥後經期腹痛及其他症狀消失,連續3個月經週期以上未見復發;

顯效:腹痛及其他症狀明顯減輕,;

有效:腹痛減輕,其他症狀好轉,;

無效:腹痛及其他症狀未見改善。

51例,有效39例,無效12例。

【典型病例】錢小姐,28歲。患者自述在月經初潮後因冒雨涉水而患上痛經,曾在社區醫院治療,效果不佳。後每次來月經疼痛難忍,靠吃止痛藥來控制。由於痛經的困擾,加之長期服用止痛藥導致胃腸功能紊亂,而致體形消瘦,精神不佳。診斷為重度痛經。予以溫經散方外敷關元穴,連續治療3個月經週期後痊癒。追蹤半年未發生痛經。

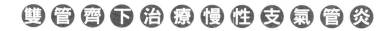

雙管齊下治療慢性支氣管炎

【病症及藥理介紹】

慢性支氣管炎在中國呼吸系統疾病中的發病率很高,其病程長,遷延難癒。導致通氣功能障礙而併發阻死性肺氣腫、肺心病等,是一種極為不易治之症。有專家用咳喘湯配合膏藥外敷治療慢性支氣管炎(以下簡稱慢支),取得滿意療效。慢性支氣管炎是一種遷延性疾病,咳、喘、痰為三大症狀,發病主要與肺、脾、腎三臟功能失調有關。因為肺為嬌臟,故外邪侵犯常先犯肺,肺氣失宣,肅降失職,出現咳、喘、痰等肺系症狀。若失治或反覆不癒則可導致肺氣虛損,衛外不固,促使機體抵抗力下降,導致病情纏綿不癒。

中醫認為「肺不傷不咳,脾不傷不久咳」。咳喘湯中黨參、黃芪補脾益氣;桂

枝辛溫發汗，散寒平喘；杏仁、蘇子、橘紅、厚朴、桑白皮、甘草順氣化痰平喘。咳喘膏以辛溫散寒，宣肺止咳，化痰平喘之麻黃、細辛、白芥子、杏仁等組成，貼敷在肺俞、脾俞上透皮吸收，使肺氣宣發通降，脾運健旺，生痰無源而達止咳化痰平喘之效。膻中為氣海之穴，有通運順氣的功能，藥物透皮而入，使氣順則咳喘平。有研究結果證實，穴位敷貼咳喘膏治療慢性支氣管炎（寒痰咳喘症）是行之有效的治療方法。其作用機制是藥物透皮吸收後，解除了支氣管痙攣，增加了肺支氣管的通氣量，抑制了咳嗽中樞，達到止咳祛痰平喘之功。因此，咳喘湯內服配合膏藥穴位貼敷治療慢性支氣管炎之法，療效顯著，值得推廣。

【方劑 (1)】中藥內服之咳喘湯：黃芪15g，黨參10g，橘紅12g，厚朴10g，桂枝9g，杏仁9g，蘇子9g，桑白皮1g，甘草6g。

【製用法】水煎服，每日1劑。

【方劑 (2)】穴位外敷之咳喘膏：細辛3g，白芥子5g，杏仁10g，麻黃9g，乾薑9g，川貝、白前各10g，沉香5g，膽南星6g，白果9g，雙花12g，仙鶴草12g，連翹10g，紫菀、蘇子、五味子各10g。

【製用法】將咳喘膏中諸味藥物共研細末，過120目篩，加入適量皮膚促透劑，按等量比例，用凡士林調配而成，並將膏做成2cm×2cm大小圓餅，用黏貼巾固定在膻中、肺俞（兩側）、脾俞（兩側）等穴位上，24小時後揭下，隔日1換，7天為1個療程，2～3個療程後結束治療。

【療　效】顯效：咳喘痰症狀明顯好轉，肺部哮鳴音、囉音減輕或消失；

有效：咳喘痰症狀減輕；

無效：咳喘痰症狀無改變，胸部及肺功能無改善。

經2個療程治療後，治療53例，臨床控制15例，顯效23例，有效12例，無效3例。

【典型病例】常女士，49歲。患者素有哮喘症，多年來經常發作。近日因不慎受涼，胸悶、咳喘不已，痰多色白，脈細緩，舌淡紅苔白。症屬肺氣不宣之咳喘，予以咳喘湯配合膏藥外敷治療2個療程，諸症盡消，臨床獲癒。

五虎茵黃參膏劑外敷治療慢性B肝

【病症及藥理介紹】

慢性B型肝炎在中醫學中屬「黃疸、脅痛、肝鬱」範疇，多因感受濕熱疫毒之邪所致。濕性黏滯，濕熱毒三邪兼夾，易導「滯」化「瘀」，傷及臟腑氣血功能，

而致虛實夾雜。在B肝活動期間治則多以清熱解毒、化瘀降酶為主。

五虎茵黃參膏劑以黃芩、大黃、虎杖清熱解毒；茵陳、黃芩祛濕；丹參活血祛瘀；五味子降酶，現代藥理研究證明本處方中藥有護肝、解毒、化瘀、退黃、降酶等作用；黃芩苷肌注或靜滴治療多型病毒性肝炎，以降酶效果為佳，並使細胞免疫增強、體液免疫亢進抑制、C_3上升；大黃成份為蒽醌類衍生物、苷類及鞣質等，現代藥理研究證明大黃多糖可促進人體蛋白合成，對細胞損傷有保護作用，這種作用透過增高細胞內糖原、核糖核酸含量，從而促進肝臟合成穀氨醯胺合成酶，使其與氨結合產生穀氨醯氨而起解毒作用；茵陳是臨床防治病毒性肝炎最為常用的藥物之一，單用有效，以茵陳為主的茵陳蒿湯，對葡萄糖醛苷酶活性有抑制作用，可起到護肝、退黃、降酶作用；丹參近年來已成為治療肝病的常用藥，藥理研究證明，丹參能抑制和減輕急慢性肝損傷時肝細胞變性、壞死及炎症反應，降低ALT，大量臨床資料證實，五味子對降低各種肝病的SGPT效果十分顯著，五味子醇及五味子甲素、乙素、丙素、醇甲、醇乙、酯甲、酯乙都能使四氯化碳和硫代醯胺所致小鼠、大鼠高ALT含量降低，但停藥過早ALT有反跳現象，加服清熱解毒或活血祛瘀、扶正中藥可以減少反跳現象；虎杖中含有虎杖蒽醌苷和複方茵虎湯（茵陳、虎杖、大棗），對急、慢性肝炎均有較好的療效，虎杖中含有芪三酚苷，給大鼠餵芪三酚苷，能降低肝臟類脂化合物和血清中游離脂肪酸、穀丙轉氨酶、穀草轉氨酶含量。以上是藥性分析。

那麼即知藥性，還要知如何用藥。而中藥和經絡理論都是中醫的精髓，實踐證明，中藥滲透於經絡穴位有疊加放大的效果。中藥的透皮吸收多採用穴位經絡療法並取得較好的效果。本法選用部位是神闕穴（臍部）、肝區、肝俞。臍為神闕穴，其聯繫於全身經絡，通過各經氣循環，疏絡於五臟六腑，四肢百骸，五官九竅。皮肉筋膜，無處不到，現代醫學也證明臍部給藥更易於藥物吸收和提高生物利用度。有美國學者研究證明，臍部給藥的生物利用度是前臂給藥的1～6倍。藥物通過肝區透皮吸收可直達病所而起效。針刺肝俞穴有清濕熱、利肝膽、理氣、明目的作用。藥物通過肝俞穴能加強清熱解毒、疏肝理氣的作用。經大量臨床觀察結果證明：中藥配合經絡理論穴位外敷能提高B肝患者肝功能恢復及病毒清除率，是治療肝病的有效方法之一。

【方　　劑】丹參20g，黃芩15g，五味子10g，虎杖15g，茵陳15g，大黃10g（顆粒劑）。

【製用法】將上藥研粉後用少量水調勻，鋪在麝香止痛膏上，約8cm×8cm。

使用時將上藥用在患者肝區、神闕、肝俞穴交替敷藥。每天換1次，3個月為1

個療程。

【療　　效】(1)主要症狀和體徵的變化：中藥穴位敷貼後，患者的主要症狀和體徵有明顯改善，其中以腹部不適、胸脅脹痛、乏力、納差、鞏膜黃染症狀改善明顯，治療後比治療前有顯著差異。

(2)主要肝功能指標的變化採用中藥穴位敷貼後，患者的主要肝功能指標有改善。ALT治療後比治療前明顯降低。

(3)B肝病毒學指標改變情況採用中藥穴位敷貼後，患者B肝病毒學指標有改善，其中HBV-DNA治療後較治療前明顯降低。

【典型病例】鄭先生，51歲，患慢性B肝3年，自感乏力，納差，胸脅脹痛症狀明顯，採用中藥穴位敷貼治療1個療程後，患者自感症狀明顯改善，3個療程後痊癒，追蹤1年沒有復發。

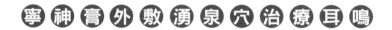

寧神膏外敷湧泉穴治療耳鳴

【病症及療法介紹】

耳鳴為臨床上的一種常見症狀，很多疾病均可引起。中國醫學認為：耳鳴與肝、膽、腎皆有關，肝膽火盛、痰火鬱結、心腎虛損等均可導致耳鳴。

寧神膏中朱砂協磁石有通心腎之功，磁朱丸為中醫治療耳鳴的常用之方，根據清代吳師機「外治之理即內治之理；外治之藥亦即內治之藥，所異者法耳，醫理藥理無二」的理論，將朱砂磁石外用治療耳鳴，再伍以辛香走竄之品吳茱萸，可使皮質類固醇透皮能力提高6～8倍。不僅促進了藥物的吸收，而且能加快藥物的運轉和利用。湧泉穴為腎經之要穴，是外治敷藥的常用穴位之一，具有通關開竅，安神鎮靜之功。再加溫水洗腳、穴位按摩和食醋調藥更促使穴位局部的血液循環加快，增加了藥物的吸收利用。通觀該法集按摩，熱療，藥物外敷於一爐，通過經絡系統，激發經氣，共奏補虛瀉實、扶正祛邪等雙向調節作用，達到陰陽氣血的平衡，而使諸多因素所致的耳鳴好轉或消失。

【方　　劑】磁石30g，朱砂2～3g，吳茱萸15～20g。

【製用法】將上述3味藥共研為細末，用食醋調為膏狀攤於兩塊乾淨的白布上備用。

將患者雙足用溫水洗淨擦乾，用雙手掌交叉搓摩兩足心，約搓5～10分鐘，待兩足心發熱後迅速將備好的寧神膏敷於雙足湧泉穴上，外用繃帶或膠布固定。每晚治療1次，每次敷藥6～8小時，1週為1個療程。1個療程未癒者可繼

續治療，如2個療程無好轉可改用他法治療。

【療　　效】痊癒：經1～2個療程治療，耳鳴症狀消失，聽力恢復正常；

好轉：耳鳴症狀消失，但偶有復發；

無效：治療前後症狀無明顯改善或雖有症狀減輕但耳鳴始終未消失。

22例，痊癒9例，好轉10例，無效3例。

【典型病例】胡女士，38歲，因忙於農活廢寢忘食，近幾日覺頭暈頭脹，心煩易怒，大便秘結，口苦咽乾，但仍不得休息。晨起後覺頭暈頭脹加重，耳內覺有蟬鳴聲，鳴叫不斷，並出現聽力下降，就診時中醫診為耳鳴（肝膽火盛型），服用龍膽瀉肝湯3劑症狀無明顯改善，第4日起改用寧神膏外敷湧泉穴，每晚1次，同時給予生大黃9g開水泡服，每日1劑。3日後，大便通，耳鳴停，基本痊癒。

舒心活絡丸穴位按壓治療冠心病

【病症及療法介紹】

通常所講的冠心病是冠狀動脈粥樣硬化性心臟病的簡稱，此病屬癒後不良性疾病，中國醫學中屬「胸痹」範疇。

舒心活絡丸根據胸痹的發病機制辨證選藥，在整體觀念的理論指導下，結合現代的藥理研究，選擇了具有擴張冠狀動脈血管、降脂、降壓等作用的藥物，如用薤白溫通心陽，用量大，起主要作用；丹參、川芎、桃仁、三七、乳香、沒藥、沉香、山楂以通利血脈，促進血行，消散瘀血；用芳香理氣的檀香行氣止痛；黃芪補脾肺之氣、鼓舞正氣；熟地、何首烏補精益髓，補腎固本；冰片辛香走竄、開竅醒神。上述諸藥共用具有活血通痹、理氣補虛的作用。

選穴的原則為疏通心經、心包經的經氣，調節心臟經脈。選膻中為心包絡之募穴，氣之會穴，能開胸利氣、溫通胸絡；厥陰俞是心包經背俞穴，兩者相配為俞募配穴；至陽為督脈，背部腧穴，背為陽，心為陽中之陽，穴近心處，故名至陽，取之可通督脈之陽氣，以壯心陽；郗門為心包經之郗穴，能緩解心臟的急性病痛；巨闕為心之募穴，居心君至尊之地；心俞為心經的背俞穴，二者俞募配穴，共奏疏通心經經氣的作用；取神道可使督脈之氣通心氣之通道；內關為心包經之絡穴，有理氣散滯、通暢心絡、安心神的作用。

在實際操作中，按壓時間越長，力度越大，效果越好，力度以不按破皮膚、患者能耐受為度，每次貼敷時間不可超過48小時，宜選用兩組穴位交替使用。

透過臨床觀察，按壓治療後能有效地降低全血黏度，降低膽固醇、甘油三脂，使血流加速，冠脈流量增多，有利於心肌缺血的恢復。透過心電圖、心臟彩超的觀察，也說明此法對機體的整體調節，能有效地改善內環境，清除致病因素。

總之，以舒心活絡丸穴位按壓治療冠心病療效顯著，能明顯地減少心絞痛的發作次數，緩解胸悶、氣短等臨床症狀，改善心功能，方法簡便，無毒副作用，不失為治療冠心病的一種行之有效的方法。

【方　　劑】薤白90g，當歸30g，桃仁20g，三七20g，元胡30g，川芎60g，丹參60g，乳香10g，沒藥10g，鬱金20g，山楂60g，何首烏30g，檀香30g，白芷30g，黃芪60g，熟地30g，白芥子30g，細辛30g，冰片15g，薄荷冰10g。

【製用法】將上述諸藥研粉，用清水調後製成光滑圓形、質硬如綠豆粒大小的水丸。

第1組穴位：巨闕、心俞、神道、內關；第2組穴位：膻中、厥陰俞、至陽、郄門。

將藥丸按壓穴位上，用2cm×2cm的氧化鋅橡皮膏固定後，按壓每個穴位2分鐘。囑咐病人自行按摩，每次每穴按壓2分鐘，每日3～4次，自感胸痛、胸悶時加次按壓。按壓2天後揭掉，二組穴位交替使用，1個月為1個療程，本組患者按壓1個療程，重症2～3個療程。治療期間停用其他相關長效治療藥物和療法。對心絞痛頻繁或嚴重心律失常者，高血壓明顯者，可服用硝酸酯類藥物、降壓藥物，並記錄停藥及減藥量。

【療　　效】用本法治療患者36例，治癒21例，好轉12例，無效3例，總有效率為91.6%。

【典型病例】李先生，59歲。患有冠心病史8年，伴高血壓病3年，高脂血症4年，平素常感胸悶、心慌、心前區隱痛、氣短、頭暈、頭痛等，勞累加重。使用中藥丸穴位按壓治療1個療程後，症狀明顯減輕，2個療程後症狀基本消失，後來患者稍有不適便在家做按壓治療。效果令患者滿意。

前 列 康 外 敷 治 療 慢 性 前 列 腺 炎

【病症及藥理介紹】

慢性前列腺炎是男性常見病，多見於青壯年，屬中醫學中的淋濁、精濁、勞淋及白濁等病範疇。本病的病因病機主要是濕熱蘊結、腎氣虧損、瘀血阻滯等。腎虛是本，而寒凝血瘀是本病進一步發展的病理反映；再者，脾失健運、肝膽濕熱下注

與本病亦有關。

因此中藥驗方前列康在治療上選用了溫補肝腎、散寒化瘀為主，清利肝膽濕熱、利水消腫為輔的藥物。方中吳茱萸、小茴香、肉桂、烏藥溫經散寒，益腎壯陽，疏通肝脈；生薑、地膚子、麩皮利濕降濁，溫經活絡；三稜、莪朮活血破瘀，軟堅散結，行氣止痛；醋炙後可增加上藥功效，直達肝腎；龍膽草、柴胡疏肝解鬱，清利肝膽濕熱；黃柏、車前子、苦參清熱燥濕，利水消腫。此幾味藥雖性苦寒，但經醋炙，既能發揮本身輔助功效，又不致出現不良反應。此方寒熱並用，功效卓著，具有溫經散寒、活血化瘀、通絡止痛、清利肝膽濕熱、利水消腫之功效。

前列腺位於會陰穴區域，會陰穴既為任督沖脈交會之所，又為肝的經脈所過之處，藥物熱敷可直達病所，使藥物充分吸收。由於熱效應的作用使周圍組織及前列腺的血液循環加強增高了，血管通透性增高，有利於組織的新陳代謝，從而使阻塞的腺小管通暢，輔以清熱利濕，利水消腫的藥物，經醋炙後，寒熱並用，促使炎症消失，故多數患者敷後即感會陰部脹痛減輕，小便次數減少，配合固腎強身的騎馬式站立功法，可收到較滿意的療效。

【方　劑】黃柏20g，車前子30g，苦參20g，龍膽草30g，柴胡20g，吳茱萸50g，肉桂30g，小茴香50g，生薑30g，地膚子50g，麩皮50g，三稜30g，烏藥20g，當歸20g，莪朮30g，食醋適量。

【製用法】將生薑搗爛，諸藥加工成粗末，放鍋內混合炒熱，加適量食醋，乾濕度以手握成團，鬆手即散為宜，趁熱以布包敷於會陰穴，秋冬季可加棉墊護外以保溫。每次熱敷30分鐘，早晚各1次。每劑中藥可反覆加醋炒4次，繼用2天。7天為1療程，連用4個療程，每療程可間隔2天。

此外，還需注意：①治療期間忌食辛辣刺激性食物；②性生活要節制、和諧、規律。視患者年齡及身體強弱，一般10天1次為宜，合房時勿忍精不射或射精後用冷水洗浴下身；③穿寬鬆潔淨柔軟內褲，注意保持外陰清潔及大便通暢；④騎馬式站立練功早晚各1次，每次15分鐘。練功方法：雙目微閉，正視前方，雙足分開與肩同寬，雙臂平舉前伸，半握雙拳，腰部盡量下蹲，小腿與膝關節屈曲成90°為最佳練功姿勢。這是治療本病，改善症狀的良好輔助措施。

【療　效】痊癒：臨床症狀消失，前列腺觸診恢復正常，前列腺液鏡檢白血球在10個以下，卵磷脂恢復正常；

顯效：臨床症狀基本消失，前列腺觸診正常或僅有輕度觸痛。前列腺液鏡檢白血球下降70%以上，卵磷脂小體較少；

有效：臨床症狀減輕，前列腺觸診仍有明顯壓痛，前列腺液鏡檢白血球下降

50%以上，卵磷脂小體較多者為好轉，2例，好轉率為4%；

無效：經4個療程治療，症狀與體徵及鏡檢均無改變。

起效最快的用藥1個療程，最慢2個療程，多數病人用藥5劑後見效。治癒用藥時間最短者為4個療程，最長者為12個療程。一般為8個療程。其治癒率與病史長短、症狀體徵、鏡檢輕重、年齡大小、身體強弱、用藥及時、認真與否是成正比的。

【典型病例】萬先生，56歲。患者自訴小便頻數，尿後餘瀝、尿道口時常有蛋清狀分泌物流出已4月餘，並伴腰及下腹部墜痛不適、夜眠多夢易醒，時常夢遺早洩，頭昏耳鳴，神疲乏力。4個月前經某醫院泌尿科診為慢性前列腺炎，曾先後服前列康、諾氟沙星、呋喃妥因、壯腰健腎丸等藥，病情仍無明顯好轉。既往史：發病前3個月性生活頻繁，常忍精不洩。查：外生殖器無異常，肛診前列腺明顯觸、壓痛，表面飽滿，質軟，中央溝變淺。尿常規無異常。鏡檢前列腺液中白血球85個／HP，卵磷脂小體少許。前列腺B超示38mm×32mm×21 mm。舌質淡紅，苔白膩，脈沉弦滑。中醫診斷：精濁。西醫診斷：慢性前列腺炎。經用前列康外敷治療1療程後，症狀明顯減輕，尿道口已無蛋清狀分泌物。肛診：前列腺觸壓痛減輕，腺體較前為小。前列腺液檢查白血球35個／HP，卵磷脂小體少許。前列腺B超示30 mm。繼用上方治療2個療程，臨床症狀消失，前列腺液檢驗、前列腺觸診及B超檢查均已正常。為鞏固療效，再用藥1個療程。追蹤1年未復發。

止咳膏貼湧泉穴治療小兒咳喘

【病症及藥理介紹】

小兒咳喘為臨床常見病、多發病。該病多由於患兒素體虛弱，感受外邪，化熱，灼津煉液成痰，痰阻氣道，肺氣鬱閉所致。治療以清熱宣肺化痰，降氣平喘為常法，由於小兒服藥較困難，外治法歷來為兒科醫家所重視。

止咳膏外治方藥用麻黃能宣肺化痰、止咳平喘；葶藶子瀉肺行水、降氣平喘；膽南星清熱止咳化痰；生薑性味辛溫。揉擦湧泉穴，使皮膚血管擴張，藥物易於從皮膚表部循經絡傳導而發揮作用，湧泉穴為腎經的穴位，小兒咳喘與先天腎氣不足密切相關，外敷湧泉穴還取其上病下治之意，上述諸藥，組方寒溫並用，配合恰當，因而收效顯著。

【方　劑】膽南星、葶藶子、麻黃各25克。

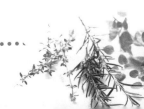

【製用法】用新鮮生薑刀切面揉擦湧泉穴位至皮膚發紅，上述3藥研末，以凡士林調為藥膏塗在紗布上，敷貼於湧泉穴處，每日1次，至咳止喘平，停止敷貼，用藥5天。敷貼藥1週為1個療程。

【療　　效】痊癒：氣喘平息，咳嗽消失，無喉間痰鳴聲，雙肺無乾濕囉音；

顯效：氣喘平息，咳嗽明顯減輕，喉間無痰鳴，雙肺呼吸音粗或偶聞痰鳴者；

好轉：偶有氣喘，咳嗽減輕，喉間少量痰鳴，雙肺可聞及乾囉者；

無效：仍氣喘、咳嗽、喉間痰鳴漉漉，雙肺聞及乾濕囉音。

19例全部痊癒或好轉。

【典型病例】李小妹，4歲。患小兒咳喘1個月，各種藥物治療均未見效。自用本方敷貼湧泉穴治療3天，症狀大減，繼用藥3天即獲痊癒。追蹤2年未復發。

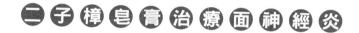

二子樟皂膏治療面神經炎

【病症及藥理介紹】

面神經炎係面神經在莖乳突孔內發生的急性非化膿性炎症引起的面神經麻痺，又稱貝爾麻痺。該症屬中醫學「口歪」、「口眼歪斜」範疇。其病因迄今不明，有人認為與病毒有關，但尚缺乏證據。但一般認為，可能因風寒引起面神經的血管痙攣、缺血、水腫所致。中醫學認為，口眼歪斜多由脈絡空虛、風寒濕邪乘襲所致，均應以散邪通絡、祛風、燥濕為治則。

《千金翼方》指出：「凡諸孔穴，名不徒設，皆有深意」。二子樟皂膏通過腧穴補貼，由於藥力集中，給藥時間長，提高了藥物效力，激發了經氣，從而疏通經絡，促使氣血運行。全方共具疏風除濕、溫經散寒、通絡止痛之功。

二子樟皂膏方中馬錢子苦寒有毒，含生物鹼。主要成分為番木鱉鹼（士的寧）等，士的寧能夠興奮脊髓神經，提高大腦皮質感覺中樞；白附子辛溫有毒，《本草匯言》：「祛風痰，解風毒，善散面口風」，《玉楸藥解》：「驅風洩濕、逐痹行痰，治中風……鼻口偏斜」；豬牙皂味辛、鹹性，溫有毒。《本經》稱之皂莢。《本草疏證》：「皂角之治，始終只在風閉」。《本草綱目》：「皂角，味辛而性燥，氣浮而散。吹之導之，則通上下諸竅。」樟腦辛熱有小毒，功用通竅、止痛、辟穢，對皮膚黏膜有局部的刺激作用，可改善血液循環；蓖麻油性味甘辛有毒，其藥理同蓖麻子。《本草綱目》：「其性善走，能開通諸竅經絡，故能治偏風……口目歪斜」。此方中諸藥物有一定的毒性，由於藥物外治與藥量較小，避免了藥物內服的毒副作用。

【方　　劑】白附子、豬牙皂各80g，馬錢子60g，樟腦15g。

【製用法】將上藥粉研碎成極細末，過100目篩，用蓖麻子油調製成稠膏狀，置油膏缸中備用。

　　先將透氣醫用膠黏帶或醫用膠布剪成圓形，直徑約2cm。取上藥約綠豆大小，置於膠黏帶（或膠布）中央，藥堆聚成圓形，敷貼腧穴。陽白、攢竹、太陽、四白、顴髎、迎香、地倉、頰車、大迎、牽正、完骨等穴。一般選用8個腧穴敷貼。

　　注意：敷貼過程中出現微癢、微痛感為「得氣」現象，無須揭去藥膏或中斷治療。貼藥後腧穴處微紅者亦不需處理，適當偏離微紅部位貼藥即可。二子樟皂膏治療面神經炎每天上午敷貼1次，次日上午更換。10天為1個療程，連續使用1～2個療程即見效。

【療　　效】症狀和體徵完全消失，面部表情肌運動恢復正常者為痊癒；

症狀和體徵基本消失，面部表情肌運動大部分恢復正常者為顯效；

症狀和體徵部分消失，面部表情肌運動部分恢復正常者為有效；

使用2個療程，症狀和體徵基本無變化者為無效。

21例，治癒7例，有效8例，6例無效。

【典型病例】張先生，57歲。口眼向左側歪斜4天。4天前右耳後乳突部疼痛，次晨口眼向左側歪斜，食物易瀦留右側齒頰間。現右側額紋消失，眼裂增大，Bell徵（又稱Bell麻痺）陽性、閉眼時露出白色鞏膜5mm，鼻唇溝變淺，口角歪向左側，示齒或笑時尤為明顯，不能鼓腮，右眼角膜反射消失，右乳突區壓痛，舌淡紅苔白，脈弦滑。中醫診斷：右側口眼歪斜。西醫診斷：右側面神經炎。用二子樟皂膏治療10天耳乳突區疼痛消失，右額紋出現，眼裂減小，右鼻唇溝加深，口角左歪減輕。治療2個療程，症狀和體徵完全消失，面部表情肌運動恢復正常。1年後追蹤未復發。

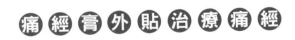

【病症及藥理介紹】

　　所謂痛經究其病因，多由情志不舒，肝氣鬱結，血行不暢或因寒凝血瘀，阻滯胞脈，又或因氣血不足，胞脈失養所致。前者屬實症，疼痛程度比較重，常影響日常的生活及工作；後者屬虛症，疼痛程度較輕。但在臨床中，實症多而虛症少。

　　方中之川芎、三稜、莪朮活血化瘀，加速局部的血液循環；小茴香行下焦之

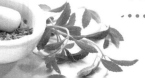

氣；吳茱萸、肉桂、白胡椒溫經散寒；炙馬錢子、細辛溫經通絡止痛；松香多含油脂，既能燥濕，又能緩和諸藥之性，使藥效得以充分發揮，故用痛經膏外貼關元穴法治療肝氣鬱結或寒凝血瘀所致痛經，既經濟易行，又療效確切。

【方　劑】肉桂50g，吳茱萸50g，小茴香100g，胡椒30g，細辛30g，川芎30g，炙馬錢子30g，三稜50g，莪朮50g，松香50g，麻油600g，樟丹250g。

【製用法】將上藥共研成細粉末（松香、樟丹除外），再將麻油用文火煉至滴水成珠，加入松香攪拌，離火加樟丹攪拌，待冒青煙後，則呈黑褐色，溫度降為80%左右時，兌入藥粉，攪拌均勻，用冷水浸泡2天後，其中換水6次，以去火毒，再將膏藥用溫水加熱熔化，攤於膏藥布上，每張10g備用。

使用時取1張膏藥，微加熱熔化，每於月經前1週外貼於關元穴，3天1次，月經來時停用，2個月經週期為1個療程。

【療　效】治癒：月經來潮時小腹疼痛消失，無任何症狀；

有效：月經來潮時小腹有輕微疼痛，其他相應症狀減輕；

無效：月經來潮時，小腹疼痛及其他相應的症狀未見減輕。

93例全部痊癒或有效。

【典型病例】劉小姐，35歲。3年前因經期受涼，每於經前3～5天開始小腹疼痛，局部有冷感，遇寒則疼痛加重，喜熱喜按，痛甚則嘔吐，四肢有冷感，面色蒼白，每次月經來時，均需臥床休息3～5天。經來時，血色黯，有血塊，舌質淡、苔白。用市售治療痛經藥物治療後不效。後採用痛經膏外貼治療1個月經週期，症狀明顯減輕，繼用1個月經週期，欣告痊癒。

王不留行貼壓耳穴治療扁平疣

【病症及療法介紹】

扁平疣是皮膚科常見病之一，由病毒感染所致，好發於青年。皮損分佈於顏面、手背及前臂，多為淺褐色粟粒樣扁平丘疹。根據病變部位取穴，如顏面部患病，取面頰區中的敏感點；根據全息對應原理，取相應部位之穴位為首選穴；按經絡原理取穴，如肺穴則遵循肺主皮毛，貼壓肺穴可治療皮膚疾患；根據現代醫學機制取穴，如腎上腺、內分泌、皮質腺等穴，可調節人體免疫功能。對病毒感染造成的青年扁平疣效果良好。

【方　劑】王不留行籽適量。

【製用法】取穴

(1)主穴：相應部位肺、腎上腺、內分泌、皮質下、肝；

(2)配穴：根據臨床表現隨症配穴，或用耳穴探測儀尋找敏感點配穴。

操作時令患者端坐，用耳穴探測儀選準穴位，皮膚常規消毒，用0.6cm×0.6cm麝香壯骨膏將王不留行籽貼壓於所選耳穴上。3～5天換貼1次，5次為1個療程。治療期間，每天囑患者按壓耳穴3～4次，每穴按壓60下。治療期間停用一切藥物。

【療　　效】痊癒：皮損消失，皮膚色澤正常；

顯效：皮損消失，皮膚顏色留有色素沉澱，或皮膚損害消失80%以上，

好轉：皮損消失不足50%；

無效：變化不明顯。

15例，11例好轉，4例無效。

【典型病例】付小姐，19歲。患者自訴顏面部出現針頭至粟粒大小突起丘疹，患處皮膚呈淡褐色，略癢，可隨搔抓逐漸擴散，曾服用中西藥物及外用鴨膽子等無效。查見：顏面部零散分佈針頭至粟粒大小圓形丘疹，淺褐色，左側較密集，診斷為青年扁平疣。遂用耳穴貼壓療法，取面頰區、肺、腎上腺、內分泌、皮質腺、神門等穴貼壓，3天換藥1次，貼壓間囑患者自行按壓每穴60下，每天3次，換藥8次。皮疹全部消退，亦無色素沉澱。追蹤半年未復發。

五麻膏貼肺俞穴治療小兒急性支氣管炎

【病症及藥理介紹】

急性支氣管炎是兒科多發病、常見病，屬傳統醫學咳嗽範疇，部分小兒發生的哮喘性支氣管炎則屬哮喘範疇。小兒為純陽之體，臟腑嬌嫩、形氣未充，稍有不慎，風寒之邪侵襲皮毛、口鼻，使肺衛不固，肺氣失於宣降則發為咳喘，單純性急性支氣管炎臨床診治並不困難。若失治誤治、或併發肺炎，或反覆感冒致病情遷延難癒，直接影響小兒的生長發育。使用中藥驗方五麻膏貼肺俞穴的外治方法，效果不錯。方中麻黃辛散溫通苦降、外散風寒、內宣肺氣而止咳平喘，藥理研究麻黃有解除支氣管痙攣作用。細辛辛溫走竄，與麻黃相伍加強外散風寒之力兼溫肺祛痰；五味子味酸收斂、溫潤滋陰，上斂肺氣，下滋腎陰以止咳定喘。三藥同用有散有收，有宣有降、相輔相成，大有止咳定喘之效又助肺之宣發肅降功能的恢復。生半夏與天南星同屬溫燥化痰之品，為治濕痰寒痰的要藥。適用於急性支氣管炎所出現

的咳嗽痰多、色白清稀、背寒胸悶、苔膩等症。操作時雙手摩擦搓揉背部皮膚發熱充血，作用有二：一則使背部血液循環旺盛，以利藥物儘快透皮吸收而發揮治療效果；二則是振奮身體陽氣、衛氣，協助藥物盡快驅散入侵之邪。

【方　　劑】麻黃、細辛、五味子、生半夏、生南星各等量，樟腦粉、凡士林適量，傷濕止痛膏適量。

【製用法】取等量麻黃、細辛、五味子、生半夏、生南星混合曬乾，碾成極細粉末過篩，加入適量樟腦粉後，與凡士林混合拌勻，搓成條狀藥錠，做成每粒約3g的丸藥密封備用。治療時取傷濕止痛膏（注：上海中藥製藥三廠出品）1份，分成兩張攤於桌上，分別在每張的中心置1丸藥，按壓成2mm厚的圓形藥貼即可用於治療。嬰幼兒及6歲以下兒童藥丸及傷濕止痛膏均減半使用。

　　治療時，患兒背朝醫者，暴露背部，醫者找準雙肺俞穴用指甲壓「十」字痕跡後，雙手掌反覆用力摩擦至發熱，然後迅速在患兒背部上下左右搓揉，摩擦到皮膚發熱，微微充血時，再將止咳膏迅速準確地貼在雙肺俞穴上。將衣服整理好後，在其背部及肺俞穴周圍輕輕拍打幾下即可。每2天換藥1次，2次為1個療程。

【療　　效】治癒：咳嗽、咳痰消失；

有效：咳嗽明顯減輕，咳痰減少；

無效：咳嗽、咳痰等症狀無明顯變化。

73例，17例治癒，8例無效，48例有效。

【典型病例】邢小弟，1歲。因咳嗽痰多半月，經治療效果不理想。診見：咳嗽頻頻不止，喉中痰多清稀，飲食下降，精神倦怠。白血球5.0×10^9／L，中性58%，淋巴42%。聽診雙肺呼吸音粗，胸透雙肺清晰。經五麻生膏肺俞穴貼1次後，當晚咳嗽大減，痰也減少。第2天僅偶爾輕咳。貼2次後咳嗽咳痰全部消失。

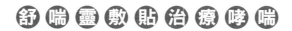

舒喘靈敷貼治療哮喘

【病症及藥理介紹】

　　傳統醫學認為哮喘發作的病理環節在於痰氣搏結、氣道壅塞、肺失宣降，其病位在於肺，其病根在於痰，其主邪在於寒。穴位敷貼治療哮喘是傳統醫學的獨特療法，具有悠久的歷史。方中的藥物組成重點就是針對宿疾和寒氣兩端，在敷貼時間上，以三伏、三九天為佳，因三九為寒氣至盛，在此時間治療，以斷其發病之源；

三伏天為暑熱隆盛，此令治療最易驅逐寒氣，以祛除病之宿根。舒喘靈方中白芥子、甘遂、法半夏為攻化痰水之要藥；細辛、百部、肉桂三藥相伍共奏溫肺散寒之功。取穴以天突、大椎穴為主，取天突以清痰水、搏寒水；取大椎以溫督脈、養一身之陽，從而達溫肺氣、消寒痰之效。

【方　　劑】法半夏16g、白芥子16g、延胡索16g、甘遂10g、細辛8g、生甘草8g、百部10g、肉桂10g、葶藶子6g。

【製用法】將上藥烘乾，粉碎研末，過100目篩。用時取藥末用50%薑汁調成較乾稠糊狀，置冰箱冷藏室備用。

治療時，取藥12～18g分成2等份，置於2片醫用膠布或香桂活血膏中間，分別敷於天突穴和大椎穴處，成人一般貼6小時，兒童一般貼4小時揭去。在臨床上應注意結合個人體質異同，若局部皮膚充血過敏者，應慎用或藥量相應減少、時間縮短。

敷貼治療的最佳節氣常選擇夏季伏天和冬季寒9天；療程安排是每週敷貼2次。4週為1個療程。一般使用1～2個療程。

【療　　效】痊癒：1年以上未復發者；

顯效：哮喘症狀減輕（在Ⅱ度以上者），發作次數明顯減少（與同期相比減少2／3）；

好轉（有效）：哮喘症狀減輕（在Ⅰ度以上者），發作次數減少（與同期相比減少1／3）；

無效：減輕在Ⅰ度以下，無變化或加重。

82例，11例無效，71例好轉。

【典型病例】王女士，60歲。患者自訴：反覆咳嗽10個多月，反覆咳嗽、氣急、喘促，夜間尤甚。痰色白，質黏稠，曾使用多種抗生素無效，也曾行纖維支氣管鏡檢查無異常發現。西醫診斷為變異型哮喘。查體呼吸音粗糙，可聞及乾、濕性囉音；實驗室檢查血常規：WBC：$6×10^9$／L，RBC：$5.5×10^{12}$／L，N：0.72，L：0.21。胸透示：雙肺紋理增粗、增多。中醫診斷：喘症。用平喘散敷貼大椎穴、天突穴，治療2週後，症狀明顯好轉，治療2療程後，症狀消失，體徵恢復正常，實驗室及胸透檢查無異常，臨床治癒。追蹤2年未復發。

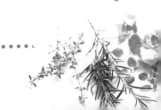

袪炎膏外治慢性喉炎咽喉炎

【病症及藥理介紹】

慢性喉炎係以長期聲嘶，喉乾燥兼有枯痰不易咳出為主的一種慢性喉部疾病。

乳沒冰螫膏是根據傳統醫學經絡理論，利用發泡療法，透過穴位刺激作用以及特定藥物在特定部位的吸收而發揮治療作用。對急性咽喉疾患的咽痛、吞嚥困難、聲嘶等有顯著改善效果；對慢性咽喉炎、嚥異感症等主要是透過激發經氣、調整陰陽和氣血平衡而清利咽喉，消除症狀。方中選用斑螫為主藥，具有攻毒蝕瘡、破血散結之功，利用其辛、寒、有大毒，外用有強烈的局部刺激作用，能使皮膚發赤起泡，起到激發經氣的作用；乳香、沒藥、血竭、冰片、米醋有活血化瘀、消腫止痛的功效。諸藥合用，共奏止痛消腫之功。

乳沒冰螫膏成本低廉、效果明顯，患者除用藥部位略有疼感、貼後起小泡且潰後不留疤痕外，無其他毒副反應。而且使用方便、適應症廣，對急性化膿性扁桃腺炎、急性咽喉炎、扁桃腺周圍炎、慢性咽喉炎，咽異感症所致咽痛、聲嘶、異物感等症狀均有明顯改善作用，值得在臨床上推廣應用。

【方　　劑】血竭5g，生斑螫5g，炙乳香10g，冰片5g，炙沒藥10g。

【製用法】將血竭用75%乙醇約10毫升溶解。取濾液加入炙乳香粉、炙沒藥、斑螫粉、冰片等混合均勻，再用米醋調至稠膏狀，貯存於棕色瓶內密閉備用。成品為棕黑色略具醋香氣的稠膏狀藥物。

使用時每次取藥膏1g，貼敷穴位，膠布固定。常用穴位：天容、廉泉、天突、阿是穴等。

　　咽炎、扁桃腺炎貼天容；喉炎貼廉泉、阿是穴；異感症貼天突穴；如有局部壓痛點加阿是穴。貼敷6小時後去藥帖，起水泡則刺穿後塗紅汞保護創面。如果第1次未癒，1週後再貼敷第2次。以貼敷3次為標準。

【療　　效】痊癒：症狀、體徵完全消失；

有效：症狀、體徵明顯減輕；

無效：症狀、體徵無明顯改變或加劇。

141例中，12例無效，129例有效。

【典型病例】趙小姐，26歲。聲音嘶啞伴喉部炎症2年有餘。患者自感咽部乾燥，發癢嗆咳、咯痰少而不爽，音啞加重。曾經某醫院診斷為慢性咽喉炎，用口腔超聲霧化配合服中藥治療，症狀時輕時重。近因感冒諸症狀加重，並添咽痛。予以袪炎膏貼治療1次，諸症減輕，1週後繼用1次而癒，追蹤1年未復發。

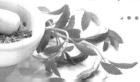

通痺膏外敷治療面神經麻痺

【病症及藥理介紹】

面神經麻痺為臨床常見病，面神經麻痺在傳統醫學中稱「吊線風」。該病病因多與面部感受風寒關係密切，因外界風寒邪氣侵襲面部，致氣血運行失常、經筋失於濡養、弛緩不收而導致本病。中醫認為本病屬中風中經絡範疇，以局部外敷治療為主。有醫家製成了通痺膏合以針刺並用對治療該病療效很理想。方中麝香性味辛溫芳香，能開關利竅；合血竭祛瘀通絡、調理氣血；蓖麻仁浸潤補虛，且有黏合密閉助麝香通透入裏之功用。三藥合用，能溫經散寒、祛瘀通絡、滋潤補虛。針刺下關穴可加強藥膏祛風散瘀作用，使其溫熱感直透肌肉深層，有利於經絡、氣血功能的調整和恢復，從而達到驅邪外出的目的。

【方　　劑】麝香1g，血竭15g，蓖麻仁（去皮）100g。

【製用法】先將血竭、蓖麻仁搗爛如泥，再取棉布一塊，按面部大小剪成3塊直徑約10～18cm圓型布塊，將上藥分成3份。每次應用前，將一份藥膏攤至棉布上，用0.3g麝香撒於膏藥表面。敷藥前用毫針取患者下關穴，成人直刺1～1.5寸，強刺激不留針，起針後即將藥膏敷於耳前面神經分佈區，以膠布固定，按壓貼牢即可，6天換藥1次。

【療　　效】治癒：面肌功能恢復正常，口眼歪斜症狀消失，眼瞼閉合良好；
好轉：面肌功能部分恢復，口眼歪斜減輕，其他症狀改善；
無效：經用三劑膏藥治療後，口眼歪斜及臨床症狀無明顯改善。
14例，痊癒9例，5例無效。
從療效上觀察發病時間越短，效果越好，發病在1週內一般1次敷藥即可痊癒，隨病程的延長，治療次數增加。

【典型病例】孫先生，47歲，口眼歪斜24小時。患者因晚間開電風扇入睡，於晨起覺得面部麻木，口角歪斜，左側眼瞼不能閉合，閉目時左眼球能向外上方，左側額紋消失，鼻唇溝平坦，鼓腮時漏氣，進食時液體從右側口角流出，笑時嘴歪更劇。檢查：左側額紋不能皺眉，左眼閉合時裂隙約1cm，鼻唇溝變淺，口角歪向右側，左側面部表情肌隨意功能消失。右側面肌功能正常。診斷：面神經麻痺。治療：麝香血竭膏局部貼敷。針刺下關穴，1週後復診症狀消失，功能恢復正常。

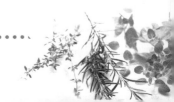

白附萸散外敷治療小兒遺尿

【病症及藥理介紹】

遺尿俗稱尿床，是小兒睡中小便自溺，醒後方覺的一種疾病。在臨床中十分常見，假如是嬰幼兒由於經脈未盛，氣血未充，臟腑未堅，智力未全，對排尿的自控能力較差，那麼不算病態。如果五歲以上的兒童，熟睡中經常遺尿，輕者數夜一次，重者可一夜數次則為病態。古典醫籍《諸病源候論·遺尿候》云：「遺尿者，此由膀胱虛冷，不能約於水故也。」後世眾多醫生對小兒遺尿症認為是腎與膀胱虛冷所致。認為其病機是小兒先天稟賦不足，下元虛冷，不能溫養膀胱，膀胱的氣化功能失調，閉藏失職，不能約制水道而為遺尿。

基於此，中藥白附萸散在治療上採取腎經之湧泉，任脈之神闕的原則，多運用溫熱之品附子、白朮、吳茱萸以暖下元，溫煦膀胱，促進膀胱的氣化功能。因為頭為諸陽之會，所以可讓家長按揉百會以振奮全身之陽氣，起到輔助治療之作用。這樣，使得下元虛冷得溫，膀胱制約能力得以恢復，遺尿可止。本法確實簡便易行，且節約時間，療效亦較好，極易被家長接受，很適合家庭自療法，易於推廣應用。

【方　　劑】取附子、白朮、吳茱萸各等份。

【製用法】將上藥碾碎成細末，過100目篩，裝瓶備用。

每晚先取鮮薑搗汁少許，取上藥末2湯勺，用生薑汁拌勻，搓成一圓硬幣大小的藥餅3個，分別敷於小兒雙足湧泉（足心）、神闕（肚臍眼）3處，外用塑膠紙覆蓋，用膠布固定，第2天早起時取下，用溫水洗淨穴位處，在晚上繼續上述方法。個別患者出現紅腫瘙癢及水泡者，可將薑汁改為麻油或米糊等調敷，也可改為4天外敷1次，1週為1個療程。

【療　　效】治癒：經治後未再遺尿；

好轉：遺尿次數減少1/2以上，睡眠中能叫醒排尿；

未癒：遺尿無變化或僅有輕微變化。

23例，痊癒11例，好轉10例，無效2例。

【典型病例】焦小妹，6歲。自1歲始就時發時止地遺尿，每遇受涼感冒咳嗽等時就加重，偶然隨父母海水浴後症狀加重，每晚至少遺尿2次，多方治療無果，他無其他疾病。採用上述方法治療，首次治療當晚就沒有遺尿，第1週治療後遺尿1次，後又經1週治療痊癒，追蹤半年未再遺尿。

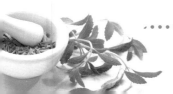

牽正膏貼敷治療面神經炎

【病症及藥理介紹】

面神經炎為臨床常見病、多發病，以口眼歪斜為主要表現，如不及時治療常留有後遺症，給人們帶來極大的痛苦。這種疾病到目前為止確切的病因尚未明確，一部分患者是在著涼或頭面部受冷風吹拂後發病。因此有許多人認為可能是局部營養神經的血管因受冷而發生痙攣，導致神經缺血、水腫、受壓迫所致，但這僅限於一種推測，有其合理性。本病隸屬於中醫的「僻」、「中風」範疇。中國傳統醫學認為本症主要是遭受風寒之邪的侵襲，經脈痹阻所致。《金匱要略》云：「血虛脈絡空虛，賊邪不瀉，有時左有時右，邪氣反緩，正氣即急，正氣引邪，僻不遂，邪中於絡，肌肉不仁」。這說明受邪之處的原因為，血虛脈絡不能充滿，邪風中於絡脈，留而不去，阻止氣血運行，筋脈不用而緩，無邪之處，正氣獨治而急，緩處為急處牽引，則口目為僻，因此受邪之面頰肌肉鬆弛，使口眼向無邪之處歪斜。從以上論述中可以看出，中國傳統醫學與現代醫學都認為，風寒之邪是引起本病的主要原因，有專家據其病因，研製了既具有通絡散寒作用，又具有局部發泡作用的牽正膏貼敷在牽正穴上（牽正穴乃經外奇穴，位於耳垂前0.5寸～1寸處，以功能而命名，主治口眼歪斜之病），治療面神經炎，收到了較為滿意療效。

牽正膏治療面神經炎是透過以下幾個方面起作用的。首先該方劑中巴豆辛熱，有辛散破結、祛痰消腫之功效。《本經》云：「破癥瘕積聚、堅積、留飲痰癖……開通閉寒」；斑蝥辛寒有毒，攻毒蝕瘡、破血通絡、消瘀散結；生薑辛、微溫，發散風寒；麝香辛溫芳香，通行十二經，能活血消腫、通經達絡，用麝香虎骨膏固定，是藉助麝香的有用功效，增強其通經活絡的作用。諸藥合用，辛散走竄、消瘀散結、通絡散寒。其次牽正穴位於面神經分佈區，藥膏貼在牽正穴上，能透過牽正膏的強刺激，作用於病變部位的面神經，達到治療目的。再其次牽正膏既通絡散寒，又具有發泡作用，主要是表現在以下三點：一是起到了類似局部熱敷或紅外線照射的作用；二是發泡後可持續刺激牽正穴，起到持續溫灸的作用；三是藥物通過肌膚滲透可直達病變部位，起到融理療、針灸、藥物為一體的綜合治療作用。

現代醫學認為，局部營養神經的血管因受冷而發生痙攣，導致神經缺血、水腫、受壓而發生本病。其治療應設法改善局部血液循環，促使局部水腫、炎症及早消退，使受壓神經儘早恢復功能。牽正膏外用可起到融理療、針灸、藥物為一體的綜合治療作用，可祛除寒邪，使痙攣的血管擴張，改善局部的血液循環，使局部水腫、炎症消失，同時促進面神經功能的恢復，從而達到較好的治療作用。

本療法對單純性面神經炎效果較好，而對其他併發症，如風濕性面神經炎、莖乳突孔內的骨膜炎引起的面神經麻痹則療效欠佳。

【方　　劑】巴豆1個，斑蝥1個，生薑1塊（如棗大）。

【製用法】將巴豆去皮；斑蝥去翅、去足；生薑切碎。將以上3味藥共搗碎，製成約0.5cm大小的藥餅，備用。

治療時在患者的患側取牽正穴（位於耳垂前0.5cm～1cm處），先用熱毛巾將局部擦洗乾淨，而後，將藥餅貼敷在牽正穴上，用麝香虎骨膏固定，約2.5～3小時即可取下，以局部微發泡為宜，（部分病人可在藥膏取下數小時後發泡）。如1次不癒，可在1週後重複貼敷，如局部有破損或滲液，可局部塗少量龍膽紫或燒傷藥膏即可。

【療　　效】痊癒：治療1～2次後，眼瞼閉合良好，其他面肌功能恢復正常；

好轉：治療1～2次後，臨床症狀改善，遺留不同程度的面肌功能障礙；

無效：治療3次以上症狀無好轉。

14例，痊癒2列，好轉11例，1例無效。

【典型病例】王女士，43歲。患者自述於晨起發現右側面部僵硬，面頰動作不靈，口眼歪斜，語言不利，右眼閉合不全，鼓腮吹哨時口角漏氣。經查發現：患側額紋消失，眼裂變大，口角向左側歪斜，病人不能作皺額、蹙眉等動作，舌質淡紅，苔薄白，脈沉細。診斷：面神經炎。立即給予牽正膏貼敷牽正穴，2.5小時後取下，局部微發泡，次日口眼歪斜減輕，1週後症狀明顯好轉，眼裂已閉合較好，鼓腮時口角已不漏氣。又貼敷1次，2週後諸症盡消失而告癒。

吳茱萸貼敷治療兒科病

【療法介紹】

《靈樞・經脈篇》云：「經脈者，所以能決生死，處百病，調虛實，不可不通」。貼敷療法就是在這樣的思想指導下，用中草藥貼敷在體表某一部位的特定腧穴上，並憑藉該部位對藥物進行吸收，通過經絡直達病所，達到以平為期的目的。

敷貼療法在現代藥劑學中稱為經皮給藥系統（transdermal therapeutic systems，TTS），是指經皮膚貼敷方式給藥，藥物經皮膚吸收進入全身血液循環並達到有效血液濃度，實現治療或預防疾病的一類製劑。該法避免了口服給藥可能發生的肝臟和腸胃的重負，提高了治療效果。而且皮膚組織不像其他黏膜那樣含多量蛋白水解酶，因而經皮給藥有利於保持藥物的穩定，是一種安全且方便的給藥方法。腧穴作

為臟腑氣血匯聚之處，對藥物具有儲存和放大作用。當藥物經過經絡腧穴吸收、傳輸和利用的同時，其作用已不僅僅是兩者功效簡單的疊加，而是兩者相互激發、相互協同而產生的整體效應，可以取得在通常情況下單純用藥或針灸所不能達到的療效，且具有便捷、安全、效佳的特點。基於上述理論，根據小兒「臟腑嬌嫩，形氣未充，易虛易實，易於傳變，易趨康復」等特點，有專家在臨床上運用吳茱萸貼敷治療某些兒科疾病，每每可取得單純藥物或針灸無法比擬的效果。現分述如下。

1.消化不良

【治病原理】

本方具有溫中散寒、健脾止瀉的作用。對虛寒所致的消化不良甚宜。神闕具有健運脾陽、和胃理腸等作用，藥貼於此穴效果更佳。

【方　　劑】吳茱萸30g，丁香6g，胡椒30粒。

【製用法】將上述諸藥共研成粉末，備用。

使用時每次用藥粉1.5g，調適量凡士林敷臍部，每日換藥1次。7日為1個療程。

【療　　效】療效顯著，一般外敷1～2次痊癒。

2.腮腺炎

【治病原理】

吳茱萸外敷足心，「其性雖熱，而能引熱下行，蓋亦從治之義」（《本草綱目》）；虎杖性味苦、平，「攻諸腫毒」（《滇南本草》）；梨頭草，異名紫花地丁，性味微苦、寒，功能清熱解毒消腫，故對於腮腺炎有較佳療效。

【方　　劑】吳茱萸9g，虎杖根4.5g，梨頭草6g，膽南星3g。

【製用法】將上藥共研成粉，備用。

用量按2～5歲用藥粉6g，6～10歲用9g，11～15歲用12g。用時將上藥粉用醋適量調成糊狀，外敷雙足湧泉穴膠布固定即可。每日1次，7日為1個療程。

【療　　效】療效顯著。

3.口疳及咽喉疼痛

【治病原理】

吳茱萸，辛溫，善能降逆，下氣行滯；醋能解毒，散瘀，合而塗於足心，更能引熱下行。《內經》所謂：「病在上，取之下」是也。

【方　　劑】吳茱萸30g。

【製用法】研末，醋調。塗兩足心湧泉穴每日1次，7日為1個療程。

【療　　效】效果理想。

4.嬰兒喉喘鳴

【病症及藥理介紹】

本方有濕腎降逆之作用，從而減輕以至消除頭面部微血管病理性異常的擴張或收縮，改善局部組織的血液循環，消除了上呼吸道、鼻腔等處黏膜組織的炎性過敏性腫脹，從而使呼吸道通暢，喘鳴消失。

【方　　劑】吳茱萸10g。

【製用法】研極細末，用老陳醋調和如稠粥狀。敷於雙足湧泉穴處（可攤至整個足心）外用棉布包好，48小時除掉。每日1次，7日為1個療程。

【療　　效】待2～3天便產生療效，呼吸通暢，喘鳴消失。大部分病兒症輕者1劑治癒，個別病兒仍有輕度症狀，可在7天後重複治療1個療程。

5.小兒鵝口瘡

【病症及藥理介紹】

鵝口瘡為嬰兒常見病，一般見口腔黏膜出白霜，舌苔厚膩，流涎等。應用本方具有引熱下行、消瘡止痛作用。

【方　　劑】米醋適量，吳茱萸30g。

【製用法】用吳茱萸30g研末備用。取吳茱萸末6g，用米醋適量調勻。每天晚上布包敷患兒足底湧泉穴1次，一般連敷3次痊癒。

【療　　效】療效較好。

黃柏半夏糊外敷湧泉穴治療老年咳嗽

【病症及藥理介紹】

老年性咳嗽多因呼吸系統疾病的併發症所引起；亦與老年多病體弱，抗病能力低下，痰排不暢有關；部分病人則由異物異味刺激咽喉，發生變態反應所致。《壽世新編》記載「肺主一身之氣，肺氣和，則血脈利；肺氣病，則血脈瘀；血脈瘀，則肺病益甚，故肺病多夾瘀」。老年咳嗽病機主要以肺熱，痰熱阻肺，兼夾瘀血為多見。「若夫氣動火炎，久咳無痰，又當以清熱潤燥為先……世人徒知肺主皮毛，外感風寒為寒，殊不知傳裏鬱久變為熱也，況肺為華蓋，而五臟六腑火自內起，熏蒸焚灼，作咳者，亦良多矣」（朱丹溪語）。《醫學入門》中說：「新咳有痰者為

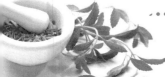

外感，隨時解散，無痰者便是火熱，只宜清之。久咳有痰者，燥脾化痰，無痰者清金降火。」對於諸多原因引起的老年性咳嗽，西醫治以消炎鎮咳，中醫以清肺利痰，往往療效不大。採用黃柏半夏糊穴位黏貼給藥的方法對老年性咳嗽病人進行治療，效果頗佳。該方中黃連、百部、半夏、生薑，味苦、辛、甘，性寒、溫，多歸肺、胃、脾、心、肝經，有清熱降火止咳之功。湧泉穴為足少陽井穴，有滋陰降火、潛陽熄風之效。肺部疾患，其因或為火盛氣逆，血熱妄行；或為陰虛火旺，灼傷血絡。蓋皆因火灼肺金所致。湧泉穴給藥有導熱下行、引火貯元的作用，可謂上病下治之妙方。

【方　　劑】 取黃連，百部，生半夏各等份。

【製用法】 各花分別粉碎為細末，過100目篩，混合均勻，裝瓶備用。

　　用時取生薑2片（約3g），搗爛成泥狀，再取藥末2g，用雞蛋清或蜂蜜適量調成稠糊狀，分藥2份。每晚睡前洗腳後將調好的藥糊置於一小塊白棉布中間，貼在雙腳湧泉穴上，後用醫用膠布貼於其上以固定。黏貼時間一般8～10小時，次日晚洗腳再貼，5天為1個療程，若個別病人用藥局部發生紅腫，出現水泡者，可改為隔日1次或雙腳穴位交替黏貼，也可將用藥時間改為6小時左右，3天為1個療程。

【療　　效】 治療1個療程，咳嗽停止，氣喘症狀消失，睡眠時間可在6小時以上者為痊癒；

治療2個療程，咳嗽逐漸停止，氣喘症狀基本消失，睡眠時間能達5～6小時者為顯效；

治療3個療程，咳嗽明顯好轉，氣喘症狀明顯改善，睡眠時間能達5小時者為好轉；

治療3個療程後，咳嗽、氣喘症狀無明顯改善，睡眠時間不足5小時者為無效。

19例，好轉15例，4例無效。

【典型病例】 許先生，67歲。因咳嗽月餘，曾多方治療效果均不理想。病情時輕時重，有時呈陣發性，持續咳嗽數分鐘之久，咳時咯痰不出、胸悶氣促，難受異常。自述近日食欲不振、疲倦無力、口乾便秘，舌暗紅，苔黃，脈數弦滑。因此症內服藥物效果欠佳。讓其停用一切藥物，採用穴位黏貼法，首次取得明顯效果，連用3天，咳止；又黏貼3個療程恢復正常。

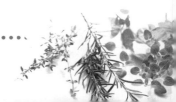

健脾增食膏穴敷治療小兒畏食症

【病症及藥理介紹】

畏食症是以長期食欲不振、厭食、拒食為主症的一種疾病，尤多見於小兒。此症近年來有增多趨勢，有人用穴敷「健脾增食膏」治療此患者甚多，取得較為滿意的臨床療效。

治療中以神闕穴為主，神闕即臍，現代醫學研究證明：臍在胚胎發育中，為腹壁最後閉合處，表面角質層最薄，屏障功能最弱，尤其是小兒，容易穿透彌散，且臍下無脂肪組織，皮膚、筋膜直接相連，故滲透力強，有利於藥物吸收。中醫學認為神闕穴乃人身最神秘之處，屬任脈，任督二脈互為表裏，共理人體諸經百脈，因此主諸經調和、百脈相通。選此穴為藥之入口，可達事半功倍之效。

小兒畏食症的主要病機為飲食積滯，至脾胃受損，故健脾增食膏方藥中即有健脾之參、芪、朮，但重在消積導滯的枳、楂、莪、稜之類，選隔山撬、叫梨子等，佐以行氣和胃增食欲的砂仁、蔻仁、糯米草、雞矢藤等諸藥合用，與該病主要病機合拍，故用之頗為見效。

【方　　劑】黨參30g，黃芪30g，白朮15g，木香10g，砂仁12g，肉豆蔻15g，枳實10g，隔山撬30g，糯米草根30g，雞矢藤30g，三稜15g，莪朮15g，叫犁子30g，山楂30g等。

【製用法】將諸藥研細，過100目篩後備用。

腹痛加烏梅、玄胡各15g；便秘加大黃15g、芒硝5g；消瘦倦怠加人參20g、安桂10g；脅痛加柴胡20g、白芍10g；舌上少津加沙參10g、石斛10g。以上諸藥均單獨研細末，裝瓶備用。選用芝麻油500g，熬上等安桂150g，熬好後待冷裝瓶備用。冰片200g溶入75%酒精500毫升中裝瓶備用。

取穴：

(1)脾胃不和：神闕、中脘；

(2)脾胃氣虛：神闕、中脘、脾俞；

(3)脾胃陰虛：神闕、中脘、足三里。

使用時將方中諸藥放入容器中，加入適量麻桂油、冰片溶液（或加透皮促進劑氮酮）調成膏狀，攤在1cm×1cm大小塑膠紙上，用橡皮膏固定在選定的穴位上，每次貼敷6～12小時，每日1次。敷貼後熱敷2次，7天為1個療程。

外治法同時加服湯藥效果更佳。

(1)脾胃不和：神曲15g，山楂15g，陳皮3g，半夏10g，連翹6g，萊菔子15g，麥

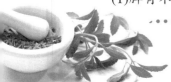

芽30g；每日1劑，7日為1個療程。

(2)脾胃氣虛：黨參15g，茯苓15g，炒白朮10g，砂仁3g，廣木香3g，半夏10g，陳皮3g；每日1劑，7日為1個療程。

(3)脾胃陰虛：北沙參30g，茯苓15g，白朮10g，扁豆10g，陳皮3g，淮山藥15g，蓮米15g，砂仁3g，薏苡仁15g，大腹皮10g，大棗10g，每日1劑，7天1個療程。

　　單純內服中藥湯劑，劑量、服法、療程同上。

【療　　效】痊癒：食量增強，面色紅潤，體重增加，療效鞏固；

顯效：食欲增強，面色轉潤，體重增加；

有效：食欲增強，體重略有增加，症有復發，再用此法仍有效；

無效；治療前後食欲、體重無變化。

29例中，治癒21例，顯效8例。

【典型病例】張小弟，5歲，家長陳述患兒畏食兩年餘，近半月拒而不食。該兒2年前由老人照管，因此極為嬌慣，糖果乳酪、冰糕水果常令其飽食而不吃飯。食欲逐漸下降，一餐僅食一兩口而止或拒而不食。近段時間，每到吃飯即哭泣不止，經常點滴不入，僅靠食少量水果、飲料維持。體重明顯減輕，反覆感冒發燒，抗菌素、維生素、多酶片等藥常用，未敢停用，並遍服健兒蜂乳、寶寶康、健脾膏等各種兒童滋補保健品，不但無效，反而服之則吐，患兒拒用任何藥品，故家長覓求外治之方。診見患兒消瘦、神倦乏力、毛髮枯而不榮，舌淡苔白，脈細無力。此脾虛食積之畏食症。治以健脾消積、和胃增食。予本方中外治法治療，1個療程後，不再哭啼，每餐可自行進食。經3個療程後，食欲大增，體重明顯增加，面色轉紅潤，追蹤食欲正常，身體健壯。

複方羊藿蛇香膏外敷命門穴治療陽痿

【病症藥理介紹】

　　陽痿又稱「陰萎」，現代醫學稱為性功能障礙或性神經衰弱。臨床上為男性科的常見病，多因腎虛、驚恐；或縱欲過度，精氣虛損；或少年手淫，損傷腎氣；或思慮過度，情志不舒；或溫熱下注，宗筋馳從等所致，尤以腎虛和精神因素居多，常伴頭暈目眩，心悸耳鳴，夜寐不安，納食不香，腰酸腿軟，面色不華，氣短乏力等症。採用複方羊藿蛇香膏外敷命門穴治療陽痿療效獨到，值得一試。藥方中蛇床子、肉蓯蓉、淫羊藿、黑附片、丁香共具有溫腎起痿功效，陰莖的勃起與宗筋有著

密切的關係，其中宗脈直接達於宗筋，調節著陰莖的勃起，命門為督脈俞穴，主治陽痿等生殖泌尿系統疾病。方中藥物敷於命門穴，其有效成分透過皮膚進入命門穴，通過經絡的聯繫達到治療陽痿的目的。皂莢辛散走竄之性極強，可促進藥物經皮膚吸收入穴位；馬錢子具通絡之功，可引導藥物直達病灶，並可興奮脊髓前角運動神經元。

【方　　劑】淫羊藿100g，蛇床子100g，皂莢100g，馬錢子100g，肉蓯蓉100g，黑附片100g，丁香100g。

【製用法】取上述藥物水煎2次，再濃縮成膏，陰涼乾燥，研為細末，過100目篩，用白酒將藥末調為乾糊狀，取藥糊2g於命門穴處，外用膠布覆蓋，每日換藥1次，15天為1個療程。

同時需注意：治療期間禁房事、煙酒，以調攝精神。

【療　　效】經治療的103例患者中，痊癒61例，陰莖有效勃起，能順利插入陰道完成性交，性交能滿足；顯效15例，陰莖能勃起，能勉強插入陰道，性交基本滿足，共占73.78%；好轉27例，占26.22%；無效0例。治療時間最短1個月，最長6個月。

【典型病例】張先生，49歲，主訴半年以來陰莖不能勃起，無法完成性交。自服各種補品5個月無效。用複方羊藿蛇香膏外敷命門穴2個療程即痊癒。

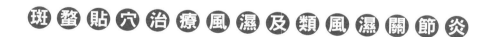

斑蝥貼穴治療風濕及類風濕關節炎

【病症及療法介紹】

　　風濕及類風濕性關節炎是以肢體、筋骨、肌肉、關節等處酸楚、脹痛、麻木或屈伸不利為主症的一類疾病。中國醫學認為其屬痹症範疇。痹即閉阻不通之意，它表明人體肌表經絡遭外邪侵襲後，病邪阻閉氣血的正常運行而成疾。

　　穴敷療法不但簡便易行、安全可靠、費用經濟、效果顯著，且治療範圍廣泛，臨床上克服了少數患者不能服藥或不願服藥的困難。即使無效亦無大礙，可行他法以施治。既補湯藥針灸之不足，又樂於為廣大群眾接受。

　　中藥製劑斑蝥貼可直接滲透肌膚經絡，深入腠理，刺激經穴以調節經絡之氣血運行，祛濕溫陽。其中的斑蝥、雄黃有較強刺激性，故而選用。本方還可廣泛用於四肢和肩背風濕痛、腰肌勞損、扭傷、肋間神經痛、頭頸面神經痛、腱鞘及韌帶筋膜炎等病症，凡是封閉療法的適應症，本方皆可用，療效高且持久，值得推廣應用。

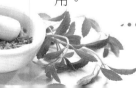

【方　　劑】斑蝥20g，雄黃7g。

【製用法】將上述二藥共研細末，加蜂蜜適量調和成膏藥裝瓶備用。

臨用時取綠豆樣大小，團壓成扁圓形外貼穴位上，一般上肢取穴天宗、曲池、陽溪，下肢取穴環跳、足三里、承山、崑崙及內外膝眼等穴。外用虎骨膏剪圓圈口固定（防止發泡後起泡太大），然後再用膠布固定8～24小時取下，此時可見有綠豆大的水泡，約經1週自然吸收，一般有暫時性色素沉澱；對於疼痛面積較大、部位較多者可取用周邊穴位輪流貼敷，每隔1週治療1次，一般輕者1次，重者4次為1個療程。

【療　　效】17例中，11例有效，6例無效。

【典型病例】陰先生，41歲。查見患者雙膝關節腫大疼痛、屈曲困難，下蹲不利，因長期口服消炎止痛藥而導致胃病，故而採用本法治療。取上藥固定於內外膝眼、膝陽關、鶴頂、陰陵泉、陽陵泉諸穴，交替使用，每次4～6穴，經1次外用後疼痛減輕，2次後腫脹消失，共治療6次痊癒。

三黃丁桂敷穴治療原發性腎病

【病症及藥理介紹】

　　腎病綜合症屬中國傳統醫學「水腫」範疇，是由於肺、脾、腎三臟功能紊亂、水液輸佈失調所致。腎病不僅與腎虧、氣虛，濕濁有關，而且與瘀血關係密切。治療原則應滋陰補腎、溫陽益氣活血、利濕瀉濁為主。

　　因為人體是一個統一的整體，內外相合、經脈相通。所以我們精心篩選具有益氣溫陽、補陰滋腎、活血通絡、利濕洩濁的黃芪、黃精、丁香、肉桂、山甲、土元、大黃、甘遂等多味藥製成三黃丁桂敷劑，同時選用具有通暢氣機、溫陽益氣、補腎利水的腎俞、神闕、湧泉穴位進行敷貼，一方面使藥氣透過皮膚進入體內，發揮藥物本身的功能作用；另一方面借助藥物對穴位的刺激，調節經絡，將藥物治療作用通過經絡導入體內相應臟器，共奏益氣活血溫陽、滋陰補腎、利濕瀉濁的治療作用，從而達到治癒疾病的目的。該敷劑能明顯地降低尿蛋白，提高血漿白蛋白，並能較快地縮短尿蛋白轉陰時間，還可減低強的松的不良反應，降低復發率，大大提高了整體治療效果，值得推廣應用。

【方　　劑】黃芪30g，黃精30g，丁香10g，肉桂10g，大黃10g，山甲15g，土元10g，甘遂8g。

【製用法】把上述諸藥研細末，用時取適量，配以薑汁、大蒜適量，調成糊

狀，敷於雙腎俞穴、湧泉穴及神闕穴，外以麝香壯骨膏固定。每晚睡時敷，晨起除掉，連用2個月，後隔月用1個月。

【療　　效】完全緩解：症狀、體徵消失，尿蛋白定量＜0.2g／24小時，尿紅細胞不超過3個／HP，腎功能、血漿白蛋白、血脂恢復正常；

基本緩解：症狀、體徵消失，尿蛋白定量＜1g／24小時，尿紅細胞少許，腎功能、血漿白蛋白、血脂基本正常；

部分緩解：症狀、體徵好轉，實驗室檢查有好轉，但未達到基本緩解標準；

無效：治療3個月以上，症狀、體徵和實驗室檢查均無好轉或惡化。

54例中，41例基本緩解，13例無效。

【典型病例】劉先生，41歲。患原發性腎病5年，經多家醫院治療未以根治，病情時好時壞。自採用該方治療2個月後，患者自感病情恢復較好，繼用1個月獲得痊癒。

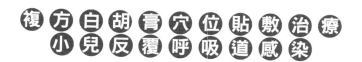

複方白胡膏穴位貼敷治療小兒反覆呼吸道感染

【病症及療法介紹】

反覆呼吸道感染患兒實為身體虛弱兒，根據中國醫學冬病夏治的原理，進行藥物穴位敷貼是明智之舉，選用具有豁痰溫經作用的藥物，透過刺激具有溫肺強身祛邪作用的天突、肺俞、大椎、膻中、神闕等穴位，一方面刺激穴位、疏通經絡、調理氣血、協調陰陽、抗禦病邪，另一方面，夏季腠理疏鬆、氣血暢通，宜於藥物滲透吸收，發揮藥理作用。

現代醫學研究證實，穴位貼敷能提高患者體內干擾素水準，增強機體的非特異性防禦能力，從而增強患兒防病抗病能力。採用複方白胡膏穴位貼敷方法治療，克服了小兒吃藥難的問題，也易被患兒及家長接受。

【方　　劑】白芥子60g，元胡60g，甘遂40g，皂角40g，生川烏40g，桔梗40g，花椒20g，公丁香10g。

【製用法】將上藥粉碎，過100目篩，裝入深色瓶中備用。每次用藥10g，用黃酒調成膏狀，分成6等分，排在方塊膠布中間。

將藥物貼於膻中、天突、大椎、肺俞、神闕，每次貼2小時左右，貼後皮膚發紅，很少起泡。若患兒感貼處皮膚癢，應提前將藥物拿掉。每年的初伏、中伏、末伏中，各治療1次，共3次，連續治療2年，觀察治療效果。

【療　　效】痊癒：上呼吸道感染次數每年小於2次，無下呼吸道感染，平時主要症狀和體徵消失；

顯效：上呼吸道感染次數減少2／3，無下呼吸道感染，發病時症狀明顯減輕，平時主要症狀和體徵改善；

有效：呼吸道感染次數減少，平時主要症狀和體徵部分改善；

無效：治療前後呼吸道感染次數及平時主要症狀和體徵無明顯變化。

73例，痊癒40例，顯效5例，有效1例，無效7例。

【典型病例】李小弟，5歲。因2年前感受風寒引起呼吸道感染，近幾日咳喘嚴重而求治。予以該方治療2年而癒。追蹤1年未見復發。

三味膏治療面神經麻痹

【病症及藥理介紹】

面神經麻痹是一種常見病，屬中醫「口僻」、「口眼歪斜」範疇。由於局部經脈空虛，風寒之邪乘虛侵入，致局部經氣阻滯、氣血不暢、經遂不通、局部筋脈肌肉失養而發病。

這裏介紹的中藥驗方三味膏，具有祛風消腫、通經活絡、溫經散寒之效，且療效確切，無任何不良反應，加之藥物易得，配製簡單，外貼不影響美觀，病人容易接受，值得推廣。

【方　　劑】松香末30g，蜈蚣15g，蓖麻仁10g。

【製用法】將上藥分別研細末。取淨水1000毫升煮沸後，置沸水於一器皿中，倒入蓖麻仁，煮5～10分鐘，入松香，小火煮10～20分鐘，再入蜈蚣粉，煮3分鐘，將器皿中的藥物倒入1000毫升冷水盆中，撚收成膏，切成糖塊狀，每塊3～6g備用。用時將膏藥用熱水燙軟，捻攤在小圓布上，貼患側下關穴，用膠布固定，5～7天換藥一次。

【療　　效】痊癒：面肌運動正常，皺眉、閉目、鼓頰完全恢復；

顯效：面肌運動明顯改善，皺眉、閉目、鼓頰未完全恢復，自覺症狀減輕；

無效：經治療，症狀、體徵均無改善。

51例中，痊癒25例，顯效22例，無效4例。

【典型病例】王小姐，30歲，自述，左側口眼歪斜1天。於2天前騎摩托車後，翌晨洗臉時發現左眼不能閉合，未服藥治療，查：左額紋消失，皺眉、閉目、鼓腮不能。鼻唇溝向右歪，舌質淡，苔白，脈弦細。誘發電位（也稱誘發反

應，是指給予神經系統特定的刺激）；左面神經部分損傷。三味膏外貼，共3次而癒。

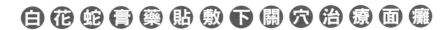

白花蛇膏藥貼敷下關穴治療面癱

【病症及藥理介紹】

面癱是針灸臨床常見的病症，四季均有發生，多發於青壯年，可見於任何年齡，四季均有發生，冬春季為多發季節。由於機體正氣不足，風寒之邪外襲，風邪阻於面部經絡，引起氣血運行不暢，面部脈絡失於濡養，致使發病。白花蛇膏藥方中白花蛇可袪風通絡；白芷可袪風解表、消腫止痛；白附子可溫經袪風、逐痰鎮痙；冰片可芳香走竄，以助藥力。下關穴乃足陽明、少陽之會，位於耳前顴弓下頜切跡所形成的凹陷處，正當顴骨弓下緣，皮下有腮腺，為咬肌起部，有面橫動、靜脈，較深層為上頜動、靜脈，有面神經顴眶支及耳顳神經分支，最深層為下頜神經，用白花蛇膏藥貼此穴治療周圍性面癱可獲良效。

使用本法無毒副作用，具有廉、簡、便、驗的特點，值得推廣。

【方　　劑】白花蛇1條，白芷10g，白附子4g，冰片0.5g。

【製用法】將上藥曬乾，共研極細末，瓶裝密封備用。

用白紙黏貼在7.5cm×7.5cm見方的紅布塊上，以熔化的黑膏藥油在紅布面攤成小圓形膏藥，每張膏藥上撒入上述藥粉1g，混和膏藥油中攤勻，上覆蓋以玻璃紙，裝入小塑膠袋中，封口備用。

以患側下關穴為中心，用白花蛇膏藥1張，揭去玻璃紙，放酒精燈上慢慢烘烤，待軟化後趁熱貼上。每4天換1張，可給患者帶回自貼，直至痊癒即停止使用。治療期間，囑戒酒、忌食辛辣、注意避風。患側面部無膏藥處可用濕毛巾熱敷，並輔以按摩，一日數次。

【療　　效】痊癒：患側面神經運動功能恢復正常，面部兩側表情肌對稱，患側眼瞼閉合完全，鼻唇溝對稱，口角無歪斜；

顯效：患側面神經運動功能大部分恢復，靜止時面部外觀正常，眼瞼基本能閉合，鼻唇溝略淺，笑時口角稍有歪斜；

無效：經7張膏藥貼後，患側面神經運動功能無明顯改善。

39例，治癒22例，顯效11例，無效6例。

【典型病例】康小姐，31歲。患者孕已7個月，患者自述：右耳後乳突部疼痛3天，晨梳洗時發現口角向左歪斜。檢查：右眼不能閉合，迎風流淚，不能皺

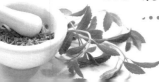

眉麼額，鼻唇溝明顯變淺，鼓腮漏氣，口角向左偏斜，笑時尤為明顯。舌苔薄白、脈浮緊。給予白花蛇膏藥1貼，貼右側下關穴。4日後復診時，乳突部疼痛消失。2貼後諸症明顯好轉，4貼後即告痊癒。2個月後足月順產一男嬰。

複方元胡白芥丸穴位敷貼治療咳喘病

【病症及藥理介紹】

所謂咳喘病就是現代醫學所指的慢性支氣管炎、支氣管哮喘、肺氣腫、肺心病及其他肺部疾患範疇。多發生於冬春季節，氣候寒冷或氣候變更時，易反覆發作，日久則正氣漸衰，而「宿根」愈盛，纏綿難癒。

治療咳喘病應根據《內經》「不治已病治未病」的原則，以防為主，防治結合。又《內經》「春夏養陽，秋冬養陰」的理論，採用「冬病夏治」的方法，選擇三伏酷暑，陽氣旺盛之時。穴位外敷方用中藥製劑複方元胡白芥丸，其中元胡、細辛皆為辛溫香燥之藥物，取其同氣相求之機制，收復耗散之正氣，散其「宿根」之邪氣，使正氣漸復，機體免疫力增強。冬病夏治藥物穴位敷貼治療咳喘病是一種中醫特色的外治法，以其廉、驗、簡、便等優點被廣泛推廣應用。

【方　　劑】白芥子28g，元胡16g，甘遂28g，細辛16g。

【製用法】將上藥研細末備用，要求越細越好，使其與薑汁調和後做成的藥丸有柔韌感，不易鬆散。其中一味白芥子，應分生用和炒用兩種使用。生白芥子藥性辛溫透烈，與諸藥混合研末後使用，患者局部有溫熱感到燒灼感疼痛後，可於規定時間提前取下，以免皮膚過分破潰影響下次敷貼。如炒用，若炒黃炒香再與諸藥混合研末用，患者局部往往無溫熱感，即使長時間貼治也起不到預期療效，故應重新炒製，應把白芥子適當微炒，不可太過，與諸藥混合研末後用，則藥性溫熱舒適，可適當延長貼治時間，或等藥乾後再揭下，特別適用於年老體弱者、小兒及皮膚過敏者。

在貼治過程中，還需掌握一些基本注意事項。如擇晴天貼治，藥丸現做現貼，穴位準確到位，患者貼治後不洗冷水浴及不食寒涼之品。在2次貼治的中間自行熏灸，可取大椎、肺俞、脾俞、腎俞、關元、足三里等穴，每次取三四穴，每穴灸5～10分鐘，每日1次，7日為1個療程。起溫陽、健脾益腎、補肺祛痰之功，助藥力透達穴位，達到扶正固本、振奮陽氣的作用。

【療　　效】緩解：穴位敷貼治療後咳喘減至三～五日1次，且每次不超過3分鐘；

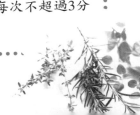

顯效：穴位敷貼治療後咳喘明顯減少，但每日仍有短時間發生；

無效：治療後無明顯症狀改善。

42例，緩解17例，顯效18例，無效7例。

【典型病例】崔先生，55歲，工人，患支氣管哮喘數十年，近年來發展成為肺氣腫，喘咳一年比一年嚴重。覓盡一切治療之法，均不見效。用複方元胡白芥丸穴位敷貼法試治，本未抱多大希望，試治1週後，咳喘次數竟神奇般減少。又用1個療程，3日才咳喘1次。崔某逢人便說，以後我要長期用複方元胡白芥丸穴位敷貼治療，以提高我的生活品質。

肉桂細萸膏治療復發性口瘡

【病症及藥理介紹】

口瘡，古名「口瘍、口疳、口破」，現代稱為「口腔潰瘍」，醫生大多從心脾積熱論治，古醫認為舌為心苗，口為脾竅。臨症口瘡又有虛實之辨，明朝陳實功有云：「口破者，有虛火、實火之分，色淡、色紅之別。虛火者，色淡而斑細，甚者陷露龜紋，脈虛，不渴。此因虛煩太甚，多醒少睡，虛火動而發之……實火者，色紅而滿口爛斑，甚者腮舌俱腫，脈實，口乾，此因膏粱厚味，醇酒炙煿心火妄動發之……」這可能是對口瘡詮釋。

針對病症，治宜用：細辛，因其性味辛溫，能散浮熱，亦火鬱則發；吳茱萸引熱下行，善治「喉舌生瘡」；而肉桂不但能溫煦腎陽，又能藉其招導引誘之力，降除上擾之虛熱。上3味共奏除熱降火之功。因而對心脾積熱及虛火上炎之口瘡均有療效。另加入冰片、薄荷、樟腦可增加藥物的透皮吸收，提高療效。

此外，口瘡的發生不僅關乎心脾，而且與腎密切相關。腎涵元陰而寓元陽，為人體陰精陽氣之根本，五臟病變窮必及腎，且足少陰腎經：「循喉嚨，挾舌本」聯繫於口。故選取足少陰腎經之「井穴」——湧泉穴敷貼：除藥物通過皮膚吸收發揮作用外，並能通過經絡傳導，調整機體陰陽，從而達到治療口瘡的目的。

【方　　劑】細辛、吳茱萸、肉桂、冰片、薄荷、樟腦各適量。

【製用法】取精製的吳茱萸、細辛、肉桂飲片，按2：1：5的比例稱重，以醇提法提取有效成分製成浸膏，按每千克浸膏加入冰片、薄荷、樟腦各100g，水楊酸甲脂150g，調勻，再加入適量的橡膠、松香等基質製成塗料，最後進行塗膏、切段、蓋襯加工成藥物膠布，每片4cm×4cm，約含生藥2g。

每晚臨睡前，患者洗淨雙腳，擦乾，將膏藥貼於雙側湧泉穴，每日換藥1次，

一般用藥4～5天即見潰瘍癒合，同時新發的潰瘍點得到控制，繼而痊癒。對於病程較長者可適當延長敷貼天數。以鞏固療效。

【療　　效】臨床痊癒：用藥後1年內無復發；

好轉：潰瘍復發間隔期延長1/2以上，潰瘍數目減少1／2以上，自覺症狀明顯減輕；

無效：發病間隔時間無明顯延長，潰瘍數目減少不明顯，自覺症狀無變化或反而加重。

55例，臨床痊癒12例，好轉38例，無效5例。

【典型病例】浩女士，35歲，口瘡反覆發作18餘年，平均每月發作1次，且與月經週期有關。曾以多種方法治療未癒，診見舌尖及舌底各有一綠豆大潰瘍點，予用上方貼雙側湧泉穴，1週後潰瘍癒合，診治後口瘡未再發生。

複方參芪貼片治療小兒遺尿症

【病症及藥理介紹】

小兒遺尿症是指5歲以上幼童不能自主控制排尿，經常於入睡後遺尿者，又稱「夜尿症」、「原發性遺尿症」，但不包括有器質性病變的遺尿病症患者。

深究本病發生的主要原因，傳統醫學認為：「膀胱不約為遺溺」，「虛則遺溺」。由此可見，遺尿的發病主要與腎和膀胱以及脾肺有關係。多由於小兒稟賦不足，脾肺氣虛，陽氣偏衰，膀胱腎氣俱冷，不能制水，下元虛寒而致遺尿。據此治療當以培元益氣、溫補腎陽、固攝下元為治則。

複方參芪貼片中黃芪、黨參、山藥健脾益肺而補氣，則氣化而水津輸佈正常；桑螵蛸、菟絲子、覆盆子補腎溫陽，固攝精氣，使膀胱制約有度；益智仁、烏藥溫腎祛寒，縮尿止遺；麻黃祛寒、宣散肺氣、通調水道。上述藥物共用可使寒消氣實，腎陽得壯，固攝有權，膀胱制約，水道開闔有度而遺尿止。

臨床研究顯示，電超導經皮給藥不僅是治療小兒遺尿症的有效方法，其療效甚至高於口服鹽酸丙咪嗪，避免了鹽酸丙咪嗪較常見的不良反應，如口乾、心動過速、出汗、視力模糊、眩暈、便秘、尿瀦留、失眠、精神紊亂、皮疹、震顫、心肌損害、癲癇發作、粒細胞減少等，且無中藥之異味，無灌藥之艱辛，也避免了針灸的痛苦。在治療期間患兒可以照常玩耍或書寫作業，操作簡便、療效快捷，電超導尤其適用於嬰幼兒，值得臨床推廣，為更多的遺尿患兒解除痛苦。

【方　　劑】益智仁10g，烏藥6g，山藥12g，桑螵蛸25g，覆盆子12g，黃芪

20g，金櫻子10g，黨參20g，麻黃6g。

【製用法】 把上藥研成粉狀，用麻油攪拌成膏，取2g做成圓餅狀。

使用時將複方參芪貼片分別用膠布固定於關元、命門兩穴，接通電源，固定電超導發射頭，根據年齡大小調節各項治療參數，時間30分鐘，電導強度5～8檔，超聲強度2～4級，最大導入距離5～6cm，振動強度1～2級，按下工作鍵，每天治療1次，連續5天為1個療程。工作結束後，保留藥物貼片6小時以上，以便藥物充分吸收。

口服鹽酸丙咪嗪12.5～25mg，每晚1次，在睡前30分鐘～1小時服用。

【療　效】顯效：治療5天後，遺尿症狀完全消失，追蹤半年以上未復發；

有效：遺尿次數明顯減少，近期未反覆；

無效：遺尿依舊。

41例，有效36例，無效5例。

【典型病例】李小弟，11歲。患兒自幼遺尿，經中西醫治，療效不佳。用此法治療5天，喜獲痊癒。

胡椒油膏外敷肺俞穴治療咳嗽

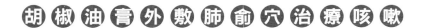

【病症及藥理介紹】

咳嗽是臨床上的一種常見的病症。其病因主要可以分為外感、內傷兩大類，外感咳嗽為六淫外邪侵襲肺系，內傷咳嗽為臟腑功能失調，內傷於肺，不論邪從外入，或自內而發，均可引起肺失宣降，肺氣上逆而咳。中國傳統中醫認為，風寒襲肺、風熱犯肺、風燥傷肺、痰熱鬱肺、肺火犯肺、痰濕蘊肺、肺陰虧耗等均可導致咳嗽，故引起咳嗽的原因很多。

針對上述情況採用胡椒油膏治療咳嗽，效果較好。這是因為：胡椒油膏方中的胡椒粉、清涼油、追風膏均具有使局部微血管擴張達到藥物吸收、穴位持續刺激的作用。而利用中藥的穴位滲透，促進了神經、體液的調節，改善了各組織器官的功能，從而增強了自身抵抗力；肺俞穴調肺氣、止咳喘、實腠理，從而恢復肺臟的宣降功能。因此咳嗽頑疾可被攻破。

【方　劑】食用胡椒粉、清涼油各適量。

【製用法】 將上述兩藥調均勻，將調和的藥膏攤於約3cm×5cm大小的追風膏上（可根據患者的軀體大小而定追風膏大小）貼於雙側肺俞穴，8～12小時換藥1次，5天為1個療程。

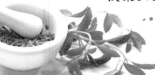

【療　　效】以咳嗽症狀自然消失為痊癒；

以咳嗽症狀減輕、次數減少為好轉；

經治療3個療程無明顯變化為無效。

35例，痊癒好轉27例，8例無效。

【典型病例】賈小姐，32歲。久咳不止，用多種藥方治療，效果不佳。用此法治療，痊癒。

礬膝膏外敷治療頑固性口腔潰瘍

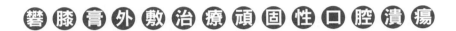

【病症及藥理介紹】

口腔潰瘍中國傳統醫學稱之謂「口瘡」、「口糜」之範疇。其病因為內傷所致，與心腎胃火關係密切。

針對其病因，使用礬膝膏外敷治療，收到較為滿意的效果，其明礬瀉火；牛膝引邪下行，從而使心腎胃火因下瀉而告癒，即所謂「疏其氣血令其條達也」。現代藥理證明：這些藥物具有改善局部血液微循環、促進組織修復、抗炎、抗病毒、抗過敏，調整機體免疫系統的作用。根據這些藥理特點，將其製成膏劑外敷湧泉穴；因此穴屬足少陰腎經經氣所過之處，可以交通陰陽，調暢氣機之升降出入。腎經絡心入肺、肺朝百脈，調節全身，故藥效可經心腎脾胃平調其陰陽，陰平陽秘而致疾病痊癒。

【方　　劑】明礬10g，牛膝5g，雞蛋清1個。

【製用法】將雞蛋打開，只取蛋清，將明礬、牛膝研末，調成糊狀備用。

用法為：應每日將藥糊多次敷於雙側足底湧泉穴，晾乾。特別強調：每晚睡前必敷，連敷7天為1個療程。

【療　　效】以疼痛症狀消失，潰瘍面痊癒為顯效；

以疼痛減輕，創面縮小或減少為好轉；

以疼痛不減輕，瘡面不減小為無效。

14例，顯效7例，好轉4例，無效3例。

【典型病例】胡小姐，27歲。口腔潰瘍反覆發作4年，常以中西藥治療，效果不佳，用此法治療，痊癒。

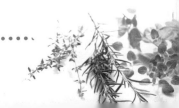

咳喘平穴位貼藥治療哮喘

【病症及藥理介紹】

支氣管哮喘屬傳統醫學「哮病」的範疇，屬於本虛標實之候。該症是由於宿痰伏肺，遇誘因或感邪引觸，以致痰阻氣道、肺失肅降、氣道痙攣所致發作性的痰鳴氣喘型疾患。此病的形成除外邪為其誘因外，還與肺、脾、腎三臟功能失調有關。治療該病宜宣肺祛痰、止咳平喘，而健脾、補腎、益肺為治本之法。

穴位貼敷療法是中醫學的中醫外科和針灸學科綜合治療為一體的療法。該療法通過特定穴位和經絡達到調節陰陽、溫通經絡、活血化瘀、調理氣血、行氣散結、化痰平喘、調理臟腑功能、恢復陰平陽秘的目的。現代醫學研究證明，穴位貼藥能增強人體的免疫力，提高血漿皮質醇，增強白血球的吞噬能力，從而發揮療效。中醫認為，經絡是人體運行氣血、聯絡臟腑、溝通內外、貫穿上下的通道。定喘、肺俞、膏肓、膻中穴有提高人體免疫力的功能；豐隆穴有化痰止咳、解痙平喘的功能；足三里穴一直被古今醫家作為強壯要穴，現代實驗證明按摩足三里穴可提高人體免疫功能；膏肓穴主治一切虛勞羸瘦之症。純中藥製劑咳喘平貼敷膏肓穴能緩解支氣管平滑肌痙攣；膻中穴為「氣合」之穴，主治咳嗽、氣短、喘息等症；肺俞可治療一切肺疾。綜上所述，以上諸穴合用可強壯機體，增強免疫，調理臟腑功能，使哮喘得到緩解和治癒。

【方　　劑】白芥子33%，細辛15%，元胡33%，甘遂15%（以上4藥共研為細末），加六神丸2支（研末），生薑適量（搗爛取汁）。

【製用法】選穴：肺俞穴（雙）、膏肓穴（雙）、定喘穴（雙）、膻中穴。痰多者加豐隆穴（雙），腎虛者加腎俞穴（雙），脾虛體弱者加脾俞穴（雙）及足三里穴（雙）。

治療時首先將前4味藥末用生薑汁調和後攤在油紙上，做成直徑4cm，厚為0.8cm的小餅，再將六神丸粉末（每次2/3支量）壓在藥餅中心處，然後將藥餅貼在選準的穴位上，用膠布固定。每年冬天為一、二、三九天，每年夏天為初、中、末三伏天各貼一次為1個療程。每次貼藥3～6小時，患者感覺貼藥處發熱或起水皰時應立即取掉。

適應症：凡冬春季節發病，有典型哮喘病史，並於近3年內在一定誘因下發病；有典型的呼吸急促、喉間痰鳴、胸悶咳痰、甚至張口抬肩等臨床症狀；肺部聽診可聞及哮鳴音或部分濕囉音。部分病例經X光胸透或攝片協助確診，並排除肺結核、支氣管擴張等疾病。

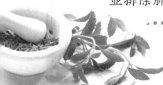

【療　　效】顯效：咳、痰、喘症狀完全消失；

有效：咳、痰、喘發作次數較往年明顯減少；

無效：仍有咳、痰、喘症狀，遇誘因頻發。

89例，有效58例，無效31例。

【典型病例】田女士，52歲。患者主訴：咳嗽、咳痰3年，加重伴氣喘1個月。患者3年前因冬天受涼感冒後開始出現咳嗽、咳痰、呼吸急促、喉間痰鳴、胸悶氣短等症，每因受涼或天氣突變時加重。發作時給予靜脈注射青黴素、氨茶鹼及頭孢氨苄等藥後症狀緩解。前又因天氣變涼，舊病復發，出現背涼、氣喘、咳嗽、咳白色泡沫樣痰，經服西藥效果不佳而覓外治法。聽診：雙肺可聞及哮鳴音及濕囉音，輔助X光檢查診斷為支氣管哮喘。中醫辨證分型屬風寒束肺兼痰濁壅肺型。隨即給予咳喘平貼敷穴位。1個療程後哮喘減輕，追蹤1年無復發。

四味散貼脊治療慢性支氣管炎

【病症及療法介紹】

慢性支氣管炎簡稱慢支，中年以上患者居多，冬春寒冷季節加重。夏季減輕甚至沒有症狀。臨床主要症狀為長期反覆發作的咳嗽、咳痰、氣喘。目前西醫治療主要是抗炎、對症處理，尚無好的治療方法。貼脊療法是根據中國醫學經絡學說的理論，選用一些兼具刺激性和治療雙重作用的藥物敷貼於背部腧穴，故稱「貼脊療法」。慢支之所以易在寒冷的冬春季節發病，主要是機體陽氣不足，外不足於驅寒邪，內不足以化痰濕，內外相合而病於肺，出現咳嗽、咳痰、氣喘等症候。肺氣虛，則正氣弱，陰寒之邪會犯及肌表而傷及肺；脾陽虛則運化無力，寒停濕聚。正如「脾為生痰之源，肺為貯痰之器」而致濕不能溫化，加劇了水濕停聚。腎氣虛，會出現呼多吸少，喘促無力症候。因此，治法應為激發人體陽氣，補益肺、脾、腎三臟。根據「春夏養陽、秋冬養陰」自然之道，在夏秋三伏天應用純中藥製劑四味散，其主要成分為白芥子、細辛、元胡、甘遂，將膏劑敷貼於脊背膀胱經脈的肺俞、脾俞、腎俞穴位，激發機體陽氣，而使肺氣實，衛表固；脾、腎足，則根基牢。而使痰液化，咳嗽、咳痰、氣喘諸症明顯好轉和自癒。

慢支多在冬春季節反覆發作，此時機體抵抗力較差，西醫治療多只能對症處理。在夏季應用貼脊療法，則順應了「天人相應」、「春夏養陽」、「不治已病治本病」等規律，調動機體的抗病能力，達到預防和減病之目的。在夏季三伏天治療

慢支，獲得了良好效果，其方如下。

【方　　劑】白芥子、元胡、甘遂、細辛各等份。

【製用法】將上藥共研為細末，加薑汁調成糊狀即為四味散。

用藥時間：每伏初貼藥1次，共貼3次，連續治療3年。選穴：肺俞、腎俞、脾俞。亦可隨症加減：痰稠、苔黃、脈弦者加肝俞；病久者加膈俞；胸悶者加膻中；體質弱者加大椎。

【療　　效】痊癒：咳嗽、咳痰、氣喘等症狀消失，追蹤2年未復發；

顯效：咳嗽、咳痰、氣喘等症狀消失或明顯減輕，追蹤2年僅有1～2次復發；

有效：咳嗽、咳痰、氣喘症狀明顯改善，追蹤期間仍有復發，但症狀較前減輕；

無效：咳嗽、咳痰、氣喘症狀改善不明顯，復發次數較以往相差不多。

治療117例，痊癒44例，顯效35例，有效31例，無效7例。

【典型病例】劉女士，60歲。患慢性支氣管炎多年，多方治療，效果不佳。用此法治療3年。咳嗽、咳痰、氣喘症狀有所改善，視為顯效。

小兒咳喘速停膏貼肺俞穴治療小兒咳嗽

【病症及藥理介紹】

咳嗽是兒科疾病中的常見症，尤其多見於3歲以下的小兒，同時也是家長們最關注的症狀之一，尤其是經治療無效或療效不好的咳嗽，更令家長們心焦，有時也使兒科醫生感到較為棘手。咳嗽本身是一種保護性反射動作，能將呼吸道內異物或分泌物排出體外；另一方面也為病理性，作為呼吸系統疾病的常見症狀。中醫理論認為咳嗽與肺臟密切相關，肺主呼吸，為五臟之華蓋，上通口鼻，外合皮毛，故外邪侵襲人體，肺易先受邪；小兒臟腑嬌嫩，形氣未充，咳嗽也最易發生。小兒咳嗽以外感咳嗽為多見，常因外邪侵肺，肺氣失宣而致病，故治療原則以宣通肺氣、疏散外邪為主。根據中醫內病外治理論及臟腑經絡學說，採用傳統黑膏藥技術製成咳喘速停膏藥，施治於嬰幼兒雙側肺俞穴，治療小兒急性支氣管炎咳嗽，療效明顯。

咳喘速停膏方中麻黃性味辛溫，宣肺散寒平喘，多用於表症咳嗽及哮喘；花椒性味辛溫，溫中散寒止咳；百部性味微溫，潤肺下氣止咳；薏苡仁性味淡涼，清肺祛痰；蟬蛻甘寒，散風除熱。近代研究發現蟬蛻具有緩解支氣管平滑肌痙攣、

抗過敏等作用，因而用於止咳平喘，特別是喉癢之咳嗽，療效頗佳，是一味止咳良藥。上述諸藥合用共奏宣肺止咳、豁痰下氣之功。《藥典》一部中麻黃、花椒、百部、薏苡仁及蟬蛻均無有毒記載；黑膏藥基質中含有紅丹，紅丹的主成分是四氧化三鉛，鉛及鉛的無機化合物經完整皮膚吸收的可能性較小，每次用藥面積在30cm×30cm以內，且在6個月以內是安全的。小兒咳喘速停膏藥用量很小，用藥時間很短，不用擔心鉛中毒問題。咳喘速停膏貼肺俞穴，藥物作用於腧穴局部皮膚，通過皮膚吸收，經絡傳輸，發揮生理上的放大效應，可使藥物外治達到滿意療效。咳喘速停膏療效好、使用安全方便，價格低廉，特別適用於嬰幼兒咳嗽患者。

【方　　劑】麻黃、花椒、百部、薏苡仁、蟬蛻各取等份。

【製用法】使用前取適量藥膏母液，加熱至藥膏呈流動狀態，再加入蟬蛻細粉攪拌均勻，然後將藥膏分攤於3～5cm大小的牛皮紙中心，將牛皮紙對折（膏藥撕開後藥膏直徑約1.5cm，厚度約0.2～0.3cm）。每6張膏藥1袋，用塑膠袋密封，置陰涼處貯藏備用。

　　在常規病因治療基礎上，一律用咳喘速停膏藥貼肺俞穴止咳。取咳喘速停膏藥2張，輕輕撕開（氣溫低時需用文火烊化撕開），雙側肺俞穴各貼1張，24小時換藥1次。

【療　　效】痊癒：咳嗽、咳痰、哮喘、肺部囉音及哮鳴音消失，體溫正常；

顯效：咳嗽、咳痰、哮喘減輕，肺部囉音及哮鳴音減少；

好轉：咳嗽、咳痰、哮喘略有減輕，肺部囉音及哮鳴音略有減少；

無效：症狀、體徵無變化或加重。

81例全部為治癒、顯效和好轉。

【典型病例】張小妹，2歲。高熱喘促，咳嗽痰鳴，鼻翼煽動，苔黃膩，指紋紫。用此法治療，痊癒。

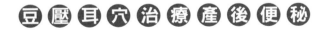

豆壓耳穴治療產後便秘

【病症及藥理介紹】

　　產後便秘是婦科產後常見病之一。中醫認為產後便秘是由於產時耗氣，產後失血傷津，以及長時間臥床，少動，致使氣血俱虧所致。大腸為「傳導之官」，氣虛則大腸傳送無力，血虛則津枯，不能滋潤腸道，致使大腸津液失調，通降傳導失職，糟粕內停，燥屎內結。

　　利用豆籽按壓耳穴法是取皮質下以調節大腦皮質的興奮與抑制，並有擴張血

管、增加血液循環的作用，結合內分泌，兩者配合可促進腸蠕動；大腸、小腸、三焦、直腸下端，可調節腸道的通降功能；脾為生化之源，故取脾穴，以健脾益氣，氣血充盛，血旺津回，大便自通；肺與大腸相表裏，肺氣虛，致大腸津液不佈；腎開竅於二陰，大便的排泄受到腎的氣化作用才能順利排泄，《素問‧至真要大論篇》曰：「大便難……在於腎」，故取肺、腎穴。全穴共用可達到益氣養血，潤燥通便之目的。透過臨床觀察，認為豆壓耳穴治療產後便秘，無不良反應，簡便經濟，患者易於接受，值得推廣。

【方　　劑】王不留行籽適量。

【製用法】用75％酒精消毒耳廓後，取0.5cm×0.5cm醫用膠布，中央黏一王不留行籽，準確貼於耳穴，固定貼緊，按壓片刻，以病人耳廓脹、痛、紅、熱為準，每日按壓3～5次，每次3～5分鐘，3天換1次，兩耳交替。在治療期間，不用其他通便藥物，可根據病情適當下床活動。

【療　　效】治療1～3天能順利排便者為治癒；

治療1～3天能排大便，但較困難或大便乾燥為有效；

治療1～3天無緩解，仍需用開塞露、肥皂水灌腸等為無效。

26例，治癒7例，14例有效，5例無效。

【典型病例】齊小姐，27歲。因生產時第2產程延長，行會陰側切助產分娩。產後3天排便困難，但又不敢用力，擔心側切口裂開，經用豆壓耳穴治療按壓3次，順利排便，以後大便通暢，1天1次。

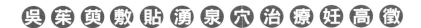 吳茱萸敷貼湧泉穴治療妊高徵

【病症及療法介紹】

妊娠高血壓綜合徵（簡稱妊高徵）是一種嚴重危害孕產婦生命健康的多發病。該病以全身小動脈痙攣為最基本的病理變化，病因尚未明確，臨床多採用解痙、降壓、鎮靜、利尿、擴容或終止妊娠等方法予以治療。近年來，用中藥吳茱萸等貼敷湧泉穴的方法治療本病，取得了較為滿意的療效，利用湧泉穴貼藥方法簡、便、驗、廉，且無任何毒副作用。中醫學認為湧泉穴位於足底前1/3處，屬足少陰腎經之井穴，五行屬木，有滋水涵木、潛陽熄風的作用。本病乃肝失其養，肝陽上亢，肝風內動所致，況腎開竅於二陰，故水腫、蛋白尿、高血壓者均屬可治之列。而對重度「妊高症」，出現抽搐、昏迷等危重情況者，當配合西醫急救，以免貽誤病情。

吳茱萸性味辛熱，入肝腎胃三經，功善疏肝溫胃，用之敷湧泉穴，即可起到疏

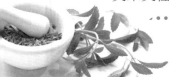

肝平肝、調補腎氣之功，故對「妊高徵」輕、中度者，用之皆效。

【方　　劑】吳茱萸10g。

【製用法】將吳茱萸研末，加蒜泥適量調勻，每晚睡覺前先用溫水洗腳，然後將藥敷於雙側湧泉穴，再用傷濕止痛膏外敷固定，每日1次，一般3次為1個療程。

【療　　效】痊癒：水腫、蛋白尿、頭暈等症狀消失，血壓降至正常；

有效：血壓有所下降，但未至正常，症狀減輕但未完全消失；

無效：用此法治療後病情無任何變化。

17例全部有效。

【典型病例】黃小姐，32歲，懷孕7個月，自覺頭暈、心悸，同時兩下肢明顯浮腫，血壓24.0／16.0 kPa。檢查：體溫37℃，心率96次／分，律齊，無雜音，神清，急性病容，唇紅，頸軟，兩肺無囉音，宮底臍上2指，B超顯示雙胞胎，下肢浮腫Ⅱ°，經查血常規及尿常規，婦產科診斷為「妊娠高血壓綜合徵」。經肌注利血平，靜滴硫酸鎂治療4天尚未緩解。請中醫診治，舌紅、苔薄黃，即用湧泉穴貼藥法治之。用藥後患者自覺足心處刺激強烈，4小時後測血壓為16／9.33 kPa，下肢浮腫漸消，次日查尿蛋白轉陰，觀察48小時後症狀穩定出院。50天後順產男、女嬰雙胞胎。

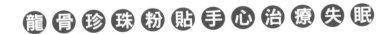

龍骨珍珠粉貼手心治療失眠

【病症及藥理介紹】

　　失眠症通常見於臨床中各科疾病。中醫認為失眠發生主要是由陰陽失調，心神不安所致。如《類證治裁·不寐》指出「不寐者病在陽不交陰也。」以龍骨粉貼手心治療失眠，方法簡單易行，療效顯著。方中生龍骨性味甘平無毒，能養精神、定魂魄、安五臟，使陽入陰；配琥珀鎮驚安神、通腑利濕，使氣血調和；珍珠味甘、鹹，性寒，能安養五臟，善清心、肝之火；竹瀝可祛痰養血、清熱除煩，用之調配藥物，能保持敷藥濕潤，使藥物均勻透達體內，四藥合用，製成手心貼藥，具有寧心安神，安養五臟，使陽入陰之效。我們認為，貼藥發揮的作用是多方面的，藥物的作用是其中的一個方面，而貼藥方法的正確運用也很重要。

　　此外，在使用手心貼藥的同時，還要囑咐病人貼藥後用手指按壓，這樣既可使藥物氣味不斷地通過手心進入全身，又可透過病人的自我按壓活動手指，起到調陰陽，理氣血，和臟腑，通經絡的作用。

【方　　劑】珍珠粉10g，生龍骨50g（研細粉），琥珀10g（研細粉）。

【製用法】將上述3藥混合調拌勻，裝瓶備用。每晚睡前取藥粉3g，加鮮竹瀝少許調濕，分成兩份，分別貼於手心（勞宮穴周圍），外用膠布固定，每晚換藥1次。交代病人睡前貼藥後，用手指輪流緩慢按壓貼藥部位20～30分鐘。治療期間除高血壓病人繼服降壓藥外，一般應停止使用其他藥物。

【療　　效】患者治療時間最長1個月，最短1週，平均20天；

用藥後每晚能入睡5～6小時為顯效17例；

能入睡3～4小時為有效9例；

睡眠僅有輕度好轉，停藥易復發者為無效4例。

【典型病例】劉女士，51歲。患者2年前因精神受刺激，常失眠，心情抑鬱，曾診「神經衰弱」入院數次治療，好轉後出院。睡眠有短暫改善。出院後仍常服地西泮、氯氮䓬等。近月來病情逐漸加重，常徹夜不寐，伴心煩、乏力，身體逐漸消瘦。檢查腦電圖、肝腎功能、血常規等均正常。自從採用手心貼藥治療，自述5天後能昏昏欲睡，但極易驚醒。治療10天後，失眠明顯改善，治療信心大增。繼續治療10天，每日能保持睡眠5～6小時，精神較前明顯好轉，心煩、乏力症狀基本消除，再用藥10天，諸症消除而停藥。3個月後，睡眠再次欠佳，患者照前方法用藥數天，很快康復。追蹤1年未見復發。

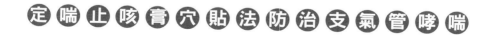

定喘止咳膏穴貼法防治支氣管哮喘

【病症及藥理介紹】

　　支氣管哮喘（簡稱「哮喘」）是由於呼吸道對某些理化因素、藥物或過敏原刺激的反應性增高，支氣管呈可逆性氣道阻塞狀態。臨床以發作性呼吸困難、咳嗽和哮鳴音為基本特徵，長期以來缺少有效的防治方法，欲取遠期療效更為困難，嚴重危害人民的身體健康。藥物貼敷療法，屬中醫外治範疇。貼敷透過人體穴貼給予溫熱刺激，溫通經絡，調陰陽，和氣血，活血化瘀，行氣散結，解痙平喘，以調整臟腑功能。現代醫學證明，穴位貼敷能增強人體細胞免疫功能，提高血漿皮質醇水準，從而發揮療效。中醫認為經絡是人體運行氣血，聯絡臟腑，溝通內外，貫穿上下的通道，腧穴是人體經絡臟腑之氣輸出而聚集於體表的部位。定喘止咳膏外敷穴位，其作用機制是應用豁痰溫經藥物，一方面透過刺激具有治療支氣管哮喘作用的肺俞、定喘穴；另一方面，因肺主皮毛，藥物透過皮膚的吸收由經絡傳導至氣管、支氣管、肺，從而達到宣肺散寒、化痰平喘的作用。

定喘止咳膏的藥物組成，多性味辛溫，共奏溫肺祛痰、宣肺止咳平喘之功效，辛溫之藥物，發散走竄，有較強的穿透力，可直達病所，起到治療的目的。實驗證明，定喘止咳膏對支哮有良好的療效，有加速炎性分泌物的吸收和排泄，清除呼吸道異物的作用，並能緩解支氣管痙攣，調節肺泡彈性。改善呼吸量而達到平喘止咳之目的。更重要的是，可增強機體非特異性免疫力，降低機體的過敏狀態，提高丘腦一垂體一腎上腺皮質系統的功能。本療法具有應用簡便、廣泛，患者易於接受、療效高、無副作用等特點。透過治療可以看出，此方平喘之功強於止咳，到運用此方治療的患者感冒次數明顯減少。這表明定喘止咳膏可增強機體防禦免疫功能，對防治支氣管哮喘有一定的作用。

【方　　劑】細辛15g，乾薑15g，甘遂10g，炙麻黃30g，白芥子30g，天仙子6g。

【製用法】將上藥共研細末，裝袋備用，以上為一人一年用量。

選穴：肺俞（雙），膈俞（雙），定喘（雙）。

每年三伏、三九天使用，將藥末加生薑水、飴糖適量，調成糊膏狀，分別攤在4cm×5cm敷料上，照穴貼之，用膠布固定，一般貼2～3小時。如局部有灼熱感或疼痛感，可提前取下，若貼後無不適，可多貼幾小時，待乾燥後再揭下。

每隔10天貼1次，共貼6次，即頭伏、二伏、三伏、一九、二九、三九第1天。

無論緩解病人或現症的病人均可使用，一般連貼3天為1個療程。

注意敷貼當天忌食生冷酸辣之品。

【療　　效】痊癒：症狀消失，胸透肺部無異常，且無復發者；

顯效：基本控制發作，抗誘因的能力增強，繼發也症狀輕、時間短、停止快者；

有效：發作次數減少，時間縮短，症狀較治療前減輕者；

無效：貼1個療程後，症狀無變化者。

31例，26例有效，無效5例。

【典型病例】陳先生，47歲。患支氣管哮喘5年，於1999年三伏、三九給予定喘止咳膏貼；貼後1年未發作，翌年，每年於三伏、三九第1天貼敷，連貼3年，追蹤數年，未見復發。

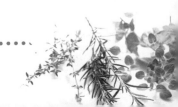

地龍杏仁膏治療小兒支氣管炎

【病症及藥理介紹】

小兒咳嗽以外感風邪及內傷乳食致咳者居多。小兒的生理特點是寒暖不能自調，乳食不能自節，一旦調護失宜，則外易為六淫所侵，內易為飲食所傷。食傷脾失健運，聚濕生痰，上壅於肺，加之外邪侵襲肺系，均可致肺失宣降，發為咳嗽。

小兒支氣管炎為常見及多發病之一，臨床上大部分用抗生素治療。若失治誤治，則病延日久，纏綿難癒，易續發肺炎。中藥外敷治療小兒支氣管炎，收到較為滿意的效果。

中藥全瓜蔞，味甘微苦，性寒，功可潤肺祛痰，主治肺熱咳嗽，瓜蔞含脂肪油、樹脂，抑菌試驗瓜蔞水煎劑對金黃色葡萄球菌、流感桿菌、肺炎雙球菌均有抑制作用；白芥子味辛苦性溫，利痰止咳、降氣平喘，同時具有刺激皮膚微血管擴張，有利於藥物有效成分滲透而吸收，多用則發泡損傷皮膚；地龍，有平喘抗組胺作用；冰片，辛苦微寒，通肺竅、散熱邪，主治支氣管炎；杏仁苦，降氣平喘；石膏清熱。配以薄荷、黃芩、雙花、連翹解表透熱清肺，應用中醫外治之理即內治之理的理論，配合穴位的作用，共同達到止咳、利痰、降氣平喘的效果。

【方　　劑】全瓜蔞、地龍、杏仁各30g，發熱者加生石膏30g，雙花、連翹、薄荷、黃芩各10g，川貝末10g，白芥子3g。各研細粉，冰片1g研細。前8味中藥水煎3次取水流液濃縮至流浸膏狀；川貝末、白芥子粉、冰片加入調成糊狀，裝瓶或軟膏盒內備用。

【製用法】取穴背部正中線第7頸椎棘突與第1胸椎棘突之間點為第1穴，第1與第2胸椎棘突之間點為第2穴，第2與第3胸椎棘突之間為第3穴，從此穴位旁開1.5寸兩側各一個穴為4穴，第3與第4胸椎棘突之間點為第5穴。同時將膏攤成五分錢硬幣大小及厚薄敷在每個穴位上，然後用紗布包紮，每穴5～10分鐘，保留24小時，連用3次為1個療程，頑固者可重複使用。

【療　　效】1個療程消除呼吸道症狀，體溫降至正常，肺部乾濕囉音消失為顯效；

3個療程消除或改善呼吸道症狀，肺部乾濕囉音未完全消失為有效；

3個療程不能消除或改善呼吸道症狀為無效。

18例全部有效。

【典型病例】魏小弟，12歲，患感冒9天餘，體溫38℃，表現為呼吸道症狀，雙肺聞及乾濕囉音，X光示紋理增粗，曾靜滴抗生素、抗病毒及止咳藥物效果

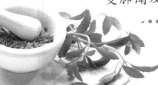

不佳，體溫仍為38℃，咳嗽不止。口乾，納少。小便不黃，大便偏乾，小兒平素虛汗時出。舌質淡紅，苔薄白，脈弦數。診以外感風寒，鬱而化熱，所以治療仍以上述中藥外敷，1個療程顯效，2個療程痊癒。

祛咳散敷湧泉穴治療小兒上呼吸道感染

【病症及藥理介紹】

上呼吸道感染是小兒科門診最常見的疾病。採用足底敷貼祛咳散治療上呼吸道感染比常規使用抗生素要經濟、方便、安全、更有效，可推廣到普通家庭，具有顯著的社會效益與經濟效益。

該方中桃仁為主藥，《中藥大辭典》云其治「上氣咳嗽、胸膈痞滿氣喘」；白芥子外敷能散寒祛痰，杏仁有止咳定喘之功，細辛解毒散寒均為輔藥；生山梔清熱解毒，入肺經，為引經藥，其研末有消腫活絡作用，可治皮膚青腫疼痛，抑制白芥子、大蒜的發泡反應；大蒜能治流行性感冒，對肺炎球菌、鏈球菌等有明顯的抑菌或殺菌作用。

現代藥理學研究證明，細辛有解熱、抑菌、消炎、平喘作用。以上藥物在足底敷貼的範圍內有肺、支氣管、腎上腺反射區。生物全息醫學認為任取人體某一局部，他都完整地排列著全身相關器官的反應點，是全身各器官的投影，腳部反射區與其相關的人體器官的內在聯繫好比形之與影，所以止咳散敷足底反射區能解表、宣肺、止咳。促使痰液的排出，改善呼吸道的功能，縮短上呼吸道感染的病程。敷貼期間注意觀察患兒足底皮膚有無紅腫、發泡。如出現紅腫者，應減少藥物量，或縮短每次敷貼時間。有起泡者應暫停足底敷貼。

【方　劑】桃仁5g，山梔5g，細辛5g～10g，杏仁5g，白芥子2.5～5g，大蒜1～2瓣。

【製用法】將桃仁、山梔、細辛、杏仁、白芥子研粉，再加入蒜泥、雞蛋白調成圓形糊狀，直徑略小於患兒足的橫徑，洗淨兩足底，塗上食油或石蠟油後敷上藥糊，繃帶包紮，每晝夜貼1次，每次貼12小時。

【療　效】治療2天體溫正常，咳嗽止，鼻塞流涕消失為痊癒；
治療3天發熱減退，咳嗽減輕為好轉；
治療4天發熱咳嗽如前為無效。
用此法治療小兒上呼吸道感染45例，痊癒21例，好轉18例，無效6例，總有效

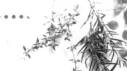

率為88.9%。

【典型病例】李小妹，2歲。其母述稱患兒咳嗽、鼻塞流涕3天，渾身發熱，在別處服藥、打針未見效而來求治。診見患兒體溫38℃，咽喉部紅腫，鼻塞難受而涕淚交加。診為上呼吸道感染。給予祛咳散敷於患兒足底，用繃帶包紮，囑其12小時後再揭去換另一貼。經用1貼後，發熱停止，體溫正常，繼用2貼後鼻塞、咳嗽諸症也盡除。繼貼2貼鞏固療效。

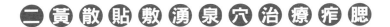

二黃散貼敷湧泉穴治療痄腮

【病症及藥理介紹】

痄腮，又稱流行性腮腺炎，中醫認為其發病機制主要是風溫邪毒經口鼻而入，內襲少陽，循膽經外發而引起的急性呼吸道傳染病。患者症狀以腮腺的非化膿性腫脹及疼痛為特性，並伴有發熱及輕度不適感，本病多由病毒感染所致，在冬春季節易於流行，兒童為易感人群。

根據中國醫學「上病下取，下病上取，中病旁取」的治療原則，取本症熱毒蘊積於頭面之上，敷中藥二黃散於下部足心湧泉穴，熱毒速去，體溫速降之釜底抽薪之法。該方中吳茱萸引血下行，大黃、黃連、膽南星清熱解毒，化痰軟堅散結，共起理氣散結、解毒祛瘀作用；且湧泉穴為足少陰腎經之「井」穴，取之有滋陰降火之功（臨床運用時需明確診斷，如係化膿性腮腺炎等療效稍差，腫痛消失時間明顯延長，需配合其他療法）。臨床證明，本法具有方便、經濟、療效確切、病人易接受等優點。在使用過程中，未見不良反應，對過敏易感體質，應用此方後，若出現皮膚過敏、瘙癢潮熱、出水皰，應立即停用。

【方　　劑】吳茱萸5g，生大黃3g，黃連3g，制膽南星2g。

【製用法】將上藥共研為細末，用醋調為糊狀，均勻攤於敷料上，敷於雙側湧泉穴。敷藥後用繃帶包紮，24小時後取下，再換貼新藥，連用3～4次即癒。敷藥期間，若敷藥處乾燥，用陳醋滴在繃帶上即可。

【療　　效】用此法治療2天內腫痛減輕，體溫下降，4天內腫痛消失，體溫恢復正常即為痊癒，共30例，占83.33%；

用此法2日內局部腫痛減輕，體溫下降者為有效，共3例，占8.33%；總有效率達91.67%。

【典型病例】李小弟，5歲，發熱2天。起初按流感治療，方用口服感冒藥、板藍根沖劑、病毒靈，肌注青黴素針等，高熱仍持續不退。三天後又出現雙側腮

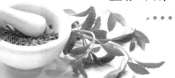

部腫痛，咀嚼困難。查體：體溫39.2℃，脈搏120次／分，兩腮部腫大，以耳垂為中心，表面不紅，邊緣不清，觸之微熱，按之有彈性，並有輕度壓痛，右側約4cm×3cm，左側約3cm×3cm，咽紅口乾，舌質紅，苔薄黃，脈浮數。診斷為痄腮。治以足心敷二黃散方，因病情較重，囑每日換藥2次，5天後即腫消病減，身熱已退，繼用2日後痊癒。

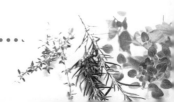

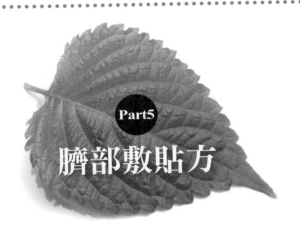

Part5
臍部敷貼方

敷臍療法9則

1習慣性便秘

【方　　劑】大戟3g，大棗3枚。

【製用法】先將大棗煮熟去皮核，然後將大戟研成粉末，二者共搗勻，敷於臍部，外用膠布覆蓋並固定，每天換藥1次，連敷3天。

2小便失禁

【方　　劑】附子、乾薑、赤石脂各等量。

【製用法】將諸藥共研成極細末，用米醋調成糊狀，敷於臍部，外覆蓋膠布並固定。

3腹瀉

【方　　劑】丁香、肉桂、車前子、枯礬各等份。

【製用法】將諸藥研成細末，再用薑汁或藿香正氣水調成糊狀，敷於臍部，覆蓋紗布，再用膠布固定，每日換藥1次，連用3天。

4婦女痛經

【方　　劑】肉桂、炮薑、吳茱萸、小茴香各15g。

【製用法】將諸藥共搗成細末，用陳醋或黃酒調成糊狀，取適量敷於臍部，再用醫用紗布覆蓋，外用膠布固定。每日換藥1次，連用5～7天。對經前或經期小腹冷疼有良效。

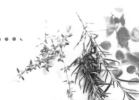

5 盜汗

【方　　劑】煅龍骨、煅牡蠣各等份。

【製用法】將諸藥研末，用米酒調成糊狀，敷於臍部，外用傷濕止痛膏固定，每晚換藥1次，連用1週。

6 小兒遺尿

【方　　劑】炮附子6g、補骨脂12g、生薑30g。

【製用法】先將生薑搗爛，另2味藥共研成細末，然後與生薑共搗成膏狀，敷於臍部。外用紗布覆蓋，繃帶繞腰固定，5天換藥1次，連用3～5次。

7 小兒夜啼

【方　　劑】黑丑七粒。

【製用法】將上藥搗碎，溫水調成糊狀，臨睡前敷臍，用繃帶固定，每晚一次，連用5晚。

8 痢疾

【方　　劑】吳茱萸3g，黃連6g，木香6g。

【製用法】將諸藥共研細末，用水調成糊狀，敷於臍部，外用紗布覆蓋，膠布固定，每日換藥1次。

9 嘔吐

【方　　劑】雄黃、五倍子各30g，枯礬15g，蔥白10cm長五段，肉桂3g，麝香0.5g。

【製用法】除麝香外，餘藥共搗碎成餅膏，把麝香研成末，再與餅膏摻勻，拍成小餅，貼臍上，用熱物熨之，嘔吐可止。

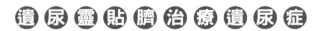

遺尿靈貼臍治療遺尿症

【病症及療法介紹】

　　遺尿症主要是由於腎氣不足、下元虛冷，使膀胱虛寒，不能制約水道而致病。治則提運中氣，溫化腎氣，精氣收藏，中氣得補，下元得固，脾肺之氣得到提升，心腎交通，神志安寧，三焦疏利，膀胱氣化得暢，故可使尿縮遺止。神闕穴位於

人體的任脈、沖脈循行經線上，為後天氣血運行所必經之道，又因沖脈向上循於脊裏，並同督脈互為表裏，這三脈的起點皆在會陰部，為全身經絡之海，三經之間互相聯繫、互相制約。從多年臨床治療觀察，證明遺尿靈（年齡稍大者可加服遺尿粉沖劑）貼臍可獲得滿意療效，值得推廣應用。

【方　　劑】覆盆子、金櫻子、芡實、仙茅、仙靈脾、菟絲子、五味子、桑螵蛸各30g，益智仁、烏藥各15g。

【製用法】將上藥焙乾，共研細末，為遺尿靈。裝瓶備用，密封，防止揮發損失藥效。

使用時取遺尿靈約1.5g，倒入患者肚臍，滴1～2滴酒精（或一般白酒），再貼上傷濕止痛膏（或墊1～2層無菌紗布後膠布固定），每2天更換1次，部分患者可同時加用遺尿靈沖服，每天早晚各1次。其用量為：4～9歲者每次服用4～5g，10歲以上者每次服用5～6g，口服時上方中外加些白糖調拌後內服。

【療　　效】使用本法42例患者中，單獨用貼臍法28例，其中3次治癒者18例，4次治癒者8例，5次治癒者2例。貼臍加口服上方外加白糖者14例，其中2次治癒者6例，3次治癒者7例，4次治癒者1例。多數服沖劑在6～20次左右。

【典型病例】賀小弟，8歲，性喜貪玩，晚間常常遺尿，白天並無排尿困難等異常現象，吃過許多藥物治療均未取得明顯療效。採用本法貼臍治療，外加服用粉劑，4次即獲痊癒。

內服外貼方治療糖尿病

【病症及藥理介紹】

糖尿病屬中國醫學「消渴病」範疇，其病機為陰虛燥熱。患者除有氣陰兩虛之症外，還多有「瘀血」的症狀。

這裏介紹的內服外貼方在治療中除選用滋陰、生津、清熱藥外，還選用了活血祛瘀藥，根據病情適量加大了益氣活血藥的量，明顯地提高了療效。方中丹參為活血化瘀、理氣活血之要藥；黃芪、山藥可行氣益陰，健脾利腎，壯固下元，降尿糖、血糖；丹皮、地骨皮清洩血熱；生地、山萸肉、枸杞子、烏梅酸甘化陰；天花粉清熱降火、止渴潤燥；黃連、葛根生津止渴降糖；麥冬、生地生津止渴，清三焦燥熱，養胃肺，滋腎陰；牛膽汁大寒，蕎麥粉性寒涼，二者通過任脈要穴神闕穴將藥力透達全身。內外諸藥配伍，有調整先天臟腑功能失調，平衡全身陰陽氣血津液之妙。

經臨床實驗證明，內服外貼方內外結合使用對各種糖尿病都適應，療效顯著。

【方　　劑】(1)外敷方：牛膽二枚，蕎麥粉適量。牛膽加入蕎麥粉中，充分攪拌均勻，備用。

(2)內服方：丹參80g，地骨皮40g，生地40g，丹皮40g，黃連30g，山萸肉30g，枸杞子50g，烏梅40g，黃芪80g，天花粉50g，山藥50g，葛根40g，麥冬30g。

【製用法】(1)每次用外敷藥15g置於神闕穴，膠布固定，每天換藥1次，連續用20天，停3天再敷，血糖，尿糖正常後即停止。

(2)將內服方中諸藥共研成細粉，每天用開水沖服3次，每次5g，1個月為1個療程。

【療　　效】治癒：症狀消失，血糖＜5.6 mmol／L，停藥1年後無復發，勞動力恢復正常；

顯效：症狀消失或基本消失，血糖<6.5 mmoL／L；

有效：症狀減輕，血糖明顯下降；

無效：血糖變化不大，或無變化。

27例全部有效。

【典型病例】邱先生，49歲，4年前出現多飲、多尿、多食、口渴、易饑餓、消瘦等症狀。醫院診斷為糖尿病，先後服多種藥，效果不明顯。用上方治療2個療程，諸症消失。血糖、尿糖降至正常範圍內，囑其停外用藥，續服2個療程內服藥，以鞏固療效，追蹤1年無復發視為治療理想。

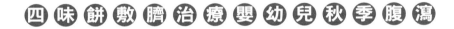

四味餅敷臍治療嬰幼兒秋季腹瀉

【病症及療法介紹】

嬰幼兒秋季腹瀉是兒科常見病，嚴重影響嬰幼兒的身體健康。由於小兒臟腑嬌嫩，脾胃薄弱，易為外邪侵襲，困於脾胃，失其運化之司，升降失調，水濕不運，水穀難分，合汙而下，而至腹瀉。方中肉桂溫中散寒、燥濕健脾；黃連性味苦寒，清熱燥濕解毒；澤瀉淡滲利濕；現代醫學證明，654-2具有緩解胃腸平滑肌痙攣，鬆弛平滑肌，擴張腸道微血管，改善腸胃和腎臟微循環，增強胃腸黏膜對水分的吸收功能，使大便減少，小便增多，腹瀉減輕。上述諸藥共用，共奏溫中散寒、清熱燥濕、止痛解痙之效。

神闕穴屬任脈，為經絡總樞，經氣所匯，與督脈相表裏，與命門相呼應，於此處用藥，可溝通任督兩脈經氣，使氣機流暢，陰陽相濟，調整臟腑功能。此部位微

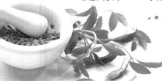

血管豐富，微循環活躍，細胞代謝旺盛，藥物吸收好，能有效促進胃腸功能恢復而止瀉。本方取材容易、操作簡單、無痛苦、易取得小兒配合，故受患兒家長歡迎。

【方　　劑】肉桂、澤瀉、黃連各等量。654-2注射液適量。

【製用法】將肉桂、澤瀉、黃連各等份烘乾後共研細末，用時取粉末3～5g，配合654-2注射液2～6mg，加生理鹽水適量調成餅狀，隔一層醫用紗布，敷於臍部（即神闕穴），外以膠布固定，每日更換1次，共用2～5天。

【療　　效】痊癒：用藥2天內腹瀉停止，便質正常，臨床症狀、體徵消失；

有效：用藥5天內腹瀉次數減少50%以上，大便基本成型；

無效：用藥5天以上，腹瀉次數及症狀無明顯改變。

53例，痊癒37例，有效13例，無效3例。

【典型病例】吳小弟，3歲，腹瀉稀小便3天，用本方敷臍2天後治癒。

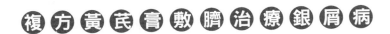

複方黃芪膏敷臍治療銀屑病

【病症及藥理介紹】

銀屑病為皮膚科常見病。中醫認為銀屑病的致病多與血熱、血瘀、血虛有關。

運用複方黃芪膏敷臍治療銀屑病有特效。黃芪補氣升陽；丹參、狼毒活血化瘀，丹參亦能養血；青黛清熱解毒且涼血；白芷祛風通絡；二甲基亞碸可促進藥物的穿透性，有助於藥物的吸收。透過藥物敷臍（即神闕穴），一可激發經氣，疏通經絡，促進氣血運行，扶正祛邪，調節人體陰陽與臟腑功能，改善整體狀況；二可減少藥物的毒副作用。大量的臨床研究證明，丹參、黃芪、狼毒能使血液黏度降低，改善微循環，促進銀屑病皮損的修復和功能恢復，黃芪還有提高免疫功能的作用；青黛具有抗腫瘤作用，其治療銀屑病的作用機制已得到驗證。

應用本品時，除少數病例局部有燒灼感、潮紅、癢外，未見明顯的全身毒性反應，本品的其他不良反應還應進一步觀察，但妊娠及9歲以下兒童應避免應用本品。

【方　　劑】黃芪8份、丹參8份、白芷5份、青黛5份、狼毒1份，甘油適量。10%二甲基亞碸適量。

【製用法】將上藥研末製成粉劑，加甘油、10%二甲基亞碸調配為膏，用時取2g敷臍，用醫用膠布貼蓋，2天換1次藥，30天為1個療程。

用0.1%氟氟舒松溶液外塗皮損處。每日3次，1月為1個療程。

【療　　效】治癒：皮損完全消退，或消退95%以上；

好轉：皮損消退50%以上；

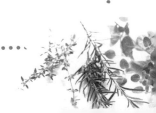

未癒：皮損消退不足50%或有新出疹。

17例，治癒8例，好轉7例，無效2例。

【典型病例】孫小姐，35歲，患銀屑病2年，軀幹部泛紅，四肢散發，曾先後多處選方治療未果，經用本方治療1個療程後獲癒，追蹤1年未見復發。

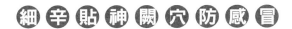

細辛貼神闕穴防感冒

【病症及藥理介紹】

感冒為臨床最常見疾患，體質虛弱者常常反覆發作，引起併發症，具有一定的危害性。感冒主要因感受外邪所致。我們近幾年來應用細辛敷臍預防感冒發作，收到滿意療效。方中細辛氣味辛溫，有發散風寒作用，入心腎肺肝四經，近年來對其應用日趨深化。細辛敷臍（神闕穴為任脈重要穴位）可能是利用該藥的穿透開滯作用，循經絡運行至咽喉及面部，從而起到預防感冒的作用。該藥敷臍簡單方便，無副作用，療效滿意，
值得臨床試用。

【方　　劑】細辛10克。

【製用法】將細辛用沸水沖泡後瀝去水份，待不燙手時敷在肚臍上（神闕穴），外用塑膠紙覆蓋，保持濕潤，再用繃帶包紮固定12小時後揭去。每週1次，可連用2～4次。

【療　　效】治療後感冒發作次數每年少於3次為顯效；
明顯減少者為有效；
發作次數無明顯變化者為無效。

【治療結果】臨床治療32例，顯效21例，有效8例，無效3例。

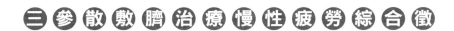

三參散敷臍治療慢性疲勞綜徵

【病症及療法介紹】

疲勞綜徵（CFS），是以持續疲勞、失眠、思維不集中以及身痛發熱等全身衰弱疲勞表現為特徵的疾病。1998年由美國疾病控制中心正式命名，現代醫學對CFS的病理機制尚不明確，也未提出有效的治療方法。CFS雖未見有近期的生命危險，但其全身各臟腑機能的衰弱對健康影響很大。

該病患者女性多於男性，發病年齡以中青年為多數。其主要臨床表現屬於中醫學的「虛勞」、「眩暈」、「驚悸」等範疇。根據CFS的主導症型，以臟腑經絡學說為依據，以「益氣升陽、滋陰養血、扶正祛邪」為治療原則，按中醫整體觀念選擇了最佳給藥途徑敷臍療法，臍（神闕）為生命之根蒂，統領人體諸經百脈，聯繫五臟，四肢百骸，五官九竅，皮肉筋脈之氣血，藥物外敷使藥力經臍部迅速滲透到人體，以調節人體臟腑、氣血、陰陽，扶正祛邪，改善機體免疫功能，抗應激（機體對外界或內部各種刺激所產生的非特異性應答反應的總和，又稱為應激反應。）、抗疲勞和鎮靜作用達到治療CFS的目的。以純中藥製劑三參散敷臍進行治療，藥物有效成分經皮透吸收快，顯效迅速，直接擴散進入血液，故可消除藥物對胃腸道的刺激，克服肝臟的「首過效應」，提高了藥物的生物利用度。

【方　　劑】當歸15g，生、熟地各15g，白人參30g，黃芪30g，丹參30g，苦參30g，郁金15g，紫草30g，茯苓15g，白朮15g，敗醬草30g，陳皮10g。

【製用法】將上藥乾燥、粉碎，過100目篩，包裝袋密封備用。

　　治療時取臍（神闕穴），貼藥前溫水洗淨臍部，再以75%酒精棉球擦拭，取上藥0.3～0.5g，用2%氮酮3～5毫升，調成糊狀，採用「填貼混合法」將藥糊填滿臍窩，外用麝香膏嚴密固封。貼藥後用治療儀，放在穴位上20分鐘熱敷理療，以利藥物吸收及迅速發揮藥效，24小時後取下，用溫水洗淨臍部藥渣。隔日治療1次，10次為1個療程，每療程間隔1週，3個療程即可。

【療　　效】顯效：臨床主症及兼症消失或消失≥2／3;

有效：臨床主症及兼症消失≥1／3，≤2／3;

無效：臨床主症及兼症消失＜1／3或無改善。

22例全部有效。

【治療結果】用三參散敷臍治療慢性疲勞綜合徵患者21例，其中17例均獲得治癒，4例有效。

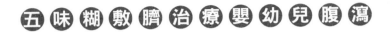

五味糊敷臍治療嬰幼兒腹瀉

【病症及藥理介紹】

嬰幼兒腹瀉是兒科臨床常見疾病，此病的主要病因是由於嬰幼兒胃腸道發育不成熟，胃酸及消化酶的分泌較少，酶的活性低下，從母乳餵養過渡到混合餵養或人工餵養，胃腸不適應食物的質和量較大的變化。另外，肝腎功能、神經系統及免疫功能不健全，且細胞外液比例高，水代謝旺盛，機體調節功能易受各種影響而發

生紊亂。氣候變化、寒冷刺激、餵養不當等外界因素易致病原體侵入，小腸黏膜受損，雙糖酶活性減弱，腸道對葡萄糖、水、電解質溶液等吸收轉運障礙，引起腹瀉和水電解質代謝紊亂。中醫認為嬰幼兒腹瀉多因餵養不當，寒熱不適傷及脾胃，脾末中土，其性喜燥惡濕，若寒濕困脾，脾胃升降失調，脾失健運，清濁不分乃致泄瀉。本療法特點就是不需內服藥物，用藥物溫敷臍部而達到止瀉目的，患兒及家長容易接受，且價廉，所用藥物生活中就可見到。五味糊方中乾薑能祛脾胃寒邪，助脾胃陽氣；小茴香有理氣和胃、開胃進食之功效；艾葉能溫通經脈、逐寒濕而止冷痛；鮮薑能溫胃和中、降逆止嘔；川椒溫中止痛，善治飲食不消之吐瀉冷痢。以上諸藥合用，健脾胃、祛寒濕之邪。

【方　　劑】小茴香20g，艾葉20g，乾薑20g，川椒15g，鮮薑30克。

【製用法】將上述前4味藥共研細末，鮮薑搗爛，拌上藥末，裝紗布內敷臍，上以熱水袋溫敷，每天1次，每次1小時，連敷3次為1個療程。敷藥期間應停服其他藥物，並根據脫水情況給予補液。輕度脫水給予口服補液，中度脫水給予口服或靜脈補液。重度脫水者予靜脈補液。

【療　　效】痊癒：腹瀉、嘔吐停止，精神、食欲恢復正常，脫水及電解質紊亂已糾正，大便常規檢查正常；

有效：症狀、體徵基本消失，大便次數減少，性狀顯著改善，脫水及電解質紊亂已糾正；

無效：脫水及電解質紊亂已糾正，但大便次數未減少，性狀無改善。

19例中，痊癒12例，有效4例，無效3例。

【典型病例】鄭小弟，1歲3個月，排蛋花樣大便1天，達8次之多，伴嘔吐，面色蒼白表情淡漠。用本方敷臍3天後痊癒。

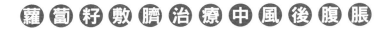

蘿蔔籽敷臍治療中風後腹脹

【病症及療法介紹】

中國醫學認為，中風主要是由於肝脾腎虧虛、陰陽失衡、氣血逆亂、經脈瘀阻所致。脾主運化，脾虛則運化失職、胃失和降，輕清不升，重濁不降，腑氣不通，故腹脹、納差。

蘿蔔籽能消食化積、降氣除脹，因多油質潤，可潤腸通便，長於利氣，有助於胃腸運化的傳導；米酒辛散，利於藥物透達。臍中（神闕穴）位居腹中，屬於任脈，可以通達經脈臟腑，並具有溫陽益氣，調理脾胃、化積行滯之效。蘿蔔籽米酒

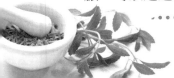

方藥穴用，可使腑氣通暢、腹脹得除。

由於腦中風患者臥床，腸蠕動減慢，可引起腸脹氣；另一方面為減輕腦水腫而使用脫水藥，使尿量增多，容易出現低鉀、腸麻痹而引起腹脹。蘿蔔籽揮發油滲透性能好，能促進腸蠕動；臍部皮薄，無脂肪層，血液循環豐富，神經分佈密集，藥物易於滲透，所以使用蘿蔔籽米酒敷臍，透過局部用藥可取得滿意療效。

【方　　劑】蘿蔔籽10g，米酒適量。

【製用法】將蘿蔔籽用文火炒黃，研細末，用米酒和為直徑3cm的薄餅。患者仰臥位，臍部常規消毒後，將藥餅置臍孔上，雙層紗布加膠帶固定，12小時換藥1次。

【療　　效】有效：用藥後腹脹減輕，腸鳴音增強，矢氣；

無效：症狀不減輕。

14例，有效8例，無效6例。

【典型病例】吳先生，60歲。患者主訴：突發語言欠利，右側肢體癱瘓1天，CT診斷為腦栓塞。給予減輕腦水腫、改善腦代謝治療。入院後第二天出現腹脹、納差、心煩、噯氣，大便2日未解。查腹部叩診鼓音，腸鳴音低，1次／分鐘，未捫及包塊和壓痛。診為中風後腹脹，用蘿蔔籽敷劑方治療後11小時，矢氣有聲，大便下，腹脹緩解，有饑餓感。

複方檳榔膏敷臍治療肝硬化腹水

【病症及藥理介紹】

現代醫學認為，肝硬化腹水為肝硬化的失代償期，多由B型慢性肝炎失治誤治，造成肝臟纖維化，肝臟縮小，脾臟增大，門靜脈脾靜脈增寬，門靜脈高壓所致。屬中醫「臌脹」範疇。《靈樞・水脹》篇載：「鼓脹何如？岐伯曰：腹脹，身皆大，大與膚脹等也。色蒼黃，腹筋起，此其候也。」肝硬化腹水時，全身各系統都受到一定的損害和影響，消除腹水，清除體內有毒物質，減少對全身各系統的損害，改善患者的生存品質，延長患者的生命，顯得尤為重要。

複方檳榔膏損傷脾胃，口服會使本已虛弱的脾胃更弱，脾受損不利於腹水的消除。清朝名醫吳尚先認為：「外治之理即內治之理，外治之藥亦即內治之藥，所異者法耳。」選用神闕穴與期門穴交替外敷，效果顯著。《腧穴學》載：「神闕即神氣通行之門戶。」神闕功能溫陽救逆、利水固脫。期門穴為肝之募穴。期，指週期，門，指出入要地。十二經氣血之運行，始出於手太陰肺經雲門，終於足厥陰肝

經期門，如是循環無端，周而復始。穴當氣血歸入之門戶，故名期門。《針灸甲乙經》：「瘂，腹大堅不得息，期門主之。」功能疏肝健脾、和胃降逆。甘遂瀉水飲、破積聚、通二便；大黃瀉熱毒、破積滯、行瘀血；檳榔殺蟲、破積、下氣、行水；二醜瀉水、下氣、殺蟲；豬牙皂通竅、搜風、殺蟲；水蛭破血、逐瘀、通絡；醋散瘀、止血、解毒殺蟲。上述諸藥合用，共奏瀉水逐瘀行氣之功，故腹水逐而脾固。

【方　　劑】檳榔、甘遂、大黃、二丑、豬牙皂、水蛭各等份，米醋適量。

【製用法】將前6味藥研極細粉備用。使用時取藥粉10g與米醋調成膏狀，外敷神闕穴，膠布固定，24小時後取下；用上藥外敷期門穴24小時後，兩穴交替外敷，30天為1個療程。

【療　　效】腹水消失，停藥後1年內無復發為顯效；

腹水消失，半年內無復發為有效；

腹水減少30%以下為無效。

27例，有效14例，無效13例。

【典型病例】張先生，51歲，患肝硬化腹水如鼓，大便不解，小便不利。用上方敷肚臍，3小時小便自利。後以調理肝脾而腹水消盡視為療效顯著。趙先生，47歲，患肝硬化腹水，大便不解，小便不利，腹脹甚劇。用上方3次，腹水消盡。後以調理肝脾為主，使療效得以鞏固。

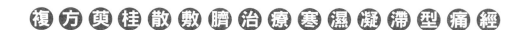

複方萸桂散敷臍治療寒濕凝滯型痛經

【病症及藥理介紹】

痛經是指在經期或經行前後出現週期性小腹疼痛或痛引腰骶，甚至劇痛暈厥者，是婦科的常見病和多發病之一，根據病因病機分為氣血瘀滯、寒濕凝滯、肝鬱濕熱、氣血虧虛、肝腎虧損五型。

痛經一病呈週期性發作，好發於青年女子，辨證以氣滯血瘀、寒濕凝滯居多，由於工作學習任務重而緊張，肝氣不舒，瘀滯沖任，或由於飲食不節、貪嗜冷飲及郊遊涉水等，以致寒邪沖襲而致病，治療後易見效，但效果不易維持，停藥易復發。以複方萸桂散臍部外敷治療痛經，操作簡便、取材容易、安全穩妥、奏效迅速，克服了長期服藥的不方便和口感不舒之弊端，尤其對青少年學生更為適用。

複方萸桂方中肉桂、細辛、吳茱萸溫經散寒止痛；元胡、乳香行氣止痛。全方合用，共奏溫經散寒、活血止痛之效，以其臍部外敷，利用肚臍敏感度高、滲透力

強、滲透性大、藥效易於穿透彌散而被吸收的解剖學特點，再加之臍乃神闕穴所在，以神闕總理人體諸經百脈，聯繫五臟六腑、四肢百骸、五官九竅、皮膚筋膜的生理特點，使藥力滲透到經絡以及沖任，以調節氣血，疏通經絡、氣血，從而達到治癒目的。

【方　　劑】吳茱萸10g，肉桂10g，細辛6g，元胡10g，乳香10g。

【製用法】將上藥共研細末，取3～5g，於月經前3天填納於臍孔中，以紗布蓋上，再用膠布固定（止痛膏亦可），2天換敷1次，月經乾淨後停用，連用3個月經週期。

【療　　效】治癒：疼痛消失，連續3個月經週期未見復發；

好轉：疼痛減輕或疼痛消失，但不能維持3個月以上；

未癒：疼痛未見改善。

26例，治癒11例，好轉8例，未癒7例。

【典型病例】張小姐，19歲，自訴月經13歲初潮，無明顯痛經，1年前月經來潮時和同學們郊遊淋雨受寒後，月經中斷，繼而每次行經即小腹冷痛，且月經量明顯減少，色紫黯有塊，也曾多次治療，服藥時疼痛減輕，停藥後如常。診見：神清、精神差，雖時值暑天，卻手足不溫，尚著長袖衣褲，舌淡紅，苔白，脈沉緊，診為寒濕凝滯型痛經，遂採用萸桂散4g敷臍，連用3個月，經週期而癒，追蹤1年未復發。

複方桂仙膏敷臍治療陽痿

【病症及藥理介紹】

陽痿一症，病因複雜，中醫有情志失調、命門火衰、氣血虧虛、驚恐傷腎等分型。現代醫學有藥用因素、心理因素、神經性因素、內分泌因素、泌尿生殖系統疾病、血管性病變等區別，但是發於臨床者，多數相兼致病。採用複方桂仙膏敷臍治療陽痿收效滿意。現代藥理研究證明，肉桂、制附子、馬錢子等藥有興奮性神經作用；仙靈脾、肉蓯蓉等藥可促進睪酮分泌，增強睪丸功能，具有類雄激素作用，而且神闕穴的地方是五臟六腑之根，神元歸藏之本；經絡通五臟六腑，聯絡於全身經脈；氣功理論認為臍下及丹田所在；現代醫學認為，臍是腹壁最薄和最後關閉的地方，有利於藥物吸收與滲透。現代研究證明，臍正好位於人體的黃金點上，是調節人體機能最佳作用點。所以本方組合原則為溫補腎陽以治其本，疏肝、通絡、活血以治其根，結合現代藥理調節下垂體、丘腦、睪丸性腺體等中樞神經及內分泌系

統。從療效情況分析,年齡越小,療效越好,反之較差;病程越短,見效越快,反之較慢。總之,這種療法簡單方便,可以減少煎煮服藥之苦,病人非常容易接受。

【方　　劑】肉蓯蓉20g,肉桂6g,制附子10g,巴戟天15g,仙靈脾15g,制馬錢子8g,陽起石10g,赤芍15g,菟絲子15g,水蛭10g,麝香2g,冰片6g,蜈蚣5條。

【製用法】將上藥烘乾,研極細末,貯瓶備用。

　　取食醋適量、藥粉適量,調膏成五分硬幣大,0.5cm厚圓餅,貼於臍部,蓋上塑膠薄膜和敷料,再用膠布固定好,每帖72小時,隔天複貼,直到痊癒。另外根據病因不同,配合性行為治療、心理治療及中藥內服等效果更好。

【療　　效】治癒:臨床症狀消失,陰莖勃起堅而有力,同房時能成功;
好轉:臨床症狀基本消失,能同房陰莖勃起,但是時好時壞;
無效:臨床症狀效果不好,性生活不能正常進行。
15例,好轉9例,無效6例。

【典型病例】孫先生,45歲,患陽痿2年,經多方治療無效。用本方敷臍治療後好轉,陰莖勃起時好時壞,堅持本方治療2個月後基本痊癒。

大黃冰片散貼臍治療小兒便秘

【病症及藥理介紹】

　　小兒便秘多為腸道津枯、燥熱內結、失於濡養所致,大多是功能性便秘,治宜通腑瀉熱。大黃清熱消積、導滯通便;冰片寒涼開竅,有助於大黃藥力直達病所。大黃蒽醌苷能促進腸蠕動,是一種良好的胃腸動力藥物;冰片是優良的透皮吸收劑,可促進大黃蒽醌苷的透皮吸收。

【方　　劑】大黃10g,冰片2g。

【製用法】大黃研成極細粉,與冰片混勻研合,將大黃冰片散醋調為糊,置於傷濕止痛膏中心敷臍,12小時換藥1次,為鞏固療效,可連續貼2～3次。

【療　　效】一般1次即癒,未發現明顯不良反應。

【典型病例】黃小弟,3歲。患便秘時好時壞,用本方貼臍後治癒。

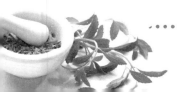

降酶糊外敷神闕穴治療慢性B肝

【病症及藥理介紹】

穀丙轉氨酶（ALT）升高或反覆下降，是慢性B型肝炎病毒（HBV）在人體複製的表現。如何消除HBV的持續感染，是治療慢性B型肝炎的重要環節之一。在臨床治療慢性B型肝炎的過程中，發現慢性B型肝炎其轉氨酶（ALT）反覆升高的病人，特別是「兩對半」中的「大三陽」B型肝炎患者，其轉氨酶（ALT）反覆性更大；往往造成病人精神上的壓力和經濟上的負擔，運用自製「降酶糊」外敷「神闕穴」的方法，達到了降酶的目的。

五味子製劑的「聯苯雙脂滴丸」療效，早被臨床所證實。往日借用二藥（雞苦膽汁、五味子），製成降酶藥口服，現在運用此二藥外敷，一是基於病人經濟困難，二是為探討其「神闕穴」外敷藥的效果。神闕穴隸屬任脈經，位於臍中央。內有腹壁上動脈，其深部有小腸，透過經絡、穴位刺激和吸收，達到祛病健身的目的。

外敷法傳統醫學早有記載，也是「內病外治」的一種方法，在前人的啟迪下，採用「降酶糊」外敷，治療慢性B型肝炎，肝功能異常，轉氨酶（ALT）升高收到滿意效果。

雞苦膽汁，味苦性寒，確有消炎利膽、消除肝細胞炎症的作用；五味子味酸，有調節胃液分泌和促進膽汁分泌的作用，五味子對轉氨酶（ALT）升高有獨特的降酶功效。

【方　　劑】雞苦膽汁5毫升，五味子5g（為麵）。

【製用法】將2藥調成糊狀，敷於肚臍上。外用塑膠紙和繃帶固定，外加熱水袋，保持其溫潤，（早中晚）三時加熱，各約50分鐘，3天換藥1次，1個月為1個療程。

【療　　效】治癒：症狀和體徵消失，功能恢復正常；

好轉：症狀和體徵基本消失，功能基本恢復，但沒有完全治癒；

無效：症狀體徵經治療無改善。

33例，好轉21例，無效12例。

【典型病例】石先生，42歲，發現患有B型肝炎，肝功能異常，轉氨酶（ALT）升高，「兩對半」檢查呈「大三陽」。當時予以保肝治療，效果尚好，病人滿足現狀，停藥後，每遇勞累、感冒病情則發作，肝功能化驗異常，轉氨酶（ALT）升高。去年，患者病情又加重發作，肝功能異常，總膽紅素

26.39μmol／L，直接膽紅素7.39μmol／L，間接膽紅素19.0μmol／L，轉氨酶（ALT）116^U，採用自製「降酶糊」外敷肚臍。取代針劑和口服藥，進行觀察治療。外敷1週後，感覺腹脹明顯減輕。飲食較前增加，精神也有所好轉。用藥28天，化驗肝功正常，轉氨酶（ALT）降至36^U，連續用藥2個月後，臨床症狀完全消失。肝功能、轉氨酶（ALT）均恢復正常，病情穩定，至今未再復發。

敷臍散貼臍治療小兒久瀉

【病症及藥理介紹】

小兒久瀉是小兒常見的一種胃腸道功能紊亂疾病，臨床上以大便次數增多、糞便稀薄或如蛋花水樣或夾有食物殘渣等為特徵，反覆發作，對小兒影響大。

方中五倍子性味酸澀，澀腸止瀉，《本草綱目》云：「其性收，能除泄痢濕爛」；人參蘆有升陽之功，主治氣陷泄瀉，《本草正義》載「凡泄瀉日久，陽氣下陷，人參蘆加入應用藥中，頗有功效」；生地榆富含鞣質，收澀止瀉；白胡椒，溫暖腸胃、散寒止瀉。

【方　　劑】人參蘆3枚，生地榆30g，白胡椒20粒，五倍子50g。陽虛者加肉桂、補骨脂各5g；風寒症加白芷3g；濕熱症加黃連3g；傷食者加萊菔子5g。

【製用法】將諸藥物研為細末，過100目篩，每次用藥末1.5g，用陳醋或植物油製成糊狀，敷於臍部，外以紗布固定，每日換藥1次。

注意事項：泄瀉初起或有積滯者慎用；可進食生山藥粉煮為糊，以加強藥效；風寒、虛寒症加熱敷，療效更佳；患兒臍部皮膚破潰、糜爛者，及敷藥後皮膚出現水皰皮疹者，不用。

【療　　效】治癒：敷臍4天內臨床症狀、體徵均消失；

顯效：敷臍2天內腹瀉減少為每日1次～2次，大便基本成形；

好轉：腹瀉次數減少至每日3次～4次；

無效：臨床症狀無改善，甚至加重。

37例，治癒16例，好轉14例，無效7例。

【典型病例】史小弟，2歲，初診。患兒糞質清稀，頑固不化，每日大便10次。刻診：形寒肢冷，面色白，精神萎靡，苔白，舌淡，脈象細弱。中醫辨證為脾腎陽虛。用敷臍散加補骨脂、肉桂各5g敷臍，1天後，病情有所好轉，又用3天痊癒。

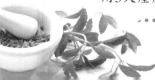

神闕穴外敷治療小兒遺尿

【病症及藥理介紹】

遺尿又稱遺溺、尿床，是睡眠中小便自遺，醒後方覺的一種疾病。嬰幼兒時期。由於臟腑未充，不能自控，隨著年齡增大可不治自癒，小兒超過3歲，特別是5歲以上的幼童，如果經常尿床，則為病態。

小兒遺尿或因先後天不足，體質虛弱，約束無權；腎虛則氣化不利，下元不固；脾虛則中氣不足，氣虛下陷，均可導致膀胱約束無力而發展為遺尿。肝經循少腹聚會陰，肝經之熱最易蘊結下焦，熱迫膀胱，也發為遺尿。

敷臍療法屬於傳統醫學外治法的一種。採用藥物填敷在臍部——神闕穴上，利用臍部特殊的生理結構，使藥性從臍孔中借助腧穴滲透，神闕穴乃先天之結蒂，後天之氣舍，任沖之循行線上，藥敷此穴，可透過經絡作用使藥效持久發揮作用而治療疾病。

遺尿 I 號方中益智仁固精縮尿，並可溫脾開胃；山藥脾腎補益，兼有收澀作用；烏藥能行氣溫腎散寒並可溫散下焦虛冷，助膀胱氣化，固澀小便。上3味乃是益氣補腎。桑螵蛸可補腎助陽，固精縮尿；五味子酸、溫、收斂，能益腎固澀，以縮小便；金櫻子酸澀收斂，功專固澀，比較適於體虛下焦不固者。上藥共用，使下元得暖，脾腎充實，膀胱約束有力，那麼遺尿自止。

遺尿 II 號方中五倍子酸、澀、寒、酸可收斂止遺，寒可清火，乃為君藥；煆牡蠣味鹹，微寒，長於收斂固澀，並且可治療煩躁不安之症；龍膽草清熱燥濕、瀉肝火效果最佳；黃柏有退熱制火作用，清下焦熱效好，對盜汗、遺尿諸症均有良好效果；梔子清利濕熱，配黃柏可增強清除濕熱作用；配方中用少量車前子乃是取其反佐之法，因車前子不僅對下注於膀胱之熱有良好的清解作用，並且可利水濕、分清濁，使水濕從大小便分別而出。各行其道。諸藥合用，肝熱得清，下焦平和，則排尿歸於正常。選取醋調和，不僅醋本身能酸斂收澀，還取其揮發特性，可促進藥效的發揮循行。

上述兩方配藥，借助神闕穴滲透，通過經絡作用共達固本培元、調和陰陽、清利熱結、固澀止遺的功效。

【方　　劑】遺尿 I 號方：益智仁、山藥、烏藥、桑螵蛸、五味子、金櫻子各15g；

遺尿 II 號方：五倍子15g、煆牡蠣30g、龍膽草、黃柏、梔子各10g、車前子6g。

【製用法】遺尿Ⅰ號和遺尿Ⅱ號中諸藥皆研粉調勻分裝，Ⅰ、Ⅱ號隨意選擇。

用時取藥粉適量，用醋調成糊狀，將藥糊外敷臍部，以臍部填平為度，外蓋紗布，用膠布固定。24小時換藥1次（如有臍炎或過敏者勿用）10天為1個療程，療程間休息2天繼續用藥。

【療　　效】痊癒：遺尿消失，全身症狀恢復正常。追蹤1年未見復發；

顯效：遺尿明顯減少，全身症狀好轉；

無效：遺尿及全身症狀減輕不明顯。

47例，治癒21例，顯效18例，無效8例。

【典型病例】錢小妹，13歲。患者遺尿已有數年，期間做檢查未發現有器質性病變，服中西藥治療，效果不佳，患兒睡中經常遺尿，多則一夜數次，醒後方覺，食欲不振，面色蒼白，肢涼怕冷，疲乏無力，小便清長，大便尚可，精神欠佳，與同齡小孩相比智力較差，舌質發青，苔薄白，脈弱無力。症屬脾腎氣虛、下焦虛寒，使用遺尿Ⅰ號方治療，經治10天後，遺尿明顯減少，又囑其堅持治療10天。遺尿消失而癒，後追蹤1年未見復發。

中藥外敷治療肝硬化腹水

【病症及藥理介紹】

肝硬化形成的腹水，屬中醫「臌脹」範疇。為中醫四大難症之一。腹水的形成，主要是由於肝、腎、脾三臟功能失調，氣、血、水停聚腹中，本症屬本虛標實、虛實錯雜。在出現大量腹水時應遵循「急則治其標」的治療原則，先行攻逐水飲、消除腹水。中醫治療腹水的方法很多，但大部分作用緩慢，內服峻下逐水藥的方法雖消水很快，但因峻下之後，病人正氣損傷，不利病情恢復。

方中峻下逐水的甘遂、牽牛子，溫陽散寒的肉桂，利水消腫的車前子和獨頭大蒜同搗製成消水貼敷臍，攻逐水飲。本藥能通過腹壁吸收，起到利尿和致瀉作用，作用較內服藥緩和，不良反應遠遠低於內服藥。既能達到攻逐腹水的目的，又不會傷人正氣。

【方　　劑】甘遂、牽牛子、肉桂、車前子、獨頭蒜適量。

【製用法】在肝硬化常規治療的基礎上，把甘遂、牽牛子、肉桂、車前子按1：2：3：4的比例共研細末，每次取10g與獨頭蒜3枚共搗成泥狀，調勻，攤在紗布上，敷在臍部，用繃帶固定，晝用夜取，每日一換。不用其他利尿劑，30

天觀察療效。

【療　　效】顯效：腹水消退Ⅰ級，腹水完全消退，B型超聲檢查腹水陰性，穩定3個月以上；

有效：腹水消退Ⅱ級，腹水大部分消退，臨床體檢輕度移動性濁音，B型超聲檢查腹水少量；

無效：腹水消退Ⅲ級，腹水有所消退，平臍腹圍縮小3.0cm以上。

12例，有效7例，無效5例。

【典型病例】吳女士，39歲，患肝硬化腹水經多方治療收效甚微，後堅持用本方治療3個月，腹水漸退，療效十分理想。

中藥敷臍治療小兒腹脹痛

【病症及藥理介紹】

腹脹、腹痛是小兒常見病症，常常因食積或寒涼傷脾而引起。治痛治脹者，必當以健脾暖胃為主。

中國傳統醫學不認為「通則不痛，痛則不通」，痛是一種瘀症，神闕穴為經脈之中樞，可透過經氣溝通上下內外、五臟六腑。方中二醜、檳榔、大黃能降氣，行滯通便；黨參、朱砂能安神養氣，補脾養血，健運中氣。藥物敷臍後可透過氣血運行而達病所，使人體氣血通暢，陰陽調和，進而調整臟腑功能。

【方　　劑】黨參15g，朱砂15g，大黃30g，二醜60g，檳榔30g。

【製用法】將諸藥共研細末，用醋調和成糊狀，取適量敷臍，用紗布、膠布固定，每日換藥1次，3天為1個療程。

【療　　效】一般連續用1～2個療程，腹脹、腹痛消失，氣機和暢，大便正常，即為痊癒。

【典型病例】肖小弟，12歲。反覆腹痛數月，以臍周痛為主，腹痛無規律，痛時用力按壓腹部，持續10餘分鐘可自緩。查體：發育、營養中等，精神好，無痛苦面容，心肺（-），腹軟，臍周輕壓痛，肝脾未及。實驗室檢查：Hb 120g／L，WBC 7.9×10^9／L，N 0.60，L 0.40，大便蟲卵陰性，腹透無異常。予以上藥敷臍治療，第2天腹痛消失，繼續用上藥敷臍24小時，連用3天，腹痛消失，半年後追蹤，不再復發。

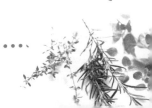

芒膏治療消化系統腫瘤腹脹

【病症及藥理介紹】

消化系統腫瘤之腹脹多由脾虛和肝鬱氣滯、濕濁停滯中焦、濕熱積滯、大便不通所致，其治療宜溫通或寒下。該法使用簡單，療效可靠，無毒副反應，對改善消化系統腫瘤腹脹、提高患者生存品質十分有益。麝香乃辛溫香竄之品，入肝脾經，善開竅通閉；芒硝味鹹性寒，入胃、大腸經，具瀉熱潤燥，軟堅通便之功，常為內服。神闕為經氣的匯海，與十二經脈、五臟六腑相通，藥物敷貼神闕，可健脾溫腎，和胃理腸。本方將芒硝外用，取其寒下，與麝香溫通共治消化系統腫瘤之腹脹，臨床療效顯著。現代藥理研究證明，麝香有促進胃腸蠕動、治療腸麻痹的作用。觀察發現，透過本中藥外敷，可使腸鳴音增強，大便變軟，便次或排氣增多，腹脹減輕，精神好轉。

【方　　劑】 芒硝30g，麝香1g。混勻分為10等份，用小塑膠袋封包。

【製用法】 取一包藥粉置於患者臍部，外用4cm×4cm醫用橡皮膏覆蓋，注意四周要貼緊皮膚，每日1次，7日為1個療程。

病症標準應分為三級，依次為：

Ⅰ級：腹脹不適，不影響食欲和睡眠；

Ⅱ級：腹脹或脹痛程度較重，影響食欲，進食減少；

Ⅲ級：腹部脹痛難忍，影響睡眠。

【療　　效】 治療後腹脹緩解或腹脹減輕1個或1個以上級別者為有效；無明顯減輕甚或加重者為無效。

11例，有效5例，無效6例。

【典型病例】 韓女士，40歲，患者曾行胃癌根治術，後因胃癌復發、腹部脹痛就診。查體：下腹部隆起，可見腸型及蠕動波，腹部輕度壓痛，反跳痛（-），上腹部可以捫及5cm×6cm質硬包塊，腸鳴音亢進，消瘦，舌淡黯有齒印、少苔，脈細。B超示胃竇部3cm×7cm包塊，診斷為胃癌術後復發、不完全性腸阻塞，經對症支持治療病情無好轉，1週後病情加重。出現完全性腸阻塞，經低位灌腸、胃腸減壓、消炎等治療無好轉。腹脹難忍，影響睡眠，試用該中藥外敷臍部。當日腸鳴音增強，7日後即出現矢氣，腹脹明顯減輕，不影響睡眠。

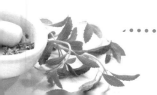

止瀉散敷臍治療腹瀉

【病症及藥理介紹】

小兒腹瀉的內在因素是胃腸道發育調節功能不完善，消化吸收功能低下，稍有餵養不當、飲食不節、寒溫失宜或感染病毒細菌，導致脾失運化，水濕並去大腸所致。

小兒臟腑清靈，藥效敏捷，取臍部給藥，使局部與整體治療、藥物與經絡、神經與體液調節共同發揮作用，產生人體生理上的放大效應，從而調節胃腸紊亂而止瀉。本法不僅療效確切、見效快、無痛苦、無副作用，而且比口服效果好。

本法Ⅰ號方用木香、蒼朮、枳實、建曲消食導滯，以通止瀉；Ⅱ號方用芳香化濕的藿香，苦寒利濕的苦參，清熱解毒的寒水石，燥濕健脾的蒼朮，化清利燥共用，以分清利濁止瀉；Ⅲ號方中丁香、官桂溫補脾腎而辛香走竄；赤石脂、肉蔻溫脾厚腸而酸澀收斂。三方均取藿香正氣水芳香辟濁、和胃化濕。

【方　　劑】Ⅰ號：木香、枳實、蒼朮、建曲各等份。Ⅱ號：藿香、寒水石、苦參、蒼朮各等份。Ⅲ號：官桂、丁香、肉蔻、赤石脂各等份，共為細末，裝瓶備用。

【製用法】Ⅰ號：用於傷食泄、消化不良性腹瀉；Ⅱ號：用於外感濕熱、寒泄及急性腸炎等；Ⅲ號：用於脾虛久泄、慢性腹瀉。按辨證分型取藥3g，加冰片少許，用藿香正氣水（河南新蔡製藥廠生產）調成糊狀，填入肚臍，以敷料覆蓋。膠布固定，每日以藿香正氣水濕臍3～5次，2天換藥1次，3劑為1個療程。

【療　　效】顯效：用藥24～48小時，腹瀉次數減少至≤2次／天，大便性狀恢復正常，臨床症狀完全消失；

有效：用藥48～72小時。腹瀉次數減少至≤4次／天，大便性狀好轉，臨床症狀基本消失；

無效：經貼臍6天後，腹瀉無緩解，甚至加重，臨床症狀無緩解。

17例，有效14例，無效3例。

【典型病例】李小弟，2歲，患兒腹瀉4月，每日大便5～7次，呈稀水樣，有時鴨溏狀，或見未消化食物，色黃綠，曾長期使用抗菌素治療不效，口服中藥收效欠佳。慕名前來外治。診見：患兒面色無華，精神倦怠，四肢不溫，形體消瘦，舌淡苔薄膩，指紋淡，辨證脾虛久瀉，治則溫脾止瀉。取Ⅲ號藥3g，藿香正氣水調糊納臍，膠布條固定，每3小時以藿香正氣水溫臍擦囟門，貼臍10小

時後大便止，2天後大便2次／日。色質正常，繼貼藥2次以鞏固療效。

複方三川膏敷臍治療類風濕性關節炎

【病症及藥理介紹】

類風濕性關節炎（RA）是嚴重危害人類健康的疑難病症之一。臨床表現為：受累關節疼痛、腫脹、功能下降，病變呈持續反覆發作，致殘率高，其發病原因尚不清楚，目前臨床上還缺乏根治本病的方法。而採用複方三川膏敷臍治療類風濕性關節炎，取得了較好的療效。臍療法十分古老，它是中國醫學外治法中的瑰寶，治療範圍十分廣泛、且療效顯著、使用方便，是內病外治首推之法。臍是神氣通行出入的門戶，故稱之為生命之蒂、五臟六腑之本。臍中的穴位是神闕穴，為經氣匯集之海，因此部位十分重要。在臍部施治，對五臟六腑能起到一定的治療作用。根據這個道理，應用臍療治療類風濕性關節炎。

處方中當歸、川芎、桃仁、赤芍、紅花、川牛膝、丹參有活血祛瘀，行氣止痛之作用。現代醫學研究證明，活血化瘀藥物有改善血液循環，消除病理產物，調節代謝、免疫功能及抗炎鎮痛的作用。秦艽、防風為「風中潤劑」，故風濕痹痛無論時間長短，偏寒偏熱均可應用；仙靈脾、補骨脂、鹿銜草、桑寄生、川續斷補肝腎，強筋骨；生甘草調和諸藥而緩急止痛。因此臍療治療類風濕性關節炎具有療效可靠，奏效迅速，使用安全，無不良反應等特點，此法簡、便、廉、驗，應廣泛推廣應用。

【方　　劑】當歸、赤芍、川芎、紅花、桃仁、丹參、秦艽、川牛膝、鹿銜草、防風、桑寄生、仙靈脾、川續斷、補骨脂各10g，生甘草5g。

【製用法】把以上諸藥共研為細末，裝瓶備用。

用時取藥粉適量，用米酒調成糊狀，敷於臍部，外以長、寬各6～8cm的膠布固定，每日換藥1次，7日為1個療程。

【療　　效】顯效：主要症狀、體徵整體改善率≥75%，血沉、C-反應蛋白及其他實驗室指標正常或改善明顯。

進步：主要症狀、體徵整體改善率≥50%，血沉、C-反應蛋白及其他實驗室指標有改善；

有效：主要症狀、體徵整體改善率≥30%，血沉、C-反應蛋白及其他實驗室指標有改善或無改善；

無效：主要症狀、體徵整體改善率＜30%，血沉、C-反應蛋白及其他實驗室指

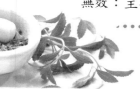

標無改善。

臨床用本法治療類風濕性關節炎113例，顯效77例，進步18例，有效13例，無效4例，總有效率96.4%。

【典型病例】趙先生，47歲，患類風濕關節炎多年，遍搜治療之法用之，症狀時好時壞，吃盡苦頭。偶試上方，自感體徵整體有所改善，後用此法治療3個療程，病症大為好轉，1年來不斷用此法，關節已基本不疼，療效十分顯著。

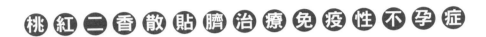

桃紅二香散貼臍治療免疫性不孕症

【病症及療法介紹】

不孕症指女子結婚後夫婦同居2年以上，配偶生殖功能正常，未避孕而不受孕者。其病因主要有腎虛、血瘀、肝鬱等。

桃紅二香散中的藥物炒桃仁、紅花能活血化瘀；製乳香、製沒藥能散瘀止痛，消腫生肌；炒穿山甲能活血排膿消腫；川芎的藥物活血散瘀，行氣止痛；香附能疏肝理氣；忍冬藤能清熱解毒；黃芪能補氣升陽，托毒排膿。

穴位神闕與全身經絡相通，與臟腑相連，該穴用藥既可激發經絡之氣，又能透過藥物在局部的吸收，使藥理作用發揮明顯。

經過臨床觀察，桃紅二香散對血瘀型免疫性不孕症具有較好療效，且未見任何毒副作用，有臨床推廣應用的價值。

【方　　劑】炒桃仁30g，製乳香30g，紅花30g，炒穿山甲30g，製沒藥30g，香附30g，川芎30g，忍冬藤30g，生黃芪40g。

【製用法】上藥共研為細末，用時取藥末10g，以溫水把藥調和成團塗以神闕穴，外蓋紗布，用膠布固定，第3天換藥1次，1月數貼，10次為一完整療程。3個療程後顯效，一般4個療程可以治癒。

【療　　效】經實驗治療108例，其中63例痊癒，45名效果不理想。

【典型病例】溫小姐，29歲。結婚4年未能生育，經多家醫院治療都未能見效，而來求治。診為血瘀型免疫性不孕。予以桃紅二香散貼臍治療3個療程即懷孕。

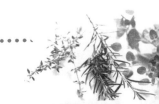

天麻烏梅膏敷臍治療暈動病

【病症及療法介紹】

暈動病以頭暈目眩、噁心嘔吐等為主症，當屬中國醫學「眩暈」範疇。古人曰：「無痰不作眩」，本病可能與痰濁阻塞腦絡有關。從本病的特徵來看，以乘坐車船這一顛簸性運動為誘發因素，病起迅速，消失亦快，似有「風」之特徵。《黃帝內經》曰：「諸風掉眩，皆屬於肝。」因此本病的病機屬運動誘發，肝陽化風，肝胃不和。因此，天麻烏梅膏以「肝陽」、「痰濁」兩方面施治，具有獨到之處。方中天麻為治眩之君藥，具有平肝抑陽之功；烏梅為臣、使藥，其性微寒，味酸主靜，入肝胃二經。兩者相配，則肝之陰陽平秘，外因引動無權，肝陽化風不能。代赭石亦為臣藥，具有重鎮潛陽，降逆止吐之功；澤瀉、車前子、薏苡仁具有健脾利濕，化痰泄濁之功；再輔以菖蒲芳香通絡、清化晦濁，使腦絡暢通，眩暈得除。

暈動病俗稱「暈車」，是一種常見病、多發病，多在乘車、船時發作，好發人群為兒童及婦女，對人們的出行、旅遊等造成極大的影響。用天麻烏梅膏治療暈動病，療效顯著。

中醫認為，臍為生命之本源，後天之根蒂，屬任脈。任脈為陰脈之海，和督脈同起於胞中，兩者互為表裏；臍又為衝脈循行之域。任、督、衝三脈，「一源三岐」，故臍是人體氣血運行，經脈交通之重要樞紐。它連接全身經脈，交通於五臟六腑、四肢百骸、五官九竅、皮肉筋骨。因此臍部施治能夠調節臟腑功能，使人體氣血調暢，陰陽平衡。現代醫學研究認為，臍為胚胎發育過程中，腹壁最後的閉合處，其表皮角質層最薄，皮下無脂肪層，且血液循環豐富，有利於藥物吸收，故臍部施治有可靠的理論依據。

【方　　劑】 天麻15克，烏梅58克，代赭石7克，澤瀉10克，菖蒲7克，車前子15克，薏苡仁20克。

【製用法】 將上述藥物研粉後加適量表面活性劑、皮膚促滲劑、保溫劑、軟化劑等製成膏劑。在乘車前30分鐘用75%酒精清洗神闕穴（肚臍），去除皮膚表面污垢後取膏藥2～3克敷於肚臍內，並用傷濕止痛膏封固即可。

【療　　效】 顯效：全程較舒適，無眩暈、噁心、嘔吐症狀，並有明顯食欲；有效：全程有噁心症狀但無嘔吐，食欲不同程度減退；

44例，7例顯效，37例有效。

【典型病例】 黃小姐，28歲，患暈動病2年，每次乘車均易發生噁心、嘔吐，後來發展到不敢乘車，出行極不方便。後採用本法敷臍治療後，暈車症狀明顯

改善，且在乘坐過程中無明顯不適症狀。後黃小姐每出行即用上方，均可安全出遊。

複方茱萸散貼臍治療原發性痛經

【病症及藥理介紹】

痛經是婦科常見症狀之一，是指行經前後或月經期出現下腹疼痛、墜脹，並伴發腰疼或其他不適症狀，程度嚴重者影響生活和工作。痛經可分為原發性和繼發性兩大類，原發性是指生殖器官無器質性病變的痛經，繼發性是指由於盆腔器質性疾病所引起的痛經。本方僅用於治療前者，而對後者效果不佳。

中醫認為，痛經發病為情志所傷、起居不慎或六淫為害等不同病因，並與素體及經期、行經前後特殊的生理環境等因素有關。其發病機制主要是在此期間受到不同致病因素的影響，導致沖任瘀阻或寒凝經脈，致使氣血運行不暢，胞宮經血流通受礙，以致出現「不通則痛」之現象。其病位在沖任、胞宮，變化在氣血，表現為痛經。

原發性痛經是婦科常見病之一，西醫治療以鎮痛為主，長期應用易產生依賴性，且不良反應較大。用中藥敷臍和足療治療本病效果令人滿意。

生物全息理論認為，腳是人整體的縮影，人體各組織器官在足部都有相應的反射區。複方茱萸散方中益母草、乳香、沒藥、桂枝活血祛瘀，溫經止痛；吳茱萸、小茴香、肉桂能溫經散寒，止痛；香附、柴胡、延胡索具有疏肝理氣，調經止痛的功能；丹參、桃仁、紅花能活血化瘀，調經止痛；白芍養血柔肝，止痛。諸藥合用，共奏理氣散寒、溫經暖宮、化瘀止痛之效。熱熨，增加散寒及滲透之效。透過溫水浴足，達到調理全身氣血的功用，增加療效治病原理符合生物全息理論。

【方　　劑】吳茱萸20g，小茴香10g，肉桂15g，香附15g，白芍10g，柴胡10g，延胡索15g，紅花15g，桃仁15g，丹參15g。

【製用法】將上述諸藥混合均勻，研成細末，過120目篩，高壓滅菌後貯瓶備用。

使用時取少許藥末，敷於臍部，用敷料固定，每日早晚各用熱水袋溫熨半小時以上，溫度保持在40℃左右。貼藥每日更換1次，月經前3～5天始敷用，直到本次月經乾淨。連用3個月經週期為1個療程。

益母草、乳香、沒藥、桂枝各15g，水煎2000毫升，浸泡雙足，每次20分鐘左右，水溫40℃～50℃，月經第3～5天始，直到本次月經乾淨，連用3個月經週

期為1個療程。

【療　　效】痊癒：疼痛消失，連續3個月經週期未復發；

好轉：疼痛減輕或消失，但治療未能維持3個月經週期；

無效：疼痛未見改善。

23例全部好轉。

【典型病例】邢小姐，18歲，15歲初潮，月經規律，週期28～32天，經期4～5天，每次月經來潮均出現小腹疼痛難忍，疼痛於經前1日開始，持續2～4天。每次必須口服氨酚待因片方能緩解，經色紫黯，有血塊，量偏少，形寒怕冷，經行前乳房作脹，伴性情鬱悶不舒，痛甚者伴噁心、嘔吐。舌質紫黯，苔白潤，脈沉弦。查體：腹平軟，下腹未觸及包塊，全腹無壓痛及反跳痛。肛診：子宮前位，稍大，雙附件未及異常。B超：盆腔未見異常。診斷：痛經。予以複方茱萸散敷臍外加洗足治療，當日痛減，連用1個療程治癒，追蹤2年未復發。

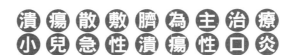

潰瘍散敷臍為主治療小兒急性潰瘍性口炎

【病症及藥理介紹】

　　急性潰瘍性口炎是小兒常見的口腔疾病。主要症狀表現為發熱、流涎、拒食或進食哭鬧。檢查可見口內兩側頰黏膜、齒齦及舌邊呈大小不等、界限清楚的潰瘍糜爛面，覆蓋以黃色腐膜。周圍黏膜紅腫、舌尖紅赤、舌苔黃膩等。中國醫學認為，此症主要是因口腔不潔，感染穢毒之邪所致。舌為心之苗，脾脈絡於舌，小兒熱毒過盛，內蘊心脾，感邪以後，熱毒循經上行，心火上炎，脾熱上蒸，熏灼口舌，故出現本病。

　　潰瘍散方中茵陳味苦，性微寒，寒能清熱，苦能燥濕，加黃柏、生地等共顯清熱利濕、祛風散寒之功效，甘草甘潤，且能調合諸藥。中藥敷臍療法的依據是臍為先天賦予生命之根蒂，位居中焦，主先後天疾病。現代解剖學、藥理學亦證明臍具獨有的經皮吸收構造和敏感的神經纖維分佈，是良好的透皮給藥途徑。因此可以認定，中藥敷臍治療是中藥效應和經絡效應融為一體的新療法。潰瘍散可抑制局部炎症反應，生肌止痛，促使潰瘍面癒合。經過臨床初步觀察，本法療效較好，其主要表現為療程短、且無不良反應、方法簡便易行。

【方　　劑】茵陳、黃柏、黃連、生地、白朮、甘草各等份。

【製用法】將上述藥材研細末，用蜂蜜及75%乙醇調成糊狀敷貼臍部，以紗

布塊覆蓋，周圍用膠布固定，敷3小時後揭去，每日1次，4天為1個療程。口腔患處先用4%蘇打水清洗，再塗以「潰瘍散」（潑尼松2.5mg×3片，維生素B$_2$5mg×3片，錫類散0.9g，共研成細末。）每日6次，4天為1個療程。

【療　　效】顯效：患兒體溫降至正常，症狀消失，潰瘍面癒合，能進食；

有效：患兒體溫降至38℃以內，症狀減輕，潰瘍面縮小，稍能進食；

無效：患兒體溫在38℃以上，症狀無改善，潰瘍面無變化，拒食。

26例，有效21例，無效5例。

【典型病例】趙小弟，2歲。因感冒發熱2天，第3天發現患兒口腔黏膜及舌面有多處潰瘍點，患兒哭鬧無常，拒食。經上方敷臍並口腔用藥後，第2天即見潰瘍明顯縮小，一個療程後即告痊癒。

神闕穴外敷治療小兒腹瀉

【病症及藥理介紹】

小兒腹瀉又稱嬰幼兒消化不良，是嬰幼兒常見疾病之一。夏秋兩季發病率較高，是由腸道病毒、細菌、腸道外感染等引起。而飲食的品質、餵養的方法、氣候環境、衛生條件及生活規律等往往與腹瀉的發生有密切關係。

方中胡椒、大蒜溫暖腸胃，散寒止痛；肉桂、吳茱萸補火助陽，溫脾胃，散寒邪而止瀉；山藥健脾益氣；車前子利水止瀉；諸藥合用能溫中散寒、健脾和胃。臍療是中國醫學用於臨床治療的法則之一，也屬於穴位療法，即神闕穴給藥。藥粉經神闕穴可恆速持久地進入體循環，避免口服或肌注、靜脈給藥出現的血藥「峰谷」現象，可維持均衡的血藥濃度。

【方　　劑】胡椒30g，吳茱萸15g，大蒜籽10g，肉桂6g（搗爛），車前子10g，山藥15g。

【製用法】將上藥烘乾研粉，過80目篩、裝瓶備用，取藥粉適量，與食醋調成糊狀，敷於臍部，再將消炎止痛膏貼於臍上，每日1次，5日為1個療程。

【療　　效】治癒：大便外觀正常，排便次數每日1～2次。

顯效：症狀有所改善。

無效：較治療前無改善。

32例全部顯效。

【典型病例】陳小弟，8個月大，患兒腹瀉10天，經西醫治療無效，用此法治療13日後，喜獲治癒。

中藥止血散外敷治大便出血

【病症及藥理介紹】

大便出血係痔、肛裂等多種疾患引起的出血症狀，臨床上十分常見，故應以止血為治則。

臍部在胚胎發育過程中為腹壁最後閉合處，表皮角質層薄，無皮下脂肪組織，皮膚和筋膜、腹膜相連。同時臍膚除了一般皮膚所具有的微循環外，臍下腹膜還佈有豐富的靜脈網。淺部和腹壁淺靜脈、胸腹壁靜脈相吻合，深部和腹壁上下靜脈相連。臍部的這種血供網路與直腸、肛門的血供有著密切聯繫。這些解剖上的特點，有利藥物迅速吸收至肛管部位，達到局部止血目的。用「止血散」敷臍，能迅速控制便血，臨床效果滿意。方中五倍子味酸澀、性寒，具有清熱解毒、斂瘡生肌之作用，與止血消炎消腫、活血化瘀之雲南白藥相伍，止血斂瘡效果更好。

【方　　劑】五倍子、雲南白藥各適量。

【製用法】五倍子適量，研極細末，雲南白藥（中國雲南白藥實業股份有限公司生產，4g瓶裝），兩藥按1：3比例和勻即成止血散。

用脫脂棉擦淨臍眼，取止血散填平臍眼，勿使藥末溢出臍外，用麝香止痛膏約5cm×5cm大小一塊，封貼臍部，四周用膠布加固，勿令藥氣外洩，24小時換貼一次，大便血止後繼續鞏固1次。

【療　　效】治癒：控制便血，效果較好。

顯效：症狀減輕。

無效：較治療前無改善。

16例，治癒5例，顯效8例，無效3例。

【典型病例】張小姐，30歲。大便出血，經多方治療無效，用止血散敷臍治療，痊癒。

桔梗杏仁膏外敷治療頑固性咳嗽

【病症與藥理介紹】

頑固性咳嗽大多是由於感冒後期失治、誤治所致，其特點是咳嗽症狀較重並且持續時間較長，經西藥抗炎治療，療效欠佳。

臍療為傳統中醫學外治法中的瑰寶，它以治療範圍廣、療效顯著、使用方便三

大特點，被國內外醫學界所看重。近年來有專家採用臍療治療頑固性咳嗽，取得了一定成績。實驗的患者大多經西藥抗炎治療，療效十分不理想。主要原因為西藥抗炎藥物大多有抗藥性和不良反應，古語有云：「苦寒之品，而痰飲由水停也，得寒則聚，得溫則行」。因此《金匱要略·痰飲咳嗽病脈症並治》有云：「病痰飲者，當以溫藥和之」。這是因為溫藥能發越陽氣，開腠理，通水道。據此，採用小青龍湯加桔梗、杏仁、百部進行治療。方中麻黃、桂枝發汗解表，除外寒而宣肺氣；乾薑、細辛可溫肺化飲，兼助麻黃、桂枝解表；白芍養血斂陰，兼製麻黃、桂枝使之散中有收；五味子斂肺止咳，令其開中有合，使之散而不傷正，收而不留邪；半夏燥濕化痰、和胃降逆；桔梗開宣肺氣、化痰利氣，有較好的祛痰作用；杏仁苦泄降氣、止咳平喘，為治咳喘之要藥；百部功專潤肺止咳，無論外感內傷、暴咳、久嗽，都可採用；炙甘草益氣和中、調和諸藥。諸藥合用，共奏解表散寒、溫肺蠲飲、宣肺止咳之功能。

【方　　劑】麻黃、半夏、白芍、桔梗、百部、杏仁各10g，炙甘草、桂枝各6g，細辛、乾薑、五味子各3g。

【製用法】以上諸藥共為細末，裝瓶備用。用時取藥粉適量，用米酒調成糊狀，敷於臍部，外以長寬各6cm的膠布固定，每日換藥1次。

口服頭孢氨苄膠囊每次0.5g，每日3次；咳必清每次25mg，每日3次。3～7天為1個療程，1個療程結束後評定療效。

【療　　效】治癒：咳嗽及臨床體徵消失，2週以上未發作；

好轉：咳嗽及臨床體徵減輕，痰量減少；

無效：咳嗽及臨床體徵與治療前無明顯變化。

64例，治癒17例，好轉41例，無效6例。

【典型病例】李女士，42歲。每年深秋咳嗽，形成季節病症，今秋又咳嗽多日，經西醫治療，效果不好，用此法治療7天後痊癒。

川椒益母散治療慢性潰瘍性結腸炎

【病症及藥理介紹】

慢性潰瘍性結腸炎，屬中醫的「泄瀉」範疇。目前，發病原因不明，結腸和直腸非特異性炎症發病率上升，現代醫者認為與免疫、腸道傳染病、溶菌黴、精神等諸因素有關。傳統中國醫學認為多因外感六淫、內傷七情、飲食生冷致脾傷，運化失司，濕熱之邪損傷大腸血絡而致。應用西藥治療療效不滿意，癒後易復發。

在對特異性潰瘍性結腸炎治療過程中發現，其發病率近年來有明顯上升趨勢。直至目前此病仍是一種病因不明的結腸和直腸非特異性炎症，多喜發於青壯年，女性多於男性。經腸鏡檢查，病灶多發在直腸、乙狀結腸。此病十分危險，有部分癌變傾向，是造成病人精神緊張的重要因素。而中藥內服、灌腸治療效果較好，但不便於眾患者，所以用敷臍法。選用的藥物有川椒、益母草、艾葉等，據現代醫學有關資料證實，這些藥有較強的抗菌作用，如大腸桿菌、綠膿桿菌、肺炎雙球菌等。臍敷藥經皮滲入穴位直至病變部位，直接作用於局部，因此療效顯著。經多年的臨床觀察，療效較高、作用持久、未發現毒副作用，且經濟易行、治癒率高、復發少之特點，受到廣大患者的歡迎，適宜臨床應用。

【方　　劑】艾葉5g，小茴香10g，細辛10g，川椒10g，防風10g，益母草10g，公丁香15g，乾薑15g，香附15g，大青鹽20g。

【製用法】將上藥研為粗末，加熱裝入25cm×30cm的白布袋中，置放於臍部，患者感到溫暖舒適為宜。當患者感到涼時，可用TDP燈加熱，保持適宜的溫度略高於體溫，每晚施行治療，每次30分鐘～60分鐘，3週為1個療程，每日1劑。

【療　　效】痊癒：經1～2個療程的中藥敷臍治療後，腹部隱痛、裏急後重、腹瀉等症狀消失，大便常規3次正常，追蹤1年未復發；

顯效：經1～2個療程治療，症狀消失，1年內偶有復發者；

無效：經臍敷治療，症狀無改變。

23例，顯效17例，無效6例。

【典型病例】馮小姐，27歲，自述近2個月以來精神、飲食欠佳，面色萎黃、消瘦，曾在當地醫院多次就診，「診斷不詳」，給予口服西藥治療，症狀時好時壞。現左下腹隱痛，裏急後重，大便溏瀉，每天3～5次，舌質淡，苔白，脈緩，大便常規示，紅血球2～3個，白血球1～4個，腸鏡示：腸黏膜紅，有散在潰瘍灶。據病人的表現、體徵、輔助檢查，診斷為慢性潰瘍性結腸炎。給予自擬上方敷臍，按規定使用，經2個療程的治療，病人自述一切症狀消失，大便常規示3次正常，追蹤1年未復發。

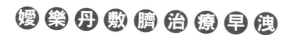

嬡樂丹敷臍治療早洩

【病症及藥理介紹】

早洩是男性不育症的一種常見臨床表現。久洩嬡樂丹一藥中龍膽草、梔子、黃

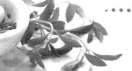

芩、夏枯草具有瀉肝膽實火，清下焦濕熱之作用；柴胡疏肝退熱；車前子性專降泄，能清利濕熱之邪下行而從小便排出；薏苡仁利濕健脾，清熱排膿。諸藥合用，使達肝經濕熱清，使玉莖堅久，可促房事之樂矣。

神闕穴與全身經絡相通，與臟腑相連，神闕用藥既可激發經絡之氣，又可透過該藥在局部的吸收，發揮明顯的藥理作用。

【方　　劑】龍膽草30g，梔子25g，黃芩30g，車前子30g，薏苡仁30g，夏枯草30g，柴胡15g。

【製用法】將上藥共研細末備用，臨用時取藥末10g，以溫水調成糊狀塗以神闕穴，外蓋紗布，膠布固定，3天換藥1次，10次為1個療程。3個療程後統計療效。

【療　　效】治癒：症狀消失，順利完成房事；

顯效：症狀明顯好轉。

11例治癒5例，顯效6例。

【典型病例】張先生，35歲。患早洩症狀多年，性欲減退，性生活十分不理想，試用此藥以後1個療程，性欲好轉，再用此法治1個療程，早洩病痊癒。

中藥桂皮貼臍治療小兒腹瀉

【病症及藥理介紹】

小兒腹瀉是一種兒科常見病、多發病，這是因小兒臟腑嬌嫩，脾運化功能尚不完善，感受外邪及乳食不節等因素引起脾功能紊亂所致。桂皮粉敷臍，能健脾和胃、溫中散寒、促進氣血運行，臍為神闕穴，桂皮敷臍尚有穴位刺激之作用。現代醫學認為桂皮有擴張血管作用，改善胃腸循環，刺激胃液分泌，促進腸黏膜吸收，還具有抗菌及提高機體免疫作用。由於小兒皮膚通透性強，桂皮含有揮發油，故藥物敷臍易吸收。患兒用桂皮敷臍後4～6小時可出現作用，治癒後再繼續敷藥1～2天以鞏固療效。此法治療小兒腹瀉效果好，療程短，經濟方便，門診、病房、家庭均可採用。

【方　　劑】單味中藥上等桂皮30g。

【製用法】將單味中藥桂皮研為粉狀，將臍孔先用生理鹽水擦洗，然後將桂皮粉置於臍孔內稍加壓，以填平為度，再用4cm×4cm膠布或活血膏覆蓋固定，每日換1次。

【療　　效】治療4天時判定結果，大便恢復正常，症狀體徵消失為痊癒；

症狀體徵減輕或無變化為未癒；

總治癒率應在98%以上。

【典型病例】程小弟，1歲3個月。患兒曾因驚瀉住院2次。現便下稀薄，每食後作瀉，用此法治癒。

加味獨聖散敷臍治療小兒盜汗、遺尿

【病症及藥理介紹】

小兒遺尿，多病程纏綿極不易治療，盜汗之症，亦經常反覆發作，內服湯藥，患兒往往十分艱難，採用「加味獨聖散」敷臍，易於接受，有利於治療效果的發揮與鞏固，可配合湯藥使用，亦可單獨採用。

敷臍法利用肚臍敏感度高、滲透力強、滲透性快，藥物易於穿透、瀰散而被吸收的解剖特點，以及神闕總攬人體諸經百脈，聯繫五臟六腑、四肢百骸、五官九竅、皮肉筋膜的生理特性，使藥力經臍迅速滲透到各個組織器官，以調節人體之氣血陰陽，扶正祛邪，從而達到癒病之目的。遺尿、盜汗為兒科常見病，目前尚缺乏特效藥物，古方「獨聖散」中加龍骨，命名為「加味獨聖散」，臨床敷臍治療小兒遺尿、盜汗，常獲效驗。

【方　劑】五倍子、煅龍骨各等份。

【製用法】將兩藥研為細末，瓶貯備用。每晚取少許藥粉，加適量蒸餾水調成糊狀。

敷滿臍窩，其上蓋好紗布，用膠布固定，每晚換藥1次，連敷7～14天可見效。

【療　效】治療患者38例，3日痊癒11例，3～7日痊癒22例，7～14日痊癒5例。總有效率100%。

【典型病例】朱小弟，3歲，自幼尿床，每晚必作，曾多方醫治，先後服養陰滋腎、益氣固澀等劑，療效不顯。近日又添盜汗，診視患兒形體瘦弱，面色少華，手足心熱，家長訴：尿頻，但尿量不多，夜睡深沉，不易喚醒，伴見睡中汗出，醒來即止，單用「加味獨聖散」敷臍，每晚1次。連續用藥10天後，盜汗即止，尿床次數減少，且尿頻，手足心熱等症亦失。繼續使用，14日後遺尿治癒。

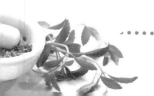

中藥失笑貼外敷神闕穴治療痛經

【病症及藥理介紹】

痛經是婦科常見病和多發病，痛經病位於沖任胞宮，病因是寒、瘀，胞脈不通，變化在氣血、表現為痛，故治療原則主要是調理沖任氣血，使之「通則不痛」。失笑貼採取《太平聖惠和劑局方》失笑散，活血行瘀、散結定痛，止痛立效；方中用性味辛溫的肉桂、乾薑、茴香補元陽，暖子宮，調沖任；烏藥、元胡行氣血，開鬱滯，通經脈；乳香、沒藥，宣通臟腑，疏通經絡，樟腦辛熱通竅辟穢，冰片辛涼走竄，散熱定痛。乳香、沒藥、樟腦、冰片四味共用力專味厚性猛，為外用要藥，活血止痛；選神闕、關元藥敷，神闕為百脈之合，生命之根蒂，係胞脈，「關元……小腸之募，足三陰之會……主積冷虛乏，臍下絞痛，漸入陰中。」藥穴合用有局部與整體、標本兼治之功，共奏活血調經止痛之功。透過臨床觀察證明本法能激發機體內神經、體液、垂體達到生理上鎮痛的放大效應，能解除子宮平滑肌痙攣，提高機體疼痛閾，增強人體對疼痛的耐受力，並且外用優於內服。

【方　　劑】失笑散、血竭、乳香、烏藥、元胡、肉桂、茴香、乾薑、樟腦、冰片各等份。

【製用法】將上藥共研為細末，用654—2注射液，取藥6g調成糊狀，貼敷神闕、關元穴上，外用紗布固定，24小時換藥1次，同時可局部加熱10分鐘，7日為1個療程。

【療　　效】治癒：腹痛及其他症狀消失；

顯效：腹痛明顯減輕，其他症狀消失或減輕；

有效：腹痛減輕，其他症狀好轉；

無效：腹痛及其他症狀未見改善或反加重者。

14例中，有效11例，無效3例。

【典型病例】徐小姐，25歲，未婚。痛經已11年。14歲初潮，週期30天左右，經期7天。月經第1天即腹痛，量不多，無血塊，腹痛3天後漸減。予本方治療7日，痛止。

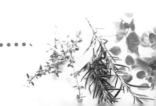

中藥麝香元胡膏敷臍治慢性前列腺炎

【病症及藥理介紹】

慢性前列腺炎是男性常見病之一，主要表現是小腹、會陰、睪丸等部位有不適感。臨床多採用全身用藥治療，但療效不肯定，且復發率高。敷臍療法屬中醫外治法之一，簡稱臍療，是指將藥物做成適當劑型，敷於臍部或給予某些物理刺激，從而治療疾病的方法。從現代醫學解剖部位看，臍部靠近腹腔和盆腔，此處有腹腔叢、腸系膜間叢、腹下叢及盆腔叢等植物神經的主要神經叢存在，還有最主要的神經節，如腹腔節、腸系膜節、主動脈腎節、腸系膜下節等，它們支配腹腔和盆腔內所有的臟腑、器官和血管。慢性前列腺炎屬中醫「精濁」、「尿濁」範疇，常因肝鬱氣滯、久坐久騎、飲食不節、先天稟賦不足而發病，故治療以疏肝理氣、活血止痛為主。方中麝香活血通經止痛，又因其性辛溫，走竄之性甚烈，可起引藥入經作用；香附疏肝理氣止痛；元胡活血行氣止痛；烏藥、小茴香溫腎散寒止痛。此方法療效肯定，無任何不良反應，值得推廣應用。

【方　　劑】 烏藥6g，麝香1g，香附9g，元胡6g，小茴香6g。

【製用法】 將上藥共研為粉末，瓶裝備用，取適量水調勻，敷於肚臍，外用膠布固定，2天後取下，每週2次，4次為1個療程，一般需3個療程。如兼有尿頻、尿急者，加木通6g；兼有腰膝酸軟、失眠多夢、遺精者，加枸杞6g；兼有腰酸膝冷、陽痿、早洩者，加補骨脂6g。

注意：忌不良飲食及生活習慣；忌辛辣或煙酒；有規律的性生活。

【療　　效】 治癒：症狀和體徵消失，2年內無復發；

有效：症狀和體徵消失，2年內有復發；

無效：症狀和體徵無改變。

9例，治癒3例，有效4例，無效2例。

【典型病例】 李先生，53歲。患前列腺炎，常尿頻、尿急兼腰膝酸軟，失眠多夢、陽痿、早洩，用此法治癒，多次追蹤，未見復發。

止瀉散外敷肚臍治療嬰兒腹瀉

【病症及藥理介紹】

嬰兒為稚陽之體，臟腑嬌嫩，脾尤不足，機體抗病能力差，值遇飲食不慎，氣

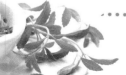

虛，寒溫失調，引起脾胃功能失和，風冷濕毒搏於大腸，中陽受遏，運化失司，清濁不分，升降悖逆，發為吐瀉。而脾胃相互依存，腹瀉的根源在於脾胃不健，脾虛則運化功能不足，胃弱則受納腐熟功能失常，治脾應當照顧到胃，脾和才能養胃。張景岳曾說：「泄瀉之本，無不由於脾胃，如脾胃虛弱，則水反為濕，穀反為滯，精華之氣不能輸化，乃至合汙而下降，而瀉利作矣!」敷臍療法是中醫外治之一，兒科較為常用。中藥止瀉散敷臍與其他外用藥通過皮膚透達穴位治療的方法一樣有其簡、便、效、廉的優點。也有其不足：藥物對皮膚刺激易造成過敏反應或皮炎，小兒皮膚嬌嫩，尤易如此。因此須注意：中病即止，不可久用；如出現皮膚過敏及炎性改變，立即撤藥，並作出相應處理。

中藥止瀉散方根據嬰幼兒「脾常不足，肝常有餘」的生理特點，取白朮健脾補土，和胃滲濕；白芍助脾，酸斂存陰，理氣止痛，蘊含「土中瀉木」之意。配以陳皮、升麻共濟調和肝脾，燥濕和胃，消濁順氣，升清止瀉；車前仁滲濕，抑制腸痙攣；吳茱萸芳香悅脾，促進積氣排出，以消腹脹；煨豆蔻澀腸止瀉；焦山楂收斂助消化，促進食欲；丁香溫胃散寒，降逆止嘔吐。諸藥協同敷臍療效迅速。

該法透過刺激臍窩神闕穴、刺激微血管，激發任脈之經氣，調動活躍脾胃之機能，促進藥物的吸收，其效快捷，比口服方便，比打靜脈點滴補液經濟，容易為患兒家長所接受。其不失為內病外治的一個好方法。

【方　　劑】吳茱萸0.6g，煨豆蔻0.6g，白朮1.5g，白芍1.5g，陳皮0.6g，升麻0.6g，車前仁0.6g，焦山楂0.6g，丁香0.6g。

【製用法】將上藥共研細末備用，此為3次用量，用時取上藥末1／3，食醋調成稠糊狀，外敷於用75%的酒精消毒後的患兒臍窩內，剪取稍大於藥糊的塑膠薄膜壓蓋藥糊上，外用醫用紗布塊覆蓋，膠布固定，24小時換藥1次，3次為1個療程。

【療　　效】痊癒：大便成形，每日少於3次，嘔吐、腹脹消失。
治療35例，3天內痊癒27例，6天內痊癒8例，總有效率100%。

【典型病例】陳小弟，8個月。患兒腹瀉稀水便10餘天，曾在某醫院住院治療，經輸液、氯黴素、慶大黴素、中成藥南通保和丸等治療1週無效，腹瀉日數次，尿色清。後用止瀉散敷臍治療，敷藥後大便正常。

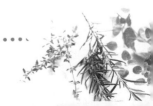

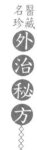

366

胡紅膏外敷治療痛經

【病症及藥理介紹】

痛經為婦科的常見病、多發病，痛經的發生往往與情志有關，另外生活起居不慎或六淫為害也有不同的影響。其病機為：經期前後受致病因素的影響，導致沖任瘀阻或寒凝經脈，致氣血運行不暢，胞宮經血流通受阻，以致不通則痛，或沖任、胞宮失於濡養，不榮則痛。治則以活血化瘀、溫經止痛為主。這裏介紹一種簡單實用的中藥外敷法。方中元胡疏經通絡、行氣活血止痛；紅花性味辛溫，活血通經、祛瘀止痛，治療經閉，瘀血作痛；食鹽炒熱外敷臍部，產生熱效應，有利於藥物有效成份的滲透和吸收，引藥入裏。上述諸藥合用，治療痛經療效顯著。

【方　　劑】 元胡20g，紅花10g，食鹽50g。

【製用法】 先把元胡、紅花兩味研成粗末，炒至藥物發黃，用麻油調成糊狀，外敷於臍部。用紗布覆蓋其上，固定。另外將食鹽炒熱，放於一布袋內。外敷臍部藥物之上以使藥溫，每天3～5次。

敷藥治療的同時，還需注意生活規律、經期保溫；注意經期衛生，避免劇烈運動及勞累；忌食生冷，加強營養，消除緊張情緒。

【療　　效】 治癒：疼痛消失，連續3個月經週期未見復發；

好轉：疼痛減輕或消失，不穩定，仍有復發；

無效：疼痛未見改善。

31例，治癒7例，好轉14例，無效12例。

【典型病例】 于小姐，18歲。自訴行經時小腹墜痛，經量不多，色黯，有凝血塊，脈沉弦，舌質暗紅有瘀點，時正值經期，故用上述方法治療，連用3個週期，痛經消失，追蹤2年未見復發。

郁金散敷臍治療心悸

【病症及藥理介紹】

心悸是指患者自覺胸部急劇心跳、驚慌不安、胸悶不適等症。本病在臨床上發病率雖不高，但存在一些危險性，用西藥時間短，治療效果較好，但復發率高。用柴胡鬱金散疏肝解鬱、活血養血、祛瘀止痛。外用效果良好，施藥方便，便於患者接受。

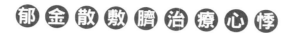

【方　　劑】五靈脂15g，蒲黃10g，柴胡30g，郁金18g，當歸30g，生地30g。

【製用法】將上藥共研粉末，蒸餾水適量調為糊狀，外用於患者臍部及內關穴2小時，用醫用膠布固定，3～4天即可見效。此外還可結合西藥效果更佳。

【療　　效】用郁金散治療心悸患者41例，3天內痊癒者22例，10天痊癒者10例，15天痊癒者9例，全部患者平均9天痊癒，總有效率100%。

【典型病例】劉女士，58歲。心悸、胸悶、氣短、自汗、四肢發涼，經用柴胡郁金散外用於臍部及內關2小時，結合西藥普萘洛爾10 mg，穀維素20 mg，三溴合劑，每日3次。治療3天痊癒，追蹤1年餘，未見復發。

李先生，61歲。驚慌、氣短、全身疲乏，默默不欲語，面色無華，經用柴胡郁金散外敷臍與內關，每日3次，外加天王補心湯3劑，每日2次，4天後見效。追蹤3年，偶遇小發，屢試屢效。

吳茱萸治療小兒腹瀉

【病症及藥理介紹】

小兒腹瀉又稱嬰幼兒消化不良，是嬰幼兒常見疾病之一。

中藥外敷治療小兒腹瀉，歷代醫籍多有載述。小兒臟器清靈，皮膚柔嫩，藥物容易透過皮膚黏膜吸收而作用於病變部位。臍為神闕穴，係任脈要穴，與督脈命門相對應，任督二脈，起著調節五臟六腑諸陰諸陽之功效。臍療可起到止瀉的目的，可作為治療兒科泄瀉的首選方法。本方以吳茱萸研末外敷臍中，具有溫中散寒止瀉的功效，尤對小兒感寒飲涼所致腹瀉為宜。同時需注意對伴有失水傷陰者，需兼顧補液和對症處理。此法對秋季腹瀉療效好，一般1個療程可癒；脾虛腹瀉療效較好，一般2個療程可癒；對慢性腸炎療效較差，但有明顯的止痛作用，用藥1個療程後腹瀉消失或減輕。

【方　　劑】吳茱萸3g。

【製用法】將吳茱萸研成粉末，外敷臍部，用胃安膏加以固定，每天換1次，3次為1為療程。

【療　　效】治癒：一般1個療程可癒；

顯效：療效較好，一般2個療程可癒；

有效：症狀減輕，有止痛作用。

22例，治癒14例，顯效5例，無效3例。

【典型病例】李小妹，1歲。腹瀉3天，呈蛋花樣便，每日10餘次，且伴有嘔

吐，每日3～4次。大便化驗：脂肪球（＋），精神差，有脫水症，舌質紅、苔白乾，口唇乾燥。診斷為秋季腹瀉並脫水，即給5％糖鹽水加慶大黴素、維生素C、維生素B$_6$靜脈點滴2天，腹瀉不減，第3天即給吳茱萸3g，1次1g，外敷臍部，用胃安膏固定，1天1換。3天後再診時，腹瀉、嘔吐均止，大便日1次，飲食欠佳，囑山藥米湯頻服以善後。

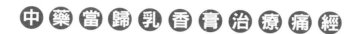

中藥當歸乳香膏治療痛經

【病症及藥理介紹】

痛經是指婦女在經前、經期或經後發生的小腹疼痛或痛引腰骶、脅肋，並伴頭暈頭痛、噁心嘔吐，甚或昏厥的一種病症。其病機多因氣血虛加之寒邪侵襲或氣鬱血滯而阻滯不通所致。臍（神闕穴）為養生保健之要穴，五臟六腑之氣出入之所，採用自製敷臍膏治療本病，用當歸、吳茱萸、肉桂、細辛、乳香、沒藥溫經散寒，活血止痛；樟腦代麝香作為引藥之用，加強藥物的滲透作用。全方溫通臟腑，祛風散寒，通暢氣機，氣血調和，月經通暢，通則不痛。

【方　　劑】乳香、沒藥、當歸、吳茱萸、肉桂、細辛各50g，樟腦3g。

【製用法】先將當歸、吳茱萸、肉桂、細辛水煎2次，煎液濃縮成稠糊狀，乳香、沒藥研粉藥物烘乾後研細末加樟腦備用。經前3天，取藥粉3g，用黃酒數滴拌成糊狀，敷臍中，用膠布固定，藥乾則換藥1次，行經後3天取下，每月1次，連續使用至治癒或僅有微痛為止。

【療　　效】經行疼痛消失為治癒；

腹痛減輕為有效；

腹痛未減輕為無效。

27例，有效18例，無效9例。

【典型病例】蘇小姐，21歲。痛經5年，經行量少，不暢，色黯，腹部疼痛劇烈，喜按腹，苔薄白，脈細。症屬寒濕夾氣，阻於胞中。治宜散寒理氣溫宮為主，經用痛經外敷散1次，症狀減輕，2次則消。追蹤1年未復發。

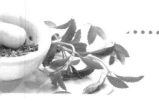

中藥小茴香貼臍治療呃逆

【病理及藥理介紹】

呃逆，俗稱「打咯忒」，現代名「膈肌痙攣」，因急食而嚥下大量冷空氣所引發，多短時而癒，或僅作幾聲而止，此不為病也。以呃逆為症者，指經年不癒、呃聲連連，日夜不安，痛苦至極。

呃逆臨床表現為胸滿不舒，中醫認為是中焦虛寒胃氣上逆。

小茴香貼臍收效其理有三：其一，小茴香味辛、氣香、性盤，歸脾、胃、肝三經，功能醒脾溫胃、溫陽散寒、行氣解痙。已知小茴香含揮發油，包括小茴香醚及茴香酮等，具有促進胃腸蠕動及分泌功能，還能排除胃腸內氣體，緩解痙攣；其二，神闕穴是全身腧穴中的要穴之一，是胎兒輸入營養的門戶，統管後天脾胃的中樞，是透過該穴治消化道病的首選；其三，透過大面積的熱敷，既有熱的物理作用，也是芳香竄透性藥的載體。

【方　　劑】小茴香120g。

【製用法】以「神闕」為中心臍腹。用法：將小茴香炒熱，趁熱裝入20cm長的正方形紗布袋內，平臥後將藥袋敷於臍腹上，並將茴香攤勻，上蓋一層塑膠薄膜，再放上水溫50℃的熱水袋，蓋被靜臥，每次熱敷40分鐘，1天敷2次。第1次敷上20分鐘後有腸鳴聲，隨之呃逆頻度漸減，半小時後呃逆聲止。為鞏固療效，晚上用原茴香倒出炒熱，如第1次程序再敷1次。

【療　　效】治癒：呃逆聲止，不再發作；

有效：呃逆聲止，但還有發作；

無效：無明顯改善。

53例，治癒16例，有效28例，無效9例。

【典型病例】袁先生，78歲。因發熱入院，熱解之後胸滿不舒，呃逆頻頻，納差乏力。舌苔薄白，脈弱。此中焦虛寒胃氣上逆也。予本方胸滿呃逆均解。

太子兜肚治療小兒厭食症

【病症及藥理介紹】

所謂小兒厭食症屬中醫學所講的「納呆」、「惡食」等病的範疇。以幼兒期和學齡前兒童為多見。小兒厭食症的病因主要是因飲食不節，餵養不當，損傷脾胃所

致。脾胃為後天之本，氣血生化之源，人之既生，全賴水穀滋養，脾胃一虛，百病皆生。小兒厭食症其病機責之於脾，病位在腸胃。由於小兒「脾常不足」，胃腸嫩弱，易傷飲食，損傷脾胃，以致納運失職，升降失調而形成厭食症。

因此，本著調脾兼以和胃、補益佐以助運這一原則，借鑒現代研究成果，精心組方，科學研製，篩選出定型方劑。方中炒麥芽、焦山楂消食健胃；穿山甲、生鱉甲、龜板、雞內金軟堅化積；胡黃連消疳導滯；使君子味甘氣溫，既能殺蟲，又益脾胃；焦白朮、白蔻仁、砂仁芳香悅脾，助運醒胃；廣陳皮、炒枳殼理氣健脾；廣木香、焦檳榔行氣開鬱，助脾健運；藿香、草蔻有醒脾開胃之功；薑半夏降逆止嘔；連翹清熱；茯苓滲濕利水；再加冰片芳香走竄，直達病所。全方攻補兼施，補而不滯，補中有消，降中寓升，醒脾化濕，消食導滯，和中健運，使腸胃功能復職，運化正常，輸精於脾，以養五臟，清者升，濁者降，升降有序，厭食自癒。選擇臍療兜肚是立足於肚臍敏感度高，藥物易於滲透、瀰散，而又易被吸收的解剖特點，和神闕穴總理人體諸經百脈，聯繫五臟六腑、四肢百骸的生理特性，以及小兒不便用藥等特點，因此，具有迅速、簡便、價廉、使用安全、無不良反應、易為患兒接受的優點。

【方　　劑】穿山甲50g，生鱉甲100g，龜板100g，使君子30g，太子參60g，炒白朮100g，粗石斛80g，胡黃連30g，春砂仁30g，白蔻仁30g，薑半夏80g，廣陳皮100g，雞內金100g，焦山楂100g，炒枳殼120g，藿香80g，草蔻30g，炒麥芽100g，焦檳榔20g，雲茯苓100g，廣木香30g，淨連翹60g，冰片30g。

【製用法】上藥共研極細末，密封，用時取適量裝入兜肚中，讓患兒晝夜佩戴，使紅芯對準臍眼（神闕穴），每晚可用熱水裝置於藥芯上加溫，以增強療效。5天為1療程。痊癒後間斷佩戴，以資鞏固。

【療　　效】痊癒：恢復正常飲食，其他症狀消失；

顯效：食欲明顯增加，其他症狀均減輕；

有效：飲食稍有改善，其他症狀緩解；

無效：症狀無改善。

22例全部有效。

【典型病例】卞小弟，3歲。患者家長訴近3個月以來，納食減少，厭食偏食，強食則吐，見食則煩，面色失澤，形體消瘦，大便秘結，舌質淡紅，苔黃白，脈弦滑，治以調和脾胃、升清降濁，用臍療兜肚，治療5天後納食見增，知飲索食，精神見好，大便通暢，又佩戴臍療兜肚5天而癒。

中藥止瀉散敷臍治療小兒腹瀉

【病症及藥理介紹】

　　小兒腹瀉是兒科臨床常見的一種疾病。其主要臨床表現為大便次數增多，便下稀薄或如水樣等。由於小兒脾胃薄弱，無論內傷乳食或感受外邪，均可引起脾胃功能失調，而致泄瀉。臨床上多採用口服藥或注射用藥等方法來治療本病，患兒往往難以接受。本方採用中藥外敷臍部神闕穴治療小兒腹瀉。既解決了小兒用藥的困難和痛苦，又開發了內病外治的新途徑。臍屬於「氣交」之中點，藥物敷於臍，借「氣交」升降上下，上通於陽，下通於陰，將藥物施佈於全身；臍位於任脈，和全身經脈相通，並透過各經氣的循行，交通於五臟六腑，四肢百骸，五官九竅，皮肉筋膜，無處不到，可使藥物通過臍穴的吸收，藉經絡通路和經氣的作用，直達病灶而發揮治療作用；臍為五臟六腑之根，神之內藏之本。方中選用藿香芳香化濕，和中解穢；白朮、茯苓健脾化濕；吳茱萸、砂仁、肉桂溫脾行氣，其味辛香易於通透入裏；炒黃連、蒼朮燥濕；山楂消食化滯。上述諸藥合用，共奏化濕健脾、溫中止瀉之功，再透過臍部穴位的作用，迅速發揮療效。對多種腹瀉均有較好的療效，尤其用於寒濕、傷食、脾陽不足之患兒的泄瀉，療效更佳。

　　【方　　劑】 茯苓9g，吳茱萸6g，砂仁6g，藿香10g，土白朮12g，肉桂3g，炒黃連5g，蒼朮9g，山楂10g。

　　【製用法】 將上藥烘乾共研細末，過200目篩，密封貯藏備用。操作時取藥末3～5g，加適量陳醋調成糊狀，敷貼於臍上，外用紗布固定。每日換藥1次，3次為1療程。

　　【療　　效】 治癒：腹瀉止，大便常規化驗無膿細胞，各種症狀消失；好轉：腹瀉次數每日在3次以下，大便常規化驗膿細胞（＋）以下；無效：腹瀉次數及大便性狀未見明顯改變，大便常規化驗膿細胞數量如前。25例全部好轉。

　　【典型病例】 蘇小弟，2歲。患兒腹瀉3天。大便每日5～6次，呈淡黃色水樣稀便，伴腹脹，時哭鬧，喜按腹，食欲減少，精神欠佳。查：患兒舌淡紅，苔白滿佈，脈緩，指紋色淡紅在風關之內。用溫臍止瀉散醋調敷於臍部，次日大便2次，質稀呈糊狀，腹不脹，未再哭鬧，精神、飲食均好轉，苔白，脈緩。繼用上藥敷貼1次，腹瀉止，精神、飲食好。1週後追蹤未復發。

中藥敷臍治療婦科病四典型病例

1.痛經

黃小姐，28歲。痛經反覆發作多年，近2年每至月經來潮疼痛難忍。15歲初潮，週期29天左右，經期7天，月經第1天即腹痛，痛2天左右，一般能忍耐。生第1胎後仍在月經第1天出現腹痛，伴腰痛，經量少，偶有血塊，舌淡苔白，兩脈弦細。以乳香、沒藥各15g，肉桂15g，吳茱萸20g，茴香30g，冰片1g，研成極細粉末，用白酒適量炒熱，以不燙傷皮膚為度，將冰片臨用時入藥攪拌敷臍，連敷2天痛即止。以後月經來潮時未再發生疼痛，經量比以往稍多。

2.產後尿瀦留

周小姐，28歲。產後已10日不能自動排尿。患者於11天前市人民醫院行會陰側切胎頭吸引術助產1嬰。產後一直不能自行排尿，經多次導尿並用多種抗生素，未能排尿，仍保留導尿管，診斷為產後尿瀦留。診視患者面色無華，脈細無力。此乃胞宮絡脈受損，產程出血較多，以致氣陰兩虧，膀胱氣化無權，因而導致癃閉。治擬通陽化氣，採用藥物臍療。藥物組成：小茴香10g，烏藥10g，黃柏6g，肉桂6g研末，連根蔥白1片，搗爛炒熱，冰片2g，大田螺2雙搗成餅敷臍上，藥後3小時覺有尿感，將藥物加熱再敷尿道30分鐘，3日後正常。

3.附件炎（女性內生殖器官中，輸卵管、卵巢被稱為子宮附件）

常小姐，30歲。自述帶下1年餘，綿延時多，清爽時少，神疲乏力，經常腰酸不適。診視其兩脈濡細，舌質淡，此乃脾虛帶脈不約，任脈失固，腎氣不足而引起帶下，治以固腎斂澀止帶，方用杜仲15g，蛇床子30g，五倍子5g，芡實15g，桑螵蛸15g，白芷10g，共研細末，加米醋調成糊狀，敷於臍部，用膠布固定，每日1次，連用3天，白帶明顯減少，繼用3天，帶止神安。

4.子宮脫垂

汪女士，41歲。自訴產第2胎後，不注意休息及營養，出現陰部悶墜，大便不適，不久出現子宮脫垂，未經調治，時好時脫，迄今已有4年之久。近6個月日漸加重，痛苦難堪。症屬久病氣虛無疑，腎氣虧損，胞宮失於固攝，治予固腎升提之法，投以杜仲60g，枳殼60g，蓖麻子60g，五倍子10g，赤石脂10g，冰片1g，共研細末，米醋調勻，塗於臍部。連用7日，病症好轉，又用7日痊癒。

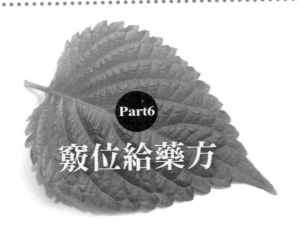

Part6
竅位給藥方

中藥蒼耳油治療慢性鼻炎

【病症及藥理介紹】

　　所謂慢性鼻炎就是指鼻腔黏膜和黏膜下層的非特殊性炎症，常持續數月，有時炎症反覆發作，間歇期內，鼻黏膜亦不能恢復正常。有專家用蒼耳油噴劑治療慢性鼻炎，取得滿意的效果。

　　蒼耳草歸肺經，通鼻竅、止痛，為中醫外科常用藥劑，多用於治療軟組織感染；冰片除具有防腐作用外，尚有芳香開竅作用。蒼耳草在中國南北均有分佈，本方法製作簡單、經濟高效，特別適應於廣大農村患者，有推廣價值。

【方　　劑】 麻油500毫升，蒼耳草莖中剝取昆蟲幼蟲100～150條，冰片3～5g。

【製用法】 於夏秋季節，在蒼耳草的莖中剝取昆蟲的幼蟲，直接放入麻油中，一般每500毫升麻油，放幼蟲約100～150條，再加入冰片3～5g，密封8個月後備用。取乾淨紗布4～6層，將麻油過濾，將上述麻油裝入市售鼻炎噴劑的瓶中即可。直接將以上藥物噴入鼻腔內，每日2～3次，1個月為1個療程，一般連用3個療程。

【療　　效】 優：症狀完全消失，鼻黏膜恢復正常；

良：症狀基本消失，鼻黏膜尚有充血；

好轉：症狀減輕，鼻黏膜較治療前略有改善；

無效：症狀和體徵未見明顯變化。

27例，好轉14例，無效13例。

【典型病例】 李先生，28歲。鼻炎反覆發作，持續數月，用本法治療，痊癒。追蹤無復發。

中藥瓜蒂散治慢性B型肝炎

【病症及藥理介紹】

　　肝炎分慢性肝炎和急性肝炎，屬中國醫學的「黃疸」、「濕阻」、「脅痛」、「虛症」和「癥積」等病範疇。在臨床上較為常見，且病程纏綿，根治頗難。病由實致虛，終成肝鬱脾虛，肝腎不足，脈絡瘀阻等虛實夾雜的病理表現。肝區作痛，頭昏乏力，面色少華，肝腫大，口苦脅脹，胃脘腹脹滿，或納穀不香，或形體消瘦，或便溏，或睡眠不佳、肝功能異常等。

　　瓜蒂散為宋代醫家許叔微治療黃疸之方劑，該方主藥為瓜蒂，張仲景在《金匱要略》記載瓜蒂用於湧吐和治諸黃，瓜蒂的作用是引去濕熱、利膽退黃，使濕熱之邪從上竅化解；赤小豆利濕解毒，性善走行，協助瓜蒂引流黃水毒液；秫米養胃護陰、調和諸藥。三藥相伍，引去濕熱黃疸，祛邪而不傷正。

　　【方　　劑】瓜蒂50g，赤小豆25g，秫米25g，研極細末，裝瓶備用。

　　【製用法】治療時給藥量每次1g，分4等份，交替吹入兩鼻孔內，間隔20～30分鐘，4天噴藥1次，噴藥6次後改為6天噴藥1次。

　　口服B肝寧沖劑，每次1包，口服甘草甜素片，每次1g，每天3次。同時還可服維生素B6、維生素C、葡醛內酯等輔助藥物，療程為2個月。

　　【療　　效】用瓜蒂散配合B肝寧沖劑，甘草甜素片治療B肝患者42例，2個月內顯效31例，4個月顯效9例，2例無效，顯效率達95%。

　　【典型病例】郭先生，35歲。B型肝炎5年，嘔惡、腹脹、厭油膩、納少、肝區痛。刻診：精神不振，皮膚和鞏膜發黃，肝右肋下二橫指壓痛明顯，脾左肋下三橫指無壓痛，腹水症（—），舌質紅、苔黃厚，脈弦滑稍數（指脈來急速，相當於每分鐘90次以上的脈象。）。肝功能：ALT 280U／L，TBiL 108.6μmol／L，B肝表面抗原（＋），核心抗體（＋），e抗原（＋）。以瓜蒂散噴鼻，治療1月，納食即增，體力漸復，治療2個月諸症悉除，查肝功能ALT、TBiL降至正常，HBsAg（—），肝脾已回縮至正常範圍。

中藥口瘡散治療小兒皰疹性口炎

【病症及藥理介紹】

　　皰疹性口炎又稱單純性皰疹，是由單純皰疹病毒引起，7個月～6歲兒童常易罹

患。其發病急驟，可伴有發熱、頭痛等全身症狀，口內流涎，疼痛明顯，啼哭拒食，口腔黏膜充血水腫。易出現針頭大小水皰，很快破潰形成潰瘍面，其屬中醫「口瘡」、「口疳」範疇，係風火濕熱之毒蘊結上攻所致。針對此情況，選用中藥中的細辛能夠祛風止痛，善治風火牙痛及口瘡等症；冰片散熱止痛、防腐消腫；青黛清火涼血、解毒醫瘡；枯礬長於解毒醫瘡、收濕止癢；琥珀活血止痛、收斂生肌；硼砂消腫解毒、清熱化痰。五藥合用，能清熱解毒、化瘀涼血、祛腐生肌、消腫止痛，用於口瘡牙疳、咽喉腫爛之症，功效卓著。另外細辛所含的甲基丁香酚，有局部麻醉、傳導麻醉、浸潤麻醉及黏膜麻醉的作用，止痛作用極佳；青黛、冰片、硼砂有抗菌及抗病毒作用；枯礬、琥珀外用有收斂黏膜及生肌作用。臨床驗證，本方確能迅速止痛、減少滲出、祛除腐敗組織、保持瘡面清潔、預防繼發感染、促進黏膜再生，能迅速改善臨床症狀，加快口腔潰瘍癒合。

【方　　劑】青黛30g，細辛10g，枯礬10g，琥珀10g，硼砂10g，冰片2g。

【製用法】將青黛、枯礬、琥珀、硼砂、冰片研細末，細辛碾碎研細，然後將上藥混合，過80目篩，裝瓶備用。先用3%雙氧水棉球清潔口內，然後將上藥適量塗敷於口內潰瘍面上，每天2次。應盡量避免吸氣時塗藥，以免藥粉吸入氣管，造成嗆咳及引起嘔吐。

【療　　效】用上方治療180例病例全部均獲痊癒。其中經治療2天痊癒者54例，占30%；3天痊癒者98例，占54.44%；4天痊癒者28例，占15.56%。平均痊癒天數為2.9天。

【典型病例】梁小妹，1歲半。因發熱3天，啼哭拒食3天而就診。一般情況好，流涎，下唇、舌面及軟硬齶交界處均有散在圓形潰瘍面，有黃白色假膜覆蓋，周圍紅暈。診為皰疹性口炎。給予3%雙氧水清潔口內，潰瘍面塗敷口瘡散，每日2次。於首次用藥半小時後進食即不哭鬧，流涎減少，2天痊癒。

中藥宮糜康治女性宮頸糜爛

【病症及藥理介紹】

宮頸糜爛是女性的一種常見病、多發病，是由子宮頸慢性炎症引起的，大約半數以上的成年婦女不同程度患病。而長期不治療或久治不癒的宮頸糜爛是宮頸腫瘤發病的一個非常重要的因素。宮頸糜爛患者發生宮頸腫瘤的概率是健康人的7倍，其病變發展約3～10年時間，已成為婦科最常見的惡性腫瘤之一。

宮頸糜爛的發病原因很多，如原蟲、細菌、病毒、感染，化學、物理刺激，機

械性損傷，變態反應及其他炎症引起的繼發感染等。臨床症狀主要表現為白帶增多，呈膿性、異味、夾血，下腹隱痛，腰骶酸痛，月經淋漓、月經不調、痛經，也可有接觸性出血。可伴有尿急、尿頻、小便困難等症。宮頸糜爛屬於中醫學「帶下病」範疇。傳統醫學認為本病大部分是因為脾虛濕盛、濕熱下注所致，或經產褥期感受濕毒蘊於宮頸為病。治療以斂濕化瘀、清熱解毒、祛腐生肌為主。高純度、高含量、超微細粉的膠囊製劑使藥物黏附力強，表面活性強，治療面積大，作用時間長，無刺激性，並且給藥方便，患者自行就可給藥，治療過程中及治療後均未見不良反應。黃芩、黃柏、黃連清熱燥濕解毒；馬鞭草利濕消腫散瘀；青黛清熱解毒，涼血消腫；象皮止血斂瘡；三七化瘀止血，活血定痛；乳香、沒藥活血止痛，消腫生肌；露蜂房攻毒殺蟲；珍珠收斂生肌；麝香、冰片清熱止痛，活血散結。全方合用，具有清熱解毒，斂濕化瘀，祛腐生肌之效，能殺菌、抗病毒、改善微循環、促進宮頸糜爛面的癒合。

【方　　劑】黃柏、黃芩、黃連、馬鞭草、青黛、麝香、象皮、三七、珍珠、露蜂房、乳香、沒藥、冰片。

【製用法】將麝香、青黛、象皮、露蜂房、三七、珍珠研末，黃柏、黃芩、黃連、馬鞭草水煎2次，煎液混溶於適量95%乙醇的乳香、沒藥、冰片溶液和藥粉中，經低溫乾餾結合超臨界真空濃縮、收膏、烘乾、超微研粉，裝O號骨質膠囊。

宮頸炎散配製爐甘石、人中白、青果核、硼砂、西瓜霜、石膏、黃柏、黃連、青黛、冰片、甘草（上海中醫藥大學提供）。

用溫開水清洗外陰後直接將宮糜康膠囊塞入陰道深處。緊貼宮頸或陰道後穹窿部，1次1粒，隔日給藥1次。

注意事項：經期停用藥物，患者治療期間禁止同房，30天為1療程，治療1療程後判定療效。

【療　　效】痊癒：宮頸面光滑，糜爛面消失，炎症及臨床症狀消退；

顯效：宮頸糜爛面較治療前縮小2/3以上；

有效：宮頸糜爛面較治療前縮小1/3；

無效：治療後宮頸糜爛面及各種症狀均無改善。

用上方治療24例，其中痊癒7例，顯效9例，有效3例，無效5例。

【典型病例】李女士，45歲。患宮頸糜爛，下腹疼痛。經多方治療未癒。用此法治療，獲得痊癒。

黴菌性陰道炎的中藥治療法

【病症及藥理介紹】

黴菌性陰道炎既屬婦科常見病、又是多發病。原因是生活起居失常，應用衛生護墊不當，內褲過緊，濫用抗生素等，造成發病率升高，給患者帶來很大痛苦。

黴菌性陰道炎屬傳統中醫學「帶下」、「陰癢」範疇。現代醫學認為：黴菌性陰道炎主要是因為經期不潔，感受寒濕，性生活頻繁，濫用抗生素，以及糖尿病治療不及時等，導致濕邪蘊結體內化熱，侵襲下焦，損傷任帶二脈，任脈不固，帶脈失約引起。在中醫治療上以治病求本為原則，首選清利下焦濕熱之蒼朮、黃柏；次選具有清熱燥濕，祛風止癢的苦參、白蘚皮、白蒺藜、蛇床子；馬鞭草具有清熱消腫之功能；土茯苓也能清熱解毒。現代醫學研究，苦參、馬鞭草能抑制黴菌生長；冰片、枯礬收濕止癢；蒲黃祛濕收斂。局部外用治療，好處是藥物可直達病所，故收效明顯，有推廣使用之價值。

【方　　劑】黃柏、蒼朮、苦參、白蘚皮、白蒺藜、蛇床子、馬鞭草、冰片、枯礬、蒲黃、土茯苓各10g。

【製用法】將諸藥烘乾去除雜質，研極細末和勻，過120目篩，消毒後貯藏備用。患者月經後3～5天，取膀胱截石位，先將陰道處用新潔爾滅嚴格消毒，生理鹽水徹底清除陰道分泌物，再用消毒棉球蘸藥粉塞入陰道，次日取下，連用1週為1療程，治療期間禁止性生活及盆浴。

【療　　效】治癒：症狀和體徵消失，實驗室檢查黴菌陰性，追蹤3個月病情未復發；

顯效：症狀及體徵明顯好轉，黴菌檢查為陰性。

此法總有效率為100%。

【典型病例】劉小姐，30歲。因天氣炎熱，行走路途遙遠，回家後即病倒。自覺外陰腫脹，陰道痛癢，坐臥不寧，納差。既往有黴菌性陰道炎。診見：表情痛苦，舌質淡，苔白膩，脈滑。婦查：外陰紅腫，大小陰唇之間見小裂口，觸之疼痛，陰道壁被大量白色豆腐渣樣分泌物覆蓋。經查：陰道分泌物中找到大量念珠菌。予上法徹底清除消毒後，陰道上藥，連用1週，囑其勤換內褲，保持外陰清潔乾燥。1週後每晚用中藥煎劑坐浴外洗，連用10天，追蹤3個月病情未見復發，臨床治癒。

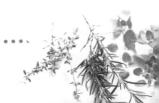

中藥馬錢子治療中耳炎

【病症及藥理介紹】

化膿性中耳炎為五官科常見病、多發病之一，兒童及青年較為常見。

馬錢子性味苦寒，有毒，入胃、肝二經，有解毒、散結、活絡、止痛之功效。馬錢子，又名番木鱉，名醫張錫純認為：「其開通經絡、消腫止痛之力，實遠勝它藥」。馬錢子有大毒，但外用則無礙，其外用活絡、止痛、散結又勝於它藥。臨床報導本品對控制綠膿桿菌和各種球菌有明顯療效。根據現代醫學藥理研究與實驗進一步證明：馬錢子含總生物鹼約2%～5%，主要為番木鱉鹼。番木鱉鹼具興奮脊髓反射功能，並具興奮大腦作用；可提高橫紋肌、平滑肌及心臟的張力；促進消化液分泌作用及鎮咳祛痰、平喘作用；抗菌作用；對嗜血流感病毒及皮膚真菌有抑制作用。本品中毒症狀主要表現為僵直性驚厥及呼吸麻痹。

【方　　劑】馬錢子適量。

【製 用 法】先將馬錢子焙黃，去毛皮，然後用香油500g煎之，至漂起為度，去馬錢子，留油備用。治療時先用雙氧水洗去膿垢，再將馬錢子油滴入耳內2～3滴，每日2次。

【療　　效】治癒：症狀消失，追蹤無復發；

顯效：症狀好轉。

55例，治癒41例，顯效14例。

【典型病例】孫先生，19歲。患右耳化膿性中耳炎10年，經常流膿不止，屢經中西藥治療無效，檢查：右耳內有大量膿性分泌物，用雙氧水清洗後，見右耳鼓膜中央有較大穿孔，鼓膜及耳色紅。囑其每日用雙氧水洗耳後滴入馬錢子油2～3滴，每日2次。1週後復診，耳道及鼓膜室腔內分泌物已無，炎症消失而癒。3年後追蹤未見復發。

月石合劑治療鵝口瘡

【病症及藥理介紹】

口腔白色念珠菌病感染，傳統醫學稱為「鵝口瘡」，又稱「雪口」。此病是由於口腔黏膜感染白色念珠菌所致，多見於嬰兒及身體衰弱者，病情纏綿，易於復發。

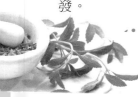

口腔白色念珠菌病傳染源大多為乳母或餵奶器具；成人患者多係體弱多病、或大量使用抗菌素後，致使口腔內菌群失調而致。患病以後，輕則引起口腔異物感，消化不良；重則蔓延至喉部、消化道、氣管，而引起聲音嘶啞，呼吸、吞嚥困難；亦可侵入血循環，引起敗血症而危及患者生命，故應引起醫患重視，而予積極治療。使用本法治療後，絕大多數患者3天內口腔白色凝乳狀斑塊即可消失，但應繼續使用本合劑至7天左右方能痊癒，停藥過早易於復發。

月石，又名硼砂，為硼砂礦精製而成的結晶，主含四硼酸鈉，味甘鹹、性涼，10%水溶液對口腔黏膜無刺激，能解毒祛腐、清熱消炎，對真菌有抑制作用（參見中藥大辭典）。

由於嬰幼兒的傳染源為乳母或餵養器具，所以治療時應囑家屬注意衛生事宜。如乳母的內衣、乳頭、奶瓶、雙手等均需清潔衛生，痊癒以後需防止重新感染復發。

【方　　劑】月石、蒸餾水、制黴菌素、冰片各適量。

【製用法】10%月石水溶液配製方法：月石50g，加蒸餾水至500毫升即可。月石合劑配製方法：月石20g，制黴菌素200萬單位，冰片1g。首先，把前兩味藥分別用乳缽研成極細末，然後加入冰片，混和共研細末備用。然後，用10%月石水溶液清洗口腔。用棉籤或乾淨紗布蘸藥水抹拭，以去除口腔黏膜表面的白色斑塊，每日2次，清洗3天左右口腔黏膜上白色斑塊消失，不再生長，即可停止。再用月石合劑撒佈口腔黏膜表面，每次1～2g，用噴粉器噴入時注意叫患者暫時屏住呼吸，嬰幼兒噴入時不要直對咽部，以防引起嗆咳。5～7天為1個療程。其中，西藥制黴菌素能殺滅白色念珠菌，月石清熱解毒、消腫殺菌，冰片生肌止痛。

【療　　效】60例患者經上述治療，3天之內均能見口腔內白色斑塊消失、口腔黏膜基本恢復正常，停止清洗，只需用月石合劑繼續上藥，1個療程結束停藥後均告痊癒，2週後均未見復發。

【典型病例】王小弟，8個月。患兒因發熱、咳嗽、腹瀉等使用青黴素、複方新諾明等藥治療，諸症好轉。今日其母因見其口腔內有白色斑塊，不肯吸奶而來就診。體檢：體溫37℃，神志清楚，心肺無異常，口腔黏膜充血，表面滿佈凝乳狀白色斑塊，刮之不易去除。強行刮去有輕度滲血，經塗片檢驗，確診為口腔白色念珠菌病。醫囑給予10%月石水清洗口腔，每日2次，每次清洗後用月石合劑噴塗口內，每次約1g。並囑注意衛生，餵奶器具消毒事宜，7日後復診，口腔黏膜已恢復正常，飲食正常，疾病痊癒。

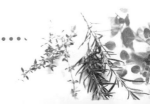

中藥芎芷散治療頑固性偏頭痛

【病症及藥理介紹】

近年來偏頭痛發病率有上升之勢，症狀以頭痛為主，在臨床診療上較困難，在治療上為棘手。

芎芷散是根據川芎茶調散《太平惠民和劑局方》化裁而來，方中重用收效較速。本散從鼻部給藥乃是一創，是取直達病所之目的。一則鼻黏膜部血循豐富，藥物易於吸收，用藥劑量小；二則鼻竅直通腦部，有孔隙相通，利於芳香之氣上行。川芎、白芷為君藥，川芎原名「芎藭」，辛溫、無毒，功可活血行氣、祛風通絡止痛，善於走散，兼有行氣之功，前人稱它能「上行頭目，下行血海，為血中之氣藥。」白芷歸陽明經，能祛風解表止痛，通鼻竅為陽明經頭痛要藥；川羌活行少陽經、厥陰經，善治頭頂及兩側頭痛；細辛辛香走竄，長於治少陽經頭痛。諸藥同炒以減辛燥之性，而芳香之氣增更利於藥力走竄。配合各藥的引經報使之功，直達病所，頭部無處不及。諸藥同奏效，所以可藥到病除。

【方　　劑】川芎20g，白芷20g，川羌活10g，細辛10g。

【製用法】微火將上藥焙乾，研極細粉末，貯瓶密封備用。用時以消毒脫脂棉球蘸藥粉適量塞入鼻孔中，左側頭痛塞右鼻，右側頭痛塞左鼻。雙側均痛，雙側鼻孔均塞。一般每次塞30分鐘即可，發作時用。

注意事項：部分患者因每次大劑量超頻使用，而致用藥後鼻黏膜乾燥不適。偶有個別患者鼻內出現結血痂的情況，停藥後均恢復正常，其他未發現明顯不良反應。

【療　　效】痊癒：用藥5次以內，症狀完全消失，追蹤半年以上未復發者；

顯效：用藥後頭痛消失，半年內又復發，但復發時疼痛程度明顯減輕。發作頻率及持續時間明顯縮短者；

有效：用藥後疼痛緩解，發作頻率降低，疼痛程度減輕；

無效：用藥後症狀無任何改善者。

47例總有效率97.62%。

【典型病例】程先生，42歲。自訴：左側頭痛，經常反覆發作，每月至少發3次，每次持續24小時以上，發作時左側頭部如火燒火燎，後痛及眉棱骨及全頭部，曾在上級醫院做過腦電圖、CT、腦血流圖等檢查，均未發現器質性病變，確診為頑固性偏頭痛（神經血管性頭痛），經多醫多次多方治療未見病癒，仍時有發作，每次發作時以清涼油塗患部，稍可緩解，甚為苦惱。今就診，為患

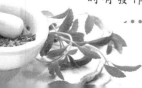

者用上藥散1次，15分鐘後，頭痛已止，並給藥散1小瓶，以備發作時用。後疼痛程度較前大大減輕，偶遇見他，說「頭痛再未發過」，病已痊癒。

直腸滴灌治療小兒支氣管炎

【病症及藥理介紹】

支氣管炎屬中醫的「咳嗽」、「痰飲」等病範疇，臨床以咳嗽、吐痰為特徵。一般可分為急性支氣管炎和慢性支氣管炎兩大類。急性失治遷延可轉化為慢性，慢性繼發感染，又可引起急性發作，是臨床常見多發病。

中國傳統醫學認為，肺與大腸相表裏，直腸吸收藥物後，通過經脈上輸於肺，透過肺的宣發作用輸佈全身，從而達到治療目的。

現代醫學研究認為，直腸黏膜血液循環旺盛，吸收能力很強，藥物通過直腸吸收後，一是通過直腸中靜脈、下靜脈和肛管靜脈，繞過肝臟直接進入體循環，既防止和減少藥物在肝臟中發生變化，又避免胃和小腸對藥物的影響；二是通過直腸上靜脈，經門靜脈進入肺臟代謝後，再循環至全身；三是通過直腸淋巴系統吸收後，通過乳糜池、胸導管進入血液循環。由此可見，直腸藥物滴灌是臨床上有效的給藥途徑之一。

實驗證明，中西藥物直腸滴灌治療各種急慢性及疑難病症療效確切、收效迅速、用藥安全、適應範圍廣、操作簡便，尤其適合於口服給藥和靜脈給藥困難的患兒。在農村邊遠區醫療條件、消毒條件差的地方，使用一次性直腸滴灌器比較安全、價格便宜。患兒難服中藥煎劑，開展直腸滴灌療法確實是一種開拓中藥治療兒科疾病的新途徑。

使用直腸滴灌器配合中藥煎液，直腸滴灌，對門診診斷為小兒支氣管炎、支氣管哮喘的患兒進行治療，取得了滿意的療效。

【方　劑】麻黃3g，地龍10g，杏仁6g，瓜蔞12g，制南星5g，五味子10g，桑皮12g，黃芩9g，川貝母6g，金銀花10g，石膏12g，魚腥草15g，甘草6g。

【製用法】將上藥加水500毫升，浸泡30分鐘後，開始煎煮，濃縮至200毫升，取汁裝瓶備用。3歲以下取煎出藥汁15～20毫升；3～5歲取煎出藥汁20～40毫升；5～10歲取煎出藥汁40～60毫升，直腸滴灌，每日2次。

將藥汁裝入輸液瓶，加溫至接近人的體溫，然後把一次性使用直腸滴灌器的穿刺器插入輸液瓶中，排氣後，在滴灌管前端蘸少許潤滑劑，患兒臥位或俯臥位，把滴灌管插入患者肛門8～10cm左右，鬆開滑輪開關，藥汁可徐徐進入直

腸內。待藥汁全部滴過莫菲氏管後，操作者可關閉滑輪開關，然後用手緊握擠壓莫菲氏管，將滴灌管內剩餘藥汁全部擠入直腸內。拔出直腸滴灌管，讓患兒休息10～20分鐘即可。

【療　　效】21例均喘息消失，咳嗽消失，聽診肺部無囉音，只要不是繼發性小兒支氣管炎均顯效。

【典型病例】邱小弟，10歲。因咳嗽失治而致小兒支氣管炎，用此法治療喜獲顯效，3次後痊癒，追蹤半年無再復發。

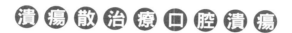

潰瘍散治療口腔潰瘍

【病症及藥理介紹】

傳統中醫學認為，口腔潰瘍主要是由於口腔不潔，復感毒穢之邪，而致心火上炎，脾胃積熱上蒸，熏灼口舌，因此才出現本病。《醫宗金鑒·外科心法要訣·舌部》：「舌症發於心脾經，其症皆由積熱成。」《太平聖惠方》云：「腑有熱，乘於心脾，氣沖於口與舌，故口舌生瘡。」潰瘍散方中朱砂清心安神解毒；青黛涼血；青果利咽；川軍、穿心蓮、兒茶、冰片，其味苦性寒，苦能瀉火燥濕，寒能清熱；甘草調和諸藥。上藥合用共起清熱解毒、涼血清熱、祛腐生肌之功效。據此潰瘍散方具有療效顯著、無不良反應、簡便易行的特點，便於臨床推廣使用。

【方　　劑】朱砂5g，冰片5g，穿心蓮10g，青黛7g，兒茶8g，川軍6g，青果8g，甘草10g。

【製用法】將上藥研為細末，混勻，過100目篩，裝瓶備用。首先用甲硝唑注射液或生理鹽水漱口，再將潰瘍散噴於潰瘍面上，每日3次，直至痊癒。

【療　　效】痊癒：局部疼痛及潰瘍面消失，追蹤半年無復發；

顯效：局部疼痛減輕，潰瘍面縮小；

無效：治療前後無明顯變化。

17例，治癒11例，顯效2例，無效4例。

【典型病例】陳先生，50歲。自述無誘因出現口腔內疼痛、糜爛，反覆發作，長達5個月。經西藥治療，時癒時發。前因食用辛辣食物而再次發病，出現灼痛、口苦、口臭、煩躁不安、夜不能寐等症。診見：口腔頰部、舌尖部黏膜上佈滿大小不等潰瘍面，邊緣充血，舌紅少苔，脈細數。診斷為：復發性口腔潰瘍，使用上方治療1週痊癒，至今未復發。

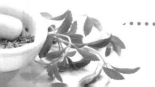

灌腸治療慢性前列腺炎

【病症及藥理介紹】

前列腺炎分慢性細菌性和非細菌性前列腺炎兩種，傳統中醫認為病因病機主要有濕毒內蘊，瘀濁內阻，導致前列腺氣滯血瘀，毒瘀內結。治療重視解毒消腫，伴佐以軟堅化結。其目的是毒解腫消、結化絡通。下方中金銀花、夏枯草、荔枝核軟堅化結；三稜、莪朮活血化瘀；朱砂止痛；冰片增加藥物通透力。現代藥理研究顯示，方中金銀花、夏枯草、白花蛇舌草、土茯苓、冬葵子、紅藤有消炎滅菌作用；三稜、莪朮、荔枝核擴張血管，改善微循環。藥物灌腸可使藥物接近於病變部位前列腺體，並在病灶部位停留時間長，代謝速度加快，病灶吸收藥量大，增強了前列腺屏障的穿透力和藥物透入菌體能力，從而有效地提高了藥物的藥效和作用。

細菌性和非細菌性前列腺炎因病因複雜、機理目前尚未清楚及「前列腺屏障」所至諸因素使藥物不易吸收，因此一直是臨床治療棘手的病症。用中藥配製解毒消結湯灌腸治療效果理想，其方法如下。

【方　　劑】金銀花、夏枯草、白花蛇舌草、土茯苓、冬葵子、萆薢各20g，昆布、海藻、三稜、莪朮各10g，荔枝核、紅藤各50g。

【製用法】每日1劑，水煎濃縮200毫升，再加入朱砂2g，冰片3g，溫度38℃左右，每日灌腸1次，藥物植物保留30分鐘。10天為1個療程，1療程未癒可連續進行第2療程，2療程未癒者換藥。

【療　　效】痊癒：症狀消失，5項常規檢查陽性者轉陰；

好轉：症狀消失，血、尿、前列腺液常規檢查陽性者轉陰，B超檢查好轉；

無效：臨床症狀及5項常規檢查陽性無改善。

41例中，治癒11例，好轉22例，無效8例。

【典型病例】田先生，25歲。性交後出血，精神不振，體倦無力，腰膝酸困。用此法治療症狀消失，追蹤2年未見復發。

中藥大承氣湯加開塞露治療急性胰腺炎

【病症及藥理介紹】

急性胰腺炎是由於各種原因所致胰腺酶在胰腺內被啟動而發生胰腺自身消化的

一種化學性炎症的疾病，治療上以禁食、胃腸減壓為主，屬於傳統醫學「腹痛病（脾心病）」範疇，為陽明腑實症。根據六腑以通為用，故通腑泄熱、兼清少陽是其主要治療方法。但是傳統口服用藥存在不足，特別在治療早期，口服藥不可能在極短時間內，即10～30分鐘內達到導瀉目的，甚至在服藥6小時內因食物（即食藥）造成胃腸壓力增高，胰腺自身消化性炎症加重，從而使「滿、實」臨床表現更嚴重，因此不能使「堅、燥」盡快消除。治療急性胰腺炎均在第一時間採用灌腸為主要治療手段，在行之有效的大承氣湯加番瀉葉基礎上，利用本方法優於單純使用大承氣湯或開塞露，可在極短時間內導出大量大便，因此95%以上患者均在3分鐘左右導出大便，僅5%患者在10分鐘左右導出大便，達到了盡快減除胃腸壓力，阻止充血性水腫期進一步向出血性壞死性水腫進展，在第一時間內控制了病情惡化，克服了常規西醫食管胃腸減壓及常規中藥內服不能在極短時間內達到胃腸排空減壓的不足，同時配合補液、糾正水電解質紊亂及酸鹼平衡，適時合理選用抗生素等綜合治療，從而提高療效，加速疾病治癒。大黃苦寒泄熱、通便，促進腸道通暢和膽汁分泌，同時抑制胰腺分泌，消炎抗菌，活血止血；芒硝鹹寒泄熱，軟堅散結；厚朴、枳實行氣，消滿除脹；並用開塞露3支（即甘油），有潤滑和刺激腸道的作用。

【方　　劑】(1)大承氣湯方：厚朴15g，枳實15g，大黃30g，芒硝40g。

(2)大柴胡湯方：柴胡15g，枳實15g，生大黃15g，芒硝15g，黃芩15g，厚朴15g，法夏15g，赤芍15g，三稜15g，丹參20g，莪朮15g。

【製用法】用方(1)中諸藥水煎即成大承氣湯；用方(2)中諸藥水煎即成大柴胡湯。

大承氣湯加番瀉葉10g泡水400毫升，再加開塞露3支第一時間外用灌腸，3～5分鐘就可以導出大便，腹痛便可減輕，2小時後停用開塞露，根據腹痛程度前24小時內可用大承氣湯繼續灌腸2～4次。6小時後大便已明顯解盡，所以主要用大承氣湯和大柴胡湯加減口服，每日1～2劑，2小時1次。

對伴發肺功能受損者予以重症監護，並採取持續低流量給氧至症狀改善為止，以及補液糾正水電解質平衡紊亂及酸中毒，同時合理應用抗生素治療。

【療　　效】患者用藥5～15小時後大便通暢、腹痛減輕；48～72小時後低血壓、休克、呼吸困難、消化道出血、腸阻塞等症狀得到改善；1～5天後腹痛消失，血糖、血鈣亦逐漸正常；7天後血、尿澱粉酶及B超提示胰腺水腫控制恢復正常，全部痊癒出院。住院天數為3～22天。

【典型病例】楊先生，45歲。緣於食用約6兩鮮肉包子，致左上腹部劇烈脹痛，向背部放射，伴發熱、畏寒，大便未解10小時左右入院。查：體溫39℃，肌緊張（±），腹部膨脹，左上腹部壓痛，沒有反跳痛，腸鳴音減弱。入院後

急查血澱粉酶590U／L，白血球21×10⁹／L，中性粒細胞87.2%。B超示：胰腺增大、水腫，苔黃厚，舌質紅。入院10分鐘後用所泡大承氣湯400毫升加開塞露3支立即灌腸，3分鐘後解出中量大便及藥水，6分鐘後再次解出大量大便，隨即腹痛明顯緩解，體溫逐漸下降。然後用大承氣湯400毫升單獨灌腸，加服大柴胡湯，並給予抗感染及補鉀、對症等支持治療。5天後復查：腹脹痛消失，腹部體徵陰性，血澱粉酶、血常規、電解質均恢復正常。B超復查：胰腺體積正常。

中藥錫類散治療慢性宮頸炎

【病症及藥理介紹】

慢性宮頸炎屬中醫「陰瘡」範疇，《婦科經論》指出：「若月事行房敗精濁血凝滯成瘡……」。《外科正宗》載：「婦人陰瘡乃情鬱火傷、損肝脾、濕熱下注為患……」。慢性宮頸炎為已婚婦女常見病、多發病，為宮頸癌的高危因素之一，此症的治療方法雖然很多，但效果不盡理想，物理療法短時間內治癒率較高，但復發後更難治療。本方根據《金匱翼》「錫類散」祛腐生新之功效，用治咽喉、口舌腐爛等皮膚黏膜疾病的原理，用於治療宮頸糜爛，經臨床驗證療效可靠，治癒率高，無不良反應，並具有簡、廉、經濟、方便等優點。

【方　　劑】煅珍珠10g，青黛20g，冰片0.9g。

【製用法】將上藥共研細粉，過120目篩，取細粉紫外線燈消毒後備用，用時在窺器擴張直視下擦淨宮頸糜爛面分泌物，用消毒棉棒蘸藥粉擦宮頸糜爛面上，隔日1次，10次為1個療程。

【療　　效】子宮頸光滑，糜爛面消失者為痊癒；

糜爛面縮小＞50%或II度轉為I度，III度轉為II度者為顯效；

糜爛面積縮小＜50%或II度好轉不足I度，III度好轉不足II度，糜爛面縮小顆粒型變為單純型，乳突型變為顆粒型者為有效；

糜爛面積無變化或有發展的為無效。

15例，痊癒1例，顯效7例，有效4例，無效3例。

【典型病例】吳女士，38歲。下腹部經常疼痛，有下墜感，膿性分泌物多，有腥臭味，已有10年病史。在某醫院檢查為重度宮頸糜爛，經反覆治療未癒。經用此方即痊癒，追蹤1年未見復發。

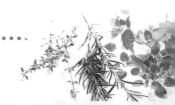

中藥外敷治中耳炎

【病症及藥理介紹】

　　中耳炎是臨床常見病、多發病，症狀以耳內長期或間歇性流膿，鼓膜穿孔及聽力下降為特徵。部分患者可引起嚴重的顱內併發症。嬰幼兒多見，主要病因為上呼吸道感染灶經咽鼓管擴散至中耳腔。由於忽視早期治療，造成中耳腔發炎，致鼓膜穿孔、流膿。再加上未予正確治療，使病情遷延數年至數十年不癒。應用中藥粉劑治療中耳炎，療效好、見效快、復發率低。中藥苦礬、麝香、朱砂、冰片為中藥外治良藥，具有收斂、生肌、消炎、止痛等作用。對致病的溶血性鏈球菌及革蘭陽性和陰性菌都有較好的抑制作用。

　　本治療方法操作簡單、藥源廣泛、療效確切，值得推廣應用。

【方　　劑】苦礬10g，麝香8g，朱砂8g，冰片5g。

【製用法】將上藥共研末，備用。治療用藥前用雙氧水清洗中耳腔及外耳道，反覆數次，愈乾淨愈好。然後，取混合粉劑0.1～0.2g以鼓膜鼓動器吹敷於中耳腔及鼓膜周圍。每天1次。注意，一次用量不宜太多，塗佈不應太厚，否則易使引流受阻。若出現併發症如嚴重的混合感染及穿孔較小的患者應結合機體情況，全身應用抗生素治療，以促使中耳炎症的消散和滲出的吸收，不宜使用或較少使用粉劑治療。

【療　　效】經治療結束1個月後，復查判斷療效。

顯效：糜爛面消失，無膿跡，耳腔乾燥；

有效：糜爛面縮小，變淺，滲出減少；

無效：糜爛面無改變。

24例，有效17例，無效7例。

【典型病例】翟女士，40歲。患慢性化膿性中耳炎30餘年，耳中流膿不絕。用此法治療痊癒，追蹤無再復發。

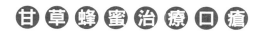

甘草蜂蜜治療口瘡

【病症及藥理介紹】

　　口瘡包括復發性口腔潰瘍和口瘡性口炎，中醫學認為這主要是口腔黏膜受邪熱熏蒸，或失於氣血榮養所致，使局部出現小潰瘍，以灼熱疼痛為特徵的口腔黏膜

病。西醫認為主要病因為感染（包括病毒、球菌、念珠菌等）、外傷、消化不良及腸道寄生蟲等引起，當免疫功能低下時易誘發本病，因此免疫功能低下幼兒和老年的發病率明顯高於青壯年。運用草蜜膏方治療口瘡配方簡單，療效顯著。方中生甘草具有清熱解毒，緩急止痛，促進潰瘍面癒合之功；蜂蜜中富含多種營養成分，具有清熱解毒，止痛潤燥，保護潰瘍面之作用。二藥相配合，既增強了清熱解毒的功效，又起到了保護創面，促進潰瘍癒合之目的。

【方　　劑】甘草10g，蜂蜜100毫升。

【製用法】先將生甘草放入沙鍋內加水200毫升，浸泡半小時，再煎煮半小時，濾去渣，濃縮至20毫升，然後加入蜂蜜，煮沸，撇去浮末，裝入消毒容器內備用。操作時可先用生理鹽水反覆漱口清洗潰瘍面，再用棉籤蘸草蜜膏點塗，每天3～5次，同時需堅持治療原發病，以免復發。

【療　　效】治癒：口腔潰瘍癒合，局部無不適感；

好轉：口瘡雖然時有復發，但數量較少，程度減輕；

未癒：口瘡症狀及潰瘍面無明顯變化。

27例，治癒21例，好轉2例，無效4例。

【典型病例】陸小弟，1歲4個月。其母訴：患兒哭鬧不安，拒食，流口水1天。查見：口腔黏膜有數個直徑約3～4mm潰瘍。隨即給予草蜜膏點塗潰瘍面，每天5次，由於患兒拒服藥物，未予內服藥物，當晚患兒即不哭鬧，並可進食少量流質食物，又連用3天後告癒。

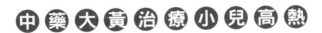

中藥大黃治療小兒高熱

【病症及藥理介紹】

小兒臟腑嬌嫩，不耐寒熱。又小兒智力未開，往往寒涼不知禦，炎熱不知避，饑餓無度，因此無論內傷外感，多互結為患，邪從熱化，導致發熱。大黃來源於蓼科植物掌葉大黃、唐古特大黃及藥用大黃的乾燥根及根莖。大黃性寒味苦，歸脾、胃、大腸、肝、心包經，具有瀉熱通便，涼血解毒，逐瘀通經的功能。

小兒為純陽之體，熱病易傷津液，當患兒正在盛邪實之階段，運用本方退熱迅速。此法還可減輕患兒服藥及注射之苦，更易為患兒及家長所接受。

【方　　劑】生大黃（1～3歲者10～15g，4～6歲者15～20g）。

【製用法】將生大黃加開水100毫升浸泡30分鐘後上火煎熬，水開後15分鐘離火，待水溫約39℃時行直腸灌注，保留10～20分鐘，每日2次。為防止高熱

引起驚厥，對體溫過高者可予物理降溫，但忌用解熱鎮痛藥及激素類藥物。

【療　　效】70%患兒體溫於用藥24小時後降至正常，30%體溫於用藥後48小時內降至正常。

【典型病例】孫小妹，3歲。發熱，測體溫39.2℃，伴頭痛、咳嗽、咽紅、流鼻涕、乳蛾紅腫、煩躁不安，舌質紅，苔黃，脈數。白血球：$16 \times 10^9／L$。用20%大黃水溶液直腸注入，當日2次，體溫降至36.8℃，上述症狀基本緩解。

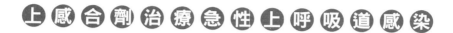

上感合劑治療急性上呼吸道感染

【病症及藥理介紹】

急性上呼吸道感染是四季多發病，多由病毒感染所致，屬中醫「外感」範疇。因患兒用藥困難，採用直腸給藥上感合劑治療此病療效甚佳。醫聖張仲景最早開直腸用藥之先河，歷千年餘，經諸多醫家傳承發展至今，使直腸給藥有著豐富的中醫傳統經驗，現代醫學的研究更加驗證並發展了直腸部位用藥的科學性、實用性及可行性。直腸給藥使患者痛苦減輕，藥物吸收快且不經肝臟的首過效應，提高了藥物的生物利用度，可避免因其他用藥途徑導致的肝、胃、皮膚表淺靜脈等組織器官所受的損害等，且使用方便，不受條件限制，便於臨床推廣使用。方中柴胡為外感發熱之效藥；板藍根是抗病毒藥物；魚腥草性涼，歸肺經，現代藥理研究認為本藥對多種病毒、細菌都有抑制作用，並有增強機體的特異性免疫能力等。上述諸藥合用，共奏辛涼解表，抗菌抑病毒之功，可迅速緩解上呼吸道感染之病痛。

【方　　劑】柴胡0.5毫升，板藍根0.5毫升，魚腥草1～2毫升。

【製用法】以上三藥（均為山西晉新雙鶴藥業生產），林可黴素20 mg/kg組成基本方。中、高度發熱者加安痛定和地塞米松，鼻塞流涕者加氯苯那敏。視患者年齡、體重大小，用50毫升注射器吸取藥液後，去針頭，接直腸PVC管，先排盡PVC管內空氣，並在管前端塗以潤滑油。操作時患兒取俯臥位，直腸用管徐徐插入肛內，緩緩注入上感合劑後拔出，用紙壓迫肛門數分鐘，每日2次，3～4天為1療程。

【療　　效】鼻塞、發熱等臨床症狀和體徵消失者為治癒17例，治癒15例，2例無效。

【典型病例】程小弟，2歲，患上呼吸道感染症，每到秋冬病情加重，用上感合劑灌腸法治療4次後，症狀全消，喜獲痊癒。

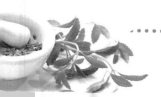

苦楝子塞肛治蟯蟲病

【病症及藥理介紹】

小兒蟯蟲在門診中，常以小兒咬牙或哭鬧不安、不愛吃東西等某一症狀就診。如患兒常趴著睡覺，或睡眠時將臀部蹶在被子外面，或常用手抓臀部等，大的兒童會說肛門難受等，檢查可找到成蟲或蟲卵。

蟯蟲是小兒最易感染的腸道寄生蟲病，特別是衛生習慣差的落後地區。本病雖無大的痛苦，因吸取患兒的營養並排出毒素，有損於患兒的健康。成蟲長1cm，粗如縫衣針，壽命僅25天左右，雌蟲排卵後即死亡，但繁殖力很強，1條雌蟲1夜能產1萬多蟲卵，如此則是老蟲未死新蟲又生，寄生量很大。在服驅蟲藥後排出的糞便中可見到成團的蟯蟲。

蟯蟲患兒為何會在夜間不得安寧呢？因為腸道缺氧、溫度也高，故而雌蟯蟲產卵時要到體表上，當患兒入睡後（約在23點），肛門鬆弛時成蟲爬出肛門，在肛門周圍產卵，並引起肛門奇癢，也有因深睡而無感覺者，或出現咬牙等反應。

苦楝子性味苦、寒，有小毒，能治高熱狂躁並殺蟲、消毒、利小便。

【方　　劑】成熟苦楝子1粒。

【製用法】將苦楝子去皮，將帶肉質的楝子核導入肛門內。

【療　　效】1粒收效，患者可連用3～5天。

【典型病例】馬小弟，2歲。患蟯蟲病，每晚愛鬧，睡眠不好，用此法治療，3天即癒。

玄參知母液治療牙痛

【病症及藥理介紹】

牙痛有由急、慢性牙髓炎引起，中醫認為牙疼常因感受風寒濕熱等外邪引起，其病理多屬外邪入裏化熱，熱鬱化火，風火上擾。治則以清熱瀉火、祛風止痛。方中石膏、玄參、知母清熱瀉火；白芷、細辛祛風止疼；懷牛膝引火下行。經臨床驗證，該方止痛快、使用方便、安全而無不良反應，雖不能完全根治牙髓炎，但能解除患者痛苦，並且有消除局部炎症水腫作用。

【方　　劑】生石膏、玄參各30g，知母、懷牛膝、白芷、丹皮各15g，細辛、川連各6g。

【**製用法**】將上述諸藥放入鍋內加水150～200毫升，煎煮5～10分鐘，待溫後，囑患者含漱藥液，每次3～5分鐘，等疼痛緩解後，再繼續含漱5～10分鐘，一般3～5次可治癒。

【**療　　效**】臨床驗證病例45例，13例用藥1次治癒，22例用藥3次治癒，8例用藥5次治癒，2例用藥5次治癒後緩解，有效率達100%。

【**典型病例**】陳女士，60歲，牙齦腫痛，痛無休止，面部腫脹，張口困難，大便秘結。用此法治療，痊癒，追蹤2年未復發。

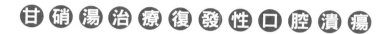

甘硝湯治療復發性口腔潰瘍

【病症及藥理介紹】

復發性口腔潰瘍是口腔科常見疾病，多發生於青壯年，病因和發病機理目前尚不清楚，臨床上具有反覆發生、週期不定、此起彼伏、纏綿不斷的特點，中醫稱本病為「口瘡」，認為主要因心脾積熱或陰虛火旺，火熱之邪循經上熏口舌所致，屬實熱型，治宜清熱瀉火，虛熱型則滋陰清熱。甘草朴硝湯中，生甘草清熱解毒、緩急止痛；朴硝清熱瀉火，善治口瘡。二藥合用，既能清熱瀉火，又能緩急止痛。並且用藥方法簡便，透過含漱，使藥液直接接觸潰瘍面，直達病所，體現了「外治即內治之理」，所以在臨床上能取得良好效果。

【**方　　劑**】生甘草60g，朴硝60g，分開包。

【**製用法**】生甘草60g加水約500毫升，浸泡10分鐘，煎煮20分鐘後，放入朴硝60g溶化，待藥液溫度降至30～40℃時，取以上藥液三分之一量含漱約10分鐘，每日1劑，分早、午、晚3次飯後漱口。每6劑為1療程，每療程間隔1天，連續治療2個療程後即可停止治療，並追蹤半年。

【**療　　效**】治癒：經治療後潰瘍癒合，間隙期延長半年以上不復發，無新潰瘍發生；

好轉：經治療後病程縮短，潰瘍數目減少30%以上，直徑變小，間隙期延長半年以內；

無效：治療後無變化或潰瘍消退不足30%。

78例中，治癒59例，占75.64%；好轉15例，占19.23%；無效4例，占5.12%。總有效率94.88%。

【**典型病例**】張女士，40歲。患口腔潰瘍4年，疼痛難忍，不能進食，用此法治療6日後痊癒。

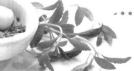

千里克液治療牙周炎

【病症及藥理介紹】

　　牙周炎是牙痛的一種，本方劑組成主要以中醫「清熱解毒、活血化瘀、理氣」為主，佐以「收斂」的原理選藥。用千里光、黃柏、虎杖、白花蛇舌草以清熱解毒，活血化瘀；朱砂、蜈蚣鎮心安神，熄「五志之火」。本病急性期牙周紅腫出血，齦袋溢膿，故配伍以炒薏仁、甘草排膿消腫，白及收斂止血、消腫生肌，達到標本兼治之功效。

　　【方　　劑】朱砂15g，蜈蚣15g，甘草15g，敗醬草15g，炒薏仁30g，千里光30g，虎杖30g，白花蛇舌草30g，白及12g，黃柏12g。

　　【製用法】將上藥由製劑室製成250mg瓶裝供患者使用。每日含漱3～4次，每次5分鐘。1週為1療程，連續使用2個療程，間歇1週，分別在用藥後7天、21天、1個月定期復查，記錄用藥前後牙周病指數，以3個療程為限判定療效。

　　【治療結果】使用本方臨床治療牙周炎患者45例，治癒30例，占66.67%；好轉10例，占22.22%；無效5例，占11.11%，總有效率88.89%。

　　【典型病例】劉小姐，25歲。口熱，牙痛，牙齒鬆動，牙齦出血，多種藥物治療效果不顯，用此法治療2週後痊癒。

雄黃麻油治療齲齒疼痛

【病症及藥理介紹】

　　齲齒俗稱「蟲牙」、「蛀牙」，好發於上、下頜第1、2磨牙，每當吃生冷、硬、熱等刺激性食品或食物嵌入齲洞引起疼痛。而雄黃具有解毒殺蟲之功；麻油有止痛消腫之效，兩藥合用相得益彰。因雄黃有毒，不適宜不會含漱的兒童患者。該法治療齲齒疼痛方便簡單、藥物易取，值得一試。

　　【方　　劑】取雄黃粉30g，麻油150毫升。

　　【製用法】攪拌均勻，1次口含約15毫升在齲齒部漱動，10分鐘後吐出，切不可嚥下。大約3～4小時的時間將此藥漱完，用完後不必刷牙漱口，一般當日齒痛減輕，以至痊癒。

　　【療　　效】76例患者，痊癒54例，顯效12例，有效10例，輕者僅用1次，重者3劑，總有效率100%。

【典型病例】申先生，31歲。齲齒疼痛時輕時重1年有餘，近1週來疼痛加重，曾用中西藥治療無明顯好轉。症見左下第1、2磨牙有數個齲齒小孔，疼痛難忍。用此方治療1次，當日疼痛消失，症顯痊癒。

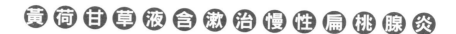

黃荷甘草液含漱治慢性扁桃腺炎

【病症及藥理介紹】

慢性扁桃腺炎，為小兒及青少年的多發病。病因是因飲食不調、季節冷熱不均而誘發。該病多由急性治療不徹底所致，常成為引發全身性疾病的病灶，如風濕熱、風濕性關節炎、心肌炎等心腎疾病。故此病不可輕視。

本病特徵診斷不難，治療不易，由於反覆發作，各種抗生素反覆使用，已產生抗藥性，中藥煎劑多苦，患兒不願接受，治療也難堅持。有專家針對此情況採用大黃甘草薄荷湯含漱治療，效果明顯。

大黃味澀微酸（中藥學多謂味苦，實不苦），性寒，歸胃、大腸及肝經，瀉火解毒、活血祛瘀、利五臟，是瀉中之補藥，是四大要藥之一，為本方主藥，現代研究有抑菌及抗病毒的作用；甘草味甘，性平，歸脾、胃、心、肺經，健脾益氣、清熱解毒，為本方輔藥，現代研究為非特異性免疫增強劑，有抗炎、抗菌、抗過敏作用；薄荷味辛，性涼，歸肺、肝二經，有利咽喉、散風熱之功，為本方之引，現代研究所含揮發油，具促進局部血循環、消炎作用，具竄透性。

【方　　劑】生大黃20g，薄荷6g，生甘草6g。

【製用法】以200毫升的沸開水沖泡，待涼後含漱，在急性發作時每天含漱4次，每次20分鐘，如大便乾結者可吞嚥幾口，每天1劑水漱完後再加開水沖第2遍。值得推廣的是，以此方每晚睡前含漱幾次，確有防止發作之功。

【療　　效】3個月後增大的扁桃腺還能變小，可說屢用屢驗。治療52例，全部治癒，最長30天，最短者僅1天，平均5天。

【典型病例】冉女士，36歲。用此法治療，痊癒。

中藥塞鼻法緩解心痛

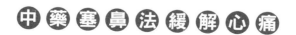

【病症及藥理介紹】

中醫認為，心痛的病理機制是氣血瘀滯，心脈不通。現代醫學認為：鼻黏膜具

有多孔性，其黏膜下微血管豐富，這為藥物的迅速滲透吸收提供了良好的條件。

運用中藥塞鼻法治療心痛症效果特靈。中藥方劑中細辛、吳茱萸等藥物經鼻腔給藥後，能迅速進入血液循環，透過其芳香走竄之性，發揮其溫通止痛的功效，為不能耐受擴血管藥的心痛患者提供了一個新用藥途徑，值得臨床上推廣使用。

【方　　劑】 細辛30g，吳茱萸25g，冰片10g，麝香2g。

【製用法】 將吳茱萸、細辛一起研末，與冰片、麝香一同裝入瓶中備用。待患者心痛發作時用消毒棉球沾少許藥末，塞入一側鼻腔，深吸氣。按此法治療後5分鐘觀察症狀。

【療　　效】 運用此法治療心痛，患者多在3～5分鐘後症狀緩解，10分鐘後消失。

【典型病例】 李女士，49歲。患冠心病3年，以往病情穩定。近因操勞過度，病情加重，現每日心痛發作1～2次，每次持續10分鐘左右。因患者服硝酸異山梨酯、硝苯地平、活心丹等具有擴血管作用的藥物後頭痛甚，發作時只能服其他一些中成藥，療效不顯，患者非常痛苦。囑患者將細辛、吳茱萸研末後，與冰片、麝香一同裝入密封瓶中，心痛發作時用消毒棉球沾藥末少許，塞入一側鼻腔，深吸氣。患者可每於心痛發作時按此法治療，3～5分鐘後心痛即可緩解。

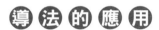

導法的應用

【療法介紹】

導法是將藥物塞於肛門內以治療疾病的一種常見的中醫外治法。

導法因其具有不可替代的作用而廣泛用於臨床，是中醫外治療法中的一種重要方法。所用藥物具有局部的滑潤、收斂、抑菌、抗菌消炎、殺蟲等作用。

導法可有多種劑型：用藥物粉末，如皂角末；直接選取藥物根莖，如瓜蔞根；藥物煎煮取得的濃汁，或生藥直接榨取汁液，如生薑汁、複方湯劑；生藥和附型劑做成的栓劑、膏劑，如前列腺炎栓等。

最早可見於漢‧張仲景的《傷寒雜病論》中用於通便的蜜煎導方。目前常用的灌腸法、肛點法亦是導法的延伸。

用導法治療效果較好。

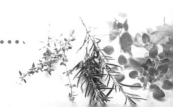

1.治療機理

(1)局部的解剖與生理特性

肛門是人體消化道的最末端，也是肛管的外口。肛管為一管狀結構，上端與直腸相接，全長約3cm。直腸位於盆腔內，是大腸的末端，全長約12～15cm。肛門直腸給藥，藥物在直腸吸收主要有兩條途徑：一條是通過直腸上靜脈，到腸系膜下靜脈，經脾靜脈，再到門靜脈進入肝臟，進行代謝後再由肝臟進入大循環；另一條是通過直腸下靜脈和肛門靜脈，經陰部內靜脈到髂內靜脈，繞過肝臟進入下腔大靜脈，進入大循環。研究證明，經直腸給藥約有50%～70%不經肝臟而直接進入大循環。另外，直腸淋巴系統對藥物的吸收幾乎具有與血液吸收相同的地位。

據肛門直腸的解剖生理特點，現代醫學研究證明，該給藥途徑與口服給藥比較，有以下特點：1胃黏膜可免受刺激性藥物的刺激；2對伴有嘔吐患者的治療增加了一有效途徑；3經直腸吸收，藥物不因胃腸PH值或酶的破壞而失去活性，且有一半以上藥物免受肝臟首過作用的破壞，因而較口服用藥干擾因素小；4對不能或不願吞服片、丸及膠囊的患者（尤其是嬰幼兒），可用此法給藥。

(2)肛門、直腸與臟腑經絡的關係

直腸屬六腑之一的大腸，《素問‧靈蘭秘典論篇》說：「大腸者，傳導之官，變化出焉」。大腸與肺又相表裏，肺氣肅降，則大腸傳導如常，糞便排出通暢；若肺失清肅，則可見大便困難。反過來，大腸的生理病理變化也能影響及肺。而腎開竅於二陰，即說除前陰小便外，後陰大便的排泄，也要受到腎的氣化作用，才能順利完成。《素問‧五臟別論篇》說：「魄門亦為五臟使，水穀不得久藏」，指出了肛門的生理與五臟之間的密切關係。肛門的啟閉要依賴肺氣的宣降、腎氣的固攝、心神的主宰、肝氣的條達、脾氣的升提，方能不失其常度，而肛門功能正常又能夠協調內臟的升降之機。使者，機樞也。說明它在調節氣機升降方面起著重要的作用，為治療留下了廣闊天地。

2.治療作用

(1)解表退熱：對於內傷食積，外感六淫，氣滯鬱久成熱，導致腸胃積熱，營衛不和，形成所謂的「外寒內熱」之症，臨床即可應用導法，施藥於腑，以求臟腑同治。龐氏取生大黃6g（後下），生甘草6g，柴胡10g，煎煮取汁，組成大黃甘草湯保留灌腸，治療高熱患者10餘例，一般多於灌腸後2小時開始降溫，3～4小時降至正常。

(2)清熱利濕：對於濕熱之邪下注，下焦氣機壅滯，傳導失常，脂絡受傷，氣血瘀滯出現的泄瀉、痢疾等病症，用苦參、白頭翁各12g，赤芍、丹參各10g。煎煮濃

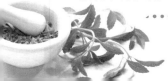

縮取汁，組成潰結露，以清熱利濕兼活血化瘀，每晚排便後用導管插入肛門緩慢注入，治療慢性非特異性潰瘍性結腸炎，總有效率為97.1%。

（3）活血化瘀：中醫學有「久病多瘀」、「久病入絡」之說，氣虛、氣滯、血熱、陰虛等諸多因素都可引發血瘀，合理選用藥物，應用導法，即可活血化瘀。該病以血瘀為主要病機，用藥以活血化瘀藥為主，取三稜、赤芍、黃柏各10g，虎杖12g，烏藥5g，輔以半合成脂肪酸脂製成栓劑，塞入肛內，局部用藥，療效顯著。

（4）解毒降濁：慢性腎功能衰竭，屬中醫的「水腫」範疇，為難治之症，濕濁瘀毒阻滯為其標，脾腎兩虛為其本。王氏等用生曬參、大黃、蒲公英、厚朴各10g，生牡蠣30g，槐花、益母草各20g，加水煎至200毫升，做高位保留灌腸，並配服中藥湯劑，治療慢性腎衰15例，並與西藥對照組對比。中藥組患者血內毒素水準在治療後2週即顯著下降，在治療結束時已接近正常水準。

（5）收斂固澀：正氣虛弱，泄瀉日久，久瀉不止，運化失常，此時需在扶正的基礎上，加用收斂固澀之品，瀉止正氣才能恢復，《理瀹駢文》曾記有烏梅塞肛門治久瀉。徐氏治療慢性非特異性潰瘍性結腸炎，用生地、黨參、鱉甲、龜板、五倍子、明礬各等份，加水濃煎成100毫升，早晚保留灌腸，療效滿意。

（6）袪腐生肌：腸風、腸癖為濕濁熱毒侵入，導致氣滯血瘀，熱盛肉腐所致。取苦參30g，虎杖、白及各20g，乳香、沒藥、木芙蓉、五倍子、荊芥炭、石榴皮、地榆、槐花各15g，濃煎取汁150毫升，加入錫類散0.9g，灌入直腸，每日1次，20天為1療程，結果經統計學處理，療效明顯優於西藥對照組。錫類藥有袪腐生肌、清熱解毒之功，證明其能治療腸道炎症，促進黏膜潰瘍癒合。

（7）驅蛔殺蟲：大部分蟲症作祟於腸道，用導法治療尤為適宜。《理瀹駢文》中載有：用苦楝根納肛門，或同花椒、烏梅肉同搗塞肛，以治蛔蟲；而治療蟲症腹痛，用川楝肉酒浸棉裹塞肛門，小兒用煨大蒜塞。馬氏等將苦參200g，濃煎取汁，每晚睡前取藥汁10毫升，食醋5毫升，混合灌腸，1天1次，治療小兒蟯蟲病23例，療效頗佳。

（8）潤腸通便：對於大便乾硬、或不能口服藥物的患者伴大便乾結者，導法最為有效，用蜜煎導或甘油栓之類納入肛中，使大便易於排出，除可避免局部損傷外，腑氣不暢、諸逆沖上之症皆可平息，這是「六腑以通為用」的最好體現。曾用大黃、玄參、決明子各10g，生地黃、石決明各30g，鉤藤、懷牛膝、黃芩、澤瀉各15g組成「通腑降逆湯」濃煎取汁灌腸，並配合西藥治療6例原發性腦出血伴便秘患者，藥後不但大便通暢，而且昏迷、頭痛、煩躁等諸症亦隨之改善。

（9）枯痔作用：枯痔法是傳統醫學的傳統治法之一，屬導法範疇，市面上常用的有「馬應龍痔瘡膏」、「痔瘡栓」等。該類藥品除可解毒利濕、止血消腫外，

還可使痔核壞死脫落，而達治癒痔瘡的目的。此類藥品多含砒、礬、雄黃等腐蝕性很強的藥物，或外敷於痔瘡表面，或插於痔瘡之內而發生效應。

3.前景展望

肛腸的解剖生理特性及其與臟腑經絡的密切聯繫。決定了導法有廣闊的前景，目前該療法多用於治療肛腸疾病。用於其他疑難雜症及危急重症方面還比較欠缺。就中醫藥而言，對不能口服給藥的患者不失為一條非常好的途徑。又如，對肝炎、肝硬化等肝臟的功能與實質損傷的患者，口服給藥增加肝臟負擔，且藥物不能充分吸收，而使用導法50%以上藥物不經肝臟首過作用。可現在還未見到利用此優勢者，有識之士定會關注此法，導法將來的應用前景一定是廣闊的。

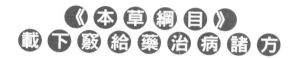

《本草綱目》
載下竅給藥治病諸方

【療法介紹】

《本草綱目》中的下竅給藥法，在外治法中應用比較廣泛，可用於治療多系統疾病，此法屬於中醫外治法範疇，包括尿道給藥法、陰道給藥法、穀道給藥法。尿道給藥法：指直接將藥物插入尿道中，或把藥物研成粉末後吹入莖中，或把藥物研成粉末，做成紙撚，插入莖中，應注意插入深度，一般為1～3寸之間，多用於治療泌尿系統疾病。穀道給藥法：又稱為肛門給藥法，指直接將藥物塞入肛門中，或把煎好之藥液灌入肛門中，應注意掌握灌入量，多為50～150毫升之間，多用於治療消化系疾病、肛腸科疾病。陰道給藥法：指直接將藥物納入陰道中，或用藥物研成粉末，裹棉後塞入陰道中，應注意定期更換，一般一天一換，多用於治療婦科、產科疾病。

1.用於治療消化系疾病

食鹽，「潤燥，通大小便，敷臍及灌肛內，並吹之。」（《本草綱目·主治第三卷·大便燥結》）

蔥白，「大腸虛閉，……仍蘸蜜，插肛內。」（《本草綱目·主治第三卷·大便燥結》）

烏梅，「大便不通，氣奔欲死，十枚納入肛內。」（《本草綱目·主治第三卷·大便燥結》）

2.用於治療泌尿系疾病

白魚，「小便淋悶，同滑石、髮灰服，仍納莖中。」（《本草綱目‧主治第三卷‧癃淋》）

蓖麻仁，「研入紙撚，插入孔中。」（《本草綱目‧主治第三卷‧癃淋》）

衣魚，「婦人尿血，納入二十枚。」（《本草綱目‧主治第三卷‧小便血》）

3.用於治療急性病

胡椒，「陰毒，同蔥白、麝香和蠟作挺，插入莖內，發汗癒。」（《本草綱目‧主治第三卷‧傷寒熱病》）

草烏頭，「陰毒，插入穀道中。」（《本草綱目‧主治第三卷‧傷寒熱病》）

生薑，「下氣，消痰喘脹滿，亦納下部導之。」（《本草綱目‧主治第三卷‧脹滿》）

4.用於治療危重病

皂莢，「吹其耳鼻，及綿包納入下部，出水即活。」（《本草綱目‧主治第四卷‧五絕》）

石灰，「裹納下部，出水。」（《本草綱目‧主治第四卷‧五絕》）

蔥黃，「插入鼻中七八寸，及納下部。」（《本草綱目‧主治第三卷‧卒厥》）

5.用於治療婦科疾病

吳茱萸，「女子陰冷，嚼細納入，良久如火。」（《本草綱目‧主治第三卷‧陰痿》）

杏仁，「炒，塞婦人陰癢。」（《本草綱目‧主治第三卷‧囊癢》）

葶藶，「納陰中，通月水。」（《本草綱目‧主治第四卷‧婦人經水》）

白礬，「白淫漏下，經水不利，子腸堅僻，中有乾血，燒研，同杏仁丸，納陰戶內。」（《本草綱目‧主治第四卷‧帶下》）

狐陰莖，「搗內陰中，主陰癢、陰蝕有蟲。」（《本草綱目‧主治第四卷‧陰病》）

6.用於治療產科疾病

芫花根，「下鬼胎癥塊，研末一錢，桃仁湯下，內產戶，下胎。」（《本草綱目‧主治第四卷‧產難》）

土牛膝根，「染麝香，內產戶，下胎。」（《本草綱目·主治第四卷·產難》）

蛇蛻，「橫生逆產，胎衣不下，炒焦酒服，泡湯浴產門。」（《本草綱目·主治第四卷·產難》）

7.用於治療肛腸科疾病

槐實，「五痔瘡瘺。……煎膏納竅中。」（《本草綱目·主治第三卷·痔漏》）

蜣螂，「為末，入冰片，紙捻蘸入孔內，漸漸生肉退出。」（《本草綱目·主治第三卷·痔漏》）

啄木，「痔瘺。燒研納之。」（《本草綱目·主治第三卷·痔漏》）

8.用於治療其他雜病

楝白皮，「醋浸塞穀道中，殺長蟲。（《本草綱目·主治第三卷·諸蟲》）

羊膽，「小兒疳瘡，和醬汁灌入肛內。」（《本草綱目·主治第四卷·諸瘡下》）

沒食子，「末，吹肛內，主口鼻疳。」（《本草綱目·主治第四卷·諸瘡下》）

豬膽，「亦灌肛內，利出蟲物，同蜜熬調，作挺納入。」（《本草綱目·主治第四卷·諸瘡下》）

綜合觀之，《本草綱目》中的下竅給藥法，方法簡單，操作方便，適應範圍廣，為中醫外治法開闢了一條捷徑。

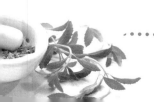

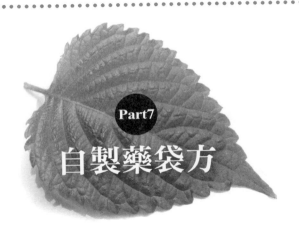

蓖麻冰片藥袋治療面神經炎

【病症及藥理介紹】

面神經炎係指莖乳突孔內面神經的急性非化膿性炎症所致的急性周圍性面癱，或稱倍耳（Bell）麻痺。本病屬於中醫「中風」的範疇。

本病任何年齡均可發病，尤以20～40歲為常見，男性較女性多見，多為單側，任何季節均可發病，屬中醫中經絡。多由於脈絡空虛，風邪乘虛而入，經絡瘀滯、氣血痺阻、筋脈失養所致。蓖麻仁被稱為外治聖藥，其性平味甘辛，歸肝、脾、大腸、肺經，具有消腫拔毒、排膿袪痛、袪風通絡、瀉下逐水之功。《本草綱目》謂：「主治偏風不遂、口眼歪斜、開通關竅經絡……，其性善走……」。冰片，辛微寒香，有開竅、辟穢散邪的作用，二藥相伍，逐邪外出，經絡通、筋脈養、口眼正。二藥價廉易得，治療方法簡便，療效甚佳。

【方　　劑】 去皮新鮮蓖麻籽10g，冰片8g。

【製用法】 將上述二藥研碎，混勻後裝入紗布袋中，將紗布袋放在患側面部，以覆蓋頰車、地倉、翳風穴為宜，然後用熱水袋或熱水杯放在紗袋上加熱，持續半小時，每日2次，藥物每日1換，5天為1療程。

【療　　效】 治癒：眼瞼閉合良好，其他面肌功能也基本恢復；

好轉：臨床症狀改善，遺留不同程度的面肌功能障礙；

無效：治療後症狀和體徵無變化。

13例，治癒2例，好轉8例，無效3例。

【典型病例】 裴先生，47歲。自訴早上晨起鍛鍊，回家洗漱時，發現口喎。就診時口角向左喎斜，右目閉合不全，眼裂約2mm，言語不利、右額紋消失，右鼻唇溝變平坦，鼓腮漏氣，右側表情肌遲鈍。就診前查頭顱CT，排除腦橋、腦

幹等病變，確診為面神經炎。治療以蓖麻仁、冰片外敷，每日2次，結果3日後病情大減，1週後病情痊癒。追蹤1年病情無反覆。

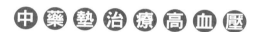

中藥墊治療高血壓

【病症及藥理介紹】

高血壓是指動脈血壓過高，即舒張壓超過12 kPa（90 mmHg），或收縮壓在40歲以前超過18.7 kPa（140 mmHg）。可分為原發性高血壓（高血壓病）和繼發性高血壓（症狀性高血壓）兩大類。前者是一種病因尚未完全明瞭的以動脈血壓增高為主要表現的常見疾病，屬中醫的「頭痛」、「眩暈」範疇；後者是由於某些疾病引起，作為這些疾病的主要症狀之一。

方中水蛭性猛，力大勢雄，通關散結，破血逐瘀，善入湧泉，通達十二經，是諸藥之引；天麻、鉤藤熄風定驚、清熱平肝，治頭重眩暈；決明子益精補腎、清肝明目；夏枯草散鬱結、平肝陽；上四味藥現代研究均有鎮靜、降血壓及降膽固醇作用；川芎開鬱調肝、行氣活血、上行頭目、下行血海，現代研究有擴血管，減少腦血管阻力，增加腦血流量，降低血液黏滯性的作用；肉桂、吳茱萸益腎燥脾，疏導血脈，引火歸源；冰片能散鬱火、香竄善行、清火醒腦、降壓安神、通諸竅；桔梗、白芥子散結利氣，祛皮裏膜外之痰。總之，諸藥合用，揚長避短，共奏清熱平肝、達邪祛風、引火歸源、安神降壓、調整陰陽的功效，又起到了降濁、降脂、鎮靜利尿、延緩衰老、抗動脈硬化等作用，而且藥物本身芳香竄透、辟穢、祛濁，能消除腳部汗臭，起到很好的祛病強身的作用。

【方　劑】水蛭50g，天麻80g，鉤藤120g，川芎100g，肉桂20g，吳茱萸50g，菊花100g，桑葉100g，夏枯草100g，冰片30g，白芥子100g，桔梗50g，決明子120g。

【製用法】將諸藥烘乾，研細末，用雙層紗布縫製成3.5cm×3.5cm，厚約3～4 mm的藥墊（每個藥墊約需藥末10g，按上述藥量配製，一次可做100個藥墊）放在特製鞋墊納藥處，正對腳底湧泉穴，每日穿用，每次使用1付，10天更換1次，20天為1個療程。

【療　效】顯效：舒張壓下降1.33 kPa以上並達正常範圍；

有效：舒張壓較治療前下降1.33～2.53 kPa，但未達正常範圍，收縮壓較治療前下降4 KPa以上；

無效：未達到以上標準者。

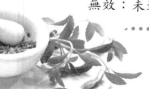

症狀改善標準：

顯效：自我感覺良好，症狀基本消失；

有效：症狀基本改善；

無效：症狀沒有變化。

52例，49例有效，3例無效。

【典型病例】 王先生，48歲。有高血壓病史，近半年病情加重，耳鳴、眩暈、舌紅少苔，心煩口乾，脈沉細數，血壓23／14 kPa，心率92次／分，心電圖示：左室肥厚，勞損，口服複方降壓片、雙嘧達莫各2片，3次／天，口服十餘日，降壓不明顯，只是感覺昏昏沉沉，身疲乏力，囑停服降壓片，使用降壓藥墊，5天後，症狀明顯好轉，1療程後測血壓20／12.5 kPa，使用2療程，患者血壓保持穩定，神清氣爽。

需要對藥墊補充說明的是：降壓藥墊以中醫理論為基礎，以經絡學說為主導，以調整陰陽為宗旨，經絡疏導、集藥物治療、保健強身於一體，體現了中醫學的整體觀念。敷貼湧泉穴，治療疾病、調整陰陽。在使用過程中，藥力藉助腳部活動的機械摩擦作用，通過湧泉穴，輸注於經絡系統，進而遍達全身，起到了糾偏救弊、調整陰陽、以氣調氣的功效。

花椒藥墊治療足跟痛

【病症及藥理介紹】

足跟痛是一種常見病，以中老年人多見，女性多於男性。常見原因是外傷、風濕、骨質增生及類風濕等。

花椒和吳茱萸性辛、苦、熱，有溫裏散寒止痛之功效；五味子性酸溫，具有舒擴血管、改善局部血液循環和組織營養代謝之功效，同時鬆軟的藥墊能消除對神經末梢的機械性刺激，共同達到止痛效果，方法簡便易行，值得推廣。

【方　　劑】 花椒10g，吳茱萸10g，五味子10g，共研末。

【製用法】 按足跟大小縫製小布袋，將藥末裝入布袋內，封口，放入患者鞋內，足跟踩於藥袋上，每5天更換袋內藥末1次，15天為1個療程。治療期間每晚用熱水泡腳。

【療　　效】 治癒：症狀及體徵完全消失，功能恢復正常；

顯效：症狀消失，體徵部分消除；

有效：主要症狀減輕，體徵無改變；

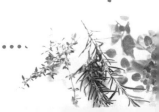

無效：症狀及體徵無改變。

27例，治癒5例，顯效6例，有效11例，無效5例。

【典型病例】李女士，48歲。患左足跟痛9個月，求治均無效。痛肢無任何骨質改變，行走艱難，且腰膝酸軟，舌淡胖苔薄白，脈沉細。用此方治療10日後痊癒。

川芎醋糊治療足跟痛

【病症及藥理介紹】

足跟痛以中老年人多見，發病女多於男，胖人高於瘦人。主要發病原因為骨質增生、氟骨病、外傷、風濕及類風濕，中老年患者以骨質增生為主，青壯年患者以風濕、類風濕及外傷居多，還有一部分青壯年為產後受風。

足跟痛常採用綜合療法，如用中草藥口服或熏洗、中藥離子導入、按摩、理療、封閉等，療效均不理想。川芎粉屬活血祛瘀藥，具有活血行氣、祛風止痛的作用，我們觀察臨床足跟痛患者大多有遇風寒則疼痛加劇的特點，故用川芎符合「治風先治血，血行風自滅」的原則，且足跟痛患者病多較久，久病入絡，用川芎活血化瘀通絡，自收「通則不痛」之功；醋，味酸，具有解毒、軟堅散結之效，對於因骨質增生引起之足跟痛自有良效，加之熱敷後，有效成份更宜透入皮下組織，起到擴張血管，改善局部循環和營養代謝，清除組織水腫，減輕神經末梢的刺激，共同達到止痛的效果，根據此藥的作用機理，試用於其他部位的骨質增生及挫傷、骨折、關節痛，也有明顯療效。

【方　　劑】醋、川芎適量。

【製用法】將川芎研粉過篩，用醋拌成稀糊狀，密封儲罐備用。按足跟大小縫製小布袋，裝入適量川芎粉，放置足跟上，暖水袋中裝入32℃左右熱水，將患側足跟踩於其上，每晚治療20～40分鐘。川芎粉熱敷後可再入醋調以供第2次複用，第3次則換新藥，每10天1療程，可連用3個療程，治療期間可配合熱水燙腳。

【療　　效】治癒：症狀及體徵完全消失，功能恢復正常；

顯效：症狀消失，體徵部分消除；

有效：主要症狀減輕，體徵無改變；

無效：症狀、體徵無改變。

33例，治癒14例，有效15例，無效4例。

【典型病例】孫女士，60歲。主訴右側足跟痛半年，因近期疼痛加重而就診。查X光片示：右跟骨骨質增生；既往患高血壓、冠心病10年，經用上法治療1個療程，症狀明顯減輕，再用1個療程症狀消失，完全康復，追蹤1年未復發。

中藥紗袋配合神燈治療腰椎骨質增生

【病症及藥理介紹】

所謂腰椎骨質增生主要是由於年齡和其他因素引起的腰椎軟骨的退行性病變，椎體骨質增生為主要病理改變。臨床表現以腰痛和僵硬感為主，或伴下肢酸痛、脹麻。

對頸椎及關節處骨質增生的患者，用中藥紗袋配合神燈治療效果頗佳。方用生川烏、生草烏、透骨草、伸筋草溫經散寒止痛；樟木、紅花、乳香、沒藥、威靈仙、食醋活血通絡，軟堅散結；獨活、細辛、白芷、丁香加強通絡止痛之功；杜仲直達腎府。諸藥配伍溫經散寒、活血通絡、軟堅止痛，再加用神燈照射以加強上述作用，使藥直達病所，起到較好的治療作用，本方安全、可靠、無痛苦、療效好，深受患者的歡迎。建議推廣應用。

【方　　劑】透骨草10g，伸筋草10g，生川烏10g，生草烏10g，樟木10g，紅花10g，乳香10g，沒藥10g，杜仲10g，白芷10g，細辛5g，獨活10g，威靈仙10g，丁香2g。

【製用法】將上藥粉共研細末備用，為1份量。用米醋拌勻，以醋不從藥粉滲出為度，裝紗布袋內，放在所要治療的部位上，然後置神燈照射藥袋，以患者能耐受為度，直至烤至醋乾，藥粉散開，約1小時左右，每份藥粉可再複用1次，每日治療1次，如皮膚不耐烤者可隔日1次，10次為1療程，未癒者可隔1週後再進行第2療程。

【療　　效】顯效：症狀體徵完全消失，恢復正常生活；

好轉：症狀體徵明顯改善，可參加一般活動；

無效：治療前後無變化或效果不顯著。

27例，顯效7例，好轉14例，無效6例。

【典型病例】鄭女士，45歲。腰痛且有僵硬感6年，時輕時重，伴有左下肢酸痛、麻脹感，站立不能超過半小時，腰部活動受限，有時一個偶然的動作會使症狀加重。患者深以為苦，多方治療效果不明顯。經拍片提示腰椎3、4、5骨質增生，經用上法治療1療程，顯效。追蹤1年未見復發。

南星藥團治療帶狀皰疹後遺神經痛

【病症及藥理介紹】

所謂帶狀皰疹後遺神經痛是某些帶狀皰疹患者在皮損完全消退後遺留的一種神經痛，傳統醫學認為屬帶狀皰疹後期餘毒未清，氣滯血瘀，經絡阻塞，不通則痛。

方中生南星、生川烏、白附子、細辛溫經散寒，消腫散結止痛；薑、蔥辛竄，能疏通經絡。諸藥合用，有很強的疏通經絡、消腫散結止痛作用，故能取得滿意的療效。

【方　　劑】生南星15g，生川烏15g，白附子15g，細辛10g，生薑、蔥白適量。

【製用法】白附子、細辛、生南星、生川烏共研細末，加入薑蔥中共搗成團，將藥團用三層紗布包好，隔水蒸熱，趁熱將紗布包好的藥團平攤敷於患處，至冷卻為止，每日3次，7天為1個療程。

【療　　效】治癒：疼痛消失，追蹤3個月未見復發。治療37例，14日內全部痊癒，治癒率100%。

【典型病例】李先生，52歲。因左前額成片成簇水皰，左側頭部劇痛3天，住院。經中西醫結合治療2週，局部水皰消失，留少許褐色色素斑片，無明顯頭痛，病情好轉出院，出院10天後患者因左側頭痛加重而複診，除少許褐色色素斑片外未見其他皮損，擬診為帶狀皰疹後遺神經痛，因此用上述方法治療，頭痛逐日減輕，2個療程疼痛完全消失。

桃仁枕治療頸椎病

【病症及藥理介紹】

醫學認為頸椎病是因骨贅刺激或椎體力學角度變化等原因，引起局部水腫、充血，使管腔或椎間孔變狹窄，壓迫神經、脊髓、血管，或動脈本身硬化，彈性變差，頸側屈或轉動時，引發腦一時性供血不足而發病，是臨床多發病、常見病之一。本病屬於中國醫學「眩暈」、「痹症」等範疇，主要病因多由風寒濕邪侵襲頸部或外傷、慢性勞損等因素致經絡閉阻所致。正如《雜病源流犀燭·諸痹源流》中云：「痹者閉也，三氣雜至，壅弊經絡，血氣不行，不能隨時祛散，故久而為痹」。

當歸尾、桃仁、紅花、赤白芍、生地、牛膝、丹參、川芎養血活血，化瘀通絡；雞血藤、地龍、伸筋草、乳香、沒藥活血舒筋；蔓荊子、葛根、杭菊花升舉清陽之氣通脈絡，生津滋養筋脈，袪除經脈風寒濕邪；金毛狗、細辛溫經散寒止痛；冰片芳香走竄醒腦。諸藥共用活血通絡，透過皮膚的吸收、滲透使藥力直達病所，使頸部受壓組織鬆解，局部氣血經絡舒暢，緩解病症。

【方　　劑】 藥物組成：赤芍45g，白芍45g，當歸尾45g，桃仁45g，丹參60g，紅花45g，川芎40g，杭菊花40g，葛根60g，牛膝40g，生地40g，蔓荊子40g，地龍45g，伸筋草60g，乳香40g，金毛狗40g，雞血藤60g，沒藥40g，冰片10g，細辛6g。

【製用法】 用棉白布做成40cm×15cm枕芯備用。將藥碾碎過40目篩，將冰片研成粉末加入調勻，一併裝入枕芯袋內，枕於頸部，30天為1療程，一般治療2～3個療程。30天換藥1次。

【療　　效】 治癒：臨床症狀與體徵均消失，恢復體力勞動；

顯效：症狀與體徵減輕，或大部分症狀和體徵消失；

好轉：症狀與體徵減輕或部分消失；

無效：症狀與體徵沒有變化。

19例，治癒5例，顯效4例，好轉6例，無效4例。

【典型病例】 張女士，58歲。2年前患頸部疼痛，經推拿則緩解，遇陰雨寒涼症加重，漸至頸項強硬，輕動不靈。經用多種中藥，症時輕時重。用此法治療，頸項轉動靈活，體質有所好轉。後來，頸椎X光片示生理曲度、骨質增生均好轉，追蹤至今未復發。

靈仙紅花枕治療頸椎病

【病症及藥理介紹】

頸椎病是古醫學理論中所說的「陰痹」、「骨痹」、「肩頸痛」，「肩背痛」，《靈樞・五邪》便有「邪在腎，則病骨痛陰痹。陰痹者，按之而不得……，肩背頸項強痛，時眩。」本病緣於氣血運行不暢，經絡閉阻。用溫經散寒、袪風通絡、活血化瘀類中藥，均為氣味芳香之品。

威靈仙、細辛等走竄之物，搜骨剔筋，穿透力尤強，成以藥枕，長期接觸局部病變部位之肌膚組織，可直達病所，解除神經壓迫症狀，改善局部血液循環，尤以葛根、羌活具有擴張腦動脈，增加腦血流量的作用，可改善椎動脈供血。

【方　　劑】葛根60g，細辛30g，三稜30g，羌活30g，威靈仙30g，桂枝30g，紅花30g，白菊花30g，白芷30g。

【製用法】製作將上述藥物乾燥、混合。製成粗末，拌勻，裝入一個20cm×30cm的布袋中，封口。每晚睡眠時將藥枕放在一般枕頭上，墊於患者頸部。一般每月更換1次藥物，亦可將前一療程的藥物混合一起使用。大部分患者使用3個療程以上。

【療　　效】經1～6個療程以後，自覺症狀和陽性體徵消失為臨床痊癒；自覺症狀明顯好轉，陽性體徵基本消失為顯效；自覺症狀和陽性體徵均無變化為無效。

17例，治癒4例，好轉8例，無效5例。

【典型病例】程先生，62歲。自覺頸部有掌心大小一片，發涼麻木，感覺喪失，轉動有響聲，頭後仰側右胸、肩臂到手指沉困麻木，舌淡、苔白潤，脈沉緩。經多方治療，效果欠佳，用此法治療，頸部輕鬆，局部發涼好轉，諸症逐漸消失而癒，追蹤1年無復發。

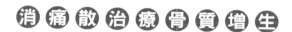

消痛散治療骨質增生

【病症及藥理介紹】

　　骨質增生多發於中年以後，現代醫學認為多由骨質退化性變或外傷勞損所致。傳統醫學則歸屬「痹症」範疇。多因肝腎兩虛，外感風寒濕邪，使氣血閉阻、經絡不通所致。

　　骨質增生亦稱「骨刺」、「增生性關節病」，是中老年人的一種常見病。目前國內外臨床上尚無理想的治療方法，近年來用中藥外敷治療骨質增生，效果頗為滿意。

　　運用當歸、丹參、紅花、沒藥、川牛膝、乳香活血化瘀，通絡止痛；威靈仙、桂枝、防己、木瓜、秦艽祛風除濕蠲痹，通絡止痛；生半夏、生南星祛風，軟堅散結；細辛、生川草烏、白芷、毛薑、艾葉祛風散寒、溫經通絡止痛；生川草烏、細辛並有很強的麻醉鎮痛作用；配合辛溫走竄、活血定痛的樟腦、山奈、白酒和大量的陳醋為溶媒。可使局部毛竅開張，引藥直達病所，有利於藥物滲透與瀰散，並能加強透骨止痛、軟堅消增之功效。

【方　　劑】當歸30g，丹參30g，紅花15g，樟腦30g，乳香30g，沒藥30g，川牛膝30g，生川草烏10g，生南星10g，生半夏10g，秦艽30g，威靈仙60g，木瓜

30g，防己15g，川斷15g，白芷15g，透骨草30g，伸筋草30g，艾葉15g，桂枝15g，羌活30g，毛薑30g，山奈15g，共為粗末。

【製用法】 將上述藥末，用50°～60°白酒250毫升，陳醋適量拌濕，以不滴水為度，裝入事先縫製大約20cm×28cm的布袋中，紮口。放鍋內蒸30分鐘，然後取出乘熱可襯墊一毛巾或舊布敷於患處病變部位上，以患者能耐受為度，以不燙傷皮膚為宜，其後可慢將襯墊撤下，使藥袋緊貼患處。其藥袋上方可外敷一塑膠布，以保持局部溫度及濕度並可防止藥物揮發，有利於局部對藥物的吸收。每次60分鐘，每日2次，如此反覆可用10天，10天為1療程，2個療程後觀察療效。（注：下次用時可只拌適量陳醋）

注意事項：注意保護皮膚以防燙傷，如皮膚對本骨刺消痛散外敷過敏者慎用。足跟骨質增生亦可用加水煎，乘熱熏洗方法治療。

【療　效】治癒：疼痛麻木及臨床症狀完全消失，肢體功能活動恢復正常，追蹤半年以上不復發者；

好轉：臨床症狀明顯好轉，肢體功能活動基本恢復正常，能參加一般性工作和勞動或經治癒後半年內復發者亦判定為好轉；

無效：治療前後臨床症狀和肢體功能活動無明顯改善。

15例，好轉7例，無效8例。

【典型病例】王先生，62歲。腰痛3月餘，近日加重，彎腰翻身受限，起坐自覺腰部僵硬不適伴右臀部及下肢酸困麻木，曾用中西藥、針灸、推拿等療法治療。診斷為腰椎骨質增生。用消痛散1劑外敷10天，腰部疼痛及右下肢酸困麻木感明顯減輕，再用1療程，所有臨床症狀消失，功能恢復如常而告癒。

醋麩皮治療風濕病

【病症及藥理介紹】

風濕病多為風寒濕邪所致，傳統醫學認為：邪之所湊，其氣必虛，由於人體體質虛弱，氣血凝滯，營衛不固，外邪乘虛而入，致使氣血凝滯，阻塞不通，風、寒、濕三氣相雜，合併為痹。因此應該運用溫熱化濕、扶正祛邪、活血通經的方法治療本病。現在介紹的這個驗方經濟、實惠、無不良反應，只注意不要燙傷即可。經本方治療後不僅膝關節、而且腰椎痛也得到了治療。

【方　劑】食醋：含醋酸3.5°以上之食用醋，250毫升；麩皮：（應用當年的最佳）0.5kg；25cm長，20cm寬的長方形布袋1條，用乾淨、密紋的棉布為佳。

【製用法】先將一鐵鍋放在火上燒熱，再放入麩皮，翻炒熱，趁熱放入食醋，攪拌均勻後。將鍋離火，將製好的麩皮裝入布袋內。將布袋一頭用細繩紮好，平攤，放於患處，待不熱為止。每日1次，連用7天為1療程。

【療　　效】治癒：症狀消失，能恢復正常工作；

好轉：症狀明顯改善，肢體活動基本恢復正常；

無效：治療前後無明顯變化。

16例，治癒6例，好轉4例，無效6例。

【典型病例】趙先生，50歲。患風濕病多年，關節腫脹不能行走。用此法治療7日後，自覺症狀消失，獲得痊癒。

藥袋熱敷治療慢性盆腔炎

【病症及藥理介紹】

　　慢性盆腔炎是因為長期炎症刺激，盆腔病變部位經常出現器官周圍黏連，致使組織增厚，甚至形成包囊性積液，以小腹或兩側疼痛、墜脹，痛引腰骶，白帶增多，有時黃有時綠有時白，經期延長等為主要表現的症狀。中醫病屬「帶下病」、「婦人腹痛」、「熱入血室」等範疇，多為濕熱下注，氣滯血瘀，正氣受損等虛實夾雜症。用蒲公英、敗醬草、黃柏以清熱解毒利濕；千年健、艾葉、威靈仙以散寒溫經；獨活、透骨草、薑黃以祛濕通絡；乳香、沒藥、白芷、延胡索以理氣止痛；紅花、赤芍、當歸、川芎、丹參、血竭、劉寄奴以活血化瘀。共奏清熱解毒、理氣活血止痛、溫經散寒通絡之功。透過中藥熱敷腹部，借助藥力及熱度促進局部血液微循環，經腹部吸收，直達病灶，其方便價廉，療效滿意。

　　慢性盆腔炎為中國，特別是農村貧窮地區婦科常見病之一，因個人衛生及醫療條件限制，加之對行婦科手術的無菌操作重視不足，以及宮內節育器的廣泛應用等原因，致病率極高，給病人造成很大的痛苦，選擇有效及恰當的治療方法就顯得很重要了，以往採用口服中藥治療盆腔炎，療效欠滿意，近年來配合開展中藥熱敷腹部治療，透過臨床觀察，療效比較滿意，故將該方總結如下。

【方　　劑】蒲公英20g，敗醬草20g，黃柏20g，千年健15g，艾葉15g，乳香12g，沒藥12g，白芷12g，延胡索20g，紅花15g，當歸15g，川芎15g，丹參30g，赤芍15g，獨活15g，透骨草15g，薑黃12g，劉寄奴20g，血竭12g，威靈仙20g等二十餘味中藥。

【製用法】將中藥加工成粗粒，噴濕後裝入布袋（布袋由紗布縫成

20cm×12cm長方形，一邊封口，一邊為可收縮拉緊的開口），隔水蒸20分鐘，趁熱外敷腹部（以臍以下至恥骨聯合之間腹部為宜），須注意溫度，以免燙傷，若燙，可在藥袋下加棉布，盡量讓藥袋直接接觸腹部，以利藥物滲透於腹部，在藥袋不夠溫熱時，可加熱水袋，使熱敷時間延長，增加療效。藥袋涼後取下，置於陰涼或冰箱冷藏，第2天再用。1劑中藥可連用7天，每日1～2次，每次30～60分鐘，14天為1療程，經期停用。治療期間忌辛香燥熱及肥甘厚味食品，飲食清淡，注意個人衛生，避免性生活不節、不潔，勞逸結合，保持心情舒暢，以3個月為1療程。

【療　　效】治癒：自覺症狀消失，月經基本恢復正常，婦科檢查子宮及附件無壓痛，盆腔包塊消失，僅有輕度組織增厚，B超檢查正常；

好轉：自覺症狀明顯好轉，婦科檢查子宮及附件輕度壓痛，盆腔包塊明顯縮小，B超檢查陽性徵象改善；

未癒：自覺症狀無改善，婦科檢查及B超檢查與治療前相比無改善。

18例中，治癒4例，好轉9例，5例無效。

【典型病例】張女士，40歲。患慢性盆腔炎多年，常常小腹疼痛，墜脹，多方治療，效果欠佳，用此法治療，獲得痊癒。

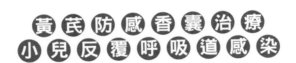

黃芪防感香囊治療
小兒反覆呼吸道感染

【病症及藥理介紹】

反覆呼吸道感染是兒科常見病，指1年內發生上呼吸道感染或肺炎的次數過於頻繁或者超過一定範圍。小兒呼吸道感染常可誘發心肌炎、急性腎炎等嚴重的其他系統疾病。如果反覆發作，一定程度上阻礙小兒正常的生長發育。

小兒脾肺經常不足，使衛氣虛弱，腠理空虛，表虛汗溢，風邪乘虛而入，邪毒留伏，以成外感傷風之疾；邪毒之惡，稍癒又作，往復不已，即為反覆呼吸道感染，此為中醫理論所述之病理病因。防感香囊方選黃芪、蒼朮為主藥，益氣固表、燥濕健脾，兩藥相伍，氣旺衛實，邪不內侵；配合防風、蘇葉、白芷、辛夷、蟬蛻、桑葉、野菊花、柴胡等祛風清熱解表藥物，使黃芪固表而不留邪；防風祛邪而不傷正。肺朝百脈，開竅於鼻，芳香的藥氣通過鼻腔呼吸入肺，經血脈與其他臟腑聯繫在一起，改善臟腑功能，以奏補肺健脾、固表止汗之效。

而鼻黏膜下血管豐富，揮發性藥物可迅速經黏膜血管瀰散至全身，刺激分泌

IgA；藥物芳香氣味亦可刺激鼻神經，透過神經——體液反射提高機體免疫功能。有實驗證明，反覆呼吸道感染的患兒呈免疫耐受狀態，淋巴細胞成熟障礙，產生抗體相對減少，外周血淋巴細胞凋亡率明顯增高，淋巴細胞數量相對減少，整體淋巴細胞免疫功能降低。患兒在佩戴防感香囊之後，其外周血淋巴細胞凋亡率明顯降低，證實其確有促進新陳代謝、提高免疫力之效，但具體作用機理的細節目前尚不十分清楚，有待進一步研究。

同時，反覆呼吸道感染屬慢性病，臨床需長期治療，連續口服藥物或注射給藥，兒童不易接受或有一定操作困難，外用防感香囊恰恰解決了給藥不便的難題。

【方　　劑】生黃芪600g，炒蒼朮300g，防風200g，辛夷300g，白芷300g，蟬蛻300g，柴胡100g，桑葉300g，野菊花300g，魚腥草200g，花椒200g，川芎200g，桂枝300g，炒麥芽300g，砂仁300g，蘇葉300g，桔梗200g。

【製用法】上藥低溫烘乾，粉碎，過60目篩，與冰片100g混勻後滅菌。每次取藥散30g，縫於10cm×7cm棉布袋中即為一個防感香囊，夜晚置香囊於枕邊睡眠，每30天待香囊中藥氣味變淡後更換，連續使用3個月為1療程。

口服「玉屏風顆粒」，每日0.25g服用，分2～3次服用，連服3個月為1療程。

【療　　效】顯效：發作減輕，減少2/3以上，追蹤1年療效穩定，免疫指標改善（淋巴細胞凋亡率下降）；

有效：發作減輕一半以上，免疫指標改善不明顯；

無效：發作減少一半以下或不減少，症狀未見減輕，免疫指標無改善。

7例，有效4例，無效3例。

【典型病例】吳小弟，4歲。家長述此前半年內每月均患「感冒」，其中一次引發支氣管肺炎並住院治療。該患兒平素汗多，汗出當風後每易噴嚏、流鼻涕，甚或發熱咳嗽，食欲欠佳。經佩戴防感香囊1療程後，食欲明顯增強，其間感冒1次，僅為輕微的咽紅、流清鼻涕，口服藥物後2天即癒，治後1年，僅感冒2次，症狀輕微，均經口服少量藥物治癒。

中藥藥枕預防頸椎病

【病症及藥理介紹】

所謂頸椎病不僅是一種臨床極為常見之病症，且多發。是指因頸部肌肉勞損，頸椎骨質增生，頸項韌帶鈣化，頸椎椎間盤萎縮、退化等改變，造成頸部的神經、血管、脊髓、肌肉發生相應的變化，出現一系列症狀繁雜的綜合症候群，因此亦稱

頸椎綜合症。中醫屬「痺症」、「痿症」、「項強」、「頸筋急」、「頸肩痛」範疇。該病目前治療效果不十分滿意，容易復發，對人體健康造成嚴重影響；口服藥物療效較差；該病反覆發作對工作、生活、社會和家庭等造成影響和麻煩。因此，經臨床觀察，精選以下31味中藥製作成藥枕以方便治療。藥用羌活、白芷、細辛、川烏、草烏祛風散寒止痛；五加皮、白芥子、淫羊藿、威靈仙、秦艽、透骨草、地龍、蠶砂、海風藤燥濕通絡；肉桂、桂枝溫通經脈；南星、防風、葛根、白芍、木瓜緩急解痙，舒筋活絡；半夏、乳香、紅花、當歸、川芎、骨碎補、薑黃、木香行氣活血消腫；冰片、石菖蒲開竅醒神。共奏祛風除濕、行氣、活血、消腫、舒筋通絡、解痙、開竅醒神之功效。從而起到局部消炎、鎮靜止痛、擴張血管等作用，而達調節氣機、協調臟腑而發揮防治的目的，且本藥枕方法簡便、療效較好、價廉實用，具有較高的推廣價值。

【方　劑】桂枝、白芍、細辛、防風、羌活、川芎、葛根、秦艽、木瓜、生川烏、生半夏、威靈仙、生南星、片薑黃、透骨草、肉桂、白芥子、木香、海桐皮、生草烏、白芷、當歸、紅花、乳香、淫羊藿、骨碎補、冰片、海風藤、蠶砂、石菖蒲、伸筋草等量。

【製用法】將精選的處方藥物打細裝袋，製成袋長25cm，寬15cm的藥枕，用膠袋封閉待用。囑患者在睡覺時將本藥枕放於頸部。觀察時間以3個月為一個時間段，連用2～3個療程結束。

【療　效】顯效：諸症狀基本消失；
好轉：主要症狀減輕，伴隨症狀消失；
無效：諸症狀無變化或加重。
27例全部顯效。

【典型病例】金先生，50歲。自述頸、肩、背疼痛，右上肢不能抬舉，麻木，經常感冒。因頸部有壓痛，右側背闊肌頸段肌張力降低，臂叢右側彈撥無力反應。囑其頸椎攝影檢查，片示：5、6、7椎體後緣唇樣改變，相應椎間孔變窄。診斷結論：頸椎病。囑其應用藥枕治療。經用藥枕3個月疼痛明顯消失，手能上舉，也能端拿重物，睡眠好轉，手指麻木消失。6個月後療效穩固，追蹤1年無復發。

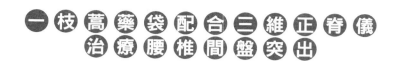

一枝蒿藥袋配合三維正脊儀治療腰椎間盤突出

【病症及藥理療法介紹】

腰椎間盤突出症是常見的下腰痛合併腿痛的痛源之一。在正常情況下，腰椎間盤有維持腰椎三維運動的特性，能限制腰椎的異常活動，對維持腰椎的穩定性有著重要作用。當腰椎間盤退化性改變時，腰椎的內源穩定性被破壞，腰椎承受一定的載荷時，就會發生三維扭轉並對相應的神經根產生異常的刺激或牽扯，這是產生腰腿疼痛的原因之一。其二，當腰椎間盤退變後，其腰椎的靜力學穩定性與動力學運動功能均受影響，導致椎體節段不穩，使其相應的椎間孔變窄而產生臨床症狀。

三維正脊儀是根據中國醫學傳統的拔伸牽引和旋轉斜扳手法的原理，結合人體生物力學而設計，其牽引距離、上下角度、旋轉角度因患者的年齡、性別、體質以及病變椎間盤的多少不同而不一樣。在瞬間完成牽引的旋轉復位後能有效緩解椎間內外肌肉、韌帶、筋膜的痙攣，使脊柱恢復軟組織支柱所維持的力學平衡和穩定機制，從而有效減輕或消除椎體節段不穩對脊髓和神經根產生的刺激和壓迫；還可鬆解椎管內的硬膜囊、神經根、小關節囊等組織的黏連，便於炎性水腫的吸收。此外，中藥伸筋草、一枝蒿、乳香、獨活、木瓜、生川烏、川芎、防風、赤芍、丹參、桂枝等具有活血通經，解痙止痛之功能。再經熏蒸後更能促進腰部肌肉的血液循環，對解除腰部肌肉韌帶以及肌筋膜痙攣和局部無菌炎性水腫的吸收起著積極的作用。

本法主要適用於腰椎間盤突出症，尤其是對50歲以下患者的急性腰椎間盤突出症治療效果更佳；但是對腰椎間盤脫出游離或鈣化，及中央型突出較大者不適宜。而患有嚴重心腦血管疾病、出血性疾病、脊柱骨折、腰椎I度滑脫以上者、腰椎結核和腫瘤、嚴重骨質疏鬆等症狀為三維正脊儀的禁忌症。

總之，由於三維正脊儀治療腰椎間盤突出受力集中且可在瞬間完成，術者一定要嚴格掌握適應症，否則會給患者造成不必要的傷害。

【方　劑】一枝蒿20g，伸筋草30g，獨活60g，乳香25g，川芎15g，木瓜60g，生川烏20g，防風10g，丹參20g，赤芍18g，桂枝25g。

【製用法】患者俯臥於三維正脊儀上，取出患者身上硬物，患者椎間隙與牽引床前後板間隙的正中對位，分別固定胸腋背部和骨盆部，再根據患者的年齡、性別、體質、體重、身高以及影像資料等，選擇其牽引角度：向下15～30°、左右旋轉15～25°，首次旋轉方向為患側。準備好後囑患者盡量放鬆，調

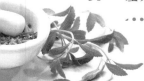

匀呼吸，術者腳踏控制開關，旋轉3～5次治療，平車送返，需絕對臥床3天，並囑其做直腿抬高練習，3天後配戴圍腰下床，並進行腰部中藥熏蒸治療。如效不佳可重複三維正脊儀治療1～2次，其間隔時間為3～5天。

中藥熏蒸機選用MD-99C型電腦熏蒸床，將諸藥粉碎成中粗粉裝袋備用，上述中藥劑量為每次用量，一般2天換1次藥袋，每天可多人多次熏蒸。其熏蒸溫度46°～55°之間，每次30分鐘，每天1～2次。

【療　　效】顯效：腰痛伴腿痛消失，直腿抬高70°以上，踝背伸試驗陰性，對生活工作無任何影響；

好轉：腰痛伴腿痛基本消失，直腿抬高60°以上，能勝任工作，不影響生活品質；

無效：症狀體徵無變化。

13例，2例無效，11例好轉。

【典型病例】李先生，45歲。患急性腰椎間盤突出，腰痛，腿痛，多方治療，效果不佳，用此法治療，症狀消失，對工作生活無任何影響。

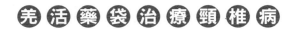

羌活藥袋治療頸椎病

【病症及藥理介紹】

頸椎病是中老年人的常見病、多發病之一，由於頸椎退化性變和頸椎骨質增生使頸椎管或椎間孔變形、狹窄，而刺激或壓迫頸部脊髓、交感神經、神經根造成其結構或功能性損害而引起的一系列臨床症狀和體徵的綜合症候群，因此又稱「頸椎綜合徵」。此病可發生於任何年齡，但以中老年人最為常見。

中醫學認為，頸椎病類屬中國醫學「痿症」、「眩暈」、「項強」、「痹症」等範疇。其發病多為慢性勞損、炎症、外傷及風寒濕諸邪侵襲，結於筋脈骨骼，阻塞經絡使氣血運行不暢，絡脈不通或者積勞傷筋，氣血兩虛，筋骨失養，腎虛不養骨而致病。實驗證明，該方法能改善微循環，消除神經根部的水腫，加速微循環的血液流速，增加微血管網的作用，促進組織對氧的利用，改善組織缺氧狀態，使局部和整體的體徵和症狀得到改善、減輕或消失，從而達到治癒疾病的目的。

方中桂枝、羌活、草烏溫、海桐皮祛風濕，通絡鎮痛直達病所；紅花、川芎、薑黃、當歸補血破血而行氣血；赤芍清經絡營血、中風濕熱而抗炎解痙止痛；骨碎補補腎活血，善止疼痛；樟腦溫散止痛，引經以通竅。全方具有祛濕通絡、溫經散寒、解痙、消炎止痛、活血活絡、補腎補血的功能。此外，該藥熱敷通過局部皮

膚直接滲透於病變部位發揮其藥效，加之局部藥物的堆積，使藥力集中，大大提高了藥物的有效濃度；同時還透過刺激病變部位，激發經氣，疏通經絡，促進氣血運行，達到「通則不痛」的治療目的。

【方　　劑】桂枝15g，川芎15g，薑黃15g，當歸15g，赤芍15g，海桐皮15g，羌活15g，紅藥10g，骨碎補20g，草烏15g，樟腦5g。

【製用法】將上藥混合研末，用酒拌後布包蒸熱，熨頸及疼痛部位，稍冷即換，每天1次，每次40分鐘～1小時，10～20天為1療程，一般情況下10天症狀消失。

【療　　效】痊癒：體徵與症狀消失；

好轉：體徵與症狀基本消失，頸項有不適或偶有頭昏，但不影響日常生活；

無效：症狀沒有變化。

27例，治癒11例，好轉9例，7例無效。

【典型病例】季女士，34歲。自述：上肢麻木、軟弱無力，頸部疼痛7個月，甚時眩暈，噁心，欲吐，食欲不振，下肢酸軟。查體：C_5～C_6棘突右側2cm處壓痛劇烈，旋頸試驗（+）。X光片提示：頸椎生理曲度消失，C_5～C_6椎體後緣骨質增生，椎間孔變窄。診斷：頸椎病。用上述方法治療，每天1次，3天後諸症減輕，可下地活動，連用10天後，諸症消失，活動正常，囑續用10天鞏固療效。追蹤半年未復發。

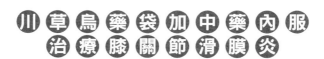

川草烏藥袋加中藥內服治療膝關節滑膜炎

【病症及藥理介紹】

膝部有許多與關節活動和肌腱滑動結構有關的滑囊，有的與關節相通，有的則孤立存在，最易患病的滑囊是髕前滑囊，髕下滑囊腓腸肌。若膝部遭受長期的外力磨擦或壓迫時均可導致滑膜充血、水腫及漿液滲出，形成急性的滑囊積液、囊壁增厚和關節黏連等病理改變。

膝關節滑膜炎是指膝關節受到急慢性損傷等因素，損傷骨膜出血和組織液滲出，產生關節腫脹和疼痛、膝關節屈伸功能受限等一系列症候群。

膝關節滑膜炎屬中醫「膝部傷筋」範疇，發病機制為膝部外傷勞損，氣血瘀滯，水濕停著，經絡不通等。中國醫學認為肝腎虧虛，筋骨失養，腠理空虛，風寒雜至，凝滯血脈，血不榮筋，筋脈攣急，方中內服藥有熟地、雞血藤、制沒藥、制

乳香等，外敷藥有炙川烏、炙草烏、白芷、桂枝等，強筋骨、補肝腎，此諸藥配製可使局部血管擴張，血運增強，代謝增強，免疫力提高，從而使疼痛緩解，促進瘀血的吸收，起到舒筋活絡、固本祛邪、消腫止痛的作用。本療法具有簡便易行、見效快、治癒高等特點，值得一用。

【方　　劑】小茴香、威靈仙、花椒、桂枝、炙川烏、炙草烏、五加皮、菖蒲、白芷、制乳香、制沒藥各10g。

【製用法】將上述諸藥共研細末，裝入布袋，水蒸30分鐘，趁熱敷膝，以皮膚耐受度為限每日2～3次，10天為1療程。

服熟地15g，雞血藤15g，獨活10g，五加皮12g，紅花10g，白芷10g，防風12g，制乳香、制沒藥各10g，入藥鍋內水煎服，每日1劑（根據病情適當加減）。

【療　　效】痊癒：治療1療程後症狀和體徵全都消失，關節活動正常；

好轉：治療1療程後症狀和體徵及關節活動基本正常；

無效：治療1療程後症狀和體徵及關節活動較治療前無明顯改善。

19例，5例痊癒，11例好轉，3例無效。

【典型病例】牛先生，27歲。因騎摩托車與汽車追尾十餘里，膝關節撞擊車尾保險桿，右膝部劇烈疼痛，拍片見右膝關節異常，經用布洛芬口服及傷濕止痛膏外貼，疼痛略減輕，5天後發現膝部腫脹，活動受限，經診斷為創傷性右膝關節滑膜炎，採用上法治療1療程後即獲痊癒，追蹤半年未復發。

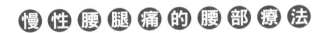

慢性腰腿痛的腰部療法

【病症及藥理介紹】

慢性腰腿痛由多種疾病所致，中老年朋友較為常見，中醫屬「傷筋」、「痛痹」範疇。中老年臟腑機能已有衰退，且經絡功能低下，肝腎不足，氣血虧虛等生理現象出現，再加上長期勞累過度，損及肌肉筋脈，導致脈絡阻痹、氣血瘀滯、不通則痛之症狀。針對中老年慢性腰腿痛的病因以及多數患者喜熱惡寒、得溫痛減的生理特點，中藥腰圍配方多選用溫經散寒、活血化瘀、祛風除濕、補益肝腎之藥品，從而進行標本兼治，使經脈暢通，筋骨強壯，改變不通則痛，而達通則不痛之目的。

中藥腰圍屬中藥外治範疇，它的優點很多，具有著戴舒適、使用方便、經濟低廉，療效顯著、治療無痛苦、易於堅持等。經臨床觀察，未發現任何不良反應，是

治療慢性腰腿痛疾病良好的外治療法，且價格低廉，所以患者易於接受。尤其是使用一段時間藥效降低時，噴灑再生增效液還可繼續使用，既節省了大量的藥材資源，又減輕了患者的經濟負擔，因此值得臨床推廣應用。

【方　劑】(1)腰圍藥物：生川烏50g，製馬錢子50g，生草烏50g，狗脊100g，杜仲100g，骨碎補100g，白芥子50g，土元200g，川牛膝200g，細辛50g，威靈仙200g，獨活200g，丹參300g，乳香50g，沒藥50g，當歸100g，蟬蛻200g，肉桂50g，蒼朮200g，秦艽200g，生薏仁300g，玉竹200g，黃柏200g，磁石300g，冰片50g，白芍200g。

(2)再生增效液處方：白芥子50g，獨活100g，細辛50g，乳香50g，當歸100g，沒藥50g，蒼朮100g，肉桂50g，冰片30g。將上藥粉碎，過60目篩；再取95%乙醇10000毫升。

【製用法】方劑(1)中所有藥物粉碎，過60目篩備用。用透氣性好的棉布，取上述藥粉150g，縫製成長300mm，短220mm的橢圓形藥芯，中間再用小井字形縫製數趟，以防止藥粉上下左右走竄；外層用同樣形狀的人造革與藥芯縫製成一體，內層用棉布做一可換洗的內襯護套即可。根據需要可做一活動式固定束帶，用以固定腰圍。

用滲濾法製成濃縮增效劑。用時取再生增效液處方中藥液50毫升，加入白酒和陳醋各100毫升，充分混和後，即為再生增效液。

將中藥腰圍置於腰骶部，用褲帶或活動固定束帶固定腰圍，開始每天著戴4～5小時，以後隨著藥效遞減，著戴時間也隨之延長，最多每天可著戴10小時。使用15～20天後，如果藥味不明顯或作用減弱時，取再生增效液裝入塑膠小噴壺中，按噴十餘下，將藥液均勻噴在藥芯表面，待藥液被藥芯內藥粉吸盡後繼續著戴，其藥效不減。以後每隔4～5天噴1次，這樣，每個腰圍反覆多次使用可達50～70天。30天為1療程，間隔5～7天後進行第2療程，根據病情可連續治療4～6個療程。

【療　效】治癒：疼痛、酸痛症狀完全消失，功能活動恢復正常；

顯效：疼痛症狀基本消失，功能活動基本恢復正常；

好轉：疼痛減輕，功能活動改善；

無效：治療前後疼痛症狀及功能障礙無變化。

34例，5例治癒，22例好轉，7例無效。

【典型病例】黃先生，48歲。2年前患腰椎間盤突出症。經按摩、針灸、拔罐等方法治癒。1年後復發，經常感到腰臀部酸痛，並向右下肢放射，尤其是過度疲勞或久站、久坐以及天氣寒冷時症狀加重，經按摩後症狀可暫時緩解。因

工作忙碌不能堅持按摩，改用中藥腰圍治療。著戴2小時後自覺雙下肢溫熱，隨之右下肢疼痛也開始緩解；著戴10天後症狀明顯緩解；著戴15天左右自覺效果不如開始明顯，噴灑再生增效液後繼續著戴，共3個療程諸症全消而癒。為了鞏固療效，改用間歇著戴。至今已1年有餘，未再復發。

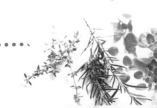

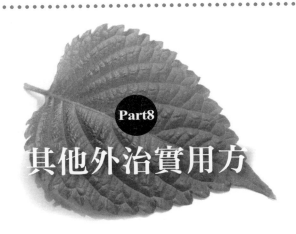

Part8
其他外治實用方

泡桐療法介紹

419

【藥理介紹】

　　泡桐樹木材珍貴，桐廢皆良藥，其葉、花、皮、根外用療疾早已在民間廣泛流傳，其藥源豐富，利廢治廢，療效奇特，簡、便、廉、驗，適合經濟還不富裕的廣大農村推廣使用，現整理綜合如下。

1.泡桐葉

　　(1)治療凍瘡：取經霜桐葉250～300g，加水1500～2000毫升，煮沸，倒入瓷盆中。盆上放一寬窄厚薄適宜的木板，患手或足置於板上，用布單或塑膠布將手足和藥水盆一起圍起蓋嚴。熏蒸患處，待溫度稍降用手撩水搓洗患處，待水溫不燙手時，將患手或患足浸入藥液中，邊浸洗、邊搓洗患處，直至水涼為止。每日洗浴2次，每劑藥可連續使用2天。面部、耳朵凍瘡可用消毒棉球蘸藥擦浴。

　　(2)治療下肢潰瘍：取新鮮、片狀完整的泡桐葉適量，展平疊成數十片一疊，浸入陳醋中泡，1週後備用。敷用前先將瘡面的膿水、腐肉清洗乾淨，揭起浸泡過的桐葉1張，立即貼敷患處，乾後脫落再貼新葉，晝夜不停，直至痊癒。

2.泡桐花

　　(1)治凍瘡：取乾泡桐花100～150g，加清水1500～2000毫升，煮沸後熏洗，用法與泡桐葉相同。

　　(2)治燒傷：I°～II°燒傷，取桐花適量，烘乾碎粉，過100目篩，用清香油或桐油適量調塗患處，每日3～4次，直至治癒。

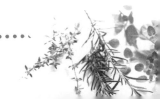

3.泡桐枝治療鶴膝風

取當年生泡桐嫩枝7段，每段20cm，放瓷盆內，加水2000～3000毫升，煮沸20分鐘，離火，將患肢膝關節懸跨在盛藥的瓷盆上距藥水面40～50cm，患肢和藥水盆用塑膠布圍嚴，先熏蒸至水溫不燙手時，用手撩水搓洗膝關節及周圍皮膚，不燙手時將膝關節浸入藥液中反覆搓洗，直至水涼為止。每日熏洗2～3次，一般3天後顯效，1週即可痊癒。

4.泡桐皮

(1)泡桐皮津液治療野蜂螫傷：被野蜂螫傷後，立即拔出毒針，用錘子或石塊將泡桐皮砸破，待汁液流出後，用手指蘸汁液反覆塗擦患處，片刻痛止腫消。個別伴有嚴重過敏反應者，應配合西醫對症處理。

(2)代替夾板和石膏繃帶做骨折外固定，四肢骨長骨骨折（如科雷氏骨折）在遠離醫院或診所沒有夾板或石膏繃帶的情況下，可用刀子剝鮮桐皮一片，根據需要裁製成不同大小和形狀，裹緊患處肢體，外用布條捆紮牢固，鬆緊適度，乾後和夾板及石膏繃帶一樣穩固，並有止痛消腫作用。

5.泡桐根熬膏貼敷治療肩周炎

取新挖出土的泡桐根適量，洗淨泥土，截段放入鍋內，加入適量清水，先用旺火煎煮30分鐘，撈出藥渣，文火繼續煎熬，至滴水成珠吹而不散，離火收膏，貼患處，每隔3天換藥1次，直至痊癒。

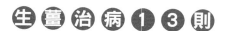

生薑治病⓵③則

【藥理介紹】

生薑為一味常用中藥，性味辛溫，入肺脾胃經，具有發表散寒、止嘔祛痰的作用，可以治療風寒感冒、嘔吐、咳喘等疾病。近些年來，人們發現生薑在外治方面可以治療多種疾病，現介紹如下。

1.治療瘧疾

將鮮生薑洗淨擦乾，切碎搗爛，攤於紗布塊上，再包疊成小方塊。貼敷於穴位，膠布固定。第1組選雙側膝眼，第2組選大椎加間使穴（雙），第3組選大椎

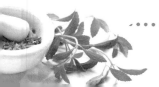

穴，一般發作前4～6小時服藥，8～12小時取下，連用2次即可。

2.治雀斑

取生薑50g搗爛，加入白酒或50%的酒精500毫升，加蓋密封數天備用。患者面部清洗後，用消毒棉球蘸上述生薑酊塗患處，每日早晚各1次，2週為1療程，治療期間忌食辛辣食物，保持心情舒暢。

3.治手足脫皮

生薑50g，搗爛，加白酒100毫升浸泡一晝夜，用藥棉蘸薑酒擦患處，每日2次，數日可癒。

4.治凍瘡

取鮮薑60g，置於95%的酒精中浸泡10～15天，用棉球蘸藥液塗搽患處，每日1～2次，連續使用，即可收到滿意效果。

5.治療嘔吐

將生薑切片，分別敷貼於雙側內關穴，用膠布固定，每日敷12小時；或用生薑搗爛如泥，敷於肚臍，膠布固定，主治各類嘔吐如妊娠、神經性、消化不良、暈車病等。有報導對39名有暈車史者，臨上車前以薑片貼敷雙側內關穴，持續行車12小時，行程約400公里，結果38人沒有發生暈車，僅有1人有輕度頭暈噁心。

6.治療急腹症

生薑、芋頭各等量，共搗爛為糊狀，敷於患處，範圍以超過病灶範圍2cm為宜，對腹腔炎症者應敷於相應部位的腹前壁，輕者每日敷1次，重者2次，每次3～4小時即可。

7.治腰部扭傷

取生薑適量，搗爛，加入食鹽一小匙，混勻，外敷患處，繃帶固定，生薑用量以足夠敷受傷面積為度，用藥2～3次癒。或者用生薑汁與大黃粉適量調為膏狀外敷，固定12～24小時去藥，未癒可再敷1次。

8.治療嬰兒吐奶

生薑、吳茱萸各9g，先將吳茱萸研為細麵，與生薑共搗如泥，敷於雙側湧泉

穴，繃帶固定，每日換藥1次，連用2天。

9.治療遺尿

生薑30g搗爛，炮薑、附子各6g，補骨脂12g，共研細麵，合為膏狀，敷臍，膠布固定，5天換藥1次。

10.治尿瀦留

以生薑為主製劑，在患者恥骨聯合上部位塗擦，擦後用手在用藥部位輕輕按摩數下即可。

11.治斑禿

取新鮮生薑3塊（如拇指大小），置於高度白酒60毫升中浸泡2天，用浸漬的生薑蘸藥液擦患處，每日3次，每次1～3分鐘。亦可用生薑250g搗爛取汁，然後將病變部位清洗後用棉球蘸薑汁反覆擦患處，至薑汁用完為止。每週1次，連用2～3次即癒。主治脂溢性脫髮。

12.預防感冒

取生薑1000～5000g，搗爛取汁，浸漬棉花，曬乾後做成背心，每日穿8小時以上，可以預防和治療風寒感冒、咳喘之症。

13.治燙傷

生薑適量，搗爛取汁，用藥棉蘸薑汁敷患處，傷情較輕者，敷藥1次即可，嚴重者可時時注入薑汁，保持濕潤36小時，即可停藥，一般敷藥後能立即止痛。

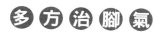

多方治腳氣

【病症介紹】

「腳氣」在醫學上稱為「足癬」，主要是由於平時生活、起居不慎，感染淺部真菌；又因風、濕、熱外邪侵襲，鬱於腠理，淫於皮膚，以致病發趾丫。表現為趾間或足底皮膚瘙癢、紅斑、丘疹、脫屑，或有水皰，嚴重者可以糜爛，滲出，或繼發足部皮膚的「丹毒」。約有1／3的「足癬」患者，皮膚癬菌可傳播到周圍的皮膚和指甲，引起體癬、股癬或「灰指甲」。臨床上通常分為水皰型、糜爛型、脫屑

型。現就近年來的臨床治療研究進展綜述如下。

1.單味中藥治療腳氣

(1)破故絕酊方治腳氣方：破故紙200g，丁香100g，水楊酸10g，酒精400毫升，食醋200mL，浸泡2天即可，浸泡時間越長越好，療效明顯。

(2)枯礬粉治腳氣方：取適量明礬，置於鍋內加熱，使之去水成枯礬，研末備用。治療時將適量明礬置於水中溶解，將腳浸入水中浸泡30分鐘，擦乾後患處外敷上述已製好的枯礬粉，每日2次，17例患者經治療全部獲效，其中5例嚴重者用藥7天而癒，其餘患者用藥時間少於7天，取得了較好的療效。

用剪子股適量（約一把）放入臉盆枯礬水中，用涼水浸泡後煮開5～10分鐘，待水紅、藥味很濃後熄火，稍涼把腳放入藥水中浸洗10分鐘左右，然後把腳晾乾。藥水保存，下次煮沸再泡腳。腳氣輕者，用藥1～2次可根治，稍重者用藥後近期療效明顯，但2年後可能復發。

(3)其他皮醋方：以優質食醋一斤煮沸，待冷卻後入蛇皮2條，浸泡24小時治療腳氣，用無菌棉籤蘸藥液塗患處，或直接浸泡患處，每日2次，每次約10分鐘，為防藥液發霉，藥液內可加入幾瓣小蒜，經臨床驗證取得了明顯的療效。

2.多味中藥治療腳氣

(1)滑石粉青黛方治腳氣：用滑石粉15g，青黛10g，爐甘石5g，冰片3g，共研細末。用法：每晚臨睡前用溫開水洗腳，擦淨、晾乾，如有水皰，用消毒剪刀將水皰剪破，然後把適量的藥粉撒於患處，每日1次。用該藥診治115例患者，其中65例癢痛感消失，30例水皰未再出現，11例糜爛面痊癒，9例脫屑消除。

(2)雙料喉風散治腳氣：用雙料喉風散治療腳氣患者51例，輕者2～3次治癒，重者2週治癒，51例全部臨床治癒。

(3)馬齒莧方治腳氣：取鮮馬齒莧、紫花地丁、墨旱蓮各等份，洗淨晾乾，外敷內服治療腳氣。外敷：睡前洗擦患足後，取三藥各等份適量，搗爛外敷於患處，包裹，第2天早晨去之。內服：取三藥各60g，煎水代茶，每日2次。治療脫屑型、輕度糜爛型、水皰型一般1週痊癒，重度糜爛型3週左右痊癒。

（4）用四葉湯（由柳樹葉、青楊樹葉、槐樹葉、榆樹葉、蒲公英各250g組成）煎水，待溫後浸泡洗滌患足治療腳氣，效果顯著。

（5）強效腳氣粉泡腳：血竭、蒲黃、枯礬各15g，水楊酸、苯甲酸各10g，硼酸、鞣酸各8g，研末裝袋，每袋10g，使用時每袋加溫水500毫升溶解，浸泡患腳，每日1次，每次30分鐘，浸泡後自然晾乾。

（6）採用參蛇草洗劑治療腳氣：苦參30g，蛇床子20g，甘草15g，五倍子10g，治療腳氣56例，顯效41例，有效14例，無效1例，總有效率為98.21％。

（7）以雞鳴散加減：檳榔15g，陳皮、木瓜各12g，吳茱萸、紫蘇葉各3g，桔梗、生薑各5g，並根據臨床加減，治療21例，其中治癒7例，顯效6例，好轉5例，無效3例，總有效率85.71％。

（8）用苦參30g，黃柏30g，土茯苓30g，地膚子30g，蛇床子30g，白蘚皮30g，百部20g，威靈仙15g，土槿皮20g，按一定方法煎水外洗患足，早晚各1次，每次30分鐘，藥液重複使用，每天1劑，10天為1療程。治療期間，宜著純棉鞋，保持乾燥清潔。治療患者50例，痊癒42例，顯效4例，有效4例，有效率達100％，其中顯效、有效病例追加1～2個療程後均獲痊癒，且追蹤半年內無復發。

（9）取百部200g，苦參50g，黃柏50g，雄黃50g，丙酮5毫升，月桂氮唑酮10毫升，薄荷香精0.5毫升，並按一定方法配成藥液，治療腳氣患者70例，睡前用腳氣靈150毫升浸泡雙腳30分鐘，連泡3天。治癒68例，無效2例（均為鱗屑角化型），有效率97.14％。

（10）用芒硝30g，鴨膽子30g，冰片30g，白礬50g，雄黃30g，煅爐甘石30g，凡士林500g，將以上藥物研末，再同500g凡士林調和均勻，裝瓶待用。用一定濃度的鹽水洗腳晾乾後，將上述藥物塗於患處，忌飲酒和辛辣食物。輕者治療1週，重者治療半月而癒，有效率達100％。

3.西藥治療腳氣

(1)用藥呋喃西林0.5g，硼酸5g，苯甲酸5g，水楊酸5g，鞣酸5g，研末，治療腳氣，對204例患者進行治療，治癒率為99.48％。

(2)用阿托品1.2g，制黴菌素5×10^6U，阿司匹林1.5g，苦參5g，千里光5g，滑石粉5g。以上各藥研末，混合均勻，每日於中午、晚間洗腳晾乾後，取適量藥粉撒於患處，治療患者308例，痊癒196例，顯效84例，有效28例。62例治癒3個月病情再次復發，經再次用上藥治療痊癒，總有效率100％。

(3)取苯甲酸、水楊酸、雄黃混合均勻，過60目篩，每包30g，將藥一包放入750g食醋內，攪勻待大部溶解。患部用溫水洗透，去掉老皮，擦乾，浸入上述藥液內1小時以上，晾乾即可。經過臨床觀察驗證滲透性強，作用持久，使用簡便，療效顯著。

4.針灸、鐳射療法

(1)取患側足三里、三陰交穴，常規消毒。患者仰臥位，用28號2寸毫針，先針

刺三陰交，針感向下傳導，小腿向上抽動2次，然後再針刺足三里，針感向足部傳導為佳，直刺1～1.5寸，留針30分鐘，間隔10分鐘運針1次，每日1次，療效顯著。

(2)採用DJZ-B型多功能CO_2鐳射治療機，功率30～50W，連續可調，患足經過消毒處理後，用CO_2鐳射理療鏡頭距創面3～5cm，旋轉照射，時間為15～20分鐘，每日1次，3～5天後乾燥結痂，各種症狀消失而痊癒。

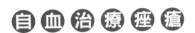

自血治療痤瘡

【病症及藥理介紹】

痤瘡是臨床常見多發疾病，以青春期男女多發。臨床表現為面部皮膚為主，長紅瘡，癢、腫、痛，甚至化膿為特點。

痤瘡的病因，傳統醫學多責之於血熱、濕熱等，與熱毒之邪內聚有密切關係。刺曲池有瀉熱作用；肺主皮毛，刺肺俞可以濡養肌膚。血液為營養物質，注入穴位，一則增強營養肌膚的作用，二則使針感持久，加強療效。

【方　　劑】自己的靜脈血4毫升。

【製用法】取5毫升一次性注射針筒，於肘正中靜脈處抽血約4毫升。立即分別注入已消毒的曲池穴和肺俞穴各2毫升，穴位處有酸脹感，每週1次，左右兩側交替，1個月為1療程，最多治療2個療程。

【療　　效】痊癒：症狀全部消失；

顯效：症狀明顯減輕，痤瘡明顯減少；

有效：症狀有所減輕，痤瘡有所減少。

51例，治癒22例，顯效15例，有效11例，無效3例。

【典型病例】劉小姐，23歲。患者於2年前開始出現面部紅瘡，紅腫癢痛明顯，此起彼伏，逐漸增多，曾多次服中藥治療。症狀無明顯改善，採用「自血療法」治療2次後面部痤瘡明顯減少。1個療程後面部痤瘡基本消失。追蹤3個月未復發。

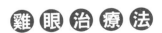

雞眼治療法

【病症及療法介紹】

雞眼產生的部位，多在腳底壓力點部位，初生時往往會誤認為是鞋底摩擦所長

的老皮，稍久，會有不平的感覺，且漸粗硬，行走時如墊腳般很不方便，甚至疼痛不已。其形狀透明渾圓，中有綠豆般大小的顆粒，左右腳常對稱而生，故叫做「雞眼」。

針刺治療雞眼療效既可靠，又安全，未經他法治療過的患者，針刺效果更佳，第1次治後的當天症狀明顯緩解或消失。原理是破壞雞眼根部的血運，使其「饑餓而死」，從而達到治癒目的。

【治療工具】1寸毫針。

【治療法】 患部常規消毒，用1寸毫針快速刺進雞眼中心，撚轉數下，留針10分鐘左右，起針時再撚轉提插幾下拔出。從針眼中擠出少許血，碘酒消毒即可。隔3天進行第2次治療，方法同前。所有患者均2次治癒，無一復發。

【療　　效】經治患者全部治癒。追蹤無復發。

【典型病例】李小姐，25歲。雙腳有雞眼2年餘，雞眼膏反覆外敷，不但沒好，且更加增多，大小雞眼已達數十個。嚴重影響了正常工作、生活。就診時針刺較大雞眼20多個，2次治癒，同時剛長出的十幾個小雞眼也隨之自行消失。

⓵⓵種中成藥外治痄腮

【病症介紹】

流行性腮腺炎，又稱「痄腮」，一種由病毒所致的急性傳染病。兒童患者居多，主要臨床表現為耳下腮腺腫大、疼痛，咀嚼不便，或伴有怕冷、發熱、全身不適等症狀。中國醫學認為，本病是由於風溫從口鼻而入，壅阻少陽經絡，鬱而不散，結於腮腺所致。根據近年來各地的臨床用藥經驗，一些中成藥外敷治療本病療效顯著、使用方便、費用低廉、無不良反應，與一般常規療法相比，有明顯的優越性。

（1）南通蛇藥片：本品又稱季德勝蛇藥片，由10餘種中草藥配伍組成，對各種毒蛇咬傷均有特殊療效，過去一直被作為蛇傷專用藥，今用本品外敷治療腮腺炎取得滿意療效。方法：取蛇藥片8～10片研碎，用水調成糊狀，塗於患處，早、中、晚、睡前每日4次。一般應掌握體溫下降情況，如體溫下降，則外塗次數可酌情減少。塗藥後2天左右，腫脹疼痛即可消失，體溫亦降至正常。

（2）冰硼散：本品由冰片5g、硼砂5g、玄明粉10g、朱砂10g組成，臨床多用於治療口舌、牙齦及咽喉腫痛、糜爛等疾患，用本品外敷治療腮腺炎，初起能控制

腫勢發展，已見腮腫能減輕腫脹疼痛，促使症狀早期消退。除部分高熱及有其他併發症的患者須作對症處理外，一般病例敷藥5天左右即腫消痊癒。方法：取冰硼散3g，用少量冷開水拌濕後敷於腮腺炎腫脹明顯處，紗布固定，2～3天換藥1次。

（3）傷濕止痛膏：本品主治風濕性關節炎、肌肉痛、扭傷等疾患。據臨床資料介紹，用本品敷貼患處，每日1次，治療流行性腮腺炎20例，3天內痊癒者18例，6天內痊癒者2例。據分析，本品具有很好的活血止痛及清熱化瘀作用，故用治腮腺炎可收良效。

（4）六神丸：本品由牛黃5g、麝香5g、雄黃15g、珍珠10g、蟾酥10g、冰片5g組成，一般被當作喉科專藥，臨床用於咽喉諸症。據介紹，用六神丸外敷治療流行性腮腺炎，3天左右即可見效。方法：取六神丸6～10粒，研碎，加食醋調成糊狀，敷於患處（有條件者可用凡士林紗布封蓋，以防止藥物乾燥），每日換藥1次。

（5）如意金黃散：又名金黃散。由天花粉15g、薑黃15g、大黃15g、黃柏20g、白芷20g、天南星15g、陳皮10g、蒼朮10g、甘草10g組成，一般用於瘡癤初起、小兒丹毒、燒傷、燙傷等症。臨床研究，用本品外敷治療腮腺炎，效果良好。方法：用本品加鮮板藍根或大青葉洗淨，搗爛，調敷患處，如係乾品以醋潤濕。

（6）牛黃解毒丸：本品中含牛黃、大黃、雄黃、石膏各等份組成，麻油調膏揉2g丸，具有清熱解毒、瀉火作用，可用於各種惡瘡。取本品4丸，加入95%酒精100毫升浸泡，用玻璃棒不斷攪動，至藥物充分溶解。將患處沖洗乾淨，乾燥後塗藥，1天數次，總有效率可達100%。加入酒精可促使藥物的滲透，本品是治療腮腺炎的良藥。

（7）雙料喉風散：本品由牛黃、黃連、青黛、山豆根、甘草各15g，冰片、珍珠各5g組成，具有清熱解毒、消腫止痛之功效，常用於喉科疾患。取本品適量，用食醋調成糊狀。將患處清潔乾淨，用鵝毛蘸藥糊塗於患處，每日3次，一般塗藥3天左右即可見效。

（8）新癀片：本品由九節茶10g、三七20g、牛黃10g、珍珠5g組成，有清熱解毒、活血化瘀、消腫止痛之功。臨床內服常用於熱毒結聚、瘀血阻滯所致的各種病症。臨床用本品內外兼施治療痄腮有良效。取本品每次服用4～8片，每日3次；同時取本品適量研為細末，用食醋調為稀糊狀外敷患處，每日換藥1次，連續使用3～7天。

（9）跌打丸：本品為骨科常用中成藥之一，有消腫止痛、舒筋活絡、祛風活血等功效，一般用於挫傷筋骨、新舊瘀患、風濕疼痛、外傷疾患等。有資料介紹，用本品治療腮腺炎有良效。方法：本品2粒，加六神丸10粒，共研為細末，醋調為糊狀，置黑膏藥上，外敷患處。每日1換，連用3～5天，便可熱退腫消。

（10）紫金錠：本品由麝香3g、朱砂5g、雄黃10g、山慈菇10g、大戟10g、千金子15g、五倍子20g組成，具有清肝火、瀉濕熱、解毒消腫、斂瘡之功，一般用於時行疫病，一切食物中毒，瘡癰發背，疔腫惡瘡等，本品外治腮腺炎亦有良效。方法：取紫金錠適量，在稍粗糙的碗中加食醋若干，用本品反覆研磨，使之成稀糊狀。洗淨患處後塗藥，每日2次，一般3～4天可治癒。

（11）桂林西瓜霜：本品由西瓜霜、黃連、黃芩、黃柏、山豆根、射干、青黛、冰片、浙貝母等10多種藥物組成之中成藥，具有清熱解毒、消腫止痛、燥濕收斂等作用，臨床常用於口腔炎、咽喉炎、扁桃腺炎及口腔潰瘍，被譽為百年造化之喉口良藥，本品外用治療痄腮也有良效。方法：取桂林西瓜霜粉適量，加少許食醋調為糊狀，用鵝毛蘸藥糊塗於患處，每日3次，可連用1週。若能配合口服複方板藍根顆粒，則療效更佳。

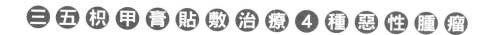

三五枳甲膏貼敷治療4種惡性腫瘤

【病症及藥理介紹】

大家知道惡性腫瘤的晚期患者已不能手術，對放療、化療等亦基本不能耐受，又因其生長部位的凶險，特別是腦、食道、胰、胃腸等惡性腫瘤，可以導致癱瘓、腹脹、食入即吐，無法口服給藥。針對這種情況，有專家發明了外敷抗癌散諸膏，其選用三七、穿山甲、血竭行瘀消積，排膿生肌定痛；五靈脂、紅花、莪朮活血通經，祛瘀止痛；枳實破氣行瘀、消積止痛。採用外敷治療，通過皮膚透入，經絡傳導，黏膜吸收，使藥物直達病所，更穩定直接地進入血流，作用持久，可有效地控制腫瘤細胞增殖和殺滅腫瘤細胞，達到消散病灶，改善全身症狀的目的，上述藥物均有鎮痛之效，且鎮痛無成癮之弊，更有祛邪不傷正之優勢，使用安全簡便。

【方　　劑】枳實15g，三七10g，五靈脂10g，穿山甲10g，莪朮10g，紅花10g，血竭3g，冰片3g。

【製用法】將上述五靈脂、穿山甲、枳實、莪朮、紅花烘乾粉碎成細粉，過篩，混勻，其餘三七、血竭粉碎過篩，冰片研碎，將三七、血竭混合，與另5味藥粉混合均勻。取醫用凡士林適量，加熱熔化，冷卻至80℃時將藥粉、冰片在不斷攪拌下加入凡士林中熔化混合裝瓶待用。使用時將藥塗於四層消毒之紗布上，貼於病灶體表。

1. 食道癌

食道癌在中醫屬「噎膈」範疇。噎膈一症多為脾虛運化失司，痰濕內生，

阻過氣機，血瘀痰毒凝聚，治當消癌散結、理氣化痰為法。

卞先生，68歲。患者因吞嚥困難，經胃鏡檢查示：「食道中下段癌」。於2年前行「食道癌切除術+胃食管端側吻合術」。術後病理示：「食道低分化鱗癌及腺癌」。術後行放療、化療、免疫療法以及中藥治療。半年後進食明顯減少，伴噁心嘔吐。上腹CT示：「食道癌術後改變，吻合口復發」。症見吞嚥困難，甚或食入即吐，嘔吐痰涎，形體消瘦，神疲乏力，大便乾結，舌淡，苔薄白膩，脈沉細。西醫診斷：食道癌術後復發。中醫診斷：噎膈。辨證為濕濁內蘊、痰瘀互結，治擬健脾利濕、理氣化痰、解毒軟堅。治療將膏藥敷貼於病灶體表。每日1次，1個月為1療程，用藥3個療程後患者能進食流質，噁心嘔吐減輕，大便已排。持續8個療程後，半流質飲食，無噁心嘔吐，大便自調，體重增加。

2.腦膠質瘤

「腦膠質瘤」屬中醫「頭痛」範疇，腦為精明之府，邪毒稽留，清陽蒙蔽，氣血逆亂，瘀阻經絡，治療以息風醒腦、滌痰通絡為主則，藥選麝香之辛溫芳烈、協諸藥透過腦屏障，通關透竅、內入腦室、開經絡之壅塞，散氣血之鬱閉。

賈先生，52歲。患者反覆頭痛頭暈伴意識不清，做顱CT示：「左側額頂葉占位」。行「左側額頂葉腫瘤切除術」。術後病理示：「星形細胞瘤、Ⅱa期」。術後行放療、中藥治療。後又出現頭痛劇烈，抽搐，顱CT示：「左額頂葉膠質瘤復發」。再行手術切除，術後放療，抗癲癇治療，7個月後再發頭痛，繼而昏迷、抽搐、嘔吐、二便失禁，顱MRI示：「左側額頂葉膠質瘤復發，大片水腫帶」。症見：昏迷、抽搐、癱瘓，二便失禁，苔黃膩，舌質紅，脈弦緊。西醫診斷：「左額頂葉膠質瘤術後復發」。中醫診斷：頭痛。辨證為痰濁蒙竅，經絡瘀阻。治宜滌痰開竅、祛瘀通絡。依常法將膏藥展開，把麝香1.5g均勻撒在藥面上，敷於左側額頂病灶體表，用藥5天甦醒，3個療程後，表情淡漠，二便有知，用藥2年，四肢簡單活動，需借外力幫助。

3.胰頭癌

胰頭癌屬中醫之「伏梁」範疇，為木鬱脾困，氣結不宣，邪瘀阻脈，濕濁阻遏，治擬健脾化濁、行氣解鬱，採用藥物由經絡腧穴導入病所，法在調其氣機，暢其腑道，散其癥瘕，以逐停蓄於腸胃中之瘀毒。

袁先生，62歲。因皮膚色黃，胃脘隱痛，當地醫院上腹部CT示：「胰頭癌、周圍血管受侵伴腹腔淋巴結轉移」。行PTC天膽管引流術，術後行放療、化療，症狀未見明顯緩解，症見：胃脘脹痛、食欲減退、身目俱黃、噁心嘔

吐、乏力消瘦、腹中痞塊，舌質青紫、苔薄黃膩、脈弦。西醫診斷：胰頭癌、腹腔淋巴結轉移。中醫診斷：伏梁。辨證屬濕毒逗留，氣血瘀滯，治當行氣化瘀、軟堅散結，按常法將膏藥敷於中脘穴及脾俞穴，藥用40天後，腹脹減輕，身黃漸退，3個療程後，腹脹痛好轉，身黃淨，納穀馨，上腹部CT後示：「胰頭癌治療後改變。」

4.肺癌

肺癌在中醫屬「肺積」範疇，辨證為肺腎陰虛、熱毒斂肺、灼傷絡脈，治療養陰清肺、化痰消積、解毒行水。水行則氣行，氣行則血行，通暢水道，祛痰逐瘀，以達消瘀散結之功。

唐女士，47歲。患者因反覆咳嗽，予抗炎、止咳治療，1個月後出現痰血，胸片示：「右肺占位，右胸腔積液」。纖支鏡檢查示：「右肺小細胞癌伴左鎖骨上轉移」。病理示：「轉移性低分化鱗癌，部分未分化」。化療5次，複查胸片示：「右肺下葉見3.5cm×3cm、2.6cm×2.6cm分葉狀塊影，界限清，周圍多見毛刺，支氣管隆突下氣管前見數枚淋巴結，兩側胸膜增厚。」患者願採用中醫治療，而來診。症見：日晡潮熱，盜汗淋漓，咳嗽少痰，痰中帶血，胸悶氣促，口乾咽燥，舌紅，苔薄中裂，脈細。西醫診斷：右肺癌。中醫診斷：肺積。辨證為氣陰兩虛、痰熱鬱結，治宜益氣養陰、清肺消積。遵常法將膏藥貼於右下肺病灶體表，因盜汗淋漓再用五倍子9g研末，以醋調成糊狀包入紗布敷於臍上，5天後，盜汗明顯減少，去五倍子，配合內服中藥，清肺養陰、化痰消積，用藥2個月，痰血止，胸悶氣促緩解，胸部X光片示：「右肺塊影比照前片相仿」。遵原法繼用6個療程，低熱退、盜汗止、氣息平。外敷內服1年，複查胸部X光片：「右肺下葉見2.6cm×1.5cm、1.2cm×1.2cm塊影。」患者仍繼續用藥。1年後，已能工作。

帶狀皰疹的中西合治

【病症及療法介紹】

帶狀皰疹是由水痘——帶狀皰疹病毒感染所致，中醫稱「纏腰火丹」、「蛇串瘡」，為臨床常見病、多發病，該病來勢急驟，疼痛難忍。其發病機制主要是病毒感染神經節及神經根而致病，現代醫學常用抗病毒以及免疫增強藥物治療缺乏滿意療效。該方採用抗病毒及免疫增強藥物治療基礎上，加用「龍眼」穴、「龍頭」、「龍尾」刺血拔罐。中醫認為本病因情志不遂或肝膽火旺，內蘊濕熱，阻遏經絡，

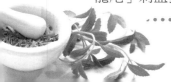

氣血鬱滯，不通則痛，故見灼熱、疼痛；毒熱蘊於血分則發紅斑；濕熱凝聚不得疏泄，則起水皰。在辨證施治上，袪風清熱，利濕解毒，以治其因，化瘀通絡，調和氣血，以治其果。《內經》中講：「實則瀉之」，「苑陳則除之」。龍眼穴位於手小指尺側第二、三骨節之間，握拳於橫紋盡取之，位於小腸經脈中，屬經外奇穴，刺之有清熱利濕、活血化瘀之功效。小腸與心相表裏，心經屬火，主血脈。龍眼穴放血能瀉心火而清血熱，又可除苑陳，袪瘀通絡。本方透過龍頭、龍尾刺血拔罐，袪惡血，使濕熱火毒之邪能隨瘀滯之血而出，透過瀉實除苑陳，截斷病勢的繼續蔓延。此法控制了病勢的發展，可以理解為釜底抽薪，直折其熱的一種變化。本法安全、簡便易行且不留後遺症。

【方　　劑】阿昔洛韋1.2g，聚肌胞針2mg。

【製用法】口服阿昔洛韋1.2g，每日5次；聚肌胞針2mg，肌肉注射，隔日1次。在此治療的基礎上還需配合以下療法。

「龍眼」穴放血，「龍眼」穴位於小指近端指關節尺側面上，握拳取之。局部常規消毒後，用三稜針點刺，然後擠壓即有黃色黏液或惡血溢出，擠出1～2滴即可。

「龍頭」、「龍尾」點刺放血，皰疹最先出現處稱為「龍尾」，皰疹延伸方向之端稱為「龍頭」。其放血部位應在「龍頭」之前，「龍尾」之後。常規消毒後，以三稜針點刺出血，在點刺部位拔火罐，以求惡血盡袪。起罐後用酒精棉球擦淨該處，不必包紮。

注意應採用無菌操作，以防感染；血液病、體質虛弱患者不宜用此法；刺血時手法要輕，出血1～2滴即可；對高血壓、冠心病患者謹慎應用此療法。

【療　　效】治癒：自覺症狀消失，皮疹消退；

有效：疼痛減輕，10天內皮疹消退50%以上；

無效：治療10天後，症狀和皮損無改善。

21例，治癒7例，有效9例，無效5例。

【典型病例】李先生，56歲。患帶狀皰疹，疼痛難忍，輸液，口服西藥，效果欠佳。用此法治療，獲得痊癒。

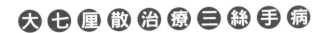

大七厘散治療三絲手病

【病症及療法介紹】

所謂「三絲」即指夾雜在皮棉裏的頭髮絲、膠帶絲、麻絲寄雜物。患者都是在

撕開皮棉摘除三絲的操作過程中而患的一種職業病。

因為三絲手病是因過度操作而導致拇、食指及其相關軟組織的一種急性損傷。在撕、摘三絲過程中，手拇指比食指、中指、環指的運動強度及幅度都要大，且作用不可替代，協助手拇指完成運動的拇長展肌、拇長伸肌、拇短伸肌的損傷就尤為突出，因此臨床上也以此肌群的表現最為明顯，這為治療本病提供了理論依據。

中國醫學認為三絲手病屬「損傷」範疇。患者過勞，從而造成機體的損害，引起局部組織受損害及功能受限，此乃氣滯血瘀，經絡壅塞所致。治療上應先用散刺術、拔罐，以使鬱滯的瘀血及水腫快速排除，後用大七厘散外敷，在酒的作用下，藥物成分直達病所，共奏活血化瘀、舒經活絡、消腫止痛之功，以達到受損組織的快速修復之目標。

【方　　劑】大七厘散（市場有售）1袋，75%酒精適量。

【製用法】在橈骨莖突上5cm處，用碘伏消毒該患處皮膚，用毫針由外緣環形向中心快速點刺5～10針，後用6號拔罐器進行拔罐，留罐5～10分鐘，以滲血少許為宜，起罐後以消毒棉球棒拭乾血跡，並再次用碘伏消毒。

將上述藥物混合調勻，攤布在衛生護墊中央，敷於拔罐器所拔位置，撕下護墊外層的紙，外加繃帶固定，2天後拆除。

【療　　效】治療17例，10例2天後痊癒，5例4天後痊癒，2例10天後痊癒，平均3天痊癒，總有效率100%。

【典型病例】薛女士，37歲，棉紡廠勞工。自訴摘三絲1天後，右手拇示指酸、脹、痛及活動無力。檢查：右手拇、食指輕微腫脹，橈骨莖突上5cm處腫脹、壓痛感明顯，屈伸拇指有「咕咕咕」的感覺。診為：三絲手病。在「咕咕咕」的感覺處給予散刺、拔罐後，外敷大七厘散。2天復診，患者訴自己並未休息，仍在摘三絲，但患處無酸、脹、痛等感覺，右手拇、食指活動自如，囑繼續敷藥1天，痊癒。

斑蝥蟲的藥用介紹4則

採用斑蝥蟲治療多種疾病，療效較佳，茲介紹如下。

1.治療癬症

癬是一種傳染性的皮膚病，是由黴菌侵犯表皮、毛髮和指（趾）甲等淺部所引起。根據基發病部及特徵常見有頭癬、手足癬、體癬、甲癬、藥斑癬等。

【方劑及製用法】土槿皮50g，蛇床子50g，苦參50g，大楓子50g，以75%乙醇500

毫升浸泡1個月後，過濾提取上清液。每100毫升中加入水楊酸6g、苯甲酸6g、冰乙酸25g、斑蝥蟲末1g、樟腦1g，再浸泡1週過濾，提取上清液密閉備用，外部塗用。注意：此適用於體癬、股癬、手足癬、灰指甲。用藥方法，以毛筆塗於患處，體股癬每2天塗1次，灰指甲每日塗1～2次，手足癬浸泡每日浸1次，共4～6次，每次不超過2分鐘。治療後局部脫皮、腫脹，甚或流黃水無妨，此乃化學性炎症，不必驚慌，不需用藥處理，停藥後會自行消退。真菌寄生在皮膚和指（趾）甲角質層，皮膚脫皮有利於清除真菌，且不會對皮膚造成不良損害。

【療　　效】470例臨床觀察，有效率可達100%，凡癬症只要療程充足，治癒率可達100%。癬症塗7～8次，皮損消失，鞏固治療7～8次，可免復發。手足癬4～5次浸泡，每日塗藥水1次，如增加浸泡次數療效更好。第2年鞏固治療，可免復發。本方對手足癬無論是角化型、水皰型、脫屑型和灰指甲真菌均有殺滅作用。

2.治療牛皮癬

牛皮癬古稱「白疕」、「白庀」，如一把匕首插在皮膚上，形容難治。

【方劑及製用法】大楓子50g，土槿皮50g，川楝子50g，明礬10g，青黛5g，生半夏50g，上6味藥物以75%乙醇浸泡1個月後過濾，提取上清液。每100毫升中加冰片1g，水楊酸3g，斑蝥末1g，浸泡1週後過濾提取上清液密閉保存備用，每日1次，毛筆外塗。

【療　　效】本方治療180例，療效觀察明顯，用藥1個月後治癒94例，好轉55例，無效31例。皮疹消退程序，上身消退較快，下身消退較慢，或從外向內消退，或從內向外消退，消退後留下明顯色素減退斑，半年後消失。

3.治療神經性皮炎

【方劑及製用法】大楓子50g，土槿皮50g，白蘚皮50g，當歸50g，赤芍50g，紫草50g，蛇床子50g，蜈蚣10g，用75%乙醇500毫升浸泡1個月後提取上清液。每100毫升中加乙酸4g，冰片1g，斑蝥蟲1g，浸泡1週後過濾密閉備用，每日塗1次。

【療　　效】經治150例，112例治癒，24例好轉，14例效果欠佳。治療過程中可加丙酸氯倍他索軟膏以提高療效。

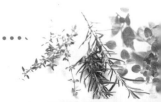

4.治療頸淋巴結核

本病主要是指發生於頸部淋巴結的慢性感染性疾患。

【方劑及製用法】斑蝥1枚，去頭翅，放入雞蛋中，膠布封固，煮30分鐘，文火為宜，然後去斑蝥食雞蛋，每隔1天食1個，服5個為1療程，1療程後停1週視情況再用。如小便不暢，或痛，或出現尿血，停服，並用茯苓、益母草、石葦、白茅根、琥珀各5g煎湯口服。治療期間可同時服貓爪草、貓人參、貓兒眼草、夏枯草各5g、金銀花、川貝母各10g，化痰軟堅散結，協助療效。

【療　　效】經治42例，30例2～3個療程治癒，12例淋巴結減小。

斑蝥蟲有毒，外用為主，具有殺蟲止癢之功。外用1%濃度斑蝥液可出現表皮發泡、流黃水現象，夏日用藥更明顯，內服超劑量可傷及腎臟，出現尿閉、尿血症狀，甚至會導致腎衰竭，故需嚴格控制劑量和療程，不可盲目濫用，一旦出現尿血、排尿困難，應立即停藥，並用保腎復原措施。

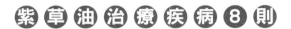

紫草油治療疾病 8 則

【紫草油的製法】

紫草50g，芝麻油500g，把精選的紫草入芝麻油內浸泡3天，以文火（必要時以武火）煎至藥物微枯為度，藥用紗布四層過濾取油去渣，裝瓶備用。

紫草油常用於濕疹、皮膚潰瘍等疾病的療效頗佳，臨床上以紫草油為基本方，添加適宜藥物用於其他某些疾病治療效果更佳，以下八則，請讀者細細品之：

（1）輕度燙傷：紫草油150毫升，蜂蠟40g，石榴皮粉10g，地榆粉10g，混勻（研磨，過120目篩）裝瓶。常規消毒，清潔創面，用消毒棉籤蘸油外塗，每日數次，數日可癒。

（2）皸裂：製紫草油時濾油去渣後趁熱加入蜂蠟150g，冰片3g，攪勻，待油餘溫時加入白及粉40g攪勻裝瓶。外搽每日2～3次，一般8～10天可癒。

（3）中耳炎：製紫草油時加黃連30g，冰片3g，浸泡3天，按製法取油裝瓶。用油滴耳，每日3次，每次2～3滴。

（4）慢性鼻炎：製紫草油時加入蒼耳子20g，浸泡3天。武火炸至藥枯，過濾取油裝瓶。用消毒棉籤蘸油塗於鼻腔患部，每日3次，一般3天可癒。

（5）膿皰瘡：紫草油100毫升加黃柏粉15g，利福平粉2g，冰片2g，攪勻（研磨）裝瓶。常規消毒患處，用消毒棉籤蘸油塗抹，每日3～5次，5天為1療程。

（6）濕疹：紫草油150毫升加氧化鋅粉20g，黃柏粉15g，青黛15g，冰片2g，

醋酸地塞米松片10mg（研粉），氯苯那敏片8mg（研粉），攪勻裝瓶。用消毒棉籤蘸之外塗，每日2次，效果良好。

（7）慢性唇炎：紫草油100毫升，青黛20g，混勻（研磨）裝瓶。用消毒棉籤蘸油塗之，每日數次，一般1週內可癒。

（8）子宮頸糜爛：製紫草油加黃柏20g，兒茶20g，冰片3g，浸泡3天，依製法取油裝瓶。窺陰器暴露子宮頸，消毒瘡面，用該油浸濕帶線的棉球擦子宮頸及其周圍，並放置於子宮頸陰道深處，24小時後患者可自行取出。隔日1次，7次為1療程。治療期間禁止性生活，行經期間停止用藥，一般2個療程可癒。

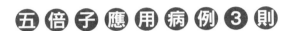

五倍子應用病例3則

【病症及藥理介紹】

中藥五倍子一藥，運用甚廣，內、外、婦、兒各科均可應用。外用有清熱、解毒、消腫、斂瘡、止血之功，運用得當，可見奇效。臨床驗證，諸如鼻衄、牙齒鬆動、牙齦出血、小兒脫肛、大腸痔瘡、夜啼等症，亦有顯著療效。該藥價格低廉、藥源充足，臨床應用，可隨時加工，配伍簡單、操作方便、攜帶便利、使用靈活、易被患者所接受和掌握，適用於廣大農村、貧困邊遠山區，應用價值廣泛。

五倍子，形似海中文蛤，故亦名文蛤，性平、味酸澀、鹹寒無毒，功能斂肺降火、澀腸固精、斂汗止血。

1.盜汗、自汗

楊先生，40歲。睡時汗出，醒時汗止。到醫院檢查，血沉、胸片等均無異常。中西藥物治療效差。經查排除器質性病變，配以五倍子20g，研細末，用米湯調餅狀，敷於臍窩，口罩覆蓋包紮，膠布固定，每晚1次，當夜盜汗少，3天後盜汗止。

按《本草綱目》云：「五倍子斂肺降火、化痰飲、止咳嗽、消渴盜汗、嘔吐、失血久痢，皆可用之。」臍部亦名神闕，為生命之根蒂，是經脈所過之部位，臍部血管豐富，藥物在臍部易於穿透彌散吸收，透過血液循環和經脈系統的輸佈，內達五臟六腑，發揮其治療作用。體虛者尤佳。

2.復發性口腔潰瘍

董先生，48歲。主訴：2年來口唇、舌邊、兩頰部黏膜潰瘍，此起彼伏，纏綿不癒。求治多家醫院及口腔專科醫院，診斷為復發性口腔潰瘍。常規服用各種中西

藥物，收效甚微，遇冷、熱、酸、鹹等刺激痛甚，苦不堪言。診見：下唇黏膜、齒齦旁、舌邊、兩頰部數個囊粒，黃豆大小不等的圓形或橢圓形潰瘍，中間稍凹陷，基底部黃色，周圍紅暈，灰白色潰瘍面。配以五倍子18g，冰片6g，共研極細末，早、中、晚三餐漱口後及臨睡前各搽1次，搽藥後暫禁食，5天後潰瘍面明顯縮小，10天後潰瘍癒合，追蹤1年未發。

按表病多係胎毒餘熱或心脾積熱所致。五倍子功能降火斂汗，現代藥理研究，其中含有鞣酸，對蛋白質有沉澱作用。皮膚黏膜、潰瘍面接觸鞣酸後，其組織蛋白質即被凝固，造成一層被膜覆蓋，用於口腔潰瘍，藥症相合，卓有良效。

3.陰囊濕疹

鄧先生，70歲。患陰囊濕疹，朝輕夜重，發作時奇癢難忍、心煩意亂，需用開水泡洗或搔抓出血後，方可獲得一時緩解，曾自購皮炎平、激素類軟膏外搽，多處求醫，獲效甚微。診見：陰囊兩側皮膚煅紅。布有赤色紅疹、血跡，流黃水，部分皮膚糜爛。處以五倍子20g，枯礬6g，共研細末，每次清水坐浴後，香油調搽，每日2次。內服龍膽瀉肝湯加減，每日1劑。1週後，奇癢漸緩，黃水止，連續使用半個月，頑疾告癒。

按此例系肝經濕熱、風邪外襲而引起，內服龍膽瀉肝湯以瀉肝經濕熱。外搽五倍子末以降火收斂，相得益彰，效果滿意。

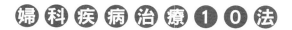

婦科疾病治療10法

1.痛經

病因病理：痛經是指在行經前後或行經期間出現下腹部疼痛的一種生理現象。其發病多因血瘀或寒凝，導致氣機運行不暢，脈絡阻滯不通而引起的疼痛。經前疼痛多屬氣滯血瘀，常伴有胸脅、兩乳脹痛，經色晦黯或有血塊等；如果經後疼痛多屬虛寒，常伴有面色蒼白，神倦納呆，形寒肢冷等症狀，腹痛得熱則舒，月經色淡，量少質清等。

治療：砂仁、木香、烏藥、元胡、甘草、香附各等量。上藥用酒浸泡1小時後紗布包中藥熨患部30分鐘。本方適用於氣滯血瘀經痛。

2.乳頭皸裂

病因病理：乳頭皸裂是婦女哺乳期常見的疾患。其病多因乳頭皮膚纖弱，加之

機械性的刺激，局部不潔淨，特別以嬰兒用力吸吮所導致。此病不但餵乳困難，而且易被細菌侵入而引起傳染性乳腺炎、淋巴管炎等疾患。

治療：

法Ⅰ花蕊石、爐甘石、寒水石各10g。將上藥共研為細末，加冰片少許，和勻貯瓶，避免潮濕，備用。用時以油調敷患處，每日2～3次。

法Ⅱ爐甘石、赤石脂、熟石膏各等份。上藥共研為細末，瓶貯備用。用時將藥末調麻油敷患部，每日2～3次。

3.外陰炎

病因病理：外陰炎多由於陰道炎或宮頸炎引起陰道分泌物增多，刺激外陰皮膚或藥物過敏所致。臨床表現外陰瘙癢難忍，燒灼疼痛，局部紅腫，有的出現皰疹。嚴重的發生潰瘍、化膿、腹股溝淋巴結腫大並有壓痛。

治療：

法Ⅰ苦參30g，黃柏15g，蛇床子30g。上藥用水煎熏洗患部，每天1～2次。

法Ⅱ白礬6g，艾葉15g。上藥用水煎熏洗患部，每天1～2次。Ⅰ、Ⅱ方均適用於陰癢、紅腫及有皰疹者。

法Ⅲ黃連15g，芒硝15g，青黛15g，冰片1g。四藥共研為細末，搽塗患部。此方適用外陰潰瘍者。

4.子宮頸糜爛

病因病理：子宮頸糜爛常因子宮頸損傷或局部長期刺激後，經細菌感染引起。患者白帶量多，色黃，呈黏液狀或膿樣，也有血性帶下。檢查宮頸表面粗糙，圍繞宮頸外口呈鮮紅的一片，有微小顆粒狀組織增生，易出血。有時可以見到黃豆樣大小的鮮紅色增生組織懸掛在子宮頸外口處，名為子宮頸息肉。糜爛面占整個宮頸1/3者為輕度糜爛，1/3～2/3之間者為中度，2/3以上者為重度。

治療：

法Ⅰ蛤粉30g，漳丹15g，冰片1g，香油適量。適用於輕度宮頸糜爛。

法Ⅱ蛤粉30g，漳丹15g，雄黃9g，冰片3g，沒藥3g，乳香3g，香油適量。適用於中度宮頸糜爛。

法Ⅲ蛤粉30g，漳丹15g，雄黃9g，冰片3g，沒藥3g，乳香3g，硇砂0.5g，硼砂0.5g，香油適量。適用於重度宮頸糜爛。

以上方諸藥分別研為末，用香油調成糊狀，以備局敷。用時先用1/5000的高錳酸鉀液沖洗陰道後，將藥糊塗在帶線的消毒棉球裏，後把棉球覆在宮頸糜爛面上，

24小時後自行取出，隔3天後，再行第2次上藥，月經期停藥。10～20次為1療程。

法Ⅳ黃連，黃芩，黃柏，兒茶各等份。上藥共研為末，每次用6g，塗於宮頸糜爛處，每日1次。（注：本病在上藥期間禁止性交，不要坐浴或洗澡，經期禁止上藥）。

5.盆腔炎

病因病理：盆腔炎多由產褥或接生、流產及刮宮術時消毒不嚴格，以及經期的上行性感染。包括子宮內膜炎、輸卵管炎、卵巢炎、盆腔結締組織炎和盆腔腹膜炎等。分急性與慢性兩種。急性盆腔炎，最近有分娩或流產病史。患者惡寒發熱，下腹疼痛拒按，帶下多，色黃有臭穢氣。慢性盆腔炎，病變多局限於輸卵管、卵巢和盆腔結締組織內。患者下腹疼痛不適，可放射至腰骶部，白帶增多，月經不調或量多經痛。

治療：

法Ⅰ側柏葉60g，黃柏60g，大黃60g，澤蘭葉30g，薄荷30g。上藥共研為末，用水或蜜調外敷患部。本方適用於急性盆腔炎局部發熱較甚者。

法Ⅱ澤瀉、赤芍、紅花、乳香、沒藥、三稜、莪朮、丹參、當歸、敗醬草、香附、枳殼、蒼朮、天花粉、白芷、黃柏、大黃、薑黃、防風、厚朴，上藥各等份共研末，調成糊狀，調敷時可根據病症用濕熱水或適量酒調勻。在下腹疼痛區熱敷，保持一定溫度（約40℃），每日3次，每次1～2小時，2～3天換藥2劑，每劑生藥30g，5劑為1療程。此藥有活血化瘀，清熱解毒，除濕止痛之效。

6.外陰濕疹

病因病理：本病多由濕熱素盛或內褲不潔等所致。表現為局部皮膚發紅、瘙癢、水皰、滲水、糜爛，乾後結黃痂。

治療：

法Ⅰ黃柏30g研細，每日撒瘡面3次，如無滲水，可用茶油調敷。

法Ⅱ孩兒茶3g，雞內金3g，輕粉1g，冰片0.5g。四藥共研為細末，撒患部，每天2次。

法Ⅲ地骨皮、蛇床子各等份。四藥共煎湯熏洗患部。

法Ⅳ鮮一點紅全草適量。加食鹽少許，用水煎頻洗患部。（注：一點紅為菊科一年生草本植物一點紅的全草。生在山坡草地、田埂上。另名：葉下紅，性味：辛、微甘，涼。功效：清熱涼血，解毒消腫）。

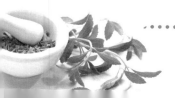

7.黴菌性陰道炎

病因病理：有多量凝乳樣白帶，外陰及陰道奇癢。陰道附著一層白膜狀分泌物，不易擦去，擦去後可見陰道壁有充血現象。鏡檢白帶可找到黴菌。

治療：

法Ⅰ 蛇床子15g，地骨皮12g，苦參15g，川椒6g，明礬6g。上藥共煎湯，熏洗患部，每日1～2次。

法Ⅱ 板藍根30g，金銀花15g，連翹15g，黃柏15g，野菊花1g。上藥共煎湯紗布過濾坐浴，每日1～2次，每次10～20分鐘。本方適用於外陰有紅、腫、痛、熱及膿性或血性分泌物時。

法Ⅲ 鮮一枝黃花全草250g（乾品100g）。加水2500毫升，煎成1000毫升，過濾，取1/3作婦科沖洗，其餘熏洗及坐浴，每天1次，7天為1療程。（注：一枝黃花為菊科多年生草本植物的全草。生於原野、山坡、路旁。夏秋採收，洗淨，鮮用或曬乾用。別名：黃花草、百根草。性味：微辛、苦、溫。功效：疏風行氣，解毒消腫。）

8.滴蟲性陰道炎

病因病理：滴蟲性陰道炎由滴蟲感染引起，有大量黃色或綠色泡沫樣、稀薄的膿性白帶，且具有特殊臭味。外陰或陰道有瘙癢、灼熱、疼痛感，是由於陰道分泌物刺激所致。檢查時可見陰道黏膜充血，表面可見有散在紅色斑點。鏡檢白帶可找到滴蟲。

治療：

法Ⅰ 蛇床子15g，花椒15g，苦參15g，百部15g，明礬15g。上藥共煎湯紗布過濾坐浴，每次10～15分鐘，每日1次，7次為1療程。

法Ⅱ 蛇床子30g，黃柏15g，苦參15g，枸杞根15g，川楝子6g，枯礬15g。上藥水煎去渣，裝入陰道沖洗器內，並做外陰沖洗，每日2次。

法Ⅲ 黃柏15g，蛇床子15g，苦參15g，上藥加水煎至1000毫升，用紗布過濾局部沖洗或坐浴，每日1次。

法Ⅳ 蛇床子30g，野菊花10g，白礬15g，紫花地丁10g，土茯苓10g。將上藥共煎湯，用紗布過濾，趁熱傾入盆內，患者坐盆上，周圍用毛巾圍上，勿使藥氣外洩。待藥湯溫和，再行洗滌陰部，每日2～3次，10天為1療程。

法Ⅴ 仙鶴草（莖葉）120g加水1000毫升，煎成100毫升，用棉球沾藥液塗陰道，每日1～2次。

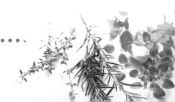

9.子宮脫垂

病因病理：子宮脫垂是指子宮位置下移至坐骨棘水準以下或者脫出陰道口外而言。多由體力虛弱，產後過早參加體力勞動以及長時間站立或蹲著勞動等因素所引起。臨床上按子宮下垂的程度，分為3度：第1度：子宮位置較正常稍低，子宮頸仍在陰道口內；第2度：子宮頸及部分子宮體落於陰道口外；第3度：子宮頸及子宮體全部脫出陰道口外。

治療：

法Ⅰ五倍子15g，炒枳殼15g，烏梅10g。上藥共煎湯先熏後洗，每日3次，如有糜爛可加金銀花、甘草、黃柏各10g。

法Ⅱ蛇床子15g，五倍子15g，烏梅15g。上藥共用水煎熏洗患部，每日2～3次。

法Ⅲ枳殼60g。煎湯熏洗，每日2～3次。並用蓖麻子20粒搗碎用酒調成膏，貼關元穴上12小時後取去。

10.老年性陰道炎

病因病理：婦女絕經後，由於體內缺乏雌激素，陰道黏膜失去正常的防禦能力，而引起陰道炎症變化。自覺有陰道不適及灼熱感，小便時陰道痛，並有外陰刺激瘙癢感。帶下有時呈血性黏液狀。檢查可見陰道黏膜發紅，陰道壁上散在著小出血點。

治療：

法Ⅰ苦參15g，黃柏15g，蛇床子15g。上藥共煎湯，紗布過濾熏洗患部，每日2次。

法Ⅱ鮮蒲公英150g，鮮野菊花50g，鮮蔥白頭10枚。上藥加蜂蜜或紅糖少許搗爛敷患處。

法Ⅲ紫花地丁、金銀花、蒲公英、芙蓉葉各等量。上藥共搗爛敷患部。

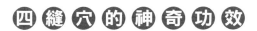

四縫穴的神奇功效

【四縫穴療法介紹】

四縫穴是經外奇穴，傳統記載是治療小兒疳積的特效治療穴位，在治療小兒疳積的基礎上，探尋它在其他方面的治療作用，如內科、外科、婦科方面的哮喘、咳嗽、痛風、神經衰弱、陰陽失衡、崩漏、生長遲呆、免疫力低下、易於感冒等，透

過不斷地總結積累，發現四縫穴有提高機體免疫力、助生長發育、健脾胃、清濕熱邪毒、調沖任、平陰陽等作用。

1.取穴

根據《中醫大辭典》、《針灸腧穴圖譜》、《實用針灸推拿治療學》、《針灸學講義》記載，四縫穴的取穴有3種。

(1)第二、三、四、五指掌面第一、二節橫紋中央。

(2)第二、三、四、五指掌面第二、三節橫紋中央。

(3)第二、三、四、五指掌面近節指骨基底橫紋二頭（掌指關節掌面之二側頭處）。

2.針刺方法

碘酊消毒針處，以消毒之三稜針或一次性消毒針頭（6號、7號），視人之大小、體之虛實，而作淺深、重輕不同之決定，針後再作輕重不等之擠壓。重症、實症、成人則重擠，重複擠；虛症、輕症、小兒則輕擠，少擠；深淺：輕症、虛症、小兒為0.1cm，重症、實症、成人則可0.2cm以上。輕症、虛症、小兒每週1次；重症、實症、成人每週1～2次。如有易出血或出血不止，血友病傾向者免針或極淺輕刺（0.1cm）。

【典型病例】(1)雙胞胎女嬰，出生時分別為1700g及1500g，在暖箱內度過2個月，後經常感冒發熱、腹瀉納差，羸瘦體弱。出生3個月後，採用此法，便以四縫穴為主，每月挑刺2～3次，逐步體質轉好，極少感冒、發熱。18歲時身高、體重超過其父母。從此例看出，四縫穴有增強抗病能力、助生長發育之功。

(2)吳小姐，26歲。多年來，每夜磨牙、流口水，以至枕邊奇臭，因畏痛而遲遲未針，後無奈，點刺四縫，每週1次，4次而癒。此脾虛而熱，運化失常，四縫穴健脾運、泄邪熱有效。

(3)齊小弟。其嬰兒期每每晝夜興奮，不思睡寐，一旦入寐亦時驚叫，遂點刺四縫，擠出黃液，得以安寐。此例提示四縫有寧心安神之功，胃和脾健則睡眠安。

(4)鄭小姐，25歲，教師。其年少時，每每在考試前緊張失寐，成績不理想，以四縫穴點刺，不僅鎮靜安寐，且考試成績也大為提高。此例見四縫穴有寧神益智之功。

(5)吳小弟。9歲時體弱多病，時時感冒，曾有多動症之嫌，鼻涕常掛，易感

冒，於每週六晚點刺四縫（第2天可休息，免入水）計6週，便自此極少感冒，且上課多動症亦明顯收斂。可見四縫穴能提高免疫力、預防感冒。

(6)潘小弟，5歲。自幼體弱矮小，一遇氣候變化便咳喘不止，於是針藥不斷，以四縫穴結合脊柱療法（以督脈膀胱經華佗夾脊穴為主進行推拿、針灸、火罐的一種療法）治之，每週1次，計2月，基本不用針藥，後患兒胃納漸增，體重增加，身長亦進步，喘咳發作大為改善。此例也是說明四縫穴除有健脾益腎止喘、豁痰之功外，還有助長發育之功。

(7)李女士，48歲。一生痛經，每月有半個月經水淋漓，多方求治，見效甚微，不堪痛苦，以四縫穴點刺配三陰交雙穴，治療2月，日見其輕，後為鞏固療效，囑於每次月經來前3～5天針刺1次。四縫穴治療婦女經事，不見其傳，但透過此例可知脾統血，四縫之於衝任心脾起調節作用。

流星槌治療多種哮喘

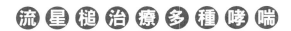

【病症及療法介紹】

哮喘是一種反覆發作的慢性病，病因較為複雜，誘發因素頗多，凡感受風寒、風熱，嗅吸花粉、煙塵、漆氣異味，影響肺氣宣降，津液凝聚，釀為痰飲，阻塞氣道而成哮喘，或飲食不當，貪食生冷、酸寒、魚蝦、甘肥等食物，以致脾失健運，痰濁內生，上乾於肺，壅遏肺氣，氣機不暢而發生哮喘，除此之外久病體弱、生活習慣、過度勞累、精神因素、工作環境改變，以及家族史均與本病的發生有關係。所以在治療上除急性發作期應積極治療外，更重要的是在緩解期要因人而異採取多種預防措施，消除或減少誘發因素，只有防治兼施才能獲得滿意療效。

中國醫學認為：哮喘與肺、脾、腎三臟密切相關，肺為氣之主，司呼吸，腎為氣之根，主納氣，肺腎失職則呼吸不利而咳喘。哮喘的主要病變主要在氣管和肺，肺為貯痰之器，脾為生痰之源，脾肺功能失調則痰濕內生。故哮喘的發生，其標在肺，其本在脾腎，治療時急則治其標，以宣肺、化痰、止咳、平喘為主；緩則治其本，以健脾益腎為主。

人體是一個有機的整體，體表與體內各臟腑之間互相聯繫，互相影響，體內臟器的生理變化、病理改變，可通過經絡、血脈反映到體表。經絡是一個具有多功能、多層次、多形態的調控系統，為人體「真氣」流通之隧道，有運行氣血、濡養全身、抗禦外邪、保衛機體的作用。經絡的溝通和有機的整體調節，使人體內外、上下保持協調統一。運用流星槌擊打體表，使其產生反應，以信號的形式藉經絡、

血脈的傳輸，反應到體內相應的組織器官，並改善它的病理反應，從而達到恢復陰陽平衡、治癒疾病的目的。這種藉經絡、血脈傳輸感應的原理，和現代醫學的神經——體液調節學是相符合的。運用流星槌療法同樣要遵守辨證施治的原則，對不同的病症，根據不同的病因、病機、病位，辨證地選用不同的穴位或擊打區域。

流星槌療法是在針灸推拿和梅花鞭的基礎上研製的一種獨特的療法，不僅有針灸、點穴的作用，推拿、按摩的功能，又比針灸、點穴、推拿、按摩簡便易行，療效更好。流星槌治療哮喘，經濟簡便、無不良反應、患者樂意接受。

哮喘為常見病、多發病，具有反覆發作的特點，一年四季均可發作，尤以寒冷季節、氣候急劇變化時發病較多，哮指喉中有痰鳴音，喘指呼吸困難而急促，甚至張口抬肩，端坐呼吸，兩者相兼。中國醫學認為，哮喘的基本病因是痰飲內伏。凡「伏飲」素質的人，遇到氣候變化、飲食失宜、情志刺激、勞累過度均可發生哮喘。治療哮喘的方法很多，但迄今為止尚無理想的治療方法，鑒於流星槌治療本病有較好的療效，且簡便易行，現介紹如下。

1.常規治療法

直接擊打任脈、上肢、下肢擊打區域；用十字披紅擊打法和玉帶纏繞擊打法擊打上背部兩肩胛骨內側、督脈華佗夾脊、足太陽膀胱經。

2.辨證施治法

（1）寒哮：主要因感受風寒，寒飲伏肺，阻遏氣道。症見痰液清稀、色白帶泡沫、量少、質黏不易咳吐，胸膈滿悶，甚則氣窒，面色晦滯帶青，口不渴或渴喜熱飲，形寒無汗，或兼頭痛身痛，多在冬季或受涼時發作，脈浮緊，苔白滑。治則以宣肺散寒止哮。除常規擊打治療外，還應重點擊打肺俞、膻中、列缺、天突、中脘、豐隆、風門，諸穴合用，共奏宣肺理氣、健脾化痰、解表散寒、溫中止哮的作用。若見胸膈滿悶過甚者，加打內關、膈俞；痰液清稀量多者，加打脾俞、章門、足三里，每日1次，每次半小時。

（2）熱哮：主要因感受風熱，肺失清肅，熱飲伏肺，痰熱遏肺。症見痰液黏稠色黃，不易咳出，咳引肋痛，面赤自汗，口渴喜飲，胸膈煩悶，苔黃膩，脈滑數。治則清熱肅肺止哮，除常規擊打外，還應重點擊打合穀、大椎、曲池以疏表散熱，中府、孔最以肅肺平喘，豐隆以化痰，膻中以納氣、降氣，足三里健脾和胃，以扶後天之本。諸穴合用，共奏清肺調氣、健脾化痰、除熱止哮的作用。如胸膈煩悶甚者，加打魚際、大陵；口渴喜飲者加打照海、太溪。每天1次，每次半小時。

（3）實喘：主要因邪阻於肺，肺失宣降，症見痰聲漉漉、咳痰黏膩不爽、痰

黏色黃、咳引胸痛、胸中滿悶、身熱口渴、大便秘結、脈滑數、苔黃膩，治則清肺化痰、宣肺祛痰止喘。除常規擊打治療外，還應重點擊打風門、風池、肺俞、中府、尺澤、豐隆、氣喘，諸穴合用，共奏解表宣肺、清肺化痰、寬胸理氣定喘的作用。如胸悶氣逆、咳嗽胸痛者加打內關、支溝；身熱口渴、大便秘結加打液門、天樞、內庭。每日1次，每次半小時。

（4）虛喘：主要因肺、脾、腎虛，症狀逐漸加重，氣短而促，語言無力，動則汗出，舌質淡或微紅，脈軟無力，如喘促日久，腎氣虛弱，則形瘦神疲，氣不得續，動則喘息，汗出肢冷，脈象沉細，治宜調補肺、脾、腎，益氣定喘，除常規擊打治療外，肺脾兩虛重打肺俞、足三里以健脾和胃，培補後天之本；肺腎兩虛重打腎俞、太溪以補腎納氣，培補先天之本；如氣喘急促而氣不得續者，加打內關、神門以強心，關元、氣海、膻中以納氣，太淵、命門以防虛脫；動則易汗，四肢不溫加打陰郄、後溪，每日1次，每次半小時。

辨證施治法常用於哮喘的發作期、緩解期治療，或三伏天，每天堅持擊打項部、上背肩胛間區、第7頸椎至第7胸椎兩側、華佗夾脊和足太陽膀胱經之間，還應重打肺俞、脾俞、腎俞、大杼、風門、附分、魄戶、膻中、氣海、關元、足三里，既可控制哮喘復發，又可促進久病虛弱之體的復元。

生薑外治急症3則

【藥理介紹】

生薑是人們生活中的調味品，但其在醫療的應用療效，卻很少有人知道。現介紹3則。

1.急腹痛

寒邪內襲致腑氣不通之急腹痛，症見腹痛不止，呻吟連聲。用生薑2兩，大蒜3枚共搗碎（先用豬油在臍及周圍塗一層以保護皮膚）敷在臍部，上蓋塑膠袋加熱水袋，約半小時，腹痛即可好轉。

2.中暑

暑熱內襲，腹痛劇烈，時欲嘔吐，此屬中醫「絞腸痧」範疇，症見腹痛劇烈，大汗不止。腹部肌衛（±）。經用鮮生薑2兩錘碎敷臍，用熱水袋外敷，5分鐘後腹痛可止，且不會復發。

3.蜂螫

用生薑約1兩許，錘碎，用紗布包上直接敷在左眼上，令患者臥床休息。睡一覺後即可恢復正常，療效很好。

內病外治法 4 則

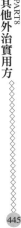

【藥理介紹】

內病外治方法是把藥物應用於體表，藉助藥物的性能，或在藥物上加熱，使之從皮膚表面或腧穴通過經絡，調整臟腑氣血功能，從而扶正袪邪，調和陰陽，治癒疾病。常用的外治方法，有降壓枕、哮喘方、酒浸方、疼痛方，還有外洗方等。

1.除痰平喘用外敷膏

此法用於治療慢性氣管炎和支氣管哮喘病。慢性支氣管炎、支氣管哮喘是嚴重危害人民健康的常見病。臨床以氣喘、咳嗽、胸悶、痰多為主要症狀，中國醫學屬於「咳喘」範疇。其病因為風寒犯肺，痰濁阻肺，肺腎兩虛等，治療上以溫肺化飲，宣肺化痰，補肺益腎，止咳平喘為常法，根據具體的病因病機，結合臟腑經絡理論及內病外治理論，用辛溫發散之陳皮、半夏、麻黃、細辛各15g平喘逐飲，根據症情分別加入附子、肉桂或黃芩各10g加工成粉末狀，用薑酒作佐劑做成外用藥膏，敷貼於患者督脈的大椎到至陽穴，及膀胱經背俞穴的風門、肺俞，每週1次，每次1～2小時，10次為1療程，臨床總有效率可達到80%。此類患者大多為陰寒之邪阻肺，取「陽脈之海」的督脈，旨在調動督陽；膀胱經主一身之表，肺俞穴為肺氣轉輸之處，用袪痰、平喘、辛散之藥外敷於此，能使藥力透過肌膚，經穴位經絡作用於臟腑，從而達到化痰止咳、宣肺平喘的功效。

【典型病例】徐先生，60歲，患喘息型支氣管炎近20年。每年春秋季節，差不多1～2個月即急診1次，後來敷哮喘外敷方至今，堅持每週1次，不論冬夏，以往不能離身的氧氣袋已廢棄。平地已能自如行走，還能登上二樓，平時氣虛喘喘，痰聲漉漉之象已除，近3年來沒有進急診室，病情一直處於穩定狀態。

2.通絡除痹應用疼痛方

痹症是氣血為病邪阻閉而引起的疾病。人體肌表經絡遭受濕、風、寒邪侵襲後，使氣血運行不暢，引起關節、筋骨、肌肉的酸痛、麻木、屈伸不利等症。痹症的病因與氣血陰陽虧虛、臟腑功能的失調有關。同時與居處環境、營養狀況、先天

稟賦、飲食勞倦、婦女經產等因素有一定關係。外因與風寒濕熱四邪關係甚為密切，正如《素問・痹論篇》所云：風寒濕三氣雜至，合而為痹。中醫認為：風寒濕邪侵入機體，使得關節局部疼痛難忍，屈伸不利。風寒濕邪留滯關節，乃致局部氣血運行不暢是痹症的關鍵。根據病因，臨床應用麻黃120g、桂枝20g、細辛10g散寒化濕、活血通絡的中藥研成粉末，佐以薑酒，調敷局部，旨在散寒止痛、溫經通絡，使留於關節、肌肉之寒濕逐於體外，使疼痛改善，關節活動自如，局部腫脹消退，寒去而痹除。

【典型病例】葛女士，38歲。患者訴兩膝關節酸痛，活動不利，局部關節酸痛，病初因受寒濕所致，苔薄白，脈細滑。該病是由於寒濕入侵致局部氣血閉阻而致病，予以溫經散寒，活血通絡外治法，敷疼痛方於兩膝關節，每週2次，每次1小時，3週為1療程，患者連續應用2個療程，關節酸痛解除，續敷1個療程，告癒。

3.平肝潛陽外用降壓枕

高血壓病是一種常見病、多發病，臨床上常有頭痛、頭暈、心悸、失眠等症。病因繁雜，其中較為重要的一個因素是高級神經中樞調節障礙引起。特別是精神神經緊張引起大腦皮層功能紊亂是形成高血壓的一個重要因素。傳統醫學認為高血壓病大多是肝腎不足、肝陽上亢所致。根據這一病機，選用了石決明150g、杭白菊70g、玫瑰花50g平肝潛陽、鎮靜安神的中藥配方，製成外用藥枕，睡眠時枕於頭部，使藥袋透過風府、風池、大椎等穴，起到安神降壓之功效。

【典型病例】周先生，65歲。患高血壓病8年，血壓持續在170～175／90～100mmHg，伴頭痛，目眩，頸項牽掣不適，肢體麻木，寐不安。眼底檢查提示眼底血管硬化Ⅱ級；胸透見主動脈弓隆起，西醫診斷高血壓病Ⅱ期。服複方降壓片每次2片，每日3次，用降壓外用藥包後，睡眠改善，頭痛、目眩、頸項牽掣諸症均見改善，血壓亦趨於平穩。

4.健脾止瀉應用外敷方

小兒慢性腹瀉，多由嬰兒脾胃功能薄弱，或是父母餵養失調所致，臨床可見小兒食欲不振、厭食、大便次數增多，肌體消瘦等症，傳統醫學認為此為脾失健運，肌膚失養。治當健脾益氣、消穀助運為主則。常法以內服為法，然而嬰兒難以接受，方用白朮、茯苓、淮山藥各等份健脾益氣、消穀助運之藥煎湯後，用毛巾蘸汁濕敷臍部，一日數次，加之局部按摩，從而使脾得健運，泄瀉即止。

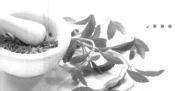

雜方治病5則

1.治慢性中耳炎方

【病症及藥理介紹】

慢性中耳炎臨床較常見，多表現為反覆耳道流膿水，伴耳鳴、耳痛、聽力下降、偏頭痛等。用製豬膽法治療慢性中耳炎取得了較好療效。方中豬膽性味苦寒，清熱燥濕；枯礬性味酸寒，清熱燥濕止癢；冰片性味辛苦、微寒，功效清熱止痛。本方合用簡便價廉、療效可靠。

【方　　劑】藥物製備鮮豬膽1枚，枯礬15g，冰片2g。

【製用法】將後兩藥裝入豬膽內繫口，放陰涼處風乾，將豬膽研成細麵，貯瓶備用。先將耳道用生理鹽水或雙氧水清洗乾淨，用藥棉蘸藥麵，將藥麵吹入耳孔少許，每日1～2次。

【療　　效】經治療者全部痊癒。治癒率達100%。

【典型病例】李女士，32歲。患慢性中耳炎20年，多方治療無效，用此法治療痊癒。

2.治口瘡方

【病症及藥理介紹】

口瘡雖為小恙，但易反覆發作，影響生活、工作。本方中毛白楊樹內皮苦寒，清熱瀉火；生甘草清熱解毒；冰片清熱止痛。本方藥源豐富、價格便宜、使用方便、療效確切。

【方　　劑】毛白楊樹內白皮（乾品）10g，生甘草10g，冰片2g。

【製用法】上三味共研細末，貯瓶備用。使用時用生理鹽水漱口後，將上述藥末撒在口腔內瘡面上，每日3次。功效清熱、消炎、止痛。

【療　　效】經治50例，全部痊癒。

【典型病例】張先生，27歲。口腔潰瘍反覆發作2年，曾以中西醫治療，效果不佳，用此法治療，痊癒。

3.治臁瘡方

【病症及藥理介紹】

臁瘡是發生於小腿下部內外側的慢性潰瘍，此病經久難癒。地龍含有大量蛋白質，具有清熱生肌、斂瘡功效，用其治療臁瘡效果良好，少則5天，多則10天均能

逐漸癒合。

【方　　劑】活地龍（蚯蚓）5條，白糖200g，將地龍洗淨泥土，與白糖共裝瓶內密封，待白糖溶化，地龍死後浸泡液備用。

【製用法】先用生理鹽水清潔瘡口，然後用棉籤蘸地龍液塗擦患處，不拘次數。

【療　　效】治療30例，全部痊癒。

【典型病例】劉先生，40歲。患此病經多方醫治無效，用地龍液塗擦患處痊癒。

4.治燙傷方

【病症及藥理介紹】

燙傷，又稱水灼傷，是外科臨床常見多發病，無論何時何地或男女老幼皆可發生。

現代藥理研究證明，地榆、臭椿皮含大量鞣質，能收斂止血、生肌；冰片能清熱止痛，治療水火燙傷效果良好。但本方法僅適用於水火燙傷較輕者，不適於燙傷較深及面積較大者。

【方　　劑】生地榆20g，臭椿皮20g，冰片5g。上三味共研細麵，貯瓶備用。

【製用法】先用生理鹽水沖洗燙傷處，用適量香油調上述藥麵外塗，每日換藥1次。

【療　　效】經治療者，全部痊癒。

【典型病例】張小妹，12歲。因不慎開水燙傷手臂，用此法治療，痊癒。

5.治神經性皮炎方

【病症及藥理介紹】

神經性皮炎難癒且易復發，治療主要以外用藥為主。蟾蜍有毒，以毒攻毒，能解毒消腫止痛；酒精辛散透達肌膚，且能止癢。應用本方應注意，蟾蜍有毒，孕婦慎用，外用藥液不可內服，不可入目。

【方　　劑】活蟾蜍1隻，95%酒精300毫升。

【製用法】將蟾蜍及酒精共放於玻璃瓶內密封浸泡2週左右，取出蟾蜍，取浸泡液備用。取浸泡液塗擦患處，每日1～3次。

【療　　效】經治療30例，全部痊癒。

【典型病例】李先生，35歲。患神經性皮炎，久治無效，用此法治療，痊癒。

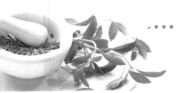

呃逆治療 2 則

【病症介紹】

呃逆即膈肌痙攣，俗稱「打呃忒」，是指胃氣沖逆而上，喉間呃呃連聲，令人不能自制的病症，其聲短而頻，而且沒有氣體從胃中排出，與噯氣不同。呃逆既可作為單獨的病症，又可作為某種疾病的一個症狀。關於呃逆的治療，早在《內經》中已有取嚏及轉移患者注意力以止呃的記載，臨床中還可針灸、服藥、靜脈滴注或推注以緩解呃逆，方法可謂多矣。

1.吸氣後屏氣

囑患者吸氣，盡量增加肺容量，然後儘量屏氣，以致不能再承受時慢慢放氣呼出，恢復正常呼吸，可反覆做幾次，較輕的呃逆就可緩解。膈肌為主要的呼吸肌，吸氣時，膈肌處於舒張狀態，所以在吸氣後盡量屏氣有助於緩解膈肌痙攣，使胃氣不再上逆而動膈。

2.指壓天突穴

以右手或左手示指按壓患者的天突穴（位置在胸骨上窩正中），方法是先向內（即手指與身體垂直的方向），繼而轉向內下，按壓時稍用力，以患者能承受為度，一般持續按壓10分鐘呃逆即止。

敷臍、敷貼療法外治遺尿

遺尿外治療法簡便，藥物可直達病所，藥效迅速、持久，安全可靠，療效頗佳，且無不良反應，現將臨床常用外治遺尿療法分述如下。

1.敷臍療法

【方劑1】 丁香、肉桂、補骨脂、五倍子各等量。

【製用法】 將諸藥共研細末，每次取5g，用適量白酒調糊，敷於患兒臍部，每日換1次。

【方劑2】 連鬚蔥白3根，硫磺30g。

【製用法】 將上藥共搗如泥，於睡前敷病兒臍部。外用敷料覆蓋固定，8～10小時後除去，連敷7～10天，均2～3天獲效，追蹤未復發。

【方劑3】麻黃20g，益智仁、肉桂各10g。

【製用法】將上述三味共研末，每次取3g，以少量食醋調和，敷於臍部，外用膠布固定，36小時後取下，間歇6～12小時再行1次，連敷3次後，改為每週1次，連用2週，以鞏固療效。

2.敷貼療法

【方劑1】取乾薑15g，麵粉適量。

【製用法】將上藥加水200毫升，煎至100毫升。濾汁用麵粉調成糊狀。再攤於3塊2寸見方的布上曬乾，即成生薑膏，治療時將生薑膏置於中極、三陰交穴。再以艾條點燃熏灸，每日2～3次，每次20分鐘。3天為1療程。

【方劑2】取白芍10g，白朮12g，白及10g，白礬3g。

【製用法】上藥研末，調拌蔥汁，外敷關元、湧泉穴。

【方劑3】取海螵蛸10～15g，蔥白7根。

【製用法】將上藥共搗爛如糊膏狀，分別溫敷於中極、關元、氣海穴，外以紗布固定3天。連用2～3次即效。

蛇藥片外治皮膚病5例

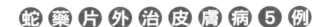

【病症及藥理介紹】

帶狀皰疹、水痘兩病因皮疹變化快，易迅速形成水皰，搔抓後易破裂，可繼發感染。用蛇藥外搽，可使皮疹消退而不致形成水皰，避免感染癒合而可能留下瘢痕，縮短療程。蠍螫傷、隱翅蟲皮炎、足癬久治不癒者，給予局部敷藥能消炎止痛，效果理想，重症者也可加服蛇藥片。

蛇藥片（季德勝蛇藥片，南通製藥廠生產），具有解毒、消腫、止痛的功效，應用於各種皮膚病，具有簡單、方便、有效、快捷之功效，請看以下典型病例。

1.隱翅蟲皮炎

周先生，19歲。患者主訴夜晚感頸部、右腋下瘙癢並燒灼樣疼痛。查體可見頸部、右腋下呈條狀水腫性紅斑密集，為針頭大小，疑為接觸性皮炎。復診可見丘疹處已成膿皰，損害中心融合成片，表面下陷，呈灰褐色，部分損害處糜爛，確診為

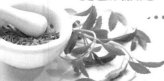

隱翅蟲皮炎。即用蛇藥片加生理鹽水調成糊狀後外敷於皮損處，每日2次，3天後癢痛消除，繼續治療3天即獲痊癒。

2.蠍螫

鄭先生，24歲。蠍子螫傷半小時，疼痛難忍。檢查可見左大腿內側有1.5cm×1.5cm大小丘疹，邊紅，裏蒼白，中心凹陷有瘀血點，即取蛇藥片碾碎，加生理鹽水外敷傷口處，每日2次，治療3天，傷口處不紅腫，疼痛消除而告癒。

3.帶狀皰疹

索女士，39歲。左頸部疼痛2天，伴密集性丘疹1小時而就診。查體可見左頸部有集簇性粟粒至綠豆大小丘皰疹群，呈帶狀排列，邊緣潮紅，不超過頸中線，疼痛部位感覺過敏，診斷為帶狀皰疹。當即用蛇藥片加生理鹽水調成糊狀搽患處，每日10餘次。同時取一側耳背較為明顯的靜脈1條，按摩充血後嚴格消毒，用三稜針點刺放血10餘滴，用消毒乾棉球壓迫止血，2天1次，兩耳交替。3天後丘疹消退，6天後疼痛消除，即獲痊癒。

4.足癬

鄭先生，31歲。因雙足足癬反覆發作5年餘，近期加重。自述既往發作時均用各種自購癬藥水、癬藥膏外用及肌注青黴素等，漸可緩解，病程均在15天以上。此次發作7天來經上述治療後效果不佳。查體可見雙足腫脹，雙足3～4和4～5趾間可見鮮紅色糜爛面，有滲液，可聞及異臭，雙足底及側緣角質層增厚、粗糙、乾裂，如樹皮狀，雙腹股溝可觸及黃豆至蠶豆大小腫大的淺表淋巴結5個，質中，活動可壓痛（++），診斷為：1雙足足癬（擦爛合併鱗屑角化型）；2急性淋巴結炎（雙腹股溝）。當即用醋調蛇藥片敷患處，每日2次，並肌內注射青黴素，4天後復診癢痛消除，腫脹減輕，滲液停止，淋巴結壓痛（±）。後改為口服乙醯螺旋黴素片，繼續外敷蛇藥，1週後欣然告癒。追蹤1年未復發。

5.水痘

程小妹，4歲。發熱2天，伴全身瘙癢性紅丘疹，胸腹、腰背多個水皰，呈向心性分佈。水皰如綠豆大小，周圍有紅暈，壁薄易破，皰液清晰。查外周血常規正常。追問病史，自述半月前有水痘患兒接觸史。診斷為水痘。即將適量蛇藥碾碎加生理鹽水調成糊狀，搽於紅疹處，每日搽藥10餘次，已形成水皰處用龍膽紫外擦。常規消毒一側耳穴，用貼有王不留行籽的0.5cm×0.5cm大小的膠布貼於肺、脾、風

溪及皮損相應耳穴部位。每日按壓4次，每次每穴50次，2天換貼，兩耳交替。3天後體溫恢復正常，紅疹消失，水皰乾涸結痂而癒。

如意金黃散治病12則

【藥理介紹】

如意金黃散是一味歷史名藥。它始載於明代陳實功所著的《外科正宗》，為當今臨床常用的瘡科重要藥物。如意金黃散是由薑黃、大黃、黃柏、蒼朮、厚朴、陳皮、甘草、生南星、白芷、天花粉共10味中藥組成，具有清火消腫、散瘀止痛之功效，多用於瘡癤初起、紅腫熱痛、小兒丹毒、瘡瘍及無名腫毒等病症的治療。

【方　劑】 薑黃20g，黃柏15g，蒼朮15g，厚朴15g，陳皮15g，甘草10g，生南星10g，白芷10g，天花粉5g。

【製用法】 上述十味中藥研粉，過80目篩後裝瓶備用。

1.治風濕性關節炎

取如意金黃散適量，加水調成稠糊狀，攤於油紙上，厚約0.5～0.7cm，面積略大於紅腫處，外貼患處，每日換藥1次。一般外用2～3天即可見效，紅腫熱痛即可大減，繼而恢復正常。

2.治靜脈炎

取如意金黃散適量，以醋調成稀糊狀後外敷患處，每日2次，連續用藥2～3天後即可收效。若係應用化學藥品而致靜脈炎，宜將如意金黃散與凡士林按2：8的比例配成膏劑備用；若局部紅腫疼痛的炎症，每日外敷1次；若局部已經潰爛，膿性分泌物較多，先清潔瘡口後，再敷上如意金黃散粉劑，周圍外敷金黃膏。

3.治重度褥瘡

取如意金黃散10g，豬膽汁100毫升，調成均勻的如意金黃散膽汁糊劑。先用絡合碘消毒患處周圍皮膚，袪除壞死組織，再用生理鹽水清潔創口，然後用消毒棉籤蘸取如意金黃散膽汁塗於瘡面，厚約0.5毫升，再用消毒紗布覆蓋患處，每日換藥1次，逐漸改為隔日1次。一般用藥20～42天即癒。

4.治內痔便血

取如意金黃散30g，澱粉2g，加入熱開水150毫升，調成稀糊狀，待微溫，每次以甘油灌腸器抽取10毫升，插入肛門，推進藥物，每日1次。併發潰瘍性直腸炎者，劑量增至20毫升；併發炎性外痔或血栓性外痔者，宜加用20%如意金黃膏外敷。一般用藥3～5次後，內痔便血即可消失。

5.治小兒臍瘡

　　取如意金黃散與凡士林按1：4的比例混合均勻，裝入瓶內備用。用時，先將患兒臍部用絡合碘消毒，再將藥膏貼患處，每日換藥1次，5次為1個療程。一般用藥1～2個療程即可痊癒。

6.治跌打損傷

　　取如意金黃散適量，加鮮豬膽汁調拌成糊狀，攤在敷料上，外敷貼於患處。每日換藥1次，連用7～12天，即可顯效或痊癒。

7.治流行性腮腺炎

　　取如意金黃散適量，用陳醋或凡士林調成糊狀，外敷患處，每日換藥1次，直至症狀消失為止。一般用藥2～7天即癒，且無後遺症。

8.治黃水瘡

　　取如意金黃散適量，用白開水調敷患處，每日4～6次，藥乾後再用白開水濕潤。一般用藥1小時後灼痛可止，經過1～3天後可瘡消病癒，且癒後不留瘢痕。

9.治乳腺增生

　　取如意金黃散20g，生附子、生半夏研末各10g，混合均勻，再將以上藥物與凡士林按3：7的比例調和均勻，裝入瓶內密閉備用。用時，先用氦氖鐳射針照射乳房腫塊5分鐘，再將加味金黃膏均勻攤在紗布上，貼敷於患處。隔日用氦氖鐳射針照射及換藥1次，5次為1個療程。連續用藥至乳房腫塊消失為止。

10.治帶狀皰疹

　　取如意金黃散、雄黃、生白礬各50g，蟾酥10g，冰片6g，共研為極細粉末，以凡士林100g調成膏狀，外敷患處，每日1次。一般用藥3～5天即可獲癒。

11.治麥粒腫

　　取如意金黃散（研為細末）30g，無水羊毛脂10g，冰片2g，凡士林70g。先將凡士林、羊毛脂加溫熔化，再迅速將如意金黃散兌入攪勻，然後將冰片用95%酒精少許溶化後兌入，再攪拌均勻，待涼後裝入瓶內備用。用時宜先用抗生素眼膏塗結膜囊內，以保護角膜，再將上述藥膏攤於敷料上，外貼患處，膠布固定，每日換藥1次。一般用藥2～4次，症狀及體徵即可消失。

12.治膿性指甲炎、甲溝炎

　　取如意金黃散適量，加入蜂蜜調成糊狀。無傷口者將藥敷於紅腫處約0.5cm厚，紗布包紮，每日換藥1次；切開引流或自破的傷口，按外科常規放置引流物，在傷口周圍紅腫浸潤區敷藥，每日換藥1次，一般用藥7～14天後即治癒。

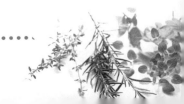

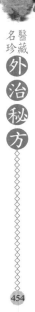
腰椎間盤突出物理療法

【病症及療法介紹】

腰椎牽引、推拿、藥物熏療及運動療法均有鬆弛緊張的肌肉，改善局部血液循環，消除疼痛的作用；其中牽引和推拿中的搬法具有鬆解黏連，改變神經根與突出髓核的位置關係，解除突出髓核對硬脊膜和神經根的壓迫。從而能有效地改善椎管內的局部血液循環，有利於炎性水腫的吸收，同時開大椎間孔，使神經根處區域的容積相對增加，從而避免了神經根的嵌壓，恢復正常的腰椎解剖序列等作用；運動療法有強化軀幹肌的肌力、改善軟組織的彈性、增加骨盆的旋轉、糾正不良姿勢、預防復發的作用。運用這些物理療法治療腰椎間盤突出症，既能快速消除臨床症狀和體徵，恢復正常腰椎功能，又能達到避免復發之目的。

腰椎間盤突出症是指由於外傷或生理退化性改變等因素，使椎間盤纖維環破裂，髓核突出，壓迫神經根引起的以坐骨神經痛為主的綜合症候群，是臨床腰痛中的常見病和多發病。有專家應用物理療法治療腰椎間盤突出症，取得了較好治療效果，且不易復發。

【方　　法】腰椎牽引：患者取仰臥位或俯臥位，持續牽引10分鐘，牽引重量為體重的60%～110%，牽後靜臥4小時，每週1次。可根據患者的情況來完成。

推拿：以點、壓、按、揉、肘推、彈撥等手法為主，並結合腰部斜搬法或俯臥腰後伸搬法，每次20分鐘，每日1次。

藥物熏療：患者仰臥於熏療床上，暴露患病部位，進行中藥熏蒸（自製中藥製劑），以溫熱為度，每次30分鐘。每日1次。

運動療法：採用Mckenzie軀幹肌伸展訓練法。1挺胸：仰臥抬起胸部和肩部、吸氣，放下、呼氣；2半橋：仰臥，兩腿屈曲，抬臀部的同時挺胸挺腰、吸氣，放下、呼氣；3橋：仰臥，兩腿伸直併攏，抬起臀部挺腰、吸氣，放下、呼氣；4俯臥抬腿：俯臥，兩腿伸直，輪流抬高；5俯臥抬上身：俯臥，抬起上身、吸氣，放下、呼氣；6燕式：俯臥，抬起上身，兩臂及兩下肢膝關節伸直。以上每個動作連續重複10次，每日1次。於急性期過後開始，訓練量由小到大，以患者感到舒適為度。

【療　　效】痊癒：症狀、體徵消失，功能活動恢復正常；

顯效：症狀、體徵明顯減輕，功能改善，可堅持日常生活和工作；

好轉：症狀、體徵減輕，腰部活動功能改善，日常生活和工作受影響；

無效：治療前後無明顯改善。

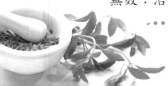

250例腰椎間盤突出症患者經以上方法治療，並追蹤半年以上，痊癒152例，顯效62例，好轉27例，無效9例。

【典型病例】趙先生，31歲。主訴腰痛伴右下肢麻痛半月。工作中因抬重物不慎扭傷腰部，活動困難，腰不能直立，咳嗽痛甚，行走跛行。診查發現平腰、腰肌緊張，$L_{4\sim5}$椎體右旁約1.5cm處壓痛、叩擊痛，並向右下肢放射，直腿抬高試驗左85°、右35°。腰椎CT示：$L_{4\sim5}$椎間盤向右後方突出。經上述方法治療後，腰腿痛症狀消失，直腿抬高試驗陰性，並恢復正常生活和工作，追蹤半年無復發。

腰椎牽引配合骶療治療腰椎間盤突出症

【病症及藥理介紹】

腰椎間盤突出症為一常見病，多發於青壯年，屬於中醫學「腰痛」、「痹症」範圍。隨著CT、MRI技術的廣泛應用，該病確診率大大提高。

腰椎間盤突出症是引起腰腿痛的常見原因，其發病機制主要是機械壓迫、無菌性炎症刺激，以及熱循環與營養障礙等因素導致受累神經根傳導功能受損。我們採用骶管封閉將藥物快速直接注入病變部位，其液體壓力可鬆解肌肉、韌帶之間黏連；其中激素藥物如曲安奈得可以消炎、抗過敏，作用持久；B群維生素可以改善神經營養障礙；利多卡因可以阻滯交感神經傳導，加速炎症代謝產物排泄及水腫吸收消散，及時達到消炎止痛的目的，並透過止痛，緩解肌肉痙攣，有利於牽引進行；而牽引可擴大椎間隙，利於突出的間盤回納，從而解除壓迫，恢復腰椎生物力學平衡。

【方　　劑】2%利多卡因5毫升，維生素B_6 100mg，維生素B_2 1mg，曲安奈得A 20mg，生理鹽水適量。

【製用法】骶管療法：2%利多卡因5毫升，維生素B_6 100mg，維生素B_{12} 1mg，曲安奈得A 20mg，加生理鹽水稀釋至20毫升。患者俯臥，取腰俞穴常規消毒，穿刺成功後緩慢將藥物推入，觀察有無不良反應，囑患者平臥30分鐘。1週後行第2次骶療。腰椎牽引：採用RQA-A熱療牽引床，牽引力依據患者耐受能力而定，一般為30～50kg，牽引時間0.5～1小時，每日2次。

【療　　效】臨床治癒：症狀和體徵消失，生活、工作恢復正常；

顯效：症狀和體徵基本消失，能參加一般工作及勞動；

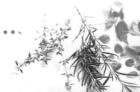

有效；症狀和體徵較治療前緩解，功能改善，但病情不穩定，易復發；

無效：主要症狀和體徵無明顯變化，甚或加重。

53例，有效29例，24例無效。

【典型病例】周女士，50歲。患腰椎間盤突出症，多方治療，效果欠佳，用此法治療，獲得痊癒。

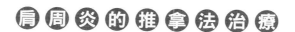

肩周炎的推拿法治療

【病症及療法介紹】

　　肩周炎就是「肩關節周圍炎」的簡稱，屬中國醫學「痹症」、「漏肩風」範疇，本症多發生於50歲左右的中年人，因此稱「五十肩」。多數患者由於長期疲勞或汗後當風或勞損致正氣衛外不固，腠理不密，風寒濕之邪乘虛而流注於肩關節，使肩部經脈氣血凝滯，以及閃挫拉傷肩部關節周圍軟組織，致使肩部經脈氣血瘀滯等原因所致。

　　這裏所說的溫通經絡推拿法治療肩關節周圍炎，就是圍繞著中醫按摩中「鬆則通、順則通、動則通」和「通則不痛」的原則，以用調節經脈之氣機，促使升降有常，適當地在局部行補瀉的一種手法。針對病機病理，有選擇地進行有效治療。適當運用溫通二法，補瀉得當，輕快為補，重緩為瀉，補其虛，瀉其實。用較輕柔之手法在局部治療，從而疏經活血、通絡止痛，改善局部血液循環；鬆解黏連，改善局部營養供應，促進新陳代射，促進肌肉炎性分泌物吸收，使變性組織得以改善或恢復；較重手法能使肌肉緊張及疼痛症狀消除和壓迫明顯減輕或者消失，有效地使病灶修復。

　　總之，溫通經絡推拿法能調節人體內部生物電能的變化，使內能增大，產生一定的良性刺激，以訊息形式傳遞給有關部位，鬆解肌肉損傷組織黏連，緩解疼痛症狀，控制生物回饋正態反應，打破疼痛和肌肉緊張等惡性循環環節，真正達到「通則不痛」的生理治療原則要求。

　　根據「痛則不通，通則不痛」的原則，研製出一套「溫通經絡、行氣活血」的推拿治療手法，治療本病效果不錯，其方法如下。

【製用法】選經：手太陰肺經、手陽明大腸經、手少陰心經、手厥陰心包經、手太陽小腸經、手少陽三焦經。

取穴：中府、尺澤、列缺、合穀、曲池、肩髃、曲澤、內關、外關、肩髎、肩貞、缺盆、肩井、天宗。

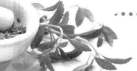

搓摩六經、溫通經絡：患者取坐位（體虛者可取臥位），術者立於患肩一側，用手掌沿患肩上肢六經路線往返搓摩3～5分鐘，患肢有熱感者為佳。

拿揉點按、鬆筋理肌：多指拿揉六經，往返操作；拇指點揉按壓諸穴，順時針操作。

撥理黏連、活血化瘀：用拇指彈撥理按肩關節周圍軟組織，拇、食、中三指拿捏彈撥腋前後肌筋，中指彈撥極泉穴。

牽動攘推、行氣導滯：牽引患肢做肩關節的內外、外展、環轉運動，沿六經循行做往返攘推手法。

治療時間：每次30分鐘，每日1次，10日為1個療程。

【療　　效】治癒：臨床症狀消失，恢復正常功能；

顯效：症狀明顯改善；

有效：症狀減輕；

無效：症狀無改善。

87例，治癒17例，顯效21例，有效27例，無效22例。

【典型病例】周女士，48歲。自述肩部疼痛，肩上舉、外展、後伸運動受限3個月，肩部運動及夜間痛劇。因大汗後即吹空調，受風寒所致。經用上法治療2個療程，疼痛消失，肩關節運動恢復正常而痊癒，後未復發。

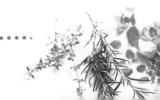

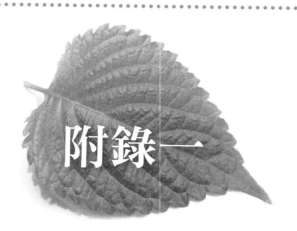

附錄一

淺談藥物外治法

所謂藥物外治法就是將中藥加工配製成一定的劑型,透過病所、穴位、竅道施藥,從而達到治療疾病目的的一種方法。藥物外治法是中醫的一大特色,廣泛應用於臨床內、外、婦、兒、五官、皮膚等科疾病的治療。共分為塗、敷、吹、塞、洗、熏、熨等近40種藥物外治方法;有嚼、擂、搗、研、煎、磨、熬、裹、燒、作餅、作枕、酒浸、醋漬、油製、調配等外用藥的加工配製方法;詳述外治施藥部位,除直施病處外,還有上病施下、下病施上、左病施右、右病施左及特定部位,大大豐富了外治療法內容,無疑這對外治法的發展是有貢獻的。藥物外治法具有用藥品種少、簡便易行、價格低廉、療效顯著、奇妙快捷等特點,它是中國傳統醫學中的一個瑰寶,應當努力發掘,其前途是十分廣闊的。

1.藥物外治三十八法

(1)塗法:是最常用的外治法之一,具體又分有多種配料和操作方法。如嚼爛塗、搗塗、研塗、煎藥塗、藥油塗、醋調塗、水調塗、藥汁調塗、油調塗、羊膽汁調塗、乳汁調塗、豬膏和塗等。

(2)揩法:如治腋下狐臭,用清水洗淨,再用清酢漿洗淨。微揩破,取銅屬和酢熱揩之等。

(3)拭法:如治面生粉刺,用白蘞2份,杏仁半份,雞尿白1份共研為末,用蜜和雜水拭面等。

(4)搽法:如治漏瘡腫痛,用豬膽7個,綿燕脂10個洗水,和勻搽之等。

(5)抹法:如治瘡口不合,用芭蕉根取汁,抹之等。

(6)擦法:如治紫癜風疾,用醋磨知母擦;治腎虛牙痛,用補骨脂3兩,青鹽半兩,炒研擦之等。

（7）粉法：如治火瘡已成，燒白糖灰粉之等。

（8）敷法：如治年久瘰癧，用生玄參搗敷之，日敷2次；治湯火灼傷，用苦參末以油調敷之等。

（9）貼法：如治多年惡瘡，用蒲公英搗爛貼之等。

（10）掃法：如治喉中發癰，勢重不能言者，用山豆根磨醋，頻以雞翎掃入喉中，引涎出，就能言語等。

（11）封法：如治手足瘑瘡，用生薤一把，以熱醋投入，以封瘡上取效；治毒蟲螫人，嚼青蒿封之即安等。

（12）刷法：如治火丹赤腫，通身者，用大黃磨水，頻刷之等。

（13）罨法：如治打撲傷損，閃肭骨節，用續斷搗爛罨之立效等。

（14）覆法：如治疔瘡療毒，用蒲公英搗爛覆之等。

（15）拓法：如治蠷螋尿瘡，用鹽湯浸綿，拓瘡上等。

（16）摻法：如治嵌甲腫痛，用知母燒存性，研末，摻之；治下部漏痔，用大露蜂房燒存性，研末，摻之等。

（17）包裹法：如治偏疝痛極，用綿袋包暖陰囊；治疥瘡瘙癢，取油核桃1個，雄黃1錢，艾葉杵熟1錢，搗勻綿包，夜臥裹陰囊等。

（18）塞法：如治耳鳴不止，無晝夜者，用烏頭燒灰、菖蒲等份，為末，綿囊塞耳；鼻衄不止，用薄荷水煮，綿裹塞鼻等。

（19）插法：如治耳卒聾閉，用甘遂半寸，綿裹插入兩耳內，口中嚼少許甘草，耳聾自然通也；治小兒虛閉，用蔥頭染蜜，插入肛門，少傾即通等。

（20）咬法：如治牙齒宣落風痛，用莨菪子末，綿裹咬之。有汁勿嚥等。

（21）畜法：如治太陽頭痛，用羌活、防風、紅豆等份為末，畜鼻；治內外障翳，用麻黃根1兩，當歸身1錢，同炒黑色，入麝香少許，共研為末，畜鼻等。

（22）嗅法：如治陰症呃逆，用乳香同硫黃燒煙，嗅之；治頭風久痛，用蘄艾揉為丸，時時嗅之等。

（23）吹法：如治喉痹作痛，用遠志肉為末，吹之，涎出為度等。

（24）灌法：如治耳內作痛，用郁金末1錢，水調傾入耳內，急傾出之；治鼻衄不止，眩昏欲死，取青葙子汁3合，灌入耳中等。

（25）滴法：如治鼻衄不止，用薄荷汁滴之；治雜物入目，用白薄荷根取心搗爛，絞取汁，滴入目中，立出；治百蟲入耳，取椒末1錢，醋半盞浸良久，少滴入自出等。

（26）點法：如初生兒解毒，只以甘草一指節長，炙碎。以水2合，煮取1合，以綿染點兒口中，可為一蜆殼，當吐出胸中惡水，此後待兒饑渴，續與之。令兒智

慧無病，生痘稀少等。

（27）摩法：如治偏風口，用衣魚摩耳下，左摩右，右摩左，正乃巳等。

（28）枕法：如以菊花作枕明目等。

（29）纏法：如治肛門鼠痔，用蜘蛛絲纏之，即脫；治疣瘤初起，用柳樹上花蜘蛛絲纏之，久則自消等。

（30）灸法：如治野雞痔瘡，先以槐柳洗過，以艾灸7壯；治發背初起，及諸熱腫，用濕紙敷上。先乾處是頭，著艾灸之，其毒即散，不散亦免內攻等。

（31）熨法：如治皮膚風疹，用枳實醋浸，火炙熨之即消等。

（32）烙法：如治足上風瘡，作癢甚者，用皂角炙熱，烙之等。

（33）掠法：如治風眼爛弦，用金環燒紅，掠上下瞼肉。日數次，甚妙等。

（34）熏法：又有煙熏法和熏洗法2種。1煙熏法：如疥瘡熏法，用熟艾1兩，木鱉子3錢，雄黃1錢，為末，揉入艾中，分作4條，每以1條安陰陽瓦上，置被裏烘熏。2熏洗法：如治婦人陰癢，用牆頭爛茅、荊芥、牙皂等份，煎水頻熏洗之等。

（35）浴法：如治癮疹瘙癢，用莎草花和苗20餘斤，銼細，以水2石5升，斛中浸浴，令汗出五六度，其瘙癢即止等。

（36）洗法：如治天皰濕瘡，用野菊花根，棗木共煎湯洗之；治眼弦赤爛，用薄荷以生薑汁浸一宿，曬乾為末。每次用1錢，沸湯泡洗等。

（37）漬法：如治蝮蛇螫傷，用楮葉、麻葉合搗，取汁漬之等。

（38）納法：如治卒得惡瘡，用蒼耳、桃皮碾作屑，納瘡中等。

2.收載藥物配製方法

（1）搗法：是用木棒或石頭將藥物搗爛，或搗出汁液的方法。多用於塗、搽、貼、罨、點等治法。如治便毒諸瘡，石搗蒜爛塗；治泄瀉暴痢，木搗蒜貼兩足心，亦可貼臍中；治暑月目昏，多眵淚生，龍腦、薄荷搗爛，生絹紋汁，點之。

（2）嚼法：是將藥物放在口裏，用牙齒嚼爛，由唾液混勻成糊狀的方法。多用於塗、敷、封等治法。如將香白芷嚼爛塗刀箭傷瘡；三七嚼塗虎咬蛇傷等。

（3）調配法：是將藥物碾成粉末後，再用液體調勻成糊或膏狀的方法。多用於搽、塗、敷、貼、點等治法。具體有以下原料調法：1.水調如治小兒夜啼，用黑牽牛末1錢，水調，敷臍上，即止。2.油調如治頭瘡白禿。以貫眾、白芷為末，油調塗等。3.醋調如治無名腫毒，疼痛不止，用三七磨米醋調塗等。4.酒調如石癰堅硬，不作膿者，蜀桑白皮陰乾，為末，烊膠和酒調敷，以軟為度等。5.蜜調如治雀卵面瘡。用桃花、冬瓜仁等份，蜜調敷之等。6.乳調如治嬰兒鵝口瘡，白厚如紙。用坯子胭脂，以乳汁調塗等。7.膽汁調如治頭風白屑，用曝乾羊蹄草根，杵末，羊

膽汁調塗等。8.豬膏調如白禿頭瘡，用五月收漏蘆燒灰，以豬膏和塗等。9.雞子清調如治癰疽腫毒，已潰未潰者皆可用，取黃連、檳榔等份，共研為末，以雞子清調搽之。10.胭脂汁調如治痘毒黑疔，用紫草3錢為末，以胭脂汁調，銀簪挑破，點之極效等。11.藥汁調如治口眼喎斜，用天南星生研末，自然薑汁調之，左貼右，右貼左等。12.蠟調如治湯火傷瘡，取當歸、黃蠟各1兩，麻油4兩，以油煎當歸焦黃，去滓，納蠟攪成膏，出火毒，攤貼之等。

（4）酒浸法：是將藥物放入酒中浸泡成藥酒的方法。多用於搽、塗、拭等治法。如治遠近臁瘡，黃丹飛炒，黃柏酒浸7日焙，各1兩，輕粉半兩，研細，以苦茶洗淨，輕粉填滿，次用黃丹護之，外以柏末攤膏貼之等。

（5）醋漬法：是將藥物放入醋中浸泡成藥醋的方法。多用於塗、搽、拭等。如治面多黑黯，雀卵色，苦酒（醋）漬朮（白朮），日日拭之，極效。

（6）作枕法：是將藥物曬乾，碾細或直接做成藥枕的方法，常用於枕法。如用菊花作枕可明目；蕎麥皮、黑豆皮、綠豆皮、決明子、菊花，同作枕，至老明目等。

（7）裹法：是將藥物碾碎或研成粉末後，用布包裹的方法。多用於熨、包、塞、插、納等。如治腹中癥塊，取吳茱萸3升，搗，和酒煮熟，布裹熨癥上等。

（8）磨法：是將藥物在較粗糙的器物上用水或醋等磨擦形成藥液的方法。多用於塗、刷、擦等治法。如治火丹毒腫，通身者，用大黃磨水，頻刷之；治紫癜風疾，用醋磨知母擦等。

（9）擂法：是將藥物放在較堅硬的容器內，加入水或醋等，用棒加壓使藥破碎或出汁液的方法。多用於塗、貼、搽等治法。如治纏蛇丹毒，用馬蘭、甘草擂醋搽之；治多年惡瘡，用蒲公英搗爛貼等。

（10）油製法：是用油將藥物製成藥油的方法。多用於搽、拭、塗、抹等治法。如治惡蟲咬人，用紫草油塗等。

（11）作餅法：是將藥物取汁和麵，做成藥餅的方法，常用於熨法。如治中風嘴斜，用瓜蔞絞汁，和大麥麵作餅，炙熱熨之等。

（12）燒法：是將藥物用火燒成灰，或燃燒起煙的方法。多用於塗、抹、粉、熏、嗅等治法。如治竹木入肉，可用白茅根燒末，以豬脂和塗之；治火瘡已成，燒白糖灰粉之；治臁瘡口冷、不合，用熟艾燒煙熏之等。

（13）熬法：是將經多次煎煮的藥液濃縮後製成藥膏的方法。多用於塗、搽、貼、敷、點等。如治水氣腫滿，取大蒜、田螺、車前子等份，熬膏攤貼臍中，水從小便旋下，數日即癒；治鼻中息肉，青蒿灰、石灰等份，淋汁熬膏點之。

（14）煎法：是將藥物用水煎煮成藥液的方法。多用於塗、搽、洗、浴等。如

治火毒生瘡，用薄荷煎汁塗；治凍瘡發裂，以甘草煎湯洗之等。

（15）研法：是將藥物在容器內研成粉末，或加入水、醋等液體研成糊狀的方法。多用於吹、嗅、畜、摻、塗、搽、敷等治法。如治喉癢作痛，取遠志肉，研末，吹之，涎出為度；治外腎（睪丸）生瘡，用蚯蚓泥2份，綠豆粉1份，水研塗。

（16）杵法：是用一頭粗、一頭細的木棒，在臼中將藥物杵碎的方法。多用於敷、貼、摻等治法。如治面皰鼻皶，用馬藺子花杵敷之佳。

3.詳述外治施藥部位

（1）直施病所（位）：如五官科疾病、外科瘡瘍及皮膚病症等外治法藥物多直施病所（位）。1.眼病施眼如治冷淚目昏，用貝母1枚，胡椒10粒，為末，點之等。2.鼻病施鼻如治鼻中生瘡，用玄參以水浸軟塞之。3.耳病施耳如治耳出濃汁，用青蒿末，綿裹納耳中。4.喉病施喉如治咽喉腫痛，用青艾和莖葉一握，同醋搗爛，敷於喉上。5.牙病施牙治牙齒疼痛，用大芎藭1個，入酒糟內藏1月，取出焙乾，入綱辛同研末，揩牙。6.乳病施乳如治乳汁不出，用京三稜3個，水3碗，煎汁1碗，洗奶（乳房）至汁出為度。7.經帶病施陰戶如葶藶納陰戶中，通月水；治白淫漏下，經水不利，子腸堅僻，白礬燒研，同杏仁丸納陰戶中。8.癃淋病施尿道如治小便淋瀝，將白魚同滑石、髮灰服，仍納莖中；蓖麻仁研入紙撚，插入孔中。9.肛病施肛如治肛門脫出，用胡荽切1升，燒煙熏之即入。10.皮膚病施患處如治風瘙癮疹，用巴豆五粒去心、皮，水7升，煮3升，以帛染拭之，隨癒。11.瘡瘍施患處如治多年惡瘡，用蒲公英搗爛貼。治湯火傷灼，用山茶花研末，以麻油調搽。12.施全身治遍身風癢，生疥瘡，用茵陳煮濃汁洗之等。

（2）施特定部位：是指藥施一定部位治療他處或全身性疾病的方法。1.施掌心如治腎風囊癢，用川椒、杏仁研膏塗掌心。2.施足心如治於霍亂，用大蒜搗塗足心；治泄瀉暴痢，用大蒜搗貼兩足心。3.施囟門如治小兒天行，壯熱頭痛，用木香6份，白檀香3份，為末，溫水調塗囟頂上。4.施牙齒如治腰痛，用香附子5兩，生薑1兩，取自然汁漫1宿，炒黃為末，入青鹽2錢。撩牙數次；5.施耳竅如治鼻衄不止、眩昏欲死，用青葙子汁3合，灌入耳中；治牙痛，用連錢草和水溝泥同搗爛，髓左右塞耳內。6.施鼻腔如治產後血運，用半夏末，以冷水和丸豆大，納鼻即癒；治吹奶作痛，用貝母末吹鼻中，大效；治瘖風卒倒，不省人事，用細辛末，吹入鼻中；治諸風頭痛，用和州藜蘆1莖，曬乾研末，入麝香少許，吹鼻；治盤腸生產，產時子腸先出，產後不收者，名盤腸產，用半夏木頻畜鼻中，則上也。7.施臍部如治小兒臍風攝口，用艾葉燒灰填臍中，或隔藥灸之，喉口有艾氣立癒。8.施內關穴如治瘧疾寒熱，用桃仁半片，放內關穴上，將獨蒜搗爛罨之，縛住（男左女右）即止。

9.施會陰部如治癲癇諸風，用熟艾於會陰部，隨年歲灸之。10.一病多施如治小兒驚風，大叫一聲就死者，名老鴉驚，用乾老鴉蒜、車前子各等份，為末，水調，敷手足心，仍以燈芯炸於足心及肩、膊、眉心、鼻心，即醒也；治便秘，用食鹽敷臍及灌肛內，並吹之等。

（3）上下施法：上病施下法，如治口舌糜爛，用地龍、吳茱萸研末，醋調生而和足心；治小兒囟腫，將黃柏末水調，貼足心；下病施上法，如治小兒口瘡，不能食乳，用巴豆1枚，連油研，入黃丹少許，剃去囟上髮，貼之等。

（4）左右施法：如治中風口，用巴豆7枚去皮研，左喎塗右手心，右喎塗左手心；或用天南星生研末，以自然薑汁調之，左貼右，右貼左；治飛絲入目，用石菖蒲捶碎，左目塞右鼻，右目塞左鼻等。

外敷療法臨床應用

外敷療法，又稱敷貼法，是將藥物研為細末，並與各種不同的液體調成糊狀製劑，敷貼於一定的穴位或患部，用以治療疾病的方法。本法除能使藥力直達病所發揮作用外，還可使藥性透過皮毛腠理由表入裏，循經絡傳至臟腑，以調節氣血陰陽、扶正祛邪，從而治癒疾病，不僅善治局部病變，還可廣泛用於治療全身疾患。近年來臨床以該法治療多種病症，獲得滿意的效果，以下對其作一總結。

1.內科疾病

（1）慢性支氣管炎、哮喘：臨床報導採用三伏期間交替穴位貼敷發泡治療慢性支氣管炎326例，每年入伏後開始，每10天貼敷1次，3次為1個療程。處方：輕粉10g，細辛20g，白芥子100g，斑蝥（去翅）25g，共混合，研成細末；用薑汁80毫升，二甲基亞碸80毫升共調成糊狀備用。並選擇4組穴位：第1組：天突、定喘、肺俞；第2組：大杼、身柱、膻中、命門；第3組：身柱、腎俞、足三里；第4組：膻中、中府、列缺。其中第4組為備用。咳痰多者加豐隆穴。將調好的藥糊0.5g攤於2cm×2cm塑膠薄膜上，貼於上述1組穴位，以膠布固定3小時，起泡時，酒精消毒，刺破，流出滲出液，外塗甲紫，7～9天自行結痂脫落。發作期加用抗生素，較重者同時給解痙平喘處理。觀察近期效果跟遠期效果：臨床控制、顯效、好轉、無效（例數、占%）、總有效率分別為：270、82.82%；201、61.66%；32、9.82%；82、25.15%；16、4.91%；29、8.89%；8、2.15%；14、4.29%；318、97.67%；312、95.67%。王氏用白芥子30g，麝香2g，元胡30g，細辛、甘遂、杏仁、百部各15g，共研細末，與生薑汁調成稠膏狀組成白芥膏。貼敷前先用生薑擦拭穴位，然

後將白芥膏敷於雙側肺俞、心俞、大椎穴；哮喘者加敷天突、膻中，貼敷24天，若貼敷處有發癢、灼熱感取下，兒童用量減半，貼敷8天，於夏季每伏第1天貼1次，連續在三伏內貼敷3次，治療慢支、哮喘近2萬例，治癒病例達40%，好轉占50%，無效為10%。

（2）老年功能性腸脹氣：孟氏用丁香、肉桂各30g，粉碎後過80目篩，分3等份備用。取其中1份用溫水少許混合做成餅狀，貼敷於神闕穴，加數層紗布覆蓋，再用熱水袋加溫，約1天後取下熱水袋，包紮，每日1次，3次為1療程。共治30例均痊癒，其中13例1次治癒，10例2次治癒，7例3次治癒。

（3）癌症疼痛：臨床報導以中藥製成癌寧膏外敷治療晚期癌症疼痛42例。處方：川芎、當歸、赤芍、紅花、桃仁各50g，乳香30g，沒藥、大黃、生川烏、生草烏、雪上一枝蒿、皂刺、生南星各50g。以上藥物用麻油3000g浸泡10天，將藥炸枯，煉油下黃丹950g製成膏，後入血竭、冰片各50g，麝香2g。攤膏外用，貼於患處，在患者疼痛最劇烈的部位或在體表的反應點（疼痛部位）貼敷，若疼痛部位非集中於一點，則選取痛處周圍的穴位貼敷。以生理鹽水清潔局部皮膚後，將癌寧膏貼於選定部位皮膚上，一般3天1換。結果顯效19例，良效15例，有效6例，無效2例，總有效率95.24%。林氏應用癩蛤蟆加雄黃外敷治療肝癌疼痛15例，取癩蛤蟆1隻，剖腹，取出內臟，另用雄黃50g加水拌成稠糊狀，放進癩蛤蟆腹中，將癩蛤蟆腹部外敷在右脅下肝區疼痛處，用膠布或繃帶固定，夏季6～8天換藥1次。敷2天後癩蛤蟆可變成綠色，不影響療效，無不良反應。15例患者均在外敷15分鐘後疼痛逐漸減輕，並完全消失，可持續12～24天。15例患者在生命延續的3～4個月中提高了生活品質。

（4）腦病排尿困難：蔡氏等用甘遂、皂角等量研末混勻備用。取適量用薑汁調成糊狀敷於關元穴，直徑約2cm，厚度適當，以油紗布及乾紗布覆蓋，膠布固定，每6天換藥1次，直到小便排出。共治20例，全部獲效。其中3例經貼敷2天後排尿正常，10例經4天，6例經6天，1例經8天治療後排尿正常。

（5）腹瀉：陳氏等以溫臍止瀉膏乘熱貼於神闕穴，每日1次，3次為1個療程。處方：透骨草、五倍子、胡椒、葛根、山楂、肉桂、丁香、黃連、黃芩、茯苓、蒼朮、麻黃、前胡、乾薑、藿香、紫蘇梗、車前子等組成，諸藥焙乾，共研細末。另取松香500g，樟腦113.5g，搗碎混勻後置於有蓋的瓷杯內加蓋。再將上述藥粉250g加入膏基中，充分攪勻，分攤製成膏藥，每張重5g。用此法所治33例中，痊癒29例，好轉3例，無效1例，總有效率96.67%。

（6）高血壓病：李氏等用蓖麻仁30g，吳茱萸20g，附子20g，共研細末，加生薑150g，共搗爛如泥，再加冰片10g和勻，調成膏狀，晚上用上述膏藥貼雙側湧泉

穴，7天為1療程，連用3～4個療程，期間停用一切降壓藥，若血壓波動時，按辨證治療。治療50例，顯效（3～5天見效）32例，餘18例6天～8天見效。患者頭痛、眼花、頭脹等症狀消失，血壓逐漸下降。

（7）口眼喎斜：徐氏用中藥外敷治療42例，處方：熟附子40g，制川烏45g，乳香40g，乾薑15g，白芷30g，川芎40g混合研細末分為8份，每日1份，以米醋調成糊狀，外敷於患側面部，上至太陽、下至地倉，厚約3cm，上加塑膠膜和紗布覆蓋，外加熱水袋熱敷。每日換藥1次，8次為1療程。一般2個療程可癒，最多3個療程。

2.外科疾病

（1）闌尾周圍膿腫：魏氏等在輸液、抗感染等保守治療基礎上，加用大黃外敷治療21例。大黃250g研末，加適量米醋調成糊狀，外敷於右下腹腫塊處，每日換藥數次。一般治療7～10天左右，腫塊逐漸縮小，腹痛等症狀逐漸消失。

（2）前列腺疾病：徐氏以穴位按壓貼敷治療前列腺疾病32例。經B超檢查前列腺肥大者20例，前列腺炎12例。點按中骨穴、臀上皮穴（環跳穴斜上二橫指附近壓痛者）、前列腺反應區（內踝下至足跟三區內壓痛者）、湧泉穴下三橫指，每穴3～5分鐘，點後貼北京伯鴻醫藥公司生產的中華奇經內病外治10號和4號增效墊，敷貼固定，每日按壓穴位1次，並往藥貼內注冷開水1～1.5毫升，7天換藥貼1次，4次為1療程，一般治療1～3個療程。結果治癒6例，好轉21例，無效5例，總有效率84.44%。另有人報導用牛膝、吳茱萸、川楝子、小茴香、肉桂各等份，共研細末，每次3～6g，白酒調成糊狀，敷於曲骨穴（恥骨聯合上緣）處，外用止痛膏貼蓋，3～7天換藥1次，治療慢性前列腺炎。

（3）頸椎病：初氏報導用中藥熱敷治療60例。處方：桂枝、川芎、薑黃、當歸、赤芍、海桐皮、羌活、骨碎補各15g，紅花10g，樟腦5g。上藥研為末，加酒拌勻，用布包好，蒸熱後敷頸椎及疼痛部位，稍冷即換，蒸熱再敷，每日1次，每次40～60分鐘。10次為1個療程。48例1個療程後症狀消失，8例2個療程後症狀消失，4例無效。

（4）肱骨外上髁炎：史氏用溫絡散外敷治療80例，設對照組40例，治療組取生南星、黑附片、北細辛、乾薑各等份，全蠍1／3份，研細末，密封備用。取上藥3g，以蔥白汁適量調和，壓成直徑2cm的圓薄片。敷於肘關節外側壓痛點處，上貼傷濕止痛膏1張，封嚴，1小時後取下，每日1次。對照組單用傷濕止痛膏治療，兩組均連續治療7天。結果治療組療效明顯優於對照組。

（5）慢性腰肌勞損：趙氏用馬錢子、杜仲外敷治療180例，全部獲得滿意效

果。處方：馬錢子、杜仲等份，研細末，過100目篩備用。取上藥0.5g置於腰部疼痛處，外用傷濕止痛膏覆蓋，每日1次，10天為1個療程，疼痛在貼藥1天後即有明顯減輕。

（6）慢性軟組織損傷：陸氏用紅花油外敷治療63例，取1片麝香關節膏面朝上平放，將中間夾有一薄層藥棉的紗布剪成同膏藥大小，放在關節膏上面。將紅花油均勻灑在紗布上，使棉紗基本浸濕，並在紗布表面均勻塗上一層醋酸氫化可的鬆軟膏，然後將其覆蓋於患處，膠布固定，外加塑膠膜覆蓋，四周用寬膠布密封，4小時後取下，每日1次。結果38例症狀消失而癒，14例自覺症狀明顯減輕，但劇烈活動後尚感疼痛，11例無效。

（7）胸骨外傷性疼痛：管氏等以複方消痛散貼敷治療26例。處方：乳香、丹參各10g，白及20g，沒藥、血竭各5g，香附15g，冰片2g，甘草5g。上藥研末過篩，用適量蜂蜜調成糊狀。貼敷患處，用膠布覆蓋，繃帶包紮，隔日換藥1次。一般貼敷4～5次可痊癒。

（8）踝關節扭傷：臨床報導用梔子、紅花各等份，研末備用，治療時將扭傷處暴露、消毒，取藥物適量，病程小於24天者醋調，病程大於24天者用白酒調外敷，敷藥範圍以直徑大於腫區2cm為度，厚約0.5cm，用塑膠紙覆蓋，繃帶包紮固定，每日換藥2～3次，至腫痛症狀消失。

（9）內痔出血：杜氏等用訶子、五倍子、地榆炭、槐花、三七粉、枯礬、黃連、大黃炭各等份研末，研細過篩，裝無菌瓶備用。使用時以75%酒精消毒臍部，取適量藥粉用醋調成糊狀敷於臍部，以塑膠薄膜覆蓋，外用膠布或膚疾寧貼膏固定，每日換藥1次，7天為1個療程，待1個療程結束停用1天後即進行下一個療程，可連續用3個療程。結果30例中，1個療程便血止者18例（占60%），2個療程便血止者7例（占23.33%），3個療程便血止者2例（占6.67%），無效3例（占10%），總有效率90%。

（10）褥瘡：趙氏等用地榆、黃芩、黃連、黃柏各15g，放入75%酒精500毫升內，浸泡5～7天後備用。治療前先對褥瘡部位用生理鹽水清洗，再用棉球蘸上藥液外塗患處，並加用立燈照射30分鐘，每日1次，不用包紮，注意局部清潔即可。一般在第1次治療12小時後患處開始乾燥或結痂。

3.婦科疾病

（1）乳腺炎：鞠氏等用白芷30g研末，加煮沸食醋18毫升調成膏狀，將其均勻塗於紗布上，貼敷於紅腫的乳房上，外加塑膠膜覆蓋，每次30～60分鐘，每日2次，3～6次為1個療程。所治30例經治療4天，20例痊癒，乳房紅腫消失，熱退，排

乳通暢，治療6天，顯效8例，2例無效，總有效率93.33%。

（2）宮頸糜爛：張氏等用複方西瓜霜外敷治療80例。患者取截石位，常規消毒會陰，用窺陰器暴露宮頸，以棉球擦淨陰道及宮頸分泌物，再用1：5000高錳酸鉀或0.5%碘酒沖洗陰道，擦乾。然後視糜爛面大小取一定量的西瓜霜敷於患處，每日1次，6～7次為1個療程，連用2～3個療程。經期停用，治療期間禁止性生活及坐浴。結果治癒55例，顯效20例，好轉3例，無效2例。痊癒病例中用藥最短1個療程，最長3個療程。

（3）子宮脫垂：臨床報導用蓖麻仁75g，搗爛如泥，加燒酒適量製成藥餅，貼敷於關元穴，以紗布覆蓋固定，令患者取側身屈膝臥位，每日1次，每次3～5小時，不宜過久，以防皮破起泡。3～7天為1個療程，療程間隔3～5天，如局部皮膚有破損或起泡則停用。共治11例，經3～5個療程治療，I度子宮脫垂者治癒7例，餘2例因皮膚起泡終止治療；2例III度子宮脫垂者無效。另有臨床報導用升麻20g，枳殼25g，黃芪20g，柴胡20g，黨參20g，麝香0.6g，共研細末（麝香另研），用時取適量藥粉以醋調成糊狀，患者平臥床上，先取麝香0.15g，納入臍孔中央，再將調和的膏藥敷於臍部，以紗布覆蓋，膠布固定。每2天換藥1次，10次為1個療程。

（4）痛經：臨床報導取肉桂、炒茴香、乾薑、元胡、炒靈脂、沒藥、川芎、當歸、生蒲黃、赤芍各6g，共研細末，貯瓶備用。每次月經前2天，先用鹽水清洗臍部，再取上藥適量，醋調成糊狀，敷於臍中。以紗布覆蓋，膠布固定，每2天換藥1次，連用3次。5個月經週期為1個療程。

4.兒科疾病

（1）小兒遺尿：李氏用硫磺、韭菜子、蔥白等共搗成膏，外敷神闕穴，外用膠布覆貼，每晚換藥1次，7天為1個療程，所治病例58例。並設對照組40例，對照組用鹽酸異丙嗪口服，每次12.5～25mg，每日1次，睡前服，7天為1個療程。2組均採用精神安慰、合理飲食、排尿訓練等常規輔助措施。結果治療組治癒率明顯高於對照組。

（2）小兒夜啼：褚氏用鮮地龍治療30例，取鮮地龍2～3條，洗淨搗爛成糊狀備用。術者先將兩手對搓發熱，迅速置於患兒臍周行緩和滲透摩腹200次，再以掌心或中指端入臍中揉摸，順逆各100次，然後取地龍糊納入臍中，外用傷濕止痛膏或繃帶固定。同時取鮮地龍5～7條洗淨，放於清潔容器中，加入適量白砂糖浸泡，30分鐘後取出浸出液，置入小號砂鍋內，加水20毫升，文火煮沸約5分鐘，每日1劑，分數次口服。結果25例治療1～2天治癒，4例3～4天治癒，1例無效。

（3）小兒腹瀉：周氏治療38例，中醫辨證分型屬外感內熱型7例，脾胃虛寒型

31例。外感內熱型治則為解毒清裏，取葛根6g，黃連9g，黃芪3g，肉掛1g共研細末，以藿香正氣水調為糊狀，敷於臍部，繃帶固定，每日換藥1次。脾胃虛寒型治則宜溫胃散寒、健脾止瀉，將五倍子6g，細辛2g，肉桂2g，川連1g，共研細末，以藿香正氣水調為糊狀，敷臍部，每日換藥1次，7天為1個療程。結果外感內熱型7例均在治療3天內治癒；脾胃虛寒型3天內治癒21例，5天內治癒7例，7天內治癒1例，餘2例配合口服思密達沖劑在1週內治癒。另外趙氏等用雲南白藥於臍周外敷治療小兒秋季腹瀉46例，並設對照組30例，對照組用複方新諾明加補液及對症治療，治療組在此基礎上加用雲南白藥臍周外敷。結果治療組療效明顯優於對照組。另有臨床報導用黑胡椒7g，肉桂3g共研細末，用紗布包裹後置於臍窩，以膠布固定，3天後取下，一般3天可癒。用該法治療小兒寒性腹瀉40例，3天後均獲痊癒。

（4）鵝口瘡：有人報導用吳茱萸10g研細末，用醋調成糊狀，敷於患兒雙側湧泉穴，外貼傷濕止痛膏，24小時後取下，一般敷貼1次有效。

（5）小兒痄腮：臨床報導用仙人掌30～50g，去刺，削皮後搗成糊狀，配以適量膽礬調勻，均勻塗於腮部腫脹處，以紗布覆蓋。每日換藥2～3次，每次敷1～2小時。一般2～3天見效，1週治癒。

（6）小兒厭食症：王氏等用附子、桂枝、蒼朮各30g，乾薑15g，白芥子20g，共研細末，黃酒調成糊狀備用。治療時取中脘、足三里、胃俞、天樞、陽陵泉、脾俞；除中脘外，上述穴位左右兩側穴位每日交替使用，中脘可酌情每日或隔日使用。於睡前取1～2g藥物貼敷選定穴位，外用膠布固定，每次貼敷1～4小時，以局部皮膚發癢、發紅但不起泡為度，每日1次，10次為1個療程。

（7）小兒咳嗽：有人報導用白芥子20g研細末，調拌麵粉或麻油外敷於華蓋穴。也可選用黃芩12g，黃連12g，大黃6g，共研細末，白酒調後外敷於胸部。又介紹用石膏6g，枳實10g，瓜蔞12g，明礬3g，冰片3g共研細末，凡士林調後外敷大椎、湧泉穴。

（8）小兒流涎：馬氏用吳茱萸、胡黃連各8g共研細末，加適量食醋調成糊狀，塗於雙層紗布上，貼敷於足心，以膠布固定，臨睡時貼上，次晨取下，每日1次。平均用藥4天後所治病例全部獲效，40例中，治癒30例，口角流涎及伴隨症狀消失，有效6例，口角僅有少量流涎，伴隨症狀基本消失。

5.其他

（1）帶狀疱疹：呂氏等用新鮮滿天星100g洗淨搗爛，濾取其汁，均勻塗於患處，每日5～6次，一般1週左右可獲癒。

（2）鼻竇炎：臨床報導用白芥子、甘遂、辛夷、元胡、白芷等組方。實症者

加鵝不食草、徐長卿、鮮梔子；虛症者加細辛、肉桂共研細末，以生薑汁調成糊狀，取大椎、肺俞、膽俞、腎俞、天突、中府，穴位常規消毒後，以梅花針叩刺至微出血，然後用上述藥糊外敷於穴位，外覆麝香壯骨膏，6～24小時後取下。10天1次，3次為1個療程，連續2個療程後評定療效。結果共治120例，其中實症組治癒44例，好轉50例，無效3例；虛症組治癒10例，好轉12例，無效1例，經統計學處理，本法對實症組及虛症組的療效相似，無顯著性差異。

（3）鼻衄：有人用紫皮大蒜50g，大黃粉15g組方。將大蒜去紫皮，與大黃粉共搗如泥作餅，貼敷同側湧泉穴，如雙側鼻衄不止貼敷雙側湧泉穴，共治療26例，均於貼敷15～30分鐘後全部血止。

（4）早洩：尹氏用中藥敷臍治療40例。處方：五倍子150g，煅龍牡50g，淫羊藿、熟地黃、蛇床子各50g，丁香30g，肉桂50g，細辛、當歸各30g。將上藥混合研末，裝瓶密封備用。使用時，令患者仰臥，經用75％酒精消毒臍部後，取藥末5～8g用食醋調成糊狀，敷於臍孔內，6cm×6cm膠布固封，24小時後換藥，10次為1療程，用2個療程後統計療效。結果近期治癒27例，顯效7例。有效4例，無效2例。總有效率為95％。

綜上所述，外敷療法在臨床中應用範圍甚廣，涉及內、外、婦、兒、皮膚、五官等臨床各科。該法具有藥物直達病所、取效快、療效肯定、簡便易廉、使用安全、不良反應少等優點，可彌補內治的不足，《理瀹駢文》謂：「外治之理即內治之理，外治之藥即內治之藥」，特別是在人們擔心西藥的不良反應和追求自然療法的今天，外敷療法更具有廣闊的發展前景。

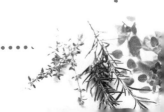

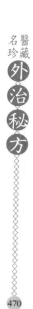

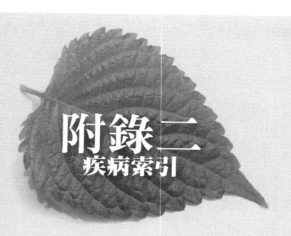

附錄二
疾病索引

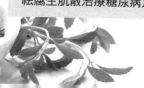

外科

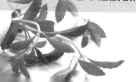

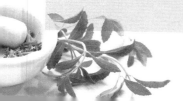

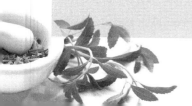

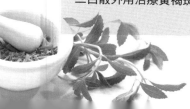

其他外治方

參考書目

曾德環.中國秘方驗方精選.廣州：廣東科技出版社，1992

曾德環.中國秘方驗方精選續集.廣州：廣東科技出版社，1994

王宏.祖傳秘方大全.北京：北京科學技術出版社，1997

劉道清.家用民間療法大全.成都：四川辭書出版社，1999

程爵棠.穴位貼敷治百病.北京：人民軍醫出版社，2000

周洪範.中國秘方全書.北京：科學技術文獻出版社，2002

周憲同，馬文飛.民間實效驗方寶典.鄭州大學出版社，2002

程爵棠.熏洗療法治百病.北京：人民軍醫出版社，2004

程爵棠.拔罐療法治百病.北京：人民軍醫出版社，2004

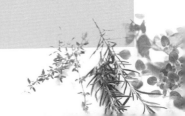

國家圖書館出版品預行編目資料

外治秘方／良石主編. -- 一版. -- 臺北市：大地，
2011.06
面： 公分. --（經典書架：18）

ISBN 978-986-6451-28-7（平裝）

1. 偏方 2. 中藥方劑學

414.65 100010004

外治秘方

主　　　編	良石
創 辦 人	姚宜瑛
發 行 人	吳錫清
出 版 者	大地出版社
社　　　址	114台北市內湖區瑞光路358巷38弄36號4樓之2
劃撥帳號	50031946（戶名　大地出版社有限公司）
電　　　話	02-26277749
傳　　　真	02-26270895
E - m a i l	vastplai@ms45.hinet.net
網　　　址	www.vastplain.com.tw
美術設計	普林特斯資訊股份有限公司
印 刷 者	普林特斯資訊股份有限公司
一版一刷	2011年6月

經典書架 018

定　　價：450元

Printed in Taiwan